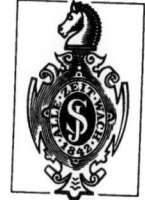

Monographien aus dem
Gesamtgebiete der Psychiatrie

50

Herausgegeben von
H. Hippius, München · W. Janzarik, Heidelberg
C. Müller, Prilly-Lausanne

Band 39　**Syndrome der akuten Alkoholintoxikation
und ihre forensische Bedeutung**
Von D. Athen

Band 40　**Schizophrenie und soziale Anpassung**
Eine prospektive Längsschnittuntersuchung
Von C. Schubart, R. Schwarz, B. Krumm, H. Biehl

Band 41　**Towards Need-Specific Treatment of Schizophrenic
Psychoses.** A Study of Development and the Results
of a Global Psychotherapeutic Approach to Psychoses
of the Schizophrenia Group in Turku, Finland
By Y. O. Alanen, V. Räkköläinen, J. Laakso, R. Rasimus,
A. Kaljonen

Band 42　**Schizophrene Basisstörungen**
Von L. Süllwold und G. Huber

Band 43　**Developing Psychiatry**
Epidemiological and Social Studies in Iran 1963–1976
By K. W. Bash and J. Bash-Liechti

Band 44　**Psychopathie – Soziopathie – Dissozialität**
Zur Differentialtypologie der Persönlichkeitsstörungen
Von H. Saß

Band 45　**Biologische Marker bei affektiven Erkrankungen**
Von H. E. Klein

Band 46　**Psychopharmakoendokrinologie und Depressionsforschung**
Von G. Laakmann

Band 47　**Hirnmechanismen normalen und schizophrenen Denkens**
Eine Synthese von Theorien und Daten
Von M. Koukkou-Lehmann

Band 48　**Die Sprache der Psychiatrie**
Eine linguistische Untersuchung
Von H. Feer

Band 49　**Phase-IV-Forschung**
Antidepressiva in der Nervenarztpraxis
Von M. Linden

Band 50　**Verläufe behandelter und unbehandelter Depressionen
und Angststörungen.** Eine klinisch-psychiatrische und
epidemiologische Verlaufsuntersuchung
Von H. U. Wittchen und D. v. Zerssen

H.-U. Wittchen   D. v. Zerssen

Verläufe behandelter und unbehandelter Depressionen und Angststörungen

Eine klinisch-psychiatrische und epidemiologische Verlaufsuntersuchung

Unter Mitarbeit von
T. Bronisch · C. Cording-Tömmel
R. Eder-Debye · H. Hecht · J.-C. Krieg · R. Lässle
H. Pfister · G. Semler · G. Vogl · M. Zaudig

Springer-Verlag
Berlin Heidelberg New York
London Paris Tokyo

Prof. Dr. HANS-ULRICH WITTCHEN
Universität Mannheim, Klinische Psychologie
und Max-Planck-Institut für Psychiatrie
Arbeitsgruppe für Evaluationsforschung
Kraepelinstraße 10
D-8000 München 40

Prof. Dr. med., Dipl.-Psych. DETLEV V. ZERSSEN
Max-Planck-Institut für Psychiatrie
Klinik
Kraepelinstraße 10
D-8000 München 40

Mit 134 Abbildungen

ISBN-13:978-3-642-83237-6   e-ISBN-13:978-3-642-83236-9
DOI: 10.1007/978-3-642-83236-9

CIP-Kurztitelaufnahme der Deutschen Bibliothek
Wittchen, Hans-Ulrich:
Verläufe behandelter und unbehandelter Depressionen und Angststörungen:
e. klin.-psychiatr. u. epidemiol. Verlaufsunters./
H.-U. Wittchen; D. v. Zerssen. Unter Mitarb. von T. Bronisch... –
Berlin; Heidelberg; New York; London; Paris; Tokyo: Springer, 1987.
  (Monographien aus dem Gesamtgebiete der Psychiatrie; Bd. 50)
  ISBN-13:978-3-642-83237-6

NE: Zerssen, Detlev von:; GT

Dieses Werk ist urheberrechtlich geschützt. Die dadurch begründeten Rechte, insbesondere die der Übersetzung, des Nachdrucks, des Vortrags, der Entnahme von Abbildungen und Tabellen, der Funksendung, der Mikroverfilmung oder der Vervielfältigung auf anderen Wegen und der Speicherung in Datenverarbeitungsanlagen, bleiben, auch bei nur auszugsweiser Verwertung, vorbehalten. Eine Vervielfältigung dieses Werkes oder von Teilen dieses Werkes ist auch im Einzelfall nur in den Grenzen der gesetzlichen Bestimmungen des Urheberrechtsgesetzes der Bundesrepublik Deutschland vom 9. September 1965 in der Fassung vom 24. Juni 1985 zulässig. Sie ist grundsätzlich vergütungspflichtig. Zuwiderhandlungen unterliegen den Strafbestimmungen des Urheberrechtsgesetzes.

© Springer-Verlag Berlin Heidelberg 1988
Softcover reprint of the hardcover 1st edition 1988

Die Wiedergabe von Gebrauchsnamen, Handelsnamen, Warenbezeichnungen usw. in diesem Werk berechtigt auch ohne besondere Kennzeichnung nicht zu der Annahme, daß solche Namen im Sinne der Warenzeichen- und Markenschutz-Gesetzgebung als frei zu betrachten wären und daher von jedermann benutzt werden dürften.

Produkthaftung: Für Angaben über Dosierungsanweisungen und Applikationsformen kann vom Verlag keine Gewähr übernommen werden. Derartige Angaben müssen vom jeweiligen Anwender im Einzelfall anhand anderer Literaturstellen auf ihre Richtigkeit überprüft werden.

Satz: Fotosatz & Design, 8240 Berchtesgaden

2125/3130-543210

Vorwort und Danksagung

Das vorliegende Buch ist der erste Teil einer zweibändigen Monographie über die Münchner Follow-up-Studie, MFS, in der Ergebnisse eines fast zehnjährigen Forschungsprogramms des Max-Planck-Instituts für Psychiatrie (MPIP) zusammengefaßt sind. In der MFS wurde der Langzeitverlauf ehemals stationär behandelter psychiatrischer Patienten mit Neurosen und endogenen Psychosen und der „Spontanverlauf" weitgehend unbehandelt gebliebener psychischer Störungen von Personen aus der Durchschnittsbevölkerung über einen Zeitraum von durchschnittlich sieben Jahren vergleichend untersucht. Wegen der Komplexität der Studie haben wir uns entschlossen, die Ergebnisse in zwei unabhängigen, aber doch aufeinander bezogenen Publikationen darzustellen.

Der hier vorliegende *erste* Teil der MFS faßt die Untersuchungsergebnisse, die an behandelten depressiven, angstneurotischen und phobischen Erkrankungen ermittelt wurden, sowie die Befunde einer umfangreichen, epidemiologisch-orientierten Feldstudie zusammen. Der zentrale Teil dieser Monographie wurde 1985 bereits als Habilitationsschrift des Erstautors fertiggestellt, jedoch für die vorliegende Buchpublikation erheblich modifiziert und durch neuere, unter anderem versorgungsstrukturelle Aspekte ergänzt. Der *zweite* Teil der Monographie, der sich schon in Vorbereitung befindet, hat die Untersuchungsergebnisse zum Gegenstand, die an Patienten mit endogenen Psychosen, Schizophrenien, schizoaffektiven Psychosen und affektiven Psychosen gewonnen wurden.

Die Untersuchung dieser umfangreichen Evaluationsstudie wurde durch die großzügige finanzielle Förderung der *Robert-Bosch-Stiftung* ermöglicht, der wir an dieser Stelle besonders in den Personen von Herrn Dr. Payer und Herrn Firnkorn danken wollen, die uns trotz finanzieller Engpässe im Bereich der Fördermittel und „Untiefen" im Projektablauf kontinuierlich unterstützt haben.

Gleichermaßen gilt dieser Dank Herrn Prof. Ploog, der als Direktor des Max-Planck-Instituts für Psychiatrie nicht nur seine Hände schützend über das Vorhaben hielt, sondern oftmals – unterstützt von unserer engagierten Verwaltung (Herrn Höhne, Herrn Götz, Herrn Bachmeier, Herrn Groh, Herrn Heinemann, Frau Frei, Herrn Paczinski, Frau Brasser und Herrn Dörner) – über kritische Projektphasen hinweg geholfen hat.

Es ist uns ein besonderes Anliegen, allen jenen zu danken, die in der langen Laufzeit des Projekts zu seinem Gelingen beigetragen haben. Hierzu gehören zunächst unsere ehemaligen Patienten, ihre behandelnden niedergelassenen Ärzte und Psychologen, Kliniken und Institutionen sowie ihre Angehörigen, aber auch die Probanden in der Feldstudie, die sich trotz des großen Zeitaufwands und der im Untersuchungszeitraum sich entwickelnden Datenschutzproblematik bereit erklärt haben, an der Nachuntersuchung teilzunehmen.

Ohne die kontinuierliche und engagierte Projektorganisation unserer beiden Projektsekretärinnen, Frau Lindemann und Frau Pröbstl, die von der Sekretariatsabwicklung über die Terminorganisation und die Einbestellung aller Patienten und Probanden bis hin zum Schreiben des Manuskripts das Projekt begleitet haben, sowie dem kompetenten und sorgfältigen Aufbau und der Verwaltung des Dokumentationssystems sowie der Datensätze durch unsere Dokumentationsassistentinnen, Frau Helga Lisson und Frau Barbara Urban, wäre aber – trotz aller Unterstützung von anderer Seite – dieses Projekt nicht zu verwirklichen gewesen.

Ihnen standen bei der Dateneingabe, der Verwaltung und der statistischen Auswertung der Daten zur Seite: Herr Dr. Ing. Barthelmes und im weiteren Projektverlauf Frau Dipl.-Inf. Hildegard Pfister sowie das gesamte Team des Rechenzentrums, ferner Frau Irmann, Frau Zangl und Frau Beschanow von der Abteilung Dokumentation und Elektronische Datenverarbeitung. Frau Laing vom Patientenarchiv sowie Frau Borowietz und Frau Kaufmann von unserer Bibliothek waren drei weitere wesentliche Stützen unseres Projekts. Große Hilfestellung bedeutete auch das Engagement der Arbeitstherapie unter Leitung von Herrn Norbert Brust sowie die Unterstützung seitens der Firma Infratest, Abt. Gesundheitsforschung (Herr Hoeltz), bei der Stichprobenziehung.

Danken wollen wir aber auch den vielen wissenschaftlichen Mitarbeitern des Projekts, die zum Teil über Jahre ihre Arbeitskraft in den Dienst des Projekts gestellt haben. Unser Dank geht an unsere Kollegen Dr. med. Thomas Bronisch, Dr. med. Clemens Cording-Tömmel, Dipl.-Psych. Sabine Dehmel, Dipl.-Psych. Rosemary Eder-Debye, Dipl.-Psych. Toni Faltermaier, Dipl.-Psych. Heide Hecht, Dr. med. Jürgen-Christian Krieg, Dr. phil. Dipl.-Psych. Reinhold Lässle, Dipl.-Psych. Wolfgang Maier-Diewald, Dipl.-Psych. Felicitas Postpischil, Dr. med. Hans-Ulrich Rupp, Dipl.-Psych. Gert Semler, Dr. med. Willi Schmid-Bode, Dr. med. Axel Ullrich, Dr. med. Gerhard Vogl, Dipl.-Psych. Karin Werner-Eilert, Dr. med. Georg Wiedemann, Dr. phil. Dipl.-Psych. Monika Wüschner-Stockheim und Dr. med. Michael Zaudig.

Hans-Ulrich Wittchen
Detlev v. Zerssen

Inhaltsverzeichnis

1	**Einleitung und Problemstellung**	1
2	**Theoretischer Teil**	4
2.1	Probleme der Evaluation des Verlaufs psychischer Störungen	4
2.1.1	Epidemiologische und versorgungsstrukturelle Aspekte in der Verlaufsforschung psychischer Störungen	5
2.1.2	Zur Problematik einer verläßlichen Diagnostik und ihrer Verbesserungsmöglichkeiten	11
2.1.3	Probleme bei der Erfassung von Verlaufsvariablen und der Definition von Besserung	15
2.1.4	Sozialpsychologische Faktoren und ihre Bedeutung für den Verlauf und Outcome psychischer Störungen	17
2.1.5	Forschungspraktische Probleme	24
2.2	Depression: Diagnostik und Verlauf	25
2.2.1	Depression als Stimmung, Symptom, Syndrom und Diagnose	25
2.2.2	Zur Klassifikation von Depressionen	27
2.2.3	Die Klassifikation depressiver Störungen in den Systemen ICD und DSM-III	35
2.2.4	Risikofaktoren und verlaufsbeeinflussende Variablen bei depressiven Störungen	36
2.2.4.1	Epidemiologische Aspekte	37
2.2.4.2	Sozialpsychologische und soziologische Untersuchungen	38
2.2.4.3	Vulnerabililtätsfaktoren und Faktoren des „social-support"	40
2.2.4.4	Persönlichkeit und Depression	45
2.2.5	Behandlung, Verlauf und Outcome depressiver Erkrankungen unter Beachtung von Diagnose und Symptomatik	47
2.2.5.1	Verlauf und Prognose affektiver Psychosen	47
2.2.5.2	Verlauf und Prognose neurotischer Depressionen	49
2.2.6	Abschließende Bemerkungen	53
2.3	Angstneurosen und Phobien	53
2.3.1	Definition und Abgrenzungsprobleme	53
2.3.2	Klassifikation von Ängsten	56
2.3.3	Probleme bei der Erfassung und Quantifizierung von Angstneurosen und Phobien	58

2.3.4	Epidemiologische Aspekte	59
2.3.5	Behandlung, Verlauf und Ausgang angstneurotischer und phobischer Störungen	61
2.3.5.1	Spontanremission: Verlauf unbehandelter Angstneurosen und Phobien	61
2.3.5.2	Verlauf behandelter Angstneurosen und Phobien	62
2.3.6	Prognostische und verlaufsmodifizierende Faktoren	66
2.4	Zur Differenzierung von Angst und Depression	67
2.4.1	Ätiologische Aspekte	68
2.4.2	Klinische und experimentelle Aspekte	69
2.4.2.1	Experimentelle Studien mit einer Differenzierung von Angst und Depression	69
2.4.2.2	Experimentelle Studien ohne Trennung von Angst und Depression	71
2.4.3	Validierung der diagnostischen Kategorien Angstneurose/Phobie und Depression durch Verlaufscharakteristika und das Ansprechen auf bestimmte Behandlungen	74
2.4.4	Abschließende Bemerkungen zur Trennung von Angst und Depression	75
3	**Empirischer Teil.** H.-U. WITTCHEN	77
3.1	Zielsetzung, Untersuchungsplan und Erfassungsinstrumente	77
3.2	Erfassungsinstrumente – Sozialpsychologischer Bereich	81
3.3	Erfassungsinstrumente – Psychologischer Bereich	86
3.4	Erfassungsinstrumente – Psychopathologischer Bereich	89
3.5	Erfassungsinstrumente – Krankheitsbereich	93
3.6	Auswahl der Interviewer und Training	95
3.7	Praktische Durchführung der Patientenuntersuchung	96
3.7.1	Auswertung der Krankengeschichtsdaten – Indexbehandlung am MPIP (1. Datenerhebung/Patienten)	96
3.7.2	Nachuntersuchung der Patienten	96
3.7.3	Fremdanamnese	97
3.7.4	Auswahl der Patientengruppen	98
3.7.5	Selektion und Differenzierung der Patientenstichprobe – Ausschlußkriterien	99
3.7.6	Durchführung der Patienten-Nachuntersuchung	99
3.7.7	Soziodemographische Charakteristik der Patienten bei Indexaufnahme	100
3.7.8	Zweitdiagnosen, Differentialdiagnosen, Anwendung operationaler Diagnosekriterien nach DSM-III	101
3.7.9	Katamnesedauer	105
3.8	Feldstudie	106
3.9	Beschreibung der Patienten und der Probanden aus der Feldstudie nach Versorgungsregion-Charakteristika	113

3.10	Abschließende Bemerkungen zur Methodik und Auswertung	114
	Vorbemerkungen zur Ergebnisdarstellung	117
4	**Ergebnisse der klinischen Katamnese**	118
4.1	**Biosoziale und klinische Charakteristika der Patientengruppen.** H. HECHT, T. BRONISCH, J.-C. KRIEG, C. CORDING-TÖMMEL und H.-U. WITTCHEN	118
4.1.1	Indexbehandlung: Biosoziale und soziodemographische Charakteristik der Patienten	118
4.1.2	Risiko- und Vulnerabilitätsfaktoren in der Krankheitsvorgeschichte	120
4.1.2.1	Biographische Aspekte	120
4.1.2.2	Familiäre Belastung	121
4.1.2.3	Sozialpsychologische Probleme vor der Indexbehandlung	123
4.1.3	Krankheitsvorgeschichte	123
4.1.3.1	Symptomatik	126
4.1.4	Vorbehandlungen	128
4.1.5	Zur phänomenologischen Differenzierung von Angst und verschiedenen Depressionsformen	129
4.1.5.1	Symptomatik im Querschnitt – Schrittweise Diskriminanzanalyse der DiaSiKa-Merkmale	131
4.1.5.2	Gruppentrennung auf der Grundlage der Verlaufs- und Querschnittsvariablen der DiaSiKa	131
4.1.6	Zusammenfassung	135
4.2	**Verlauf und Outcome von Angstneurosen und Phobien** J.-C. KRIEG, T. BRONISCH, H.-U. WITTCHEN und R. EDER-DEBYE	135
4.2.1	Indexbehandlung: Symptomatik, Behandlung und Verlauf während der Indexbehandlung	136
4.2.2	Verlauf im Katamnesezeitraum	140
4.2.2.1	Symptomverlauf im Katamnesezeitraum – Längsschnittbeurteilung	140
4.2.3	Behandlungen im Katamnesezeitraum	142
4.2.4	Soziale Veränderungen im Katamnesezeitraum (Life-Events)	143
4.2.5	Befunde zum Zeitpunkt der Nachuntersuchung	147
4.2.5.1	Psychopathologischer Querschnittsbefund zum Zeitpunkt der Nachuntersuchung	147
4.2.5.2	Diagnostische Aspekte: ICD-8-Hauptdiagnosen zum Zeitpunkt der Nachuntersuchung	148
4.2.5.3	Diagnostische Klassifikation der Patienten nach DSM-III	150
4.2.5.4	Soziale Integration und soziale Probleme der Angstpatienten zum Zeitpunkt der Nachuntersuchung	150

4.2.6	Zusammenfassende Outcome- und Verlaufsklassifikation	154
4.2.7	Zusammenfassung	162

4.3 Verlauf und Outcome depressiver Erkrankungen: Eine vergleichende Analyse. T. BRONISCH, C. CORDING-TÖMMEL, J.-C. KRIEG, H. HECHT und H.-U. WITTCHEN 164

4.3.1	Einleitung	164
4.3.2	Die Indexbehandlung: Die Symptomatik der Patienten und ihre Behandlung	164
4.3.2.1	Symptomatik bei Aufnahme	167
4.3.2.2	Verweildauer und Zustand bei Entlassung	168
4.3.3	Klinische und sozialpsychologische Charakteristik der Patienten im weiteren Verlauf	172
4.3.4	Behandlungen im Katamnesezeitraum	175
4.3.5	Soziale Veränderungen und chronisch belastende Lebensbedingungen der Patienten im Katamneseintervall (Life-Events)	177
4.3.6	Der Zustand der Patienten zum Zeitpunkt der Nachuntersuchung – Objektiver (IMPS) und subjektiver (KSb-S) Befund, Diagnosenwechsel und psychosoziale Integration	182
4.3.6.1	Diagnosenwechsel – Klassifikation nach ICD-8 und DSM-III	184
4.3.6.2	Psychosoziale Integration der Patienten	186
4.3.7	Zusammenfassende Outcome- und Verlaufsklassifikation	190
4.3.7.1	Depressive Neurose	190
4.3.7.2	Endogene Depression	192
4.3.7.3	Einige Fallbeispiele	192
4.3.8	Informationen über die durch Suizid verstorbenen Patienten	200
4.3.9	Abschließende Stellungnahme	210

4.4 Zur Prognostik depressiver und Angstsyndrome H.-U. WITTCHEN, R. LÄSSLE, T. BRONISCH, J.-C. KRIEG, C. CORDING-TÖMMEL und D. v. ZERSSEN 211

4.4.1	Erster Analyseschritt: Auswahl und Beschreibung der Prädiktor- und Kriteriumsvariablen	213
4.4.2	Zweiter Analyseschritt: Bestimmung der besten Einzelprädiktoren – Univariate Korrelationsanalysen	217
4.4.3	Dritter Analyseschritt: Ermittlung der besten Einzelprädiktorengruppen für die fünf Kriteriumsbereiche	221
4.4.3.1	Gruppe A und B: Psychopathologische Merkmale	222
4.4.3.2	Biosoziale, soziodemographische und Persönlichkeitsvariablen	223
4.4.4	Vierter Analyseschritt: Multiple Regressionsanalyse der besten Prädiktoren	223

4.4.5	Kanonische Korrelationsanalyse	226
4.4.6	Diagnosenspezifische Prädiktoranalyse	228
4.4.7	Zusammenfassende Analyse der Prädiktoren und verlaufsmodifizierenden Faktoren	229

5 Ergebnisse der Feldstudie 232

5.1 Häufigkeit und Schwere psychischer Störungen in der Bevölkerung – Eine epidemiologische Feldstudie
H.-U. WITTCHEN, H. HECHT, M. ZAUDIG, G. VOGL, G. SEMLER und H. PFISTER 232

5.1.1	Vorbemerkung	232
5.1.2	Zielsetzung	233
5.1.3	Die Prävalenz psychischer Störungen in der MFS nach ICD	235
5.1.3.1	Differentielle, biosoziale und soziodemographische Risikofaktoren für psychische Störungen	236
5.1.4	Zur Schwere psychischer Störungen in der Bevölkerung – Ein Vergleich mit der Traunstein-Studie	238
5.1.5	Behandelte und unbehandelte psychische Störungen	243
5.1.6	Diagnostische Klassifikation der Probanden aus der Feldstudie nach DSM-III	244
5.1.6.1	Prävalenz nach DSM-III	246
5.1.6.2	Übereinstimmung der ICD-Kliniker-Diagnose mit der DIS/DSM-III-Diagnose (Lifetime) – Festlegung der Probandengruppen mit Angststörungen und Depressionen für die Verlaufsuntersuchung	250
5.1.7	Zusammenfassung	250

5.2 Zum Spontanverlauf unbehandelter Fälle mit Angststörungen bzw. Depressionen
H.-U. WITTCHEN 252

5.2.1	Einleitung	252
5.2.2	Zielsetzung und methodisches Vorgehen	253
5.2.3	Einige Daten zu den biosozialen und soziodemographischen Merkmalen der Angst- und Depressionsfälle	254
5.2.4	Diagnostische und psychopathologische Charakteristik der Angst- und Depressionsfälle	254
5.2.5	Die Befunde zum Zeitpunkt der Nachuntersuchung	268
5.2.5.1	Zusammenfassende Betrachtung der Verlaufstypen	268
5.2.6	Soziale Veränderungen (Life-Events) und chronische soziale Belastungen im Katamnesezeitraum	272
5.2.6.1	Vorbemerkung	272
5.2.7	Zur sozialen Situation der Fallgruppen bei der Nachuntersuchung – SIS	278
5.2.8	Fallbeschreibungen	279
5.2.9	Diskussion	282

| 6 | **Spezielle Aspekte** | 285 |

6.1	**Sozialpsychologische Aspekte des Verlaufs und Outcome.** H.-U. WITTCHEN und H. HECHT	285
6.1.1	Verlaufstypus und psychosoziale Situation (SIS)	285
6.1.2	Zusammenhänge zwischen Variablen der prämorbiden Persönlichkeit, der sozialen und der psychopathologischen Ebene	290
6.1.3	Persönlichkeit und psychosoziale Situation	291
6.1.4	Zusammenfassung	294

6.2	**Lebensereignisse und chronisch belastende Lebensbedingungen – Ihre Bedeutung für Verlauf und Outcome affektiver Störungen.** H.-U. WITTCHEN	295
6.2.1	Einleitung	295
6.2.2	Outcome-Typus und Lebensereignisse und -bedingungen	297
6.2.3	Zur Bedeutung der Lebensereignisse und Lebensbedingungen als verlaufsmodifizierende Faktoren	300
6.2.4	Zusammenfassende Diskussion	303

6.3	**Inanspruchnahmeverhalten und versorgungsstrukturelle Folgerungen.** R. EDER-DEBYE, R. LÄSSLE, H.-U. WITTCHEN, C. CORDING-TÖMMEL, J.-C. KRIEG, T. BRONISCH und D. v. ZERSSEN	305
6.3.1	Zielsetzung und einige einleitende Vorbemerkungen zur Beurteilung „adäquater" und „zweckmäßiger" Behandlungs- und Versorgungsstrategien	305
6.3.2	Methodische Aspekte	308
6.3.3	Zusammenfassende Analyse der Behandlungen seit der Indexbehandlung	310
6.3.3.1	Patientenorientierte Betrachtung der Inanspruchnahme psychiatrisch/psychotherapeutischer Dienste	310
6.3.3.2	Diagnosenspezifische Betrachtung der Inanspruchnahme allgemeinmedizinischer Dienste	315
6.3.3.3	Diagnosenspezifische Betrachtung der Inanspruchnahme psychiatrischer/psychotherapeutischer Dienste	320
6.3.3.4	Subjektive Therapiebewertung	324
6.3.3.5	Zum Übergang von der Indexbehandlung zur ambulanten Versorgung	326
6.3.4	Inanspruchnahmemuster	329
6.3.5	Inanspruchnahmeverhalten vor und nach der Indexbehandlung: Änderung vs. Stabilität	334
6.3.6	Zur Stabilität des Inanspruchnahmeverhaltens nach der Indexbehandlung	336
6.3.7	Zusammenhang zwischen Inanspruchnahme psychiatrisch/psychotherapeutischer Dienste und Inanspruchnahme allgemeinmedizinischer Dienste	341
6.3.8	Einflußfaktoren	344

7	**Abschließende Diskussion und Zusammenfassung** . . . 352
7.1	Zur Differenzierung verschiedener Formen psychischer Störungen 353
7.2	Charakteristika des Verlaufs behandelter und unbehandelter depressiver und Angststörungen . . 358
7.3	Sozialpsychologische Beeinträchtigungen bei depressiven und Angsterkrankungen 367
7.4	Soziale Einflüsse auf den Krankheitsverlauf 371
7.5	Zur Frage der Prognostik affektiver und Angsterkrankungen 375
7.6	Versorgungsstrukturelle Folgerungen 377

Literatur 382

Sachverzeichnis 419

1 Einleitung und Problemstellung

Angststörungen und Depressionen gehören sowohl bei Patienten von Psychiatern und Psychotherapeuten als auch in der unbehandelten Allgemeinbevölkerung zu den häufigsten psychischen Störungen.

Aus älteren und neueren epidemiologischen Studien können wir – allerdings mit einer gewissen Schwankungsbreite – ablesen, daß ca. 15% bis 20% der gesamten Bevölkerung im Verlauf ihres Lebens zumindest einmal an einer affektiven oder Angststörung erkranken und vorsichtig geschätzt mindestens 6–10% der Bevölkerung im Verlauf eines Jahres an einer länger andauernden Depression oder an Angstzuständen leiden. Diese Zahlen verdeutlichen, daß psychische Krankheiten nicht, wie vielfach noch angenommen wird, ein quantitativ unbedeutendes Problem darstellen. Fast jeder fünfte Bundesbürger hat nach diesen Zahlen zumindest einmal in seinem Leben unter einer Angststörung oder einer Depression gelitten. Unter den derzeit in der Bundesrepublik lebenden Menschen sind oder waren demnach rund 15 Millionen andauernd, wiederholt oder wenigstens einmal in ihrem Leben in irgendeiner Form unmittelbar von Depressionen oder Angststörungen betroffen.

In einem scharfen Kontrast zu der quantitativen und gesundheitspolitischen Bedeutung dieser Erkrankungen steht unser derzeitiger Wissensstand. Aus wissenschaftlicher Sicht ist es trotz der Vielzahl älterer und neuerer Literatur zu diesem Thema bis heute kaum möglich, ein hinreichend vollständiges oder widerspruchsfreies Bild über den Langzeitverlauf von Angststörungen und Depressionen und die Effektivität der in der Versorgung angewendeten Behandlungsformen für diese Erkrankungen zu gewinnen. Die Gründe für diesen bislang sehr unbefriedigenden Erkenntnisstand sind vielfältig. Sie liegen auf wissenschaftlicher Ebene vor allem in der Unterschiedlichkeit der in verschiedenen Studien verwendeten diagnostischen Konzepte, der mangelnden Zuverlässigkeit psychiatrischer Standarddiagnosen, der mangelnden Vergleichbarkeit methodischer Vorgehensweisen vieler Untersuchungen sowie insbesondere der fehlenden und unterschiedlichen Operationalisierung der Untersuchungsvariablen und dem unterschiedlichen Verständnis von Besserung, Heilung und Therapieerfolg.

Problematisch ist in diesem Zusammenhang auch die große Kluft zwischen der klinisch-experimentellen Grundlagenforschung und der Praxis. In den letzten 20 Jahren wurden zwar eine Fülle neuerer differenzierter und spezifischer pharmakologischer und psychologischer Therapiemethoden entwickelt: diese sind aber trotz zum Teil gut nachgewiesener Kurzzeiteffektivität noch nicht hinreichend bezüglich der Langzeiteffekte untersucht worden. Darüber hinaus muß auch der allgemeine Mangel an versorgungsstrukturell orientierten Untersuchungen im epidemiologischen und klinischen Bereich genannt werden, die eine systematische Evaluation komplexerer Versorgungsangebote und Strukturen im stationären, ambulanten und komplementären Bereich unter Einschluß der in den letzten Jahren eingeführten psychiatrischen/psychotherapeutischen und soziotherapeutischen Verfahren anstreben.

Auf dieses Manko wurde in den letzten Jahren vielfach eindringlich hingewiesen und wiederholt auf die zentrale Bedeutung empirisch fundierter Daten für zukünftige Entscheidungen über den Ausbau, die Weiterentwicklung bzw. die strukturelle Verbesserung der Versorgungsstrukturen für psychisch Kranke eingegangen (z. B. HÄFFNER 1983). Dies gilt insbesondere im Zusammenhang mit den in den letzten Jahren zunehmend knapper werdenden Finanzmitteln, die vor dem Hintergrund der umfangreichen Mängel der psychiatrischen Versorgung dazu zwingen, politische Prioritäten für Reformmaßnahmen zu setzen, die sich idealerweise an patientenbezogenen Daten orientieren sollten.

Zur Lösung wesentlicher Bereiche dieser Problematik können Verlaufs- und Evaluationsstudien der vorliegenden Art wichtige Daten beisteuern, zumal in den letzten Jahren wesentlich verbesserte methodische Voraussetzungen für die Durchführung von systematischen Verlaufsstudien geschaffen worden sind. Dabei sind unter anderem die Einführung operational definierter Diagnosekriterien, die Beachtung der Prinzipien der Mehrebenendiagnostik, die Einführung neuerer standardisierter Formen der Befunderhebung und standardisierte Interviewtechniken zur Erfassung sozialer Aspekte der Patientenintegration hervorzuheben. Durch diese verbesserten methodischen Grundlagen hat die psychiatrische Verlaufsforschung jüngerer Zeit wieder eine zentrale Bedeutung erlangt.

Die MFS weist auf diese Entwicklung bezugnehmend einige Besonderheiten auf, die gleich zu Beginn hervorgehoben werden sollen: (1) wird in Ergänzung zu den bisher publizierten, zahlreichen, klinisch/therapeutisch orientierten Kurzzeit-Effektivitätsuntersuchungen auf der einen und eher groß angelegten epidemiologischen Studien auf der anderen Seite der Schwerpunkt der Arbeit auf die Analyse des „natürlichen", nicht experimentell „manipulierten" Langzeitverlaufs auf der psychopathologischen, der sozialen und der psychologischen Ebene gelegt; (2) wird unseres Wissens erstmalig der Langzeitverlauf verschiedener, genau definierter Krankheitsgruppen über einen gleichen Zeitraum mit der gleichen Methodik untersucht und (3) wurden diese Befunde direkt mit den Ergebnissen einer unbehandelten psychiatrisch auffälligen Probandengruppe und einer repräsentativen Bevölkerungsstichprobe verglichen.

Die für eine derart komplexe systematische Evaluation notwendigen Voraussetzungen wurden einerseits durch neuere wissenschaftliche Entwicklungen im Bereich der Diagnostik und Epidemiologie (z. B. standardisierte Diagnoseverfahren und operationalisierte Diagnosekriterien), andererseits durch umfangreiche Vorarbeiten am Max-Planck-Institut für Psychiatrie geschaffen. Durch die jetzt mehr als zwölf Jahre zurückliegende Einführung eines kumulativen psychiatrischen Informationssystems und die Durchführung umfangreicher Vorstudien an verschiedenen psychiatrischen Krankheitsgruppen konnten im Vorfeld der Untersuchung eine Reihe grundlegender methodischer Mängel der psychiatrischen Evaluationsforschung ausgeräumt werden.

Auf diesen umfassenden methodischen Voraussetzungen aufbauend sollen in der vorliegenden Monographie Befunde zu folgenden Aspekten dargestellt und diskutiert werden:

(1) zum sogenannten „Spontanverlauf" psychischer Störungen, um u. a. Anhaltspunkte für Einflußfaktoren auf die „Spontanheilung" und ihre Determinanten aufzufinden,

(2) zur Bedeutung sozialer und psychologischer Variablen, denen in neueren Studien ein protektiver Wert beigemessen wird und die möglicherweise mit einem niedrigeren Erkrankungsrisiko und einem günstigeren Verlauf korreliert sind (Prognostik),

(3) zu den sozialen und sozial/psychologischen Konsequenzen chronisch verlaufender psychiatrischer Erkrankungen (Verlauf und Outcome),

(4) zum längerfristigen Verlauf psychischer Störungen angesichts der zum Teil erst vor wenigen Jahren eingeführten neuen psychologischen, sozialen und biologischen Therapiemaßnahmen.

Darüber hinaus soll über die Analyse des Verlaufs behandelter *und* unbehandelter psychiatrischer Erkrankungen in Gegenüberstellung zu einer gesunden Kontrollgruppe der Versuch unternommen werden, patientenorientierte Daten für eine bedarfsgerechtere Planung bestimmter Bereiche der reformbedürftigen psychiatrischen Versorgung bereitzustellen. Hier steht die Frage im Vordergrund, in welchem Ausmaß überhaupt die in den letzten Jahren neu geschaffenen Dienste im Bereich der primären, sekundären und tertiären Prävention (Nachsorge) über den mehrjährigen Zeitraum von den betroffenen Patienten in Anspruch genommen wurden und welchen Einfluß die Nutzung dieser Dienste auf verschiedene Aspekte des Krankheitsverlaufs besitzt.

Zwei Einschränkungen der Gesamtstudie müssen allerdings schon einleitend angesprochen werden. Dies ist zum einen die geringe Größe einzelner Untersuchungsgruppen und zum anderen die z. T. fehlende Repräsentativität der klinischen Gruppen, die sich ausschließlich aus ehemals stationär am Max-Planck-Institut für Psychiatrie behandelten Patienten zusammensetzen. Die sich daraus ergebenden Restriktionen werden jedoch gesondert am Ende dieser Monographie diskutiert werden.

Das Buch teilt sich in einen theoretischen, einen empirisch-methodischen und den Ergebnis-Teil auf. Im *theoretischen* Teil soll zunächst die Begriffsvielfalt und Uneindeutigkeit der Befunde der psychiatrischen Verlaufs- und Outcomeforschung überblicksartig geordnet werden. Dabei sollen neben der Problematik der diagnostischen Klassifikation auch die Schwierigkeiten verlaufsorientierter Untersuchungen bei depressiven und Angststörungen diskutiert werden. Besonderer Schwerpunkt ist neben einer Literaturübersicht die definitorische Klärung der diagnostischen Konzepte und die Ableitung methodischer Kriterien der Verlaufsforschung.

Im darauffolgenden *empirischen Teil* wird zunächst ein Überblick über den aufwendigen Versuchsplan und die *methodischen Aspekte* der Studie gegeben.

Die Darstellung der *Ergebnisse* ist dreigegliedert. Im ersten (klinische Gruppen) und zweiten Teil (Feldstudie) werden die Ergebnisse der einzelnen Untersuchungsgruppen dargestellt, wobei neben einer gruppenspezifischen Darstellung auch eine vergleichende Analyse über die Diagnose- und Fallgruppen hinweg erfolgen wird. Abschließend werden ergänzende Analysen zu sozialpsychologischen Korrelaten psychischer Auffälligkeiten, zur Bedeutung verlaufsmodifizierender Faktoren und zu einer Reihe versorgungsstruktureller Aspekte gegeben werden.

Zum Abschluß werden für den eiligen Leser die relevanten Befunde noch einmal zusammengefaßt und in ihrer allgemeinen Bedeutung sowie ihren Konsequenzen für die Planung der Krankenversorgung diskutiert.

2 Theoretischer Teil

2.1 Probleme der Evaluation des Verlaufs psychischer Störungen

Angesichts der langen medizinischen und psychologischen Forschungstradition und der großen Anzahl klinischer und experimenteller Studien mag es zunächst überraschen, daß die Mehrzahl der Fachleute den derzeitigen Wissensstand über Verlauf und Ausgang von Angststörungen und Depressionen und ihre längerfristige Beeinflußbarkeit durch therapeutische/rehabilitative Maßnahmen als enttäuschend mager bezeichnen (z. B. BERGIN und LAMBERT 1978; FRANK 1979; MÖLLER und BENKERT 1980; HEIMANN und ZIMMER 1987).

Zum Beispiel schwanken die Angaben über den „natürlichen Verlauf" von unbehandelten Angstneurosen und Phobien bezüglich der Remissionsraten zwischen 18 % (PAUL 1967) und 67 % (NOYES und CLANCY 1976) mit einem Median von 39 %, über den von unbehandelten depressiven Neurosen zwischen 29 % (FRIES und NELSON 1942) und 72 % (LANDIS 1938) mit einem Median von 51 %. Angaben über den Spontanverlauf unbehandelter, endogener Depression (Definition s. Kap. 2.2) fehlen mit Ausnahme von Studien über sogenannte „minimalbehandelte" Erkrankungen (z. B. MATUSSEK et al. 1965) gänzlich. Ein ähnlich uneinheitliches Bild (BERGIN und LAMBERT 1978; FRANK 1979; CORYELL und WINOKUR 1982; TYRER 1982) ergibt sich auch bei behandelten Angstsyndromen und Depressionen.

Darüber hinaus gelten zwar einige Determinanten des Verlaufs affektiver Störungen und einige allgemeine Prognoseregeln als weitgehend akzeptiert (s. h. SCHWIDDER 1972; ERNST 1980; HOFFMANN 1986; ANGST 1986), jedoch werden sie im Einzelfall als zu unspezifisch, unscharf und zu wenig praktisch-klinisch relevant empfunden. „A host of idiosyncratic studies of vaguely described therapies and exceedingly variable outcome criteria will not produce findings of any substance" (GARFIELD 1978, S. 225). Die Gründe liegen – wie in diesem Zitat angedeutet – u. a. in Unterschieden der Patientenselektion, der diagnostischen Kategorisierung, der Besserungskriterien, der unterschiedlichen Berücksichtigung von Einflußgrößen und unterschiedlichen Nachuntersuchungsdesigns der meisten Therapieeffektivitäts- und Verlaufsstudien (KRINGLEN 1980; MÖLLER und BENKERT 1980), die eine Integration der Befunde erschweren. Eine weitere, wichtige grundlegende Problematik ist auch darin zu sehen, daß sich in den letzten 10 Jahren durch die Einführungen der Research Diagnostic Criteria (RDC) und dem Diagnostic and Statistical Manual, 3. Revision (DSM-III) erhebliche Veränderungen in den diagnostischen Gepflogenheiten ergeben haben, die trotz einer verbesserten Reliabilität psychiatrischer Diagnosen auch viele Unklarheiten und Mißverständnisse mit sich gebracht haben.

So besitzen wir derzeit kaum gesichertes Wissen darüber, wie verschiedene Formen von Angststörungen und Depression ohne eine Therapie verlaufen, noch z. B. darüber, welche natürlichen Lebensbedingungen eine stützende, d. h. eine den Krankheitsverlauf günstig beeinflussende Bedeutung haben und welche eher die Gefahr einer Chronifizierung mit sich bringen.

Einige dieser Aspekte sollen im folgenden zunächst aus epidemiologischer Sicht im Hinblick auf eine verbesserte und aussagekräftige Verlaufsforschung diskutiert werden.

2.1.1 Epidemiologische und versorgungsstrukturelle Aspekte in der Verlaufsforschung psychischer Störungen

Eine Vielzahl epidemiologischer und transkultureller Vergleichsstudien an klinischen und nicht-klinischen Populationen hat relativ konsistent ergeben, daß nicht nur die Häufigkeit und die Verteilung psychischer Störungen, sondern auch ihr Verlauf und Outcome in verschiedenen Kulturen und Gebieten recht unterschiedlich sein können. Derartige Unterschiede scheinen nicht *nur* durch die Unterschiedlichkeit psychopathologischer Definitionen und Konzepte von psychischen Störungen sowie Unterschieden in der angewendeten Untersuchungsmethodik zu erklären zu sein, sondern sind vermutlich auch von sozioökonomischen Faktoren, gesellschaftlichen Normen und insbesondere historisch unterschiedlich gewachsenen psychosozialen Versorgungsstrukturen und ihrer Arbeitsweise beeinflußt. Hierzu gehören finanzielle und gesetzliche Regelungen, flankierende Behandlungsinstitutionen sowie die Personalsituation in den Versorgungseinrichtungen. Darüber hinaus sind auch therapeuten- und patientenbezogene Variablen zu berücksichtigen, wie z. B. daß bestimmte Behandlungsmaßnahmen spezifische Patient-Therapeut-Beziehungen erfordern oder bei der Durchführung der Maßnahmen möglicherweise Charakteristika der Schichtzugehörigkeit oder bestimmte „Compliance" Variablen zu beachten sind. Die Vernachlässigung dieser Aspekte in der klinisch-therapeutischen Forschung hat zur Folge, daß sich Ergebnisse experimentell orientierter Therapiestudien häufig kaum oder gar nicht in konkrete Versorgungssituationen übertragen lassen, weil eben notwendige Rahmenbedingungen ihrer erfolgreichen Anwendung und Durchführung nicht oder nur mangelhaft berücksichtigt wurden. Diese Situation hat erheblich dazu beigetragen, daß die Kluft zwischen der konkreten Versorgungsrealität und dem wissenschaftlichen Erkenntnisstand bzw. Entwicklungsstand hinsichtlich therapeutischer Verfahren in den letzten Jahren eher größer als kleiner geworden ist.

Ein möglicher Ansatz zur Verbesserung dieser Ausgangslage läßt sich aus der Epidemiologie ableiten. Die Epidemiologie beschäftigt sich mit der „Verteilung einer Krankheit in Zeit und Raum sowie mit Faktoren, die diese Verteilung beeinflussen" (LILIENFELD, zitiert nach COOPER und MORGAN 1977, S. 11). Da auch die therapeutischen und alle anderen patientenbezogenen Maßnahmen, die im Rahmen eines Versorgungssystems getroffen werden, explizit zum Ziel haben „die Verteilung einer Krankheit in Zeit und Raum" zu verändern, wird deutlich, daß die Untersuchung der Effektivität von Therapieverfahren sowie vor allen Dingen komplexerer Versorgungsmaßnahmen und Strukturen auch ein wesentlicher Bestandteil der epidemiologischen Forschung ist. Anders jedoch als in der klassischen klinischen Therapieforschung geht es in der evaluativen epidemiologischen Forschung eher darum, mit Hilfe verschiedener epidemiologischer Untersuchungsmethoden herauszufinden, ob tatsächlich die Anwendung bestimmter therapeutischer Maßnahmen oder Maßnahmenbündel in der konkreten

Versorgungssituation zu einer meßbaren Veränderung von Morbidität in der Untersuchungseinheit oder in der Gesamtbevölkerung führt. Während also die experimentelle klinische Forschung ihren Schwerpunkt in der Untersuchung von Therapievariablen (bei Ausschaltung bzw. Kontrolle von Störgrößen) sieht, beschäftigt sich die epidemiologisch-evaluative Forschung schwerpunktmäßig mit der Auswirkung des gesamten Bündels therapeutischer Maßnahmen auf Patienten im klinischen Alltag und in der „normalen" Lebenssituation. Beide Forschungsrichtungen sind nicht als antagonistisch anzusehen, sondern ergänzen sich gegenseitig. Idealerweise sollte nach der Einführung einer neuen, unter experimentellen Bedingungen geprüften Therapiestrategie (in der geprüft wurde, ob die beabsichtigte Intervention überhaupt in der Lage ist, das Verhalten zu ändern) immer eine Prüfung erfolgen, inwieweit eine derart erfolgreiche Intervention auch in der Lage ist, in der Praxis den Verlauf zu beeinflussen bzw. die „Heilung" einer Erkrankung zu bewirken. Dabei braucht die experimentelle klinische Forschung als Untersuchungsgrundlage möglichst homogene Patientenpopulationen, um die Vielzahl von Störvariablen zu eliminieren, die einen Einfluß auf den therapeutischen Prozeß nehmen könnten. Demgegenüber versucht die epidemiologisch-evaluative Forschung zu prüfen, wie effektiv eine Intervention in der gegebenen Versorgungsstruktur für die Gesamtzahl aller Patienten ist, die die zu behandelnde Störung aufweisen und welche Auswirkung sie auf bestehende Rahmenbedingungen wie z.B. konkurrierende Therapien aufweist. Darüber hinaus ist die epidemiologisch-evaluative Forschung schon immer daran interessiert gewesen, auch andere Ebenen bei der Überprüfung der Wirksamkeit therapeutischer Interventionen und der Untersuchung von Einflußgrößen auf den Krankheitsverlauf zu berücksichtigen, wie z.B. die soziale Eingliederung nach der Entlassung oder die Auswirkungen der therapeutischen Intervention auf Angehörige oder die weitere Umwelt des Patienten.

Ein Hauptproblem dieses Ansatzes liegt – sowohl inhaltlich als auch methodisch – in der großen Komplexität, z.B. bezüglich der potentiell relevanten Einflußgrößen und der Wahl adäquater „Untersuchungseinheiten". Darüber hinaus ist dieser Ansatz mit einer Reihe von Grundsatzfragen verbunden, z.B. welche Institutionen überhaupt einem Versorgungssystem – in unserem Fall dem psychiatrisch-psychotherapeutischen Versorgungssystem – zuzurechnen sind und welche Maßnahmen und Therapieansätze zur Anwendung kommen und somit bei einer Evaluationsstudie berücksichtigt werden müssen.

Ziele, Grundprinzipien und Probleme
der psychiatrisch-psychotherapeutischen Versorgungsplanung

Will man über eine reine Aufzählung interessanter Fragestellungen im Bereich der Evaluation psychiatrischer Versorgung hinausgehen und eine Struktur finden, in die sich die Fragestellungen systematisch einordnen lassen, so bietet sich ein von WING (1972) beschriebenes Vorgehen an. Er unterscheidet drei Schritte bei der Planung und Evaluation von Versorgungssystemen, die auf der Grundlage einer detaillierten Ist-Zustandsbeschreibung zu verfolgen sind: (1) die Festlegung einer allgemeinen Zielbestimmung; (2) die Definition der Grundprinzipien und Grundsätze, die besagen, mit welchen Mitteln in der konkreten Versorgungssituation das Ziel erreicht werden soll. Ziele und Grundprinzipien sind aus Forschungsergebnissen nicht ableitbar, obwohl sie mit Hilfe von Forschungsergebnissen begründet oder verantwortet werden können, sondern sind vielmehr gesellschaftlich-normative, d. h. im weitesten Sinne politische Beschlüsse; (3) die Festlegung der Evaluationsstrategien, mit deren Hilfe überhaupt überprüft werden kann, ob die erstrebten Ziele auf der Basis der festgelegten Grundprinzipien erreicht werden können.

Zumindest die ersten beiden Schritte sind in einem umfangreichen Bericht einer Sachverständigen-Kommission von 160 Fachleuten in der Folge eines Auftrages des Bundesministers für Jugend, Familie und Gesundheit vom August 1971 behandelt worden, dem eine umfassende Untersuchung über die psychiatrische und psychotherapeutische Versorgung der Bevölkerung in der BRD zugrundeliegt (Enquete 1975). Die Vielfalt der Erfahrungen und Meinungen der Kommissionsmitglieder kommt in einer Fülle von fachlichen Empfehlungen zum Ausdruck, die zum Teil mit erheblich abweichenden Voten getroffen wurden. Übereinstimmung bestand jedoch u. a. bezüglich folgender drei Hauptziele: (1) Es soll erreicht werden, daß das Auftreten psychischer Krankheiten und Behinderungen sowie ihre Verlaufsbedingungen so frühzeitig erkannt und beeinflußt werden, daß schwerwiegende Beeinträchtigungen nach Möglichkeit abgewendet werden können. (2) Es soll erreicht werden, daß bei Behandlungsbedürftigkeit die notwendige stationäre Behandlung durch ambulante und halbstationäre Maßnahmen verringert und damit die Ausgliederung der psychisch Kranken und Behinderten aus ihren Lebensbereichen vermieden wird. (3) Es soll erreicht werden, daß dort, wo eine stationäre Behandlung erforderlich wird, die personellen, baulichen und organisatorischen Voraussetzungen dafür vorhanden sind, damit Krankheit und Behinderung tatsächlich beeinflußt werden können.

Darüber hinaus bestand auch weitgehende Einigkeit bezüglich der Grundprinzipien, wie die dokumentierten zahlreichen Mißstände im stationären, ambulanten und komplementären Bereich der psychiatrischen und psychotherapeutisch/psychosomatischen Versorgung beseitigt werden sollen, nämlich
1. dem Prinzip der gemeindenahen Versorgung psychischer Kranker,
2. dem Prinzip der bedarfsgerechten und umfassenden Versorgung aller psychisch Kranken und Behinderten,
3. dem Prinzip der bedarfsgerechten Koordination aller Versorgungsdienste und
4. dem Prinzip der Gleichstellung psychisch Kranker mit körperlich Kranken.

Im Zusammenhang mit der vorliegenden Evaluationsstudie ist insbesondere die in der Enquete geäußerte Kritik an dem generellen Mangel wissenschaftlicher Erkenntnisse über den Verlauf und Ausgang psychischer Störungen relevant. Die zur Verwirklichung der Ziele notwendigen wissenschaftlichen Grundlagen sind in der BRD nur lückenhaft für einzelne Teilbereiche vorhanden und konnten 1975 ebenso wie heute kein umfassendes Vorgehen begründen. Neben den seit 1975 vor allem durch den „Sonderforschungsbereich 116: Sozialpsychiatrische Epidemiologie" in Mannheim durchgeführten wissenschaftlichen Untersuchungen liegen bislang nur wenige empirische Untersuchungen zur Versorgungssituation vor.

Die grundsätzlichen Anliegen einer derartigen versorgungsorientierten Evaluations- und Verlaufsforschung lassen sich im folgenden, in Anlehnung an WING (1972) formulierten Fragenkomplexen zusammenfassen: (1) Welche Personen haben Kontakte zu den primären und sekundären medizinischen, psychologischen und sozialen Einrichtungen? (2) Was sind ihre Bedürfnisse und die Bedürfnisse ihrer Angehörigen? (3) Befriedigen diese Einrichtungen den Bedarf angemessen, effizient und ökonomisch? (4) Welche Personen, die nicht erfaßt werden, haben diesbezüglich auch

Bedürfnisse? Unterscheiden sich diese Bedürfnisse von denen der Leute, denen die Einrichtungen bekannt sind und die sie in Anspruch nehmen? (5) Welche Neuerungen sind erforderlich, um den nicht gedeckten Bedarf zu befriedigen? (6) Wenn Neuerungen eingeführt werden, sind diese erfolgreich bei der Reduktion unbefriedigter Bedürfnisse?

Die Beantwortung dieser Fragen soll idealerweise mit wissenschaftlichen Methoden erfolgen und ein einigermaßen objektives Urteil darüber ermöglichen, ob und wie die angestrebten Ziele auf der Basis der aufgestellten Grundsätze erreicht wurden. Sicher ist noch kaum ein Versorgungssystem umfassend im Sinne dieser Befragung untersucht worden. Wahrscheinlich sind die evaluativen Studien in Camberwell (WING und HALEY 1972) die bisher umfassendsten Untersuchungen eines Versorgungssystems. Die konkreten Schwierigkeiten bei der Realisation umfasser Evaluationskonzepte, d. h. von Ansätzen, die die wechselseitige Abhängigkeit verschiedenster medizinischer, psychologischer und sozialer Dienste berücksichtigen, wurden in der umfassendsten Form in dem sogenannten „Human Service Concept" formuliert (SIEGEL et al. 1978; ATTKISSON und BROSKOWSKI 1978), auf das hier nicht gesondert eingegangen werden kann.

In der Bundesrepublik sind die Schwierigkeiten einer umfassenden Evaluation besonders groß, da angesichts der unklar gegliederten Versorgungsinstitutionen und ihrer Verantwortlichkeiten, der fehlenden gesetzlichen Bestimmungen im psychotherapeutischen Bereich, was die Tätigkeit Klinischer Psychologen angeht, und der vielerorts fehlenden gemeindenahen Regionalisierung die Versorgungsstruktur psychisch Kranker nur als verwirrend komplex charakterisiert werden kann. Darüber hinaus hat eine restriktive „Datenschutz"-Politik konsequente Versuche einer evaluativen Versorgungsforschung im Ansatz „erstickt" (vgl. HÄFNER 1983).

Zur Versorgungsstruktur für psychisch Kranke – Begriffsbestimmungen und Abgrenzungsprobleme

Die Schwierigkeit des epidemiologisch-evaluativen Ansatzes wird schon bei der Operationalisierung der Begriffe Versorgungsstruktur, Versorgungssystem und Behandlungsmaßnahmen deutlich. Das Versorgungssystem psychisch Kranker läßt sich aus verschiedenen Gründen nur schwer rational eingrenzen (WITTCHEN und FICHTER 1980). Folgende Gründe sind hierfür verantwortlich:
1. Die Terminologie für Versorgungseinrichtungen ist uneinheitlich; das bedeutet, daß Einrichtungen mit unterschiedlichen Bezeichnungen oft die gleichen Aufgaben wahrnehmen und umgekehrt.
2. Die Aufgaben der in der Versorgung tätigen Berufsgruppen überschneiden sich. Aus dieser Berufsrollendiffusion, die besonders ausgeprägt im psychotherapeutischen Sektor zu finden ist, resultiert die methodische Schwierigkeit, eine klare Eingrenzung der Behandlungsgruppen vorzunehmen.
3. Die Begriffe „medizinische", „psychiatrische", „psychosoziale" und „psychotherapeutische" Versorgung werden unterschiedlich verstanden und definiert. Es ist ein wesentlicher Verdienst der Enquete zur Lage der Psychiatrie (1975) hier grundlegende Materialien vorgelegt zu haben, die eine Operationalisierung zumindest erleichtern. Den Ausführungen der Enquete-Kommission folgend läßt sich das Gesamt-Versorgungssystem in einen stationären bzw. teilstationären, einen ambu-

Abb. 2.1. Strukturelle Gliederung der institutionellen Versorgung

stationär/ teilstationär	Psychiatrische Universitätsklinik und Forschungsklinik Psychiatrische Klinik Psychiatrische Abteilung im Allgemeinkrankenhaus Neurologische Klinik oder Abteilung Psychotherapeut./psychosomat. Fachklinik Psychotherapeut./psychosomat. Abteilung Rehabilitationsklinik Kurklinik, Sanatorium (für psych. Störungen) Einrichtung des Strafvollzugs Tagesklinik Nachtklinik

ambulante
Einrichtungen
	Psychotherapeut./psychosomat. Ambulanz
	Psychiatrische Ambulanz
	Beratungsstelle für: Erziehung (Kinder/Jugendliche/Eltern/Ehe/
	    Partner/Leben/Sexual/Drogen/Alkohol/Studenten)
	Sozialtherapeutische Einrichtung, Sozialdienste,
	(Sozial-)psychiatr. Dienst an Gesundheitsamt
	anderer sozialpsychiatr. Dienst
	Schulpsychologischer Dienst
	niedergelassene Ärzte (Allgemein-Ärzte, Nerven-Ärzte etc.)
	andere freiberufliche Praxen (Psychologen, nichtärztliche
	    Psychotherapeuten, Heilpraktiker etc.)

komplementäre Einrichtungen	Wohnheim für geistig Behinderte oder psychisch Kranke Beschützende Wohngruppe Werkstatt für Behinderte (Beschützende Werkstätten) Telefonseelsorge Patientenclub Selbsthilfeorganisation

lanten und komplementären Bereich teilen. Diesen drei Bereichen lassen sich folgende Einrichtungsarten zuordnen:

Während stationäre Dienste in der Regel der psychiatrischen Versorgung im engeren Sinn zugeordnet werden, ist die Zuordnung im ambulanten und vor allen Dingen im komplementären Bereich nicht immer eindeutig zu treffen. In der Enquete werden Beratungsstellen ebenso wie die psychiatrisch-psychotherapeutischen Ambulanzen, Nervenärzte, niedergelassenen Psychotherapeuten teils der ambulanten psychiatrischen Versorgung, teils dem sogenannten „Vorfeld" der psychiatrischen Versorgung zugerechnet. Zu letzterem zählen u. a. die Tätigkeit von Ärzten für Allgemeinmedizin, Beratungsstellen und Gesundheitsämtern sowie Einrichtungen der Rechtspflege und der forensischen Psychiatrie. Unter komplementären Diensten versteht die Sachverständigen-Kommission Einrichtungen für die Wiedereingliederung oder Dauerunterbringung solcher psychisch Kranken und Behinderten, die in Wohn- oder Arbeitsbereichen nicht oder noch nicht selbständig leben können. Zu dieser Kategorie gehören Heime, Tagesstätten, Patientenclubs, aber auch Selbsthilfegruppen und Telefonseelsorge, die zumeist im sog. Vorfeld der psychiatrischen Versorgung tätig sind.

Die Schwierigkeit einer exakten Trennung psychiatrischer, psychologischer und sozialer Tätigkeiten und Einrichtungen hat dazu geführt, daß zunehmend der Begriff „psychosoziale Versorgungsstruktur" als Oberbegriff für das Gesamt-Versorgungssystem verwendet wird. So empfiehlt die Enquete-Kommission die Einrichtung psychosozialer Arbeitsgemeinschaften und psychosozialer Ausschüsse zur Koordinierung und Planung der Angebote eines sog. Standardversorgungssystems, d. h. eine bevölkerungsbezogene Strukturierung der Dienste.

Die Zusammenfassung unter dem Oberbegriff „psychosozial" ist aus verschiedenen Gründen sehr umstritten. Zum einen korreliert sie nicht mit den damit verbundenen versicherungsrechtlichen und allgemeinrechtlichen Bestimmungen, Fragen der Kostenübernahme und der Versorgungspraxis. Auch wird der Terminus „psychosoziale Versorgung" oft mit einer bestimmten sozial-politischen Orientierung verbunden, die von weiten Kreisen des medizinischen Versorgungssystems abgelehnt wird. Andererseits wird aber auch die Zusammenfassung des Versorgungssystems für psychisch Kranke unter dem Terminus „psychiatrische Versorgung" von vielen Experten als Versuch einer „Psychiatrisierung der Gesellschaft" grundsätzlich abgelehnt.

Erschwerend kommt hinzu, daß je nach Einrichtungsart ein unterschiedliches Berufs- und Tätigkeitsspektrum angesprochen wird. Während im stationären Bereich sicherlich ein Großteil der Tätigkeiten unter ärztlicher Verantwortung dem primär medizinischen Sektor zugeordnet werden kann, besteht im ambulanten und komplementären Bereich durch die verschiedenen Berufsgruppen (Diplom-Psychologen, Sozialarbeiter, Sozialpädagogen, Heilpraktiker etc.) nicht nur eine erhebliche Diffusion der Verantwortlichkeiten und Tätigkeiten, sondern auf der institutionellen Ebene auch der Kostenträger und Finanzierungsansätze.

Behandlung und Behandlungsmaßnahmen

Eine andere Problematik der psychiatrischen Evaluationsforschung liegt in der Schwierigkeit, Veränderungen in der Morbiditätsrate eindeutig auf spezifische Interventionen zurückzuführen. Während die klinisch-therapeutische Forschung die Effektdetermination bestimmter, zumeist sehr umgrenzter Behandlungsmaßnahmen prüft, wird die allgemeine Effektivität psychiatrischer Behandlungen zumeist sehr global beurteilt, ohne die Eigenheiten spezifischer Verfahren und der institutionellen Rahmenbedingungen zu beachten. Unter Behandlung wird eine Vielfalt verschiedener Tätigkeiten und Bedingungen verstanden, die von der somatischen Therapie (KALINOWSKY 1982) über verschiedene Verfahren der Psychotherapie (KIESLER 1977) bis hin zur sozialen Intervention und dem Begriff der „therapeutischen Gemeinschaft" (KRÜGER 1975) reichen. Ihre Zielsetzungen in der Therapie variieren beträchtlich und lassen nur schwer direkte Vergleiche untereinander zu (WITTCHEN und FICHTER 1980). So operationalisieren biologisch orientierte Konzepte psychische Erkrankungen mehr qualitativ-physiologisch, symptombezogen, weniger jedoch quantitativ-dimensional, psychologisch oder sozial-verhaltensmäßig. Während organisch orientierte Psychiater z. B. die Behandlungsziele oft nur in einer Stabilisierung des Krankheitszustands durch eine symptomunterdrückende Medikation sehen, sehen andere das Behandlungsziel primär in einer Lösung einer vorübergehenden Krise oder in der Wiederherstellung einer sozialen Funktion. Einzelne, vor allem psychoanalytisch-psychodynamisch orientierte psychotherapeutische Ansätze zielen sogar auf eine charakterliche Umstrukturierung des Patienten oder die Veränderung eines störungsproduzierenden Familienmusters ab, andere wiederum wie z.B. die verhaltenstherapeutischen Ansätze sind eher symptom- bzw. problembezogen und somit unmittelbar an einer Lösung oder Bewältigung der derzeitigen Krankheitssituation orientiert.

Bei einer Evaluation von Behandlungsmaßnahmen sollte deswegen ein Mindestmaß an notwendiger Differenzierung zwischen biologisch-pharmakologischen Ansätzen, den Hauptgruppen psychologisch-psychotherapeutischer Behandlungsmaßnahmen sowie sozialen Interventionen zumindest versucht werden. Für den Bereich der psychotherapeutischen Intervention gilt diese Differenzierung in besonderem Maße (KIESLER 1977; MÖLLER und BENKERT 1980; BAUMANN 1986); denn zu lange Zeit wurde der Mythos von der „Einheitlichkeit" psychologischer und somatischer Behandlungsmaßnahmen bei verschiedenen psychischen Störungen aufrechterhalten und verhinderte eine genauere Differenzierung und Effektdetermination spezifischer psychiatrischer und psychotherapeutischer Behandlungen, aber auch umfassendere Regelungen zur Einbindung empirisch gut begründeter psychologischer Behandlungsformen in das versicherungsrechtlich geregelte Versorgungssystem (WITTCHEN und FICHTER 1980).

2.1.2 Zur Problematik einer verläßlichen Diagnostik und ihrer Verbesserungsmöglichkeiten

Die Grenzen sowohl zwischen „gesund" und „krank" als auch zwischen verschiedenen Formen psychischer Störungen erscheinen oft fließend. Deshalb lassen sich häufig – im Gegensatz zu weiten Bereichen der Organmedizin – bei psychischen Erkrankungen nur sehr schwer reliable und valide Diagnosen stellen, die es u. a. ermöglichen, direkt Folgerungen hinsichtlich der notwendigen Behandlung und der weiteren Prognose zu ziehen. In der Erforschung psychischer Störungen spielt deswegen das Problem der Fallidentifikation und Diagnostik eine besondere Rolle und bedarf einer eingehenderen Erörterung. Die Problematik der Diagnostik ergibt sich in unserer Studie sowohl bei dem epidemiologisch orientierten Untersuchungsteil, also der Frage, was überhaupt als psychiatrischer Fall anzusehen ist, als auch bei der klinischen Verlaufsuntersuchung ehemaliger Patienten, also der Frage, wie ein bereits als krank definierter Patient diagnostisch zugeordnet wird. Im folgenden Abschnitt soll zunächst die Problematik psychiatrischer Klassifikationssysteme und Lösungsansätze zur Überwindung dieser grundsätzlichen Probleme diskutiert werden.

Obwohl die prinzipielle Bedeutung der Diagnostik in ihrer retrognostischen und prognostischen Funktion (v. ZERSSEN 1973) allgemein anerkannt wird, wurden von vielen Autorengruppen die derzeit gebräuchlichen psychiatrischen Klassifikationssysteme mit Hinweis auf die vielfach dokumentierte mangelnde Reliabilität und Validität (SPITZER und FLEISS 1974; KENDELL 1975) kritisiert oder gänzlich abgelehnt (SCHEFF 1973; KEUPP 1976; TROJAN 1978; KENDELL 1978).

Eine detaillierte Darstellung des „Für und Wider" dimensionaler (LEWIS 1934; KENDELL 1978) oder kategorialer Modelle (z. B. PAYKEL 1971, 1972) in bezug auf Indikation für Therapiemaßnahmen, Verlauf und Prognose sowie eine Diskussion antipsychiatrischer Ansätze würde den Rahmen dieser Untersuchung sprengen. Als empirische Evaluationsstudie, die in erster Linie auf nach der International Classification of Diseases (ICD, psychiatrischer Teil, 8. und

9. Revision) kategorial vordiagnostizierten Patientengruppen aufbaut, kann die vorliegende Arbeit keinen empirischen Beitrag zur generellen Kritik an der psychiatrischen Diagnostik (Keupp 1976) oder zur Grundsatzdiskussion bezüglich dimensionaler oder kategorial orientierter Klassifikationssysteme (Kendell 1978) leisten.

Die Gründe der mangelhaften Reliabilität liegen, wie viele Untersuchungen gezeigt haben, auf allen Ebenen des diagnostischen Prozesses, der Befunderhebung, der Symptombenennung und der Zuordnung zu syndromatologischen und nosologischen Gruppen (Möller und v. Zerssen 1980; Wittchen et al. 1985; Semler et al. 1987). Diese Probleme betreffen sowohl das derzeit gebräuchlichste System, die ICD in der achten und neunten Revision als auch das ältere, im amerikanischen Raum verbreitete Diagnostic and Statistical Manual of Mental Disorders (DSM, Version 2). Zwar ist auch bei diesen Ansätzen unter optimalen Trainingsbedingungen innerhalb einer Institution oder „Schule" eine zufriedenstellende Reliabilität zu erzielen (z. B. Kraus 1974), jedoch bleibt die Problematik der mangelnden Vergleichbarkeit der Diagnostik zwischen verschiedenen Institutionen und anderen nationalen und internationalen Forschungsgruppen dabei ungelöst.

Die ICD kann zwar historisch betrachtet als Fortschritt im Bemühen um eine internationale Vergleichbarkeit der Diagnostik gewertet werden und wird wegen ihres „Synopsis" Charakters (Kendell 1978) bezüglich der Berücksichtigung verschiedener psychiatrischer Schulrichtungen auch in der Praxis von vielen Klinikern unterschiedlicher Orientierung als praktikabel akzeptiert; als alleinige Grundlage der diagnostischen Klassifikation für Forschungszwecke, ohne weitere psychopathologische Ergänzungen, erscheint sie jedoch aus einer Reihe von Gründen nur unzureichend geeignet. Der folgende Exkurs soll dies verdeutlichen und eine erste detaillierte Begriffsbestimmung der in dieser Studie untersuchten Diagnosegruppen (unipolare endogene Depression, neurotische Depression, Angstneurose, Phobie) geben:

Exkurs über die ICD

Die in der vorliegenden Studie untersuchten Störungsgruppen lassen sich auch vereinfacht unter dem Oberbegriff affektive Störung zusammenfassen. Dieser deckt sich nicht direkt mit einem in der ICD verwendeten Begriff. Unter affektiven Störungen werden im Rahmen der vorliegenden Studie psychiatrisch relevante Erkrankungen verstanden, die durch eine gestörte ängstliche und/oder depressiv geprägte Affektivität gekennzeichnet sind. Unter Affektivität wird in Anlehnung an Bleuler die Gesamtheit der Stimmungen, Gefühle und Affekte sowie die allgemeine Erregbarkeit des Menschen verstanden.

Der psychiatrische Teil der ICD-8 bzw. -9 basiert, von kleineren Modifikationen abgesehen, auf dem nosologischen System Kraepelins sowie – bezüglich der Neurosen – u. a. auf psychoanalytischen Konzepten. Die Gliederung erfolgt vorwiegend nach ätiologischen und symptomatologischen Gesichtspunkten sowie bei einigen Diagnosen auch nach Verlaufscharakteristika. Depressive Zustandsbilder werden sowohl in der 8. als auch in der 9. Revision zwei Hauptgruppen zugeordnet, der Gruppe der affektiven Psychosen bzw. der Gruppe der Neurosen:

Als affektive Psychosen werden in der ICD definiert:

„... häufig sich wiederholende Psychosen, bei denen schwere Affektstörungen vorliegen ..., eines oder mehrere der folgenden Symptome sind zusätzlich vorhanden: Wahnideen, Ratlosigkeit, gestörte Selbsteinschätzung, Wahrnehmungs- und Verhaltensstörungen; sie alle stehen in Zusammenhang mit der vorherrschenden Stimmung des Patienten..." (ICD-8, S. 28).

Implizit ist in der Unterteilung affektiver Psychosen die Differenzierung von unipolaren und bipolaren Verlaufstypen enthalten. So können die Involutionsdepressionen (296.0) und die periodischen Depressionen (296.2) als unipolar depressive Erkrankung, die zirkuläre Verlaufsform manisch-depressiver Psychosen (296.3) als bipolare Form bezeichnet werden.

Die Angstneurose (300.0) wird definiert als durch „verschiedene Kombinationen körperlicher und psychischer Angstsymptome gekennzeichnete Neurose, deren Ängste keiner realen Gefahr zuzuschreiben sind und entweder als Angstanfälle oder als Dauerzustand auftreten. Die Angst ist meistens diffus und kann sich bis zur Panik steigern . . ." (ICD-9, S. 49).

Phobien (300.2) werden beschrieben als: „Neurosen mit abnorm starker Furcht vor bestimmten Objekten und Situationen, die normalerweise solche Gefühle nicht hervorrufen würden. Wenn die Angst vor einer bestimmten Situation oder einem bestimmten Objekt sich auf weitere Situationen ausweitet, wird die Störung ähnlich oder identisch mit Angstneurose . . ." (ICD-9, S. 51).

Die neurotische Depression (300.4) wird definiert als: „. . . eine Neurose mit unverhältnismäßig starker Depression, die gewöhnlich einer erkennbar traumatisierenden Erfahrung folgt. Wahnideen oder Halluzinationen gehören nicht dazu. Mischzustände aus Angst und Depression sollen hier eingeordnet werden. Die Unterscheidung zwischen depressiver Neurose und Psychose soll sich nicht nur auf den Grad der Depression stützen, sondern auch auf Vorhandensein oder Fehlen anderer neurotischer oder „psychotischer Züge und auf den Grad der Störung im Verhalten des Patienten" (ICD-9, S. 52).

Dieser Überblick verdeutlicht die Hauptschwächen der ICD sowohl in ihrer achten als auch in der neunten Revision:
Die für eine Diagnose notwendigen diagnostischen Merkmale sind nicht explizit definiert, sondern recht vage in Begriffen beschrieben, die einen erheblichen Interpretationsspielraum lassen. Darüber hinaus überschneiden sich die angeführten diagnostischen Kategorien z. T. erheblich, so daß es kaum überrascht, daß derartige Diagnosen in der Regel nur eine geringe Interraterreliabilität und Test-Retest-Reliabilität aufweisen (siehe hierzu MÖLLER und v. ZERSSEN 1980; WITTCHEN et al. 1985; SEMLER et al. 1987).

Verbesserung der Diagnostik durch standardisisterte Befunderhebung

Diese Schwächen machen es grundsätzlich notwendig, die Diagnostik auf der Symptom- und Syndromebene durch Strukturierung der Befunderhebung einschließlich der Interviewtechnik unter Verwendung von Symptomlisten und Schätzskalen zu ergänzen. Als Beispiele für solche Instrumente können zwei in der vorliegenden Studie verwendete Verfahren, die „Inpatient Multidimensional Psychiatric Scale" (IMPS) (LORR 1966; LORR et al. 1967; deutsche Bearbeitung von HILLER et al. 1986) und die Merkmalsliste der DiaSiKa (v. ZERSSEN unveröffentl.), die auf dem Dokumentationssystem der Arbeitsgemeinschaft für Methodik und Dokumentation in der Psychiatrie (AMDP 1979) beruht, angeführt werden. Im Gegensatz zur meist niedrigen Reliabilität der ICD-Diagnostik liegen bei diesen Skalen die Werte für die Interbeobachterübereinstimmung zumeist über 80% und sind somit als verläßlich anzusehen. Durch die Einführung einer derartig standardisierten Befunderhebung auf der Ebene der Selbst- und Fremdbeurteilung konnten in den vergangenen Jahren eine Reihe der formalen Fehlerquellen der psychiatrischen Diagnostik beseitigt werden (v. CRANACH und STRAUSS 1978; MÖLLER und v. ZERSSEN 1980; v. ZERSSEN und MÖLLER 1980; SARTORIUS und BAN 1986).

Verbesserung der Diagnostik durch operational definierte Kriterien

Über eine derartige, hinreichend verläßliche Befunderhebung auf der Symptom- und Syndromebene hinaus, die zur Charakterisierung von Patientengruppen und für Veränderungsmessungen geeignet ist, bieten explizite diagnostische Kriterien und Algorithmen zur nosologischen Klassifikation einen weiteren Ansatz zur Einschränkung der Varianzquellen und zur Standardisierung der Diagnostik. Dabei werden für jede Diagnose über eindeutige Ein- und Ausschlußkriterien notwendige und ausschließende Merkmalskombinationen festgelegt (FEIGHNER et al. 1972). Ein Beispiel hierfür sind die sog. Research Diagnostic Criteria (RDC, SPITZER et al. 1978) sowie die in dieser Arbeit ebenfalls verwendeten diagnostischen Kriterien nach DSM-III (APA 1980).

Explizite diagnostische Kriterien ermöglichen es, den diagnostischen Prozeß durch die Verwendung strukturierter diagnostischer Interviews weitgehend zu formalisieren (MOMBOUR 1977). Das erste und im deutschen Sprachraum bekannteste Verfahren dieser Art ist das (allerdings noch auf die unklar definierten ICD-Kategorien bezogene) Present State Examination (PSE) von WING et al. (1974, deutsche Fassung: von CRANACH 1978). Dieses ermöglicht über ICD-kompatible Syndromklassen sehr viel verläßlicher, „grobe" diagnostische Entscheidungen zu treffen, als es in früheren Ansätzen möglich war (WITTCHEN und SCHULTE, im Druck).

Noch weitgehender sind die durch die Einführung der expliziten diagnostischen Kriterien nach RDC und DSM-III möglich gewordenen Ansätze, innerhalb *eines* Verfahrens durch eine standardisierte Befunderhebung mittels genau ausformulierter Fragen, die Antworten des Patienten direkt zur Diagnosestellung zu verwenden. Besondere Beachtung hat in diesem Zusammenhang das auch in unserer Studie verwendete NIMH-Diagnostic Interview Schedule (DIS) von ROBINS et al. (1981, deutsche Bearbeitung von WITTCHEN und RUPP 1981) gefunden. Dieses Interview, das ausführlicher im Methodikteil dargestellt wird, legt explizit alle diagnoserelevanten Fragen zur Erhebung von Symptomen und möglichen Ausschlußkriterien und ihre Kodierungen fest und kann somit, was die Versuchsdurchführung angeht, als voll standardisiert bezeichnet werden. Anhand der Daten des DIS ist durch Anwendung von Algorithmen aus verschiedenen Diagnose-Systemen (RDC, DSM-III, Feighner-Kriterien) eine computerisierte polydiagnostische Auswertung der Merkmale und Merkmalskombinationen zur Diagnoseerstellung möglich. Damit wird also der subjektive Ermessensspielraum des Diagnostikers noch weiter zugunsten einer Reliabilitätserhöhung eingeschränkt (WITTCHEN et al., im Druck).

Standardisierte Interviewtechniken und eine operationalisierte Diagnostik, wie sie über das DIS für die RDC und DSM-III ermöglicht wird, lösen im Ansatz auch die Abgrenzungsproblematik psychischer Störungen gegenüber normalen Verhaltens- und Erlebensstörungen. Sie sind damit besonders geeignet als sog. „Fallfindungs"-Instrumente (WING 1980) in der Epidemiologie (REGIER et al. 1984). „Fallfindungs"-Instrumente wie das DIS und das PSE zielen darauf ab, nach definierten Kriterien, die der Diagnostik psychiatrischer Patienten zugrunde liegen, auch unbehandelte und nicht um psychiatrische oder psychologische Hilfe nachsuchende Probanden in epidemiologischen Feldstudien der Bevölkerung zu erfassen. Probanden, die die Kriterien für eine psychiatrische Diagnose erfüllen, werden danach als „Fall" bezeichnet (COPELAND 1981; ROBINS et al. 1986). Dies ist nicht nur wichtig für die Ermittlung von Prävalenz- und Inzidenzraten psychiatrischer Erkrankungen in der Gesamtbevölkerung, sondern ist auch grundsätzlich als Voraussetzung für Untersuchungen über den Spontanverlauf *unbehandelter* psychischer Störungen anzusehen (HÄFNER 1978; WING 1980; REGIER et al. 1984).

Ein besonders eindrucksvolles Beispiel für die Nützlichkeit dieses Ansatzes ist das Epidemiological Catchment Area Program (ECA, REGIER et al. 1984). Dabei wurden mehr als 20000 Personen in verschiedenen Regionen der USA im Rahmen einer Longitudinal-Studie mit zumindest zwei Querschnitten in einjährigen Abständen mit dem DIS untersucht (REGIER et al. 1984). Die ersten veröffentlichten Ergebnisse dieses Programmes geben nicht nur Aufschluß über die Gesamtprävalenz und Inzidenz spezifischer psychischer Störungen nach DSM-III, sondern ermöglichen auch erstmals, auf der Grundlage einer einheitlichen, reliablen Falldefinition nach DSM-III, regionsbezogene spezifische Risikofaktoren für das Auftreten sowie psychosoziale Begleitumstände psychischer Störungen anzugeben. Die Ergebnisse dieses Programms werden im Ergebnisteil im Zusammenhang mit unserer Feldstudie ausführlicher diskutiert.

Zusammenfassend läßt sich konstatieren, daß hinsichtlich einer reliableren Diagnostik psychischer Störungen in den letzten Jahren erhebliche Fortschritte gemacht wurden. Selbst- und Fremdbeurteilungsskalen und standardisierte diagnostische Interviews ermöglichen u. a. auch über eine computerisierte Diagnosestellung eine objektive und reliable Statusdiagnostik psychischer Störungen. Diese Entwicklungen erlauben es, einige zentrale Kritikpunkte an der Verlaufsforschung bezüglich der Problematik der Veränderungsmessung und der Vergleichbarkeit der Untersuchungsergebnisse auszuräumen. In der vorliegenden Untersuchung wird, um größtmögliche Vergleichbarkeit mit anderen Arbeiten zu erreichen, ein "polydiagnostischer Ansatz" (KATSCHNIG und BERNER 1982) verfolgt, in dem – ausgehend von der ICD-Klassifikation – die Untersuchungspersonen auch nach DSM-III charakterisiert werden. Dieser Ansatz erlaubt auch eine verläßliche Fallidentifikation im Rahmen unserer epidemiologischen Feldstudie, die zur Bestimmung des Spontanverlaufs unbehandelter psychischer Störungen herangezogen werden soll.

2.1.3 Probleme bei der Erfassung von Verlaufsvariablen und der Definition von Besserung

Neben der Diagnostik gelten als weitere Problempunkte der psychiatrischen Evaluationsforschung:
– die Auswahl und Begründung der Erfolgskriterien,
– die Selektion adäquater Meßmethoden
– und die Bewertung von Besserung und Erfolg.

Es lassen sich kaum zwei Studien finden, die bezüglich dieser Aspekte eine vergleichbare Methodik verwendet haben. Direkte Vergleiche – vor allem mit älteren Studien – sind deshalb nur sehr beschränkt möglich. Diese Problematik wurde in den vergangenen zehn Jahren von verschiedenen Autoren detailliert untersucht und dargestellt (LUBORSKY et al. 1971; BERGIN und LAMBERT 1978; GARFIELD 1978; MÖLLER und BENKERT 1980; SCHULTE und WITTCHEN, im Druck) und soll hier deshalb nicht im Detail abgehandelt werden. Allerdings sollen einige der Hauptfolgerungen der genannten Übersichtsarbeiten referiert werden, um eine Bewertungsgrundlage für die große Ergebnisvariabilität bisheriger Verlaufsstudien zu geben. Als wesentliche inhaltliche Konsequenzen der Methodenkritik an der „Outcome"- und Verlaufsforschung können folgende Punkte zusammengefaßt werden:

- Veränderungsangaben und Besserungsergebnisse psychischer Störungen sind methodenabhängig. Je nach Wahl der Erfassungsart (Fragebogen, Interview) und Beurteilungsmethode (globale Einschätzung, abhängige oder unabhängige Beurteilung, Ermittlung von Skalendifferenzen etc.) werden unterschiedliche Ergebnisse in den Erfolgsraten zu beobachten sein, die allerdings auch verschiedene Aspekte der Veränderung psychischer Auffälligkeiten charakterisieren (SEIDENSTÜCKER und BAUMANN 1978). Zu empfehlen ist deshalb eine multimethodale Messung des Therapie-Outcome sowohl auf der Beurteilerebene als auch auf der Verfahrensebene, um die w. u. diskutierten unterschiedlichen Ebenen des Verhaltens adäquat zu erfassen. Wie die Übersichten von BERGIN und LAMBERT (1978) und FRANK (1979) zeigen, haben globale und unidimensional angelegte Effektivitätsstudien in der Regel höhere Erfolgsraten und bringen eine größere Gefahr von Fehlschlüssen mit sich als Verlaufsuntersuchungen, die multidimensional und multimethodal angelegt sind und dementsprechend differenzierte Skalen verwenden. Global und unidimensional beurteilte Erfolgsraten sollten deshalb nur mit Vorbehalt angenommen werden. Dies gilt insbesondere für die Interpretation älterer Arbeiten auf dem Psychotherapiesektor.
- Veränderungs- und Besserungsraten sind kriterienabhängig. Je nach Wahl verschiedener Beschreibungsebenen (z. B. der Ebene der Symptome des Verhaltens, der sozialen Integration und des psychischen Befindens etc.) können sich unterschiedliche Ergebnisse bei ein und demselben Patienten ergeben. Deshalb sollten die verschiedenen Ebenen getrennt erfaßt und beschrieben werden und auf ihre differentielle Aussagekraft bezüglich der zu beurteilenden Veränderung geprüft werden. Globalmaße sind zwar praktisch und leicht kommunikabel, vermischen aber zumeist bei verschiedenen Patienten mit Störungen unterschiedlichen Ausmaßes verschiedene Aspekte der Veränderung. Diese Gefahr scheint insbesondere bei globalen psychopathologischen Veränderungsmaßen sowie bei der Untersuchung allgemeiner körperlicher Befindensstörungen zu bestehen. Faktorenanalysen über verschiedene Outcome-Maße zeigen relativ konstant, daß die Hauptfaktoren zumeist eng mit der jeweiligen Beschreibungsebene assoziiert sind (von ZERSSEN 1976). Die Korrelationen zwischen den verschiedenen Ebenen liegen z. B. bei Angst und Depression selten über 0.50.
Die Validität globaler Urteile ist darüber hinaus oft fragwürdig, da sie von Personen stammen, die in der Regel am Therapieerfolg interessiert sind. Re-Analysen von Studien zur Problematik globaler Erfolgsbeurteilung durch den Therapeuten haben die Bedeutung dieser Fehlerquelle deutlich aufzeigen können (BERGIN und LAMBERT 1978; SEIDENSTÜCKER und BAUMANN 1978).
- Systemimmanente Erfolgsmaße sind als unzureichend zu bezeichnen (HOFFMANN und GEBHARDT 1973; MÖLLER und BENKERT 1980). Sie sind in gesprächspsychotherapeutischen, psychoanalytischen, aber auch in biologisch-pharmakologisch orientierten Untersuchungen häufig verwendet worden. Maße wie das Ausmaß der „Strukturänderung", die vor allem in älteren Studien psychoanalytischer Provenienz häufig zur Anwendung kamen, sind kaum vergleichbar mit in anderen Studien verwendeten Maßen und scheinen zudem mangels ausreichender Konstruktvalidität keinen großen Aussagewert zu besitzen. Um zu interpretierbaren und vergleichbaren Ergebnissen zu kommen, sollten evaluative Studien neben der objektiven Ebene (Verhalten, körperliche/biologische Merkmale) und der sozialen Ebene auch die subjektive Ebene (kognitive und emotionale Faktoren) einschließen.

Nehmen wir diese drei Aspekte als Ausgangspunkt für einen Literaturüberblick, so finden wir nur wenige Verlaufsstudien, die alle drei Aspekte ausreichend berücksichtigten. Die Mehrzahl der Verlaufs- und Outcome-Studien verwenden zumeist globale Ratings vom Typus „geheilt", „gebessert" und „unverändert". Darüber hinaus bestehen große Schwankungen in der Skalenpunktdefinition. „Objektive" Outcome-Maße wie Erwerbsunfähigkeitszeiten, Arbeitsunfähigkeitszeiten oder Variablen der sozialen Integration werden nur ausnahmsweise berichtet. Die wenigen Studien, in denen eine systematische Differenzierung zwischen verschiedenen Kriteriumsebenen vorgenommen wird, lassen große Unterschiede in den Erfassungsinstrumenten erkennen, die eine Vergleichbarkeit erschweren (WEISSMAN 1979) und somit Erkenntnisfortschritte unwahrscheinlich machen.

Neben diesen makromethodischen Problemen müssen auch die vielfachen mikromethodischen Probleme der Verlaufs- und Veränderungsmessung und ihre Fehlerquellen beachtet werden, die ebenfalls zu einem Großteil der Ergebnisvarianz verschiedener Untersuchungen beitragen können. Hierzu gehören unter anderem die mangelnde Beachtung der Ausgangswertproblematik in der statistischen Datenanalyse, die Nichtberücksichtigung des Spontanverlaufs psychischer Erkrankungen (wie er z.B. als phasischer Verlauf endogener Depressionen zu beobachten ist) und die mangelhafte Berücksichtigung der Einwirkung externer Faktoren (Veränderung der Lebensbedingungen, neue – nicht evaluierte – Behandlungen etc.).

2.1.4 Sozialpsychologische Faktoren und ihre Bedeutung für den Verlauf und Outcome psychischer Störungen

Nicht nur im Zusammenhang mit der Untersuchung von Auslösebedingungen psychischer Störungen, sondern auch im Hinblick auf Verlauf und Outcome sowie die Therapieplanung haben in den letzten 30 Jahren sozialpsychologische Variablen wachsende Aufmerksamkeit gefunden. Dabei lassen sich in der Operationalisierung der Konstrukte, ihrer Anwendung und ihrer Zielsetzung allerdings große Unterschiede konstatieren, die einer eingehenderen Betrachtung bedürfen. Unter Beachtung der historischen Perspektive ist dabei eine zunehmende Ausdifferenzierung zu betrachten. Diese setzt an bei der Untersuchung eher grober Indizes der sozialen Desintegration über die Erforschung globaler Kennwerte für die soziale Adaptation bzw. Integration bis hin zu kausalanalytischen Modellen im Rahmen der sogenannten Life-Event und Social-Support-Forschung.

(1) Als Ausgangspunkt dieser Forschungsrichtung lassen sich eine Vielzahl *sozialepidemiologischer Untersuchungen* in den 50er Jahren ansehen, die ergeben haben, daß verschiedene Indizes der sozialen Desintegration relativ eng mit dem Auftreten psychischer Störungen, insbesondere dem Auftreten depressiver Erkrankungen zusammenhängen (siehe die Übersichten von ROBINS 1978; WEISSMAN und KLERMAN 1978; HÄFNER 1981; KATSCHNIG et al. 1983). So konnte z.B. relativ konsistent bestätigt werden, daß verheiratete Personen generell geringere Raten psychischer Störungen aufweisen als ledige. Dies gilt im besonderen Maße für Männer. Die höchsten Raten depressiver Störungen finden sich allgemein bei Personen, die geschieden bzw. verwitwet sind oder getrennt leben. In diesem Zusammenhang wurde deshalb in den letzten Jahren der Interaktion zwischen Familienstand und Geschlecht besondere Aufmerk-

samkeit gewidmet, denn während verheiratete Männer in der Regel die niedrigsten Prävalenzraten aufweisen, erkranken verheiratete Frauen häufiger als ledige Frauen. Auch konnte gezeigt werden, daß insbesondere Frauen ohne Berufstätigkeit ein erhöhtes Erkrankungsrisiko aufweisen.

Inwieweit dies jedoch auch für Frauen mit einem hohen Ausmaß familiärer Verpflichtungen gilt, ist bislang ungeklärt. Diskutiert wurden in diesem Zusammenhang bisher zwei Hypothesen, einmal die sog. Scarcity-Hypothese (z. B. GOODE 1960) und die „Expansion"-Hypothese (z. B. GOVE 1972). Die Scarcity-Hypothese geht davon aus, daß Personen, die bereits eine breite Palette von Rollenpositionen inne haben (z. B. die Rolle der Erwerbstätigen und der Mutter eines Kindes), mit größerer Wahrscheinlichkeit ihren Zeit- und Energievorrat erschöpfen oder durch konkurrierende Rollenerwartung einem erhöhten Rollendruck, der zu psychischer Beeinträchtigung führt, ausgesetzt sind. Die Expansion-Theorie hingegen betont den mit einer Positionsvielfalt einhergehenden Gewinn, z. B. die stärkere soziale Integration, die mit einer Berufstätigkeit in der Regel einhergehenden erweiterten Social Support-Möglichkeiten, als auch die erweiterten Möglichkeiten, eigene Fertigkeiten und Tätigkeiten adäquat einzusetzen; sie geht somit von einem positiven Effekt aus.

Obwohl dieser eher auf der Makroebene ansetzende soziologische Ansatz die Hypothesenbildung erheblich stimuliert und auch zur Differenzierung wichtiger Variablen-Gruppen bei psychischen Störungen beigetragen hat, scheint er in seiner Aussagekraft doch recht begrenzt zu sein. Insbesondere ist in den letzten Jahren deutlich geworden, daß „Untersuchungen, die sich mit so groben Variablen, wie der sozialen Schicht, der sozialen Desintegration oder der sozialen Mobilität befassen, enttäuschend wenig zu unseren Kenntnissen über die Genese psychischer Störungen beigetragen haben" (SHEPARD, zit. n. RUDOLPH 1977, S. 198).

In den letzten Jahren sind daher in der Forschung intensivere Versuche zu beobachten, differenziertere Konzepte pathogener sozialer Belastung zu entwickeln und diese in retro- und prospektiven Studien empirisch zu überprüfen.

(2) Hierzu gehört die zweite große Gruppe von Studien, die sich seit Ende der 60er Jahre den Zusammenhängen psychopathologischer Syndrome mit verschiedenen Indikatoren des *Social Functioning bzw. der sozialen Rollenanpassung* sowie auch Aspekten der interpersonalen Kommunikation, widmet. Diese Studien haben einerseits aufzeigen können, in welchem Ausmaß Variablen der sozialen Integration von der Psychopathologie abhängig sind, andererseits aber auch auf die Bedeutung sozialer Faktoren als unabhängige Variable aufmerksam gemacht (WITTCHEN und HECHT 1987; WEISSMAN et al. 1974). Zur Erfassung der sozialen Anpassung und des sozialen Funktionierens wurde eine Fülle unterschiedlicher, zum Teil hoch strukturierter Interviewverfahren und Fragebögen entwickelt. Als Ausgangspunkte für diese Untersuchung können einerseits die Studien von PARLOFF et al. (1954) und BARABEE (1955) im Zusammenhang mit der Evaluation der Effektivität von psychotherapeutischen Maßnahmen, andererseits die richtungsweisenden Studien von WEISSMAN und PAYKEL angesehen werden. Sie konnten zeigen, daß der Remissionsverlauf von Depressionen auf der Symptomebene recht unterschiedlich von dem auf der sozialen Integrationsebene verläuft. Damit ist auch die Relevanz dieses Untersuchungsansatzes angezeigt, denn für eine sekundäre und tertiäre Prävention psychischer Störungen ist die Untersuchung von Risikofaktoren für einen Rückfall und die Frage, wie Patienten nach einer stationären oder ambulanten Behandlung mit ihrem Alltagsleben ohne professionelle Hilfe bzw. stationäre Unterbringung zurechtkommen, von zentraler Bedeutung. Die Vielzahl dieser Skalen und Meßinstrumente ist nur schwer zu überschauen. Übersichten zu dieser Thematik

von WEISSMAN (1975, 1980), FALTERMAIER (1983) sowie KATSCHNIG (1986) kommen übereinstimmend zu dem Ergebnis, daß fast alle der vorgestellten Instrumente vielfältige, konzeptionelle und methodische Mängel aufweisen, so daß bis heute nur wenige befriedigende Ansätze zur Verfügung stehen (BAUMANN und LAIREITER in press).

Wie FALTERMAIER (1983) zusammengefaßt hat, beziehen sich die meisten sozialpsychologischen Skalen dieser Art auf ein Konzept von sozialer Anpassung im Sinne einer Wechselwirkung zwischen Individuum und sozialer Umwelt. Der Anspruch der Orientierung dieser Skalen an einer soziologischen Rollentheorie wurde zumeist jedoch nicht eingelöst (s. a. PLATT 1981).

Weiterhin wurden häufig Rollenbereiche ausgewählt, von denen nicht klar ist, inwieweit diese auch für die untersuchte Stichprobe wirklich relevant sind. Keine Einigkeit besteht ferner, wie differenziert welche Sozialbereiche (Beruf, Freizeit, Haushalt, etc.) auf welcher Ebene (instrumentelles Verhalten, Rollenverhalten) gemessen werden sollen.

Problematisch ist an vielen der bestehenden Verfahren, daß ihnen Normvorstellungen von guter sozialer Anpassung oder richtigem „Social Functioning" zugrunde liegen, die oft bezüglich ihrer Kriterien zur Einschätzung nicht nachvollziehbar sind bzw. anderen Zielgruppen nicht gerecht werden. Das Fehlen eindeutiger, nachvollziehbarer, statistischer Normwerte ist mit einer Reihe von potentiellen Fehlerquellen verbunden, die leicht zu Fehlschlüssen hinsichtlich der individuellen und sozialen Anpassung der untersuchten Personen führen (REMINGTON und TYRER 1979; PLATT et al. 1980; PLATT 1981; KATSCHNIG 1983).

Wir haben uns entschlossen, in der vorliegenden Studie ein Verfahren zur Beschreibung der sozialpsychologischen Situation zu verwenden, das genauer in Kapitel 3.3 beschrieben wird. Es handelt sich um eine modifizierte Fassung des Social Interview Schedule von CLARE und CAIRNS, das versucht, in relativ differenzierter Form verschiedene soziale Rollenbereiche hinsichtlich dreier Dimensionen zu erfassen, nämlich *objektiver* sozialer *Lebensbedingungen,* dem *Zurechtkommen* bzw. der *Bewältigung* der aktuellen Lebenssituation und der subjektiven Dimension der *Zufriedenheit* (HECHT et al. 1987).

Eine wichtige allgemeine Schlußfolgerung dieser Forschungsrichtung ist, daß eine globale, über alle Bereiche hinweg getroffene Beurteilung der psychosozialen Integration allenfalls grob orientierenden Charakter haben kann. Insofern sind auch die bisherigen Ansätze im Rahmen der sog. multiaxialen Diagnostik, z. B. DSM-III (Achse V), „Achsen" zur Charakterisierung der psychosozialen Integration einzusetzen, allenfalls als erster, grober Ansatzpunkt zu betrachten.

(3) Im Zusammenhang mit der möglichen kausalen Bedeutung sozialpsychologischer Faktoren für die Entstehung und den Verlauf psychischer Störungen sind – neben dem weiter unten diskutierten Life-Event-Ansatz – schließlich auch Studien anzuführen, die sich im weitesten Sinne auf sog. *Social Support Konzepte* beziehen.

In ihrer Grundkonzeption (s. CASSEL 1974) wird postuliert, daß soziale Stützsysteme, wie z. B. das Bestehen einer vertrauensvollen Partnerschaft oder die Verfügbarkeit eines Freundeskreises, mit dem Probleme besprochen werden können, eine protektive Funktion gegenüber belastenden Lebensereignissen besitzen. Nach CAPLAN (1976) läßt sich ein Social Support-System durch Art und Ausmaß der Bindung eines Individuums an andere Individuen bzw. Klein- oder Großgruppen im sozialen Feld definieren. Ein gutes soziales Stützsystem erleichtert nach CAPLAN (1976) nicht nur die Bewältigung von Problemsituationen, sondern gibt auch Anleitungen für Problemlösemöglichkeiten, strukturiert sie durch das soziale Interaktionsmuster und ist somit Grundlage emotionaler Beziehungen als vitalem Grundbedürfnis aller Menschen. Das „Social Support"-Konzept weist enge Beziehungen zur „Attachment"-Theorie

(BOWLBY 1969, 1977) auf und wurde bislang überwiegend im Zusammenhang mit dem Ausbruch körperlicher Erkrankungen und depressiver Störungen untersucht. CASSEL (1974) weist allerdings auch schon in frühen Formulierungen darauf hin, daß psychosoziale Vorgänge neben dem streßmindernden Einfluß unter belastenden Rahmenbedingungen auch selbst als Stressoren wirken bzw. vorhandene Stressoren verstärken können. Obwohl in einer Vielzahl von Untersuchungen bisher schon nachgewiesen werden konnte, daß ein schlecht ausgebildetes „Social-Support"-System eng mit subjektiv erlebter Belastung und dem Ausbruch von Erkrankungen korreliert, ist derzeit noch ungeklärt, inwieweit soziale Kontakte „an sich" einen protektiven, krankheitsverhindernden Effekt besitzen und inwieweit die Qualität der Beziehung eine Rolle spielt (hierzu Kap. 2.2). Derartige offene Problemstellungen wurden in den letzten Jahren bevorzugt im Rahmen der sog. Life-Event-Forschung bei depressiven Störungen differenzierter bearbeitet.

(4) Der Einfluß sozialpsychologischer Belastungsfaktoren im Sinne von Lebensereignissen auf den Ausbruch einer psychischen Störung stellt eines der Schlüsselthemen klinisch-psychologischer und sozialpsychiatrischer Forschung in den letzten Jahren dar. In diesem Rahmen haben vor allem die Untersuchungen von BROWN und HARRIS (1978) und DOHRENWEND (1978) große Beachtung gefunden. Die Lebensereignisforschung beschäftigt sich mit der Rolle akuter und subakuter biographischer Veränderungen vor dem Ausbruch einer Erkrankung. Ihre zentralen Hypothesen lassen sich wie folgt charakterisieren:

a) Ereignisse, welche die normale Lebensroutine unterbrechen, erfordern eine erhöhte Anpassungsleistung des davon betroffenen Menschen.
b) Dies gilt insbesondere für solche Ereignisse, die als unerwünscht, unerwartet, unbeeinflußbar oder mit negativen Folgen behaftet erfahren werden.
c) Bestimmte Arten von Lebensereignissen, z. B. Trennungserfahrungen oder Statusbedrohungen, können ebenso wie die Anhäufung verschiedener Ereignisse in einem sehr kurzen Zeitraum für das Individuum so belastend werden, daß die normalen Bewältigungsmöglichkeiten nicht mehr ausreichen.
d) Emotionale Spannungszustände, exzessive neurohormonelle und u. a. pathophysiologische Reaktionen treten daher als Folgezustände gehäuft auf. Sie führen dann, wenn bereits bestimmte disponierende Risikofaktoren für die Entwicklung psychischer Erkrankungen gegeben sind, mit einer erhöhten Wahrscheinlichkeit zum nachfolgenden Ausbruch der Krankheit (SIEGRIST 1977, 1980).

Das Konzept der kritischen Lebensereignisse wurde in einer Vielzahl von Studien sowohl an psychisch kranken Patienten als auch bei somatischen Störungen überprüft und z. T. deutliche Zusammenhänge zwischen dem Krankheitsausbruch und bestimmten Arten von Lebensereignissen bestätigt. Besonders ausführlich wurden dabei verschiedene Arten depressiver Erkrankungen untersucht BROWN und HARRIS 1978; HIRSCHFELD und CROSS 1980), während die Bedeutung kritischer Lebensereignisse für angstneurotische und phobische Erkrankungen als unbestimmt gelten kann (PAYKEL 1983). Die Frage nach der Spezifität des Zusammenhangs ist allerdings aus verschiedenen methodischen und inhaltlichen Gründen noch ungelöst. Die Life-Event-Forschung hat in den letzten Jahren ein sehr hohes Maß an Differenziertheit erreicht. Dabei bestehen engste Beziehungen mit der Social-Support-Forschung, weniger starke bislang mit der sog. Coping- oder Selbstkonzept-Forschung (PEARLIN et al. 1981, WITTCHEN und HECHT 1987). Stimulierend für die umfangreichen Forschungsaktivitäten in diesem Bereich war u.a., daß sich die anfänglich sehr positiven Befunde von BROWN und Mitarbeitern (1973), die ursprünglich eine direkte kausale Beziehung zwischen belastenden Lebensereignissen und der Entwicklung einer Depression annahmen, nicht volle Bestätigung fanden. Es wurde bereits relativ früh in den eigenen Studien von BROWN und einer Reihe von Replikationsstudien deutlich, daß Lebensereignisse „an sich" nur einen kleinen Anteil der Varianz des Ausbruchs depressiver Störungen erklären können und andere Faktoren mit zur Erklärung herangezogen werden müssen (z.B. PAYKEL 1978; RABKIN und STRUENING 1976). In den letzten Jahren hat sich deswegen auch der Ansatzpunkt der Life-Event-Forschung von der Untersuchung einfacher kausaler Modelle hin zu komplexeren Ansätzen entwickelt, die die Rolle prädisponierender Faktoren, wie z.B. der sozialen Integration vor der Erkrankung, und

Abb. 2.2. Überblick über Annahmen der Lebensereignisforschung

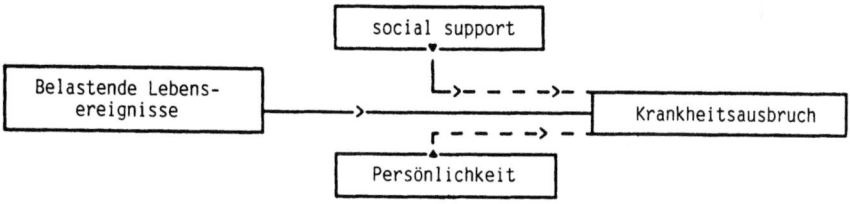

1. Vulnerabilitätshypothese

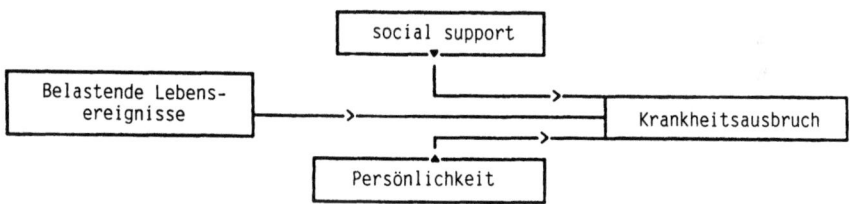

2. Das additive Belastungsmodell

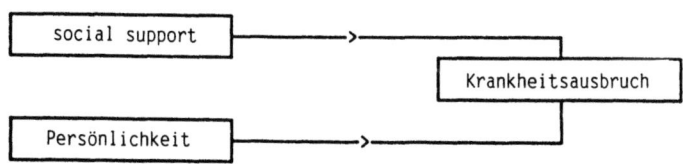

3. Die chronische Belastungshypothese

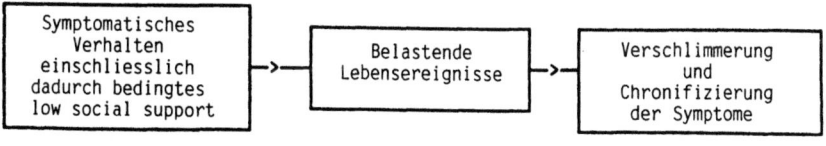

4. Die Umkehrhypothese

möglicherweise moderierender Faktoren, wie z. B. Coping-Mechanismen, Persönlichkeit und Social Support berücksichtigen (Brown und Harris 1978; Dohrenwend 1978; Pearlin et al. 1981). Unter den dabei diskutierten Faktoren spielen, wie die Abb. 2.2 zeigt, Social Support-Aspekte eine wichtige Rolle.

Nach wie vor stehen sich insbesondere zwei Positionen gegenüber:
- Die ältere und umstrittenere Annahme, die Vulnerabilitätsfaktoren-Therapie postuliert, daß mangelnde soziale Unterstützung (insbesondere eine fehlende vertrauensvolle Beziehung) nur im Zusammenhang mit sogenannten belastenden Lebensereignissen eine Erkrankung auslöst. Dies ist die klassische Position von Brown und Harris (1978).
- Die Gegenposition besagt, daß Lebensereignisse und soziale Unterstützung auch unabhängige Effekte besitzen können (z. B. Tennant und Andrews 1978).
- Darüber hinaus ist in den letzten Jahren auch eine sog. „Puffertheorie" entwickelt worden, nach der soziale Unterstützung im Zusammenspiel mit den Coping-Strategien einer Person Streßeffekte einer sozialen Belastungssituation mindert.

Ein grundsätzliches Problem der Life-Event-Forschung ebenso wie der Social-Support-Forschung ist, daß bislang weder Einigkeit über die Art und Weise besteht, wie diese Konstrukte zu messen und zu analysieren sind, noch für die meisten der Untersuchungsinstrumente ausreichende Referenz-Daten über andere klinische und nicht-klinische Populationen zur Verfügung stehen.

Überraschend ist, daß sich in den letzten Jahren nur sehr wenige Untersuchungsgruppen der Problematik verlaufsmodifizierender Faktoren gewidmet haben. Zwar haben viele Autoren systematische bzw. krankheitsspezifische und regelhafte Einflüsse auf den weiteren Krankheitsverlauf postuliert, z. B. Brown und Harris (1978) im Konzept der sog. „Symptom-Formation-Factors"; doch ist die Ausarbeitung dieser Konzepte bislang kaum vorangetrieben worden. So können wir zusammenfassen, daß trotz der Vielzahl verschiedener Erhebungsmethoden mit wenigen Ausnahmen bisher Untersuchungsansätze fehlen, welche die methodischen und inhaltlichen Erkenntnisse der Life-Event-Forschung für den Ausbruch der Erkrankung auch auf längere Zeitabstände zur Charakterisierung von Verlaufsgegebenheiten übertragen (Dehmel und Wittchen 1984). Darüber hinaus gibt es in diesem Bereich kaum Ansätze, die neben den Ereignissen auch die Verarbeitungsmöglichkeiten von Belastungen (im Sinne von „Coping" oder „Mastery") (Lazarus 1966) systematisch einbeziehen, und die bezüglich längerer Zeitspannen auch das Wechselspiel zwischen chronischen Schwierigkeiten und Konflikten einerseits und subakuten Veränderungen andererseits konzeptionell und operational definiert berücksichtigen. Für dieses Manko können folgende Gründe angeführt werden:

a) Die Orientierung an kurzen Zeitspannen:
   Da für die traditionelle Lebensereignisforschung die Untersuchung der Kausalbeziehung zwischen sozialen Ereignissen und Krankheitsausbruch im Vordergrund steht („Onset-Forschung"), orientiert sie sich zumeist an relativ kurzen Zeitintervallen von wenigen Monaten bis maximal 1 Jahr vor Krankheitsausbruch. Diese Zeiträume werden vor allem mit Einzelbefunden zur mangelhaften Erinnerungsfähigkeit bei längeren Zeitabständen begründet (Uhlenhuth et al. 1977). Wie jedoch die Übersichtsarbeit von Neugebauer (1981) zeigt, berechtigt eine Analyse der wenigen (9 Studien), methodisch zumeist nicht befriedigenden Arbeiten zu dieser Frage eher zu dem Schluß, daß die Vergessenskurve von der Erhebungsmethodik,

der Definition der Ereignisbereiche und der Auswertungsstrategie abhängig ist. Mit Ausnahme der Arbeiten von Casey et al. (1967) (8 Jahre) und Rahe (1972) (2 Jahre), die kaum Hinweise auf eine „Vergessenskurve" ergeben, fehlen in der Literatur differenzierte Belege für eine Vergessenskurve bei längeren Zeiträumen. Ebenso können kaum Hinweise dafür gefunden werden, welche Moderator-Variablen die „Vergessenskurve" beeinflussen.

b) Die Erhebungsmethodik für Lebensereignisse:
Während komplexere Interviewansätze wie das Vorgehen von Brown (1974) schon bei kurzen Zeitabschnitten sehr zeitaufwendig hinsichtlich Durchführung und Auswertung sind, die freie Interview-Form zudem im Hinblick auf eine standardisierte Auswertung der Bedeutungsdimension sehr störungsanfällig ist und somit ihre Übertragung auf längere Zeiträume kaum denkbar erscheint, sind Fragebögen und Kurzskalen (wie die von Holmes und Rahe 1967) zu unspezifisch und global. Globale undifferenzierte Formulierungen überlassen die Entscheidung darüber, was als ein Ereignis anzusehen ist, dem Probanden. Dadurch wächst die Gefahr von Mehrfachangaben und Überschneidungen beträchtlich an, was zu einer Verfälschung der Ergebnisse beitragen kann (Katschnig 1980). Im Gegensatz zu globalen und freien Interview-Strategien, die mehr an die Erinnerungsleistung des Probanden gerichtet sind, sollten Verfahren zur Erfassung längerer Zeiträume eher die Wiedererkennungsleistung des Probanden ansprechen. Die Wiedererkennungsleistung kann durch optische und akustische Darbietung der interessierenden Ereignisse angesprochen werden. So konnte Miler (1960) zeigen, daß die Wiedererkennungsdisposition sehr viel langsamer schwindet als die Reproduktionsdisposition (siehe auch Foppa 1975).

c) Ereignisse vs. chronische Belastungen/Bedingungen:
Während für die „Onset-Forschung" einzelne Ereignisse als pathogene Auslöser eine zentrale Rolle besitzen, ist für die Untersuchung des Verlaufs, der durch den Wechsel von Phasen relativen Wohlbefindens und Krankheitsphasen charakterisiert sein kann, die Einbeziehung längerandauernder, stützender oder belastender Lebensbedingungen von größerer Bedeutung. Diesen wurde in der Life-Event-Forschung bislang nur wenig Beachtung geschenkt (Brown und Harris 1978).

d) Art der Erhebung der Bewertungsdimension:
Die „Life-Event"-Forschung bevorzugt aus inhaltlichen Gründen zumeist eine objektivierte Form der Ereignisbewertung durch den Interviewer. Dieser Ansatz ist jedoch für längere Zeiträume kaum mehr zeitökonomisch und inhaltlich verläßlich durchzuhalten. Von wenigen Ausnahmen abgesehen, gibt es in der Lebensereignisforschung kaum Ansätze, den subjektiven Bedeutungsgehalt von Lebensereignissen für den Probanden selbst zu erfassen. Eine Alternative hierzu bietet auch nicht das Vorgehen von Holmes und Rahe (1967), die für eine repräsentative Stichprobe Normwerte für die auf belastende Ereignisse folgende „Wiederanpassungsleistung" angeben und auf die Selbstbeurteilung verzichten. Die wesentlichen Mängel dieser Vorgehensweise sind die Inadäquatheit der Normwerte, die Skaleneigenschaften der Normskala und Mängel der experimentellen Fundierung der Beurteilungsdimensionen. Wichtig erscheint bei der Beurteilung längerer Zeitabschnitte die subjektive Bedeutungseinschätzung durch den Probanden selbst, einerseits wegen der größeren Zeitökonomie, andererseits aufgrund der theoretischen Erwägung, daß Lebensereignisse ihre spezifische Qualität (als belastend, positiv, erfreu-

lich etc.) und damit ihren Wirkungsgrad und ihre nachfolgende Verankerung in der Erinnerung in erster Linie durch die Form der subjektiven Ereigniswahrnehmung und -einschätzung erhalten, nicht aber „a priori" so sind (FILIPP 1981).

e) Die Wahl der Bewertungsdimension:
Bislang läßt der Forschungsstand noch nicht erkennen, welche Beurteilungsdimensionen in der Lage sind, Lebensereignisse und ihren möglicherweise pathogenen Einfluß adäquat sowie halbwegs verläßlich und umfassend zu charakterisieren (REDFIELD und STONE 1979). HOLMES und RAHE (1967) erfassen die Wiederanpassungsleistung, PAYKEL et al. (1971) das Ausmaß der Beunruhigung, BROWN (1974), BROWN und HARRIS (1978) die Bedrohung, SARASON et al. (1978) die Bedeutsamkeit und Kontrollierbarkeit vs. Nicht-Kontrollierbarkeit der Ereignisse, etc. Die Wahl der Bewertungskategorien ist zumeist gebunden an die objektivierte Erhebungsmethodik und nur in Ansätzen theoretisch gestützt. Beziehen wir uns auf die Arbeiten mit einer subjektiven Bedeutungsbeurteilung, so lassen sich als relevante Beurteilungsdimensionen folgende Attribute erkennen: „erwünscht vs. unerwünscht" (RUCH 1977; SARASON et al. 1978), „positiv vs. negativ" (FONTANA et al. 1979; AHAMMER et al. 1980); „angenehm vs. unangenehm" (WEINSTEIN 1980; GRAESER et al. 1981). Die Mehrzahl dieser Arbeiten empfiehlt eine mehrdimensionale Skalierung vorzunehmen (HULTSCH und CORNELIUS 1981), ohne jedoch empirische Ergebnisse anzugeben, die diese Auffassung stützen.

Aufbauend auf diesen Überlegungen wurde für die vorliegende Untersuchung ein Verfahren entwickelt (Münchner Ereignisliste, MEL), das zur Charakterisierung kritischer Lebensereignisse und Lebensbelastungen über einen längeren Zeitraum geeignet ist (s. Kapitel 3.2).

2.1.5 Forschungspraktische Probleme

Ein Großteil der Probleme in der Verlaufsforschung ist eng mit einer Reihe von Einschränkungen verbunden, die eher in ökonomischen und forschungspraktischen Bereichen anzusiedeln sind. Nur wenige Institutionen und Forschungsgruppen sind in der Lage, gleichzeitig die methodischen, finanziellen, zeitlichen und personellen Ressourcen für längerfristige Verlaufsstudien bereitzustellen. Darüber hinaus haben sich in den vergangenen zehn Jahren sowohl die diagnostischen Klassifikationssysteme als auch die spezifischen therapeutischen und allgemeinen Versorgungsgegebenheiten wesentlich geändert, wodurch das Forschungsfeld noch komplizierter wird.

Als weiterer Aspekt soll abschließend noch auf die unterschiedlichen Selektionskriterien der Untersuchungsgruppen hingewiesen werden. Während ein Teil der im Folgenden diskutierten Arbeiten als epidemiologische Studien einzuordnen ist und somit an einer nach Repräsentativitätsgesichtspunkten ausgewählten Bevölkerungsgruppe Krankheitsphänomene untersuchen, sind andere Untersuchungen oft ausschließlich auf ambulante Patienten, wieder andere ausschließlich auf sehr schwer erkrankte, chronische, stationär behandelte Fälle bezogen. Auf diese Heterogenität der Untersuchungsgruppen ist ein Großteil der in den folgenden zwei Kapiteln angegebenen Ergebnisvarianz zurückzuführen.

2.2 Depression: Diagnostik und Verlauf

2.2.1 Depression als Stimmung, Symptom, Syndrom und Diagnose

Unter dem Begriff Depression kann man ein relativ weites Spektrum von Stimmungszuständen und Verhaltensweisen verstehen, das von dem Gefühl der Niedergeschlagenheit und Traurigkeit im Alltagsleben bis hin zur bizarren Suizidhandlung im Rahmen einer schweren endogenen Depression reicht. In der Literatur lassen sich zumindest vier Sichtweisen dieses Begriffs finden: Depression als Stimmung, Depression als Symptom, Depression als Syndrom und Depression als „Krankheit" („Krankheitseinheit").

„Normale Stimmungsschwankungen depressiver Art" treten von Zeit zu Zeit bei wohl jedem Menschen auf und können als Alltagsphänomen angesehen werden. In der Regel werden sie durch Verlustereignisse aller Art ausgelöst und setzen zumindest kurzfristig das Selbstwertgefühl herab. Aufgrund ethologischer Studien können wir annehmen, daß diese allgemeine Reaktionsweise eine wichtige protektive Funktion während der Ausdifferenzierung in der Evolutionskette gehabt hat.

„Depression" als Symptom bzw. als „abnormale" Stimmungslage ist ebenfalls ein häufiges Phänomen, und die Grenzlinie zwischen „normal" und „pathologisch" ist – im Alltagsleben wie in der klinisch-psychiatrischen Praxis (KATZ 1970; WEISSMAN und PAYKEL 1974) – oft schwer zu bestimmen. In der Regel werden depressive Stimmungen dann für pathologisch gehalten, wenn sie überdurchschnittlich lang andauern, in ihrer Intensität sehr stark und bezüglich der Auslösebedingungen oder -umstände unangepaßt erscheinen. Depressive Stimmungslagen dieser Art treten bei einer Vielzahl psychischer und körperlicher Erkrankungen auf und werden oft als Depression diagnostiziert, obwohl sie auf andere Störungen organischer Art zurückgeführt werden können.

Wenn das Symptom „depressive Stimmungslage" zusammen mit einer umschriebenen und definierten Anzahl weiterer Symptome und funktionaler Störungen gemeinsam auftritt, wird dieses gemeinsame Auftreten bestimmter Symptome als depressives Syndrom definiert. Das depressive Syndrom hat zumeist eine Vielfalt von Ursachen, jedoch wird oft ein gemeinsamer zugrundeliegender Mechanismus angenommen.

Auf der vierten Betrachtungsebene wird Depression als Krankheit oder Gruppe von Erkrankungen definiert. Depression im Sinne einer „Krankheitseinheit" wird nicht nur durch eine Gruppe von Symptomen, sondern auch durch eine spezifische Ursache, eine „funktionale" Störung, die Vorhersagbarkeit des Verlaufs und bestimmte Behandlungsmöglichkeiten charakterisisert.

Als Kernsymptome der Depression im allgemeinen lassen sich die in Abb. 2.3 zusammengefaßten Merkmale anführen.

Fast alle Untersuchungen zu depressiven Erkrankungen betonen die große Heterogenität des Erscheinungsbildes bezüglich der individuellen Ausprägung dieser Symptome und ihrer Konfiguration. Die Subklassifikation depressiver Erkrankungen aufgrund der klinischen Symptomatik, bezüglich des Ansprechens auf bestimmte Behandlungsmaßnahmen, genetischer Aspekte, des Krankheitsverlaufs und des Outcome ist jedoch nach wie vor umstritten und hat in den letzten 15 Jahren dazu geführt, daß unterschiedliche Klassifikationssysteme nebeneinander in Forschung und Praxis verwendet werden.

Abb. 2.3. Ebenen der Symptomatologie der Depression. (Aus Hautzinger und Greif 1981)

Emotionale Manifestationen	Motivationale Manifestationen	Kognitive Manifestationen	Vegetativ-physiologische Manifestationen	Verhaltens-Manifestationen
– niedergedrückte Stimmung	– passiv	– verzerrte, negative Selbstwahrnehmung	– Appetitverlust	– Verlangsamung Retardierung
– negative Gefühle gegenüber sich selbst	– keine spontanen Wünsche	– negative Selbstbewertung	– Schlafstörungen	– agitiert
– Mangel an positiven Gefühlen	– Vermeidung, Flucht Rückzug	– negative Erwartungen	– sexuelle Interessenlosigkeit	– Aktivitätsniveau reduziert
– Mangel an emotionalem Berührtsein, Bindungen	– vermehrte Abhängigkeit	– Hoffnungslosigkeit	– Erschöpfung	– verbales und nonverbales Verhalten verändert
– Weinanfälle	– kein Wille	– Entschlußlosigkeit	– Habituationsrate beschleunigt	– Flucht-, Meideverhalten
	– Suizidwünsche	– Wahnvorstellungen		

Der schon erwähnte polydiagnostische Ansatz (KATSCHNIG und BERNER 1985) macht sozusagen aus dieser Not eine Tugend, indem für Forschungszwecke mehrere Klassifikationssysteme gleichzeitig beim selben Fall angewendet werden. Für die Depressionsdiagnostik ist dieser Ansatz auch in Mainz systematisch verfolgt worden (PHILIPP et al. 1986).

Für Langzeitverlaufsstudien ergibt sich im besonderen Maße die Problematik, daß sich im Untersuchungszeitraum Klassifikationsgesichtspunkte und Klassifikationssysteme zum Teil substantiell verändern. Dabei ergeben sich weniger Schwierigkeiten durch die Veränderungen der dieser Arbeit primär zugrunde liegenden internationalen Klassifikation in ihrer 8. und 9. Revision, sondern vielmehr durch die Einführung alternativer Konzepte, wie z. B. der sog. Research Diagnostic Criteria (1972) und noch stärker durch die 1980 eingeführte 3. Revision des multiaxialen Diagnostic und Statistical Manual of Mental Disorders (DSM-III). Von Bedeutung sind diese Veränderungen für die vorliegende Studie aus zwei Gründen: Erstens haben eine Reihe von neueren Studien gezeigt, daß in RDC und DSM-III möglicherweise prognostisch validere Einteilungen vorgeschlagen werden, und zweitens scheinen sie auch eine wesentlich reliablere Diagnostik psychischer Störungen im allgemeinen und depressiver Erkrankungen im speziellen zu ermöglichen. Aus diesen Gründen erscheint zumindest ihre teilweise Einbeziehung und Erörterung auch in unserer Studie sinnvoll.

2.2.2 Zur Klassifikation von Depressionen

Vereinfacht lassen sich in der Literatur drei, zum Teil kontroverse Ansatzpunkt in der Diskussion um eine Klassifikation depressiver Störungen unterscheiden. Die beiden ersten lassen sich als „klinische" Ansätze charakterisieren: (1) Neben der seit den 20er Jahren vorwiegend von britischen Psychiatern vertretenen sog. *unitaristischen Auffassung* (MAPOTHER 1926; LEWIS 1934; KENDELL 1968) sind dies (2) vor allem die auf KRAEPELIN (1909) zurückgehende Dreiteilung der Depression in organische (symptomatologische), endogene und psychogene Depressionen. Da in diesem Zusammenhang auf der einen Seite der eigenständige nosologische Status der symptomatologischen Depression unumstritten ist, auf der anderen Seite aber die verbleibenden Depressionstypen differenzierter untergliedert werden, wird dieser Ansatz auch häufig als *dualistische* oder *pluralistische* Auffassung der Depression gekennzeichnet (KATSCHNIG 1985). Drittens läßt sich eine heterogene Gruppe von Ansätzen erkennen, die größtenteils aufgrund statistischer und empirischer Untersuchungen kategoriale, *dimensionale* oder hierarchische Modelle als Grundlage der Depressions-Klassifikation vorschlagen (CARNEY et al. 1965; ROTH 1978; PAYKEL 1971).

Zu nennen ist in diesem Zusammenhang aber auch als wichtige methodische Neuerung die zunehmende Verwendung sog. *operationalisierter diagnostischer Kriterien,* die sich wegen ihres häufig als *atheoretisch* bezeichneten Charakters von den obigen Auffassungen abgrenzen lassen (z. B. FEIGHNER et al. 1972, RDC 1978, DSM-III 1980).

Klinische (dualistische und pluralistische) Ansätze

Die *dualistische* oder *pluralistische* Auffassung nimmt in verschiedenen Spielarten an (MÖBIUS 1893; KRAEPELIN 1909; LANGE 1926; SCHNEIDER 1932), daß sich endogene und psychogene Depressionen sowohl durch ihr typisches psychopathologisches Bild als auch durch das Fehlen bzw. Vorhandensein eines auslösenden psychosozialen Stressors charakterisieren lassen. KATSCHNIG und PAKESCH (1985) haben deswegen für dieses – je nach Autoren-Gruppe unterschiedlich benannte – Begriffspaar die Bezeichnung biologischer bzw. psychosozialer Depressionstyp vorgeschlagen.

Abb. 2.4. Synonyma für die Bezeichnung des „biologischen" und des „psychosozialen" Depressionstyps. (Aus KATSCHNIG und PAKESCH 1985)

„Biologischer" Depressionstyp	„Psychosozialer" Depressionstyp
autonom	– reaktiv
endogen	– exogen
somatogen	– psychogen
psychotisch	– neurotisch
vital	– personal
physiologisch	– psychologisch

Die wesentlichen definitorischen Elemente dieses Konzepts, zu denen im Fall der endogenen Depression eine Kovariation bestimmter psychopathologischer Symptome, wie z. B. eine markante Verlangsamung, frühmorgendliches Erwachen, deutlicher Gewichtsverlust, Schuldgefühle und mangelnde Reaktivität auf Außenreize, ein gehäuftes Auftreten im höheren Alter und eine Korrelation mit bestimmten Persönlichkeitsmerkmalen gehören, gelten trotz einiger divergierender Befunde (s. u.) als gut belegt. Allerdings ist wegen der z. T. schlecht definierten und deshalb variablen Diagnosekriterien die diagnostische Reliabilität dieses Konzepts eher gering.

Obwohl insbesondere in den 70er Jahren eine Reihe von Versuchen unternommen wurde, diese diagnostische Unterteilung durch differenziertere Beachtung von vermeintlichen Ursachen und von Symptomcharakteristika noch weiter auszudifferenzieren, wie z. B. in den Ansätzen von HEINRICH (1976) oder KIELHOLZ (1972) (Abb. 2.5), nehmen doch diese Erweiterungen alle explizit Bezug auf die ursprüngliche von KRAEPELIN vorgeschlagene Dreiteilung. Darüber hinaus schlagen sie auch hinsichtlich der Therapie – entsprechend der klaren Dichotomisierung biologischer und psychosozialer Depressionstypen – zumeist zwei Haupttherapieansätze mit entsprechenden Modifikationen vor, nämlich die pharmakologische Behandlung des biologischen Depressionstyps und die psychotherapeutische Behandlung des psychosozialen Reaktionstypus.

Als Varianten der dualistischen Auffassung sind in den letzten 20 Jahren ferner folgende Konzepte vorgeschlagen worden, die wegen ihrer möglichen Relevanz für die Verlaufsprognose zum Teil zu bedeutsamen Forschungsarbeiten angeregt haben:
– Die *primary/secondary-Differenzierung* der Depression geht auf MUNRO (1966) zurück und wurde durch die Einführung der Feighner-Kriterien (1976) und der Research Diagnostic Criteria (1978) weiter verfolgt. Ziel dieser Differenzierung ist es, bei Berücksichtigung der natürlichen Verlaufsgeschichte depressiver Erkrankungen Patienten mit einer vorangehenden psychiatrischen Erkrankung von solchen zu unterscheiden, die keine oder ausschließlich depressive Erkrankungen auf-

Abb. 2.5. Nosologische Einordnung der Depressionszustände (KIELHOLZ 1972)

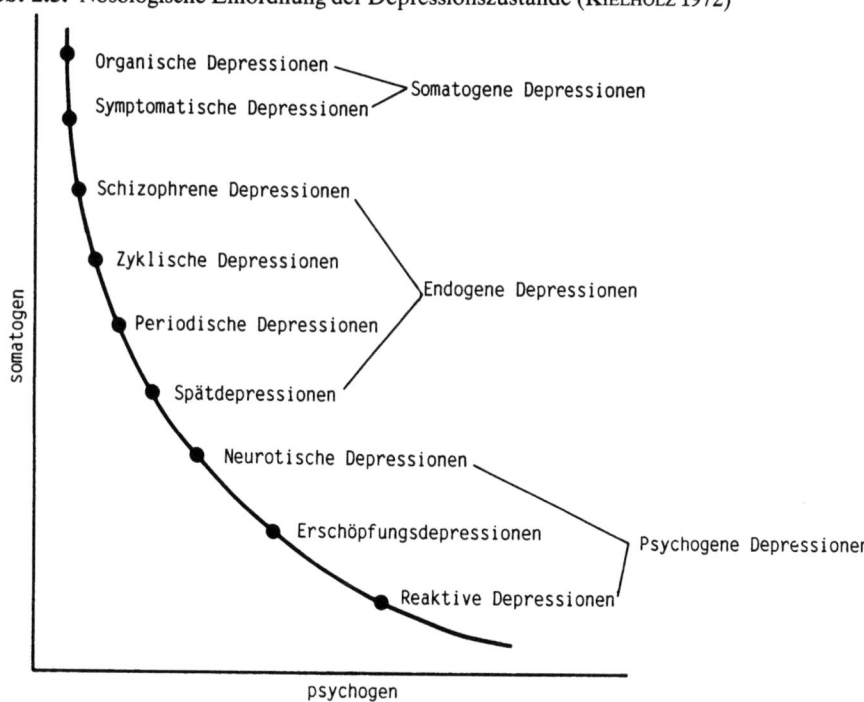

weisen. Die Differenzierung wird damit begründet, daß Depressionen häufig Folgen psychiatrischer und medizinischer Erkrankungen sind wie z. B. Alkoholismus oder Angststörungen (WOODRUFF et al. 1973). GOODWIN und GUZE (1979) wiesen weiter darauf hin, daß der Verlauf und die Prognose der sekundären Depression eher von der vorbestehenden Erkrankung als von der Depression selbst abhängt. Die Kategorie „primäre Depression" kann als sehr viel homogener angesehen werden und hat damit Konsequenzen für die Bildung homogener Patientengruppen, während die sekundäre Depression definitionsgemäß neben depressiven auch andere Krankheitssyndrome einschließt und deswegen heterogen ist. In einer Reihe von Studien konnte zwar z. T. die Nützlichkeit dieser Unterteilung durch das differentielle Ansprechen auf Behandlungsmaßnahmen und durch unterschiedliche Verlaufscharakteristika belegt werden; jedoch hat sich trotz einer Reihe von Definitionsveränderungen diese Differenzierung bisher nicht durchsetzen können. Erweiterungen dieses Konzepts z. B. von WINOKUR (1972) haben ebenfalls nur wenig Verbreitung gefunden. In einer Übersichtsarbeit von ANDREASEN (1982) wird insgesamt diesem Konzept nur eine eingeschränkte klinische Relevanz zugesprochen.
- Die Unterscheidung zwischen *unipolaren und bipolaren Verlaufstypen* geht im wesentlichen auf LEONHARD (1968) zurück. Sie setzte sich aber erst allgemeiner mit den Studien von ANGST (1966) und PERRIS (1966) durch, die unabhängig voneinander zu vergleichbaren Ereignissen kamen. Monopolare (unipolare), phasische und periodische Depressionen ließen sich dabei von zirkulären (bipolaren) Depressionen deutlich hinsichtlich familiärer Belastungen, prämorbider Persönlichkeit, Ver-

lauf und Prognose unterscheiden. Darüber hinaus wurden in weiteren Studien Beiträge zur Validierung mittels des Nachweises unterschiedlicher Ansprechbarkeit auf Lithium-Therapie, aber auch möglicher genetischer Marker und anderer biologischer Korrelate erbracht (s. zusammenfassend ANDREASEN 1982). Die Depression mit hypomanischen Nachschwankungen wurde später als „bipolar 2" (DUNNER et al. 1976) von zirkulären Verläufen mit echten manischen Phasen – als „bipolar 1" bezeichnet – abgegrenzt. Patienten, die nur manische Phasen aufweisen, werden im allgemeinen unter die bipolaren Formen (bipolar 1) gefaßt, in der Annahme, daß die erste depressive Phase sich noch nicht manifestiert hat (KENDELL 1976). Problematisch bei der Interpretation vieler Befunde ist, daß der Terminus „unipolare Depression" von einigen Autoren nicht nur auf die endogenen Depressionen, wie von ANGST und PERRIS gefordert, sondern auf alle depressiven Erkrankungen ohne manische Episoden angewendet wird (s. h. DSM-III, APA 1980, WINOKUR 1973).
- Weitere bedeutsame Vorschläge für eine neue Erweiterung depressiver Erkrankungen, die allerdings z. T. bisher empirisch kaum bearbeitet wurden, sind die Gliederungsversuche von KLEIN (1974), der im wesentlichen drei Störungsgruppen unterscheidet, und zwar den *„chronic overreactive dysphoric type"*, den *„acute dysphoric type"* und den *„endogenomorphic depressive type";* sowie der Versuch einer umfassenden Klassifizierung von ROTH (1978). Das Klassifikationsschema von ROTH ist ein Integrationsversuch aller bisher diskutierten Klassifikationsvorschläge. Neu an diesem Integrationsversuch ist der Aufbau als logischer Entscheidungsbaum, wobei ausgehend von einer grundsätzlich diagnostischen Entscheidung, ob es sich um eine genuine affektive Störung (unter Einschluß manischer und ängstlicher Syndrome) handelt, eine sukzessive weitere Differenzierung versucht wird.

Von allen Differenzierungen kann jedoch die Unterscheidung zwischen *endogener* versus *reaktiver oder neurotischer* Depression als am häufigsten verwendet gelten. Kaum eine Untergruppen-Differenzierung wurde derart intensiv untersucht, aber auch kontrovers diskutiert und mit verschiedenen Bedeutungsinhalten versehen, wie die zwischen endogen vs. reaktiv, endogen vs. neurotisch, psychotisch vs. neurotisch. Im Gegensatz zu älteren klassischen psychiatrischen Ansätzen definieren neuere Ansätze, wie z.B. die Research Diagnostic Criteria, endogene Depressionen ausschließlich aufgrund des Querschnittsbefundes. Da durch diese Definition die vermutete genetische Basis der endogenen Depression nicht mehr definitorisch berücksichtigt wird, haben viele Untersucher alternative Begriffe zur diagnostischen Feststellung des Endogenitätskonzepts vorgeschlagen. Als Beispiel hierfür sind KLEIN (1974) mit dem Begriff der „endogenomorphen Depression" oder VAN PRAAG et al. (1979) mit dem Begriff „vitale Depression" zu nennen.

Während der biologische Pol im Sinne der endogenen Depression noch relativ homogen erscheint, jedoch schwer reliabel zu diagnostizieren ist, ist der Gegenpol des „psychosozialen" Depressionstyps als sehr heterogene Gruppe anzusehen. Dies wird vor allem bei dem Begriff der depressiven Neurose im Sinne der ICD deutlich. Der Terminus „neurotisch" impliziert relativ viele Bedeutungsinhalte, z.B. daß die Depression auf frühkindliche Konfliktsituationen rückführbar sein könnte, durch das Vorherrschen von Angstzuständen gekennzeichnet sei bzw. eher chronisch verlaufen und eher durch Psychotherapie als durch Medikamente beeinflußbar sein sollte. Die Abgrenzung neurotischer von reaktiver Depression, die angeblich eher einen akuten, an bestimmte auslösende Lebensereignisse gebundenen Krankheitsbeginn aufweisen, ist darüber hinaus nach wie vor umstritten (KLERMAN 1980; BRONISCH 1986). Trotz all dieser Abgrenzungsprobleme erscheint zumindest die Differenzierung endogener vs. nicht endogener Depression durch eine Vielzahl von Studien belegt (s. zusammenfassend ANDREASEN 1982) und soll deswegen in unserer Studie aufrecht erhalten werden.

Statistische Ansätze

Die *zweite Hauptgruppe* von Untersuchungen, die sich mit der Frage der statistischen Differenzierbarkeit verschiedener Depressionstypen beschäftigt, umfaßt eine Fülle von Untersuchungen, die hier kaum erschöpfend abgehandelt werden können. Beispielhaft sollen jedoch zwei wichtige Forschungsansätze in diesem Bereich angesprochen werden.

CARNEY et al. (1965) schlugen aufgrund ihrer empirischen Untersuchung in Newcastle vor, daß sich sämtliche depressive Erkrankungen auf einer einzigen Achse anordnen lassen, deren beide Pole neurotisch und endogen genannt werden können. Aufgrund ihrer empirisch ermittelten bimodalen Verteilung der aus Krankheitsgeschichten extrahierten Krankheitsmerkmale versuchten sie dann über Studien zur therapeutischen Ansprechbarkeit sowie den Verlauf und Ausgang diese Typen zu validieren. Hauptergebnisse dieser Studien waren, daß sich neurotische und endogene Depressionen gut trennen lassen. So war z. B. eine gute Ansprechbarkeit auf Heilkrampfbehandlung mit Merkmalen korreliert, die mit dem Diagnosekonzept der endogenen Depression verbunden sind, während Patienten mit neurotischer Depression nur wenig Besserung zeigten. Differenzierend konnte dann in weiteren Studien gezeigt werden, daß eine Vorhersage der therapeutischen Ansprechbarkeit auf Heilkrampfbehandlung sich allerdings besser aus einzelnen Items der sog. Newcastle-Skala herleiten läßt als aus der kategorialen diagnostischen Einteilung an sich (CARNEY et al. 1965). Übereinstimmend sprachen auch andere faktorenanalytische Untersuchungen der Newcastle Gruppe (KILOH und GARSIDE 1963; KILOH et al. 1972, Übersichtsarbeiten von MENDELS und COCHRANE 1968) für eine kategoriale Trennbarkeit neurotischer und endogener Depressionen. Dabei ergaben sich in Übereinstimmung mit früheren Untersuchungen recht gute Übereinstimmungen für die Gruppe der endogenen Depressionen, während die Ergebnisse bezüglich der neurotischen Depressionen weniger eindeutig und heterogener waren. Diese Untersuchungsergebnisse sind jedoch aus verschiedenen Gründen nicht unwidersprochen geblieben. Im Gegensatz zu den erwähnten Untersuchungen war es z. B. KENDELL (1968) und KENDELL und GOURLEY (1970) nicht gelungen, diese Befunde zu replizieren. Außerdem sind die methodischen Schwächen der verwendeten Newcastle-Skala anzuführen, die ausführlicher von KATSCHNIG (1984) diskutiert wurden.

Im Gegensatz zu diesem Ansatz, der eher dem faktorenanalytischen Vorgehen verpflichtet ist, versuchte PAYKEL (1971) mittels clusteranalytischer Verfahren eine deskriptive Differenzierung depressiver Zustände. Seine Studien ergaben vier Subkategorien. Die erste Gruppe entsprach den klassisch endogenen bzw. psychotisch Depressiven. Eine zweite Gruppe konnte als ängstlich-depressive Gruppe bezeichnet werden, die sich durch eine stark ausgeprägte Symptomatik auszeichnete. Sie hatten auch die höchsten Werte auf einer Neurotizismus-Skala, gleichzeitig aber niedrige Werte auf einer Life-Event-Skala. Die beiden folgenden Gruppen waren weniger gut trennbar. Die sog. feindselig Depressiven wiesen eine geringere Symptomschwere als die übrigen Gruppen auf und zeichneten sich durch Irritierbarkeit und Selbstmitleid aus. Die letzte Gruppe der sog. jungen Depressiven mit Persönlichkeitsstörungen wies den geringsten Schweregrad der Depression auf, reagierte aber stark auf Umweltfaktoren. Sie wiesen einen hohen Neurotizismuswert und einen hohen Life-Event-Wert auf. Diese Untersuchungen deuten darauf hin, daß die drei Gruppen der ängstlich Depressiven, feindselig Depressiven und jüngeren Depressiven mit Persönlichkeitsstörungen im weitesten Sinne der ursprünglichen neurotisch depressiven Gruppe entsprechen. PAYKEL (1971) bezeichnet insbesondere die Gruppe der ängstlich Depressiven explizit als neurotische Gruppe. Die Validierungsstudien von PAYKEL (1972) zeigten, daß die psychotisch/endogen Depressiven gut, die feindselig Depressiven sowie die jungen Depressiven mit Persönlichkeitsstörungen weniger gut und die ängstlich Depressiven sehr schlecht auf Amitryptilin ansprachen. Diese Untersuchungsergebnisse konnten in der Folge von PAYKEL und Mitarbeitern, aber auch anderen Autoren im wesentlichen bestätigt werden (PAYKEL und HENDERSON 1977; s. a. STEINMEYER 1980). In ihrer Überblicksarbeit über elf clusteranalytische Versuche zur empirischen Klassifikation der Depression fanden BLASHFIELD und MOREY (1979), daß sich trotz erheblicher Unterschiede in Methodik, Auswahl der Variablen und Patientenstichproben eine recht gute Übereinstimmung bezüglich der endogenen bzw. psychotischen Depressionen, nicht aber hinsichtlich der nicht-endogenen bzw. nicht-psychotischen Depressionen finden ließ.

Vor allem unter Beachtung des Diskussionsstandes zu den sog. unitaristischen Depressionsmodellen scheint die Problematik der Subklassifikation von Depressionen eher ein wissenschaftstheoretisches Problem zu sein und an die bereits eingangs angesprochene Problematik anzuknüpfen, ob zwischen verschiedenen Formen affektiver Störungen überhaupt „echte Grenzlinien" bestehen (i. S. von abgrenzbaren Krankheitseinheiten). Dieser Frage wurde in einer Vielzahl von Studien mit unterschiedlichen Zielsetzungen und unterschiedlicher Methodik nachgegangen. Soweit hierzu statistische Analysen verwendet wurden, mündete die Kontroverse in die Frage, ob sich eine dimensionale oder eher kategoriale Trennung zwischen den verschiedenen Syndromen bzw. Krankheitsbildern finden läßt. So vertreten die Befürworter eines Einheitsmodells (wie KENDELL 1968) eher die Meinung, daß „all the tables of classification in terms of symptoms are nothing more than attempts to distinguish between acute and chronic, mild and severe" (LEWIS 1934). Bezogen auf die Subklassifikation von Depressionen bedeutet dies, daß es sich lediglich um eine Krankheit mit unterschiedlichen Ausprägungen auf ein und demselben Kontinuum handelt, z. B. zwischen den Polen sehr schwer vs. leicht oder psychotisch vs. neurotisch (KENDELL 1968). Die Befürworter kategorialer Konzepte (z. B. CARNEY et al. 1965) vertreten dagegen die Auffassung, daß echte Grenzen zwischen dem existieren, was sie als endogene und neurotische Depressionen bezeichnen. Ähnliche Grenzziehungen zwischen Depressionen einerseits und Angstzuständen andererseits wurden von GURNEY et al. (1972) aufgrund differenzierter statistischer Analysen vorgenommen. Replikationsstudien konnten solche Grenzlinien allerdings nicht bestätigen (KENDELL 1969, 1978). Sie würden implizieren, daß die zugrundeliegende Werteverteilung der Variablen eher bimodal ist, so daß Zwischentypen seltener auftreten als die beiden „Idealtypen" oder daß Personen mit dem Syndrom A relativ oft qualitativ andere Merkmale aufweisen als Personen mit dem Syndrom B. (KENDELL 1978). Abgesehen von den praktischen Schwierigkeiten derartige Nachweise zu erbringen, ist die Evidenz eher gering, daß die Grenzen, die konzeptionell zwischen verschiedenen Syndromen in der Psychiatrie gezogen werden, bei einem echten „Seltenheitspunkt" liegen, d. h. daß Zwischenformen zwischen benachbarten Syndromen weniger häufiger sind als Patienten, welche ganz überwiegend nur Symptome des einen oder anderen Syndroms aufweisen.

Die Diskussion zu dieser Frage soll hier nicht weiter verfolgt werden, da die Voraussetzungen für eine exakte Prüfung des einen oder des anderen Modells nicht gegeben sind (repräsentatives Patientenkollektiv in ausreichender Größe). Im Vordergrund stehen hier eher die Fragen danach, inwieweit die untersuchten Diagnosekategorien in der Lage sind, Verlauf und Ausgang verschiedener affektiver Störungen differentiell vorherzusagen, und ob sie praktisch relevante Anhaltspunkte für differentielle Interventionen geben.

Operationalisierte diagnostische Kriterien

Von den bisher erörterten, weitgehend theoretisch ausgerichteten Überlegungen zur Klassifikation der Depression ist in den letzten Jahren als zusätzliches Beurteilungskriterium für die Angemessenheit psychiatrischer Diagnosen die bereits eingangs besprochene Frage getreten, inwieweit diese auch verläßlich beurteilt und diagnostiziert werden können. Nachdem seit den 50er Jahren vielfach die notorisch niedrige Reliabilität der psychiatrischen Diagnosen-Erstellung demonstriert wurde, entstand zunehmend stärker das Bedürfnis nach *expliziten diagnostischen Kriterien* (auch operationalisierte diagnostische Kriterien genannt), d. h. nach Kriterien, die einerseits reliabel erhebbar sind und deren Rolle als Ein- und Ausschlußkriterien bzw. als obligate oder fakultative Kriterien andererseits in einer eindeutigen Art und Weise (analog zu einem Algorith-

Abb. 2.6. DSM-III-Diagnosekriterien für Major Depression

A) Dysphorische Verstimmung oder Verlust von Interesse und Freude an allen oder fast allen Aktivitäten und Zerstreuungen. Die dysphorische Verstimmung ist durch Symptome wie die folgenden charakterisiert: depressiv, traurig, trübsinnig, niedergeschlagen, tief am Boden, reizbar.
B) Mindestens vier der folgenden Symptome müssen nahezu jeden Tag wenigstens zwei Wochen lang bestanden haben:
  1. schlechter Appetit oder erhebliche Gewichtsabnahme (ohne Diät) oder Appetitsteigerung oder erhebliche Gewichtszunahme;
  2. Schlaflosigkeit oder vermehrter Schlaf;
  3. psychomotorische Erregung oder Hemmung (aber nicht nur subjektive Gefühle der Ruhelosigkeit oder Verlangsamung);
  4. Verlust von Interesse oder Freude an allen üblichen Aktivitäten oder Nachlassen des Geschlechtstriebes, das nicht auf eine Periode mit Wahnphänomenen oder Halluzinationen beschränkt ist;
  5. Energieverlust, Erschöpfung;
  6. Gefühl der Wertlosigkeit, Selbstvorwürfe oder übermäßige und ungerechtfertigte Schuldgefühle;
  7. Klagen über oder Hinweise für verminderte Denk- und Konzentrationsfähigkeit;
  8. wiederkehrende Gedanken an den Tod, Suizidgedanken, Wünsche tot zu sein oder Suizidversuch.
C) Keines der folgenden Merkmale beherrscht das klinische Bild, wenn kein affektives Syndrom (d.h. Kriterien A und B) besteht, d.h. vor seiner Entwicklung oder nach der Remission:
  1. Beschäftigung mit stimmungsinkongruenten Wahnphänomenen oder Halluzinationen (siehe Definitionen unten);
  2. bizarres Verhalten.
D) Nicht auf Schizophrenie, Schizophreniforme Störung oder Paranoide Störung aufgepfropft.
E) Nicht Folge einer der organisch bedingten psychischen Störungen oder Einfacher Trauer.
   6 – In Remission
   4 – Mit psychotischen Symptomen
    Stimmungskongruente psychotische Merkmale
    Stimmungsinkongruente psychotische Merkmale
   3 – Mit Melancholie
   2 – Ohne Melancholie
   0 – Nicht einstufbar

mus) definiert sind. Bei diesen Versuchen tritt häufig die theoretische Begründung zugunsten der Präzision der diagnostischen Kriterien in den Hintergrund. Zu den ersten Versuchen einer derartigen operationalisierten Diagnostik gehören u. a. die sog. Feighner-Kriterien, die 1972 von der St. Louis-Gruppe vorgestellt wurden (FEIGHNER et al. 1972). Mit den wenig später vorgestellten Research Diagnostic Criteria (SPITZER et al. 1978) wurde dieser diagnostische Fragenkatalog erheblich ausgeweitet. Bezüglich der Erfassung depressiver Erkrankungen unterscheiden die RDC einerseits zwischen Major Depression und Minor Depression, andererseits ermöglichen sie die gleichzeitige Unterteilung depressiver Erkrankungen nach verschiedenen Untergruppen. Für jede dieser Untergruppen werden die expliziten diagnostischen Ein- und Ausschlußkriterien formuliert.

Mit den im wesentlichen positiven forschungspraktischen Konsequenzen dieses Ansatzes wurde 1980 auch die Einführung des umfassenderen, von der ICD in ihrem psychiatrischen Teil abweichenden, diagnostischen Systems DSM-III für den US-amerikanischen Raum begründet. DSM-III unterscheidet sich von den RDC in erster Linie durch die zusätzliche Angabe diagnostischer Hierarchieregeln sowie die umfassendere und vollständigere Abdeckung des psychopathologischen Spektrums. Depressive Erkrankungen werden dabei mit Hilfe der in Abb. 2.6 angeführten expliziten operationalisierten Diagnosekriterien klassifiziert.

Abb. 2.7. Klassifikation der Depression in der ICD-8 und ICD-9

295	Schizophrene Psychosen
.7	Schizoaffektive Psychose
296	Affektive Psychosen
.1	Endogene Depression, bisher nur monopolar
.3	Depression im Rahmen einer zirkulären Verlaufsform einer manisch-depressiven Psychose
.4	Mischzustand im Rahmen einer zirkulären Verlaufsform einer manisch-depressiven Psychose
.5	Zirkuläre Verlaufsform einer manisch-depressiven Psychose ohne Angaben über das vorliegende Zustandsbild
.6	Andere und nicht näher bezeichnete manisch-depressive Psychosen
.8	Andere affektive Psychosen
.9	Nicht näher bezeichnete affektive Psychosen
298	Andere nicht-organische Psychosen
.0	Reaktive depressive Psychose
300	Neurosen
.4	Neurotische Depression
301	Persönlichkeitsstörungen (Psychopathien, Charakterneurosen)
.1	Zyklothyme (thymopathische) Persönlichkeit (falls depressives Zustandsbild)
308	Psychogene Reaktion (akute Belastungsreaktion)
.0	Akute Belastungsreaktion mit vorherrschender emotionaler Störung
.4	Mischformen
309	Psychogene Reaktion (Anpassungsstörung)
.0	Kurzdauernde depressive Reaktion
.1	Länger dauernde depressive Reaktion
.4	Anpassungsstörung im Sozialverhalten mit emotionaler Symptomatik
311	Anderweitig nicht klassifizierbare depressive Zustandbilder

2.2.3 Die Klassifikation depressiver Störungen in den Systemen ICD und DSM-III

Die schon eingangs auszugsweise zitierte Klassifikation depressiver Erkrankungen im psychiatrischen Teil des Diagnosenschemas der Weltgesundheitsorganisation (ICD) ist im Gegensatz zur DSM-III-Klassifikation ein Mischsystem; trotz einer Vermehrung der für die Klassifikation der Depression verfügbaren Codes, die eher eine pluralistische klinische Orientierung anzeigen, sind immer noch starke dualistische Elemente enthalten.

Ungeachtet der Ergänzungen gegenüber ICD-8 ist vor allem für schwerere depressive Erkrankungen in der 9. Revision keine wesentliche konzeptuelle Veränderung festzustellen. So werden die schwereren endogenen Depressionen im Rahmen der Gruppe affektiver Psychosen (296.) abgehandelt, während die zahlenmäßig häufigsten Formen der Depression unter der Gruppe neurotischer Depression (300.4) eingeordnet werden. Weitere Spielarten der Depression finden sich u. a. unter den psychogenen (309.0/309.1) Anpassungsstörungen sowie den Persönlichkeitsstörungen (301.1).

Das an der klassischen deskriptiven Psychopathologie orientierte DSM-III unterscheidet sich in mehrfacher Hinsicht von der ICD. Zunächst einmal versucht dieses System, Auffälligkeiten „multiaxial" zu gliedern: Auf der ersten Achse sind die klinischen psychopathologischen Syndrome erfaßt, auf der zweiten – unabhängig von der ersten – Persönlichkeitsstörungen bzw. im Kindes- und Jugendalter auch spezifische Entwicklungsstörungen. Die Achse III ist den körperlichen Störungen und Erkrankungen vorbehalten. Darüber hinaus besteht auch die Möglichkeit auf der vierten Achse psychosoziale Stressoren und auf der fünften Achse das „Niveau der psychosozialen Anpassung" jeweils in rudimentärer Form zu registrieren. Im Zusammenhang mit der Depressionsklassifikation bestehen eine Reihe einschneidender Neuerungen des DSM-III darin, daß nicht mehr zwischen der biologischen und einer psychosozialen Depressionsform unterschieden wird. Der Neurosenbegriff als Einteilungsgrund wird aufgegeben und Depressionen in Major Affective Disorder, Other Specific Affective Disorder und Atypical Affective Disorder untergliedert. Darüber hinaus gibt es die Möglichkeit, weitere Subtypen der Major Depression als Melancholie bzw. als periodische und/oder als psychotische Depression zu kodieren. Diese Einteilung wird allerdings in der kommenden Revision des DSM-III, der DSM-III-R, Modifikationen erfahren.

Trotz dieser vermeintlichen Vielfalt der klassifikatorischen Einteilungsgründe und unterschiedlichen Systematiken können wir aufgrund empirischer Untersuchungen annehmen, daß für die in der vorliegenden Studie abgehandelten Störungsgruppen, z.T. eine recht gute Übereinstimmung zwischen DSM-III und ICD-8 und -9 vorausgesetzt werden kann. So ist aufgrund theoretischer Erwägungen und eigener Voruntersuchungen zu erwarten (KLERMAN 1985; WITTCHEN et al. 1985), daß Patienten mit einer einer endogenen (unipolaren) Depression (ICD 8, 296.0/2) in DSM-III als Major Depression (MD), with psychotic features oder MD mit melancholia beurteilt wird. Theoretisch denkbar erscheint auch eine Entsprechung mit einer periodischen MD (subtype recurrent), falls zwischen den einzelnen Phasen eine volle Remission eintritt. Manische und manisch-depressive Erkrankungen nach ICD-8 werden erfahrungsgemäß auch nach DSM-III als bipolare Störung oder als atypische bipolare Störung eingeordnet.

Schwieriger zu beurteilen ist der Status der depressiven Neurose (ICD 300.4).

Empirisch entspricht ihr am häufigsten ebenfalls die DSM-III-Kategorie der Major Depressive Disorder (single oder recurrent), allerdings ohne daß die Diagnosekriterien für den psychotischen oder melancholischen Untertypus erfüllt werden. Seltener ist, wie an sich aufgrund der theoretischen Konzeptionalisierung zu erwarten wäre, die Übereinstimmung mit der sogenannten *dysthymen Störung* (WITTCHEN et al. 1985), aber auch den sog. depressiven Anpassungsstörungen nach DSM-III (KLERMAN 1985).

Allgemein ist ferner aufgrund der spezifischen Zuordnungsregeln in DSM-III eine höhere Gesamtzahl von Diagnosen je Patient zu erwarten, da im Gegensatz zum Gebrauch der ICD wesentlich stärker die Benutzung „multipler Diagnosen" unter Einbeziehung früherer Krankheitsepisoden empfohlen wird (DSM-III 1980). Dies wird im besonderen Maße für neurotische Störungen (nach ICD) gelten, die erfahrungsgemäß häufig gleichzeitig die Kriterien mehrerer DSM-III-Störungen erfüllen.

2.2.4 Risikofaktoren und verlaufsbeeinflußende Variablen bei depressiven Störungen

Angesichts der Heterogenität der diagnostischen Konzepte und der skizzierten Methodenprobleme kann es nicht überraschen, daß die Frage, welche Faktoren als Risikovariablen für die Entstehung depressiver Störungen zu beachten sind und welche Faktoren für den weiteren Verlauf einmal erkrankter Personen relevant sind, bislang kaum befriedigend beantwortet werden kann.

Als Ausgangspunkt und theoretischer Bezugsrahmen für kontrollierte Untersuchungen lassen sich zumindest sieben Gruppen von im strengeren Sinne ätiologischen Ansätzen unterscheiden:
- biologische Modelle (z. B. PERRIS 1982; ZIS und GOODWIN 1982; NURNBERGER und GERSHON 1982),
- Persönlichkeits- und tiefenpsychologische Konzepte (z. B. TELLENBACH 1975; v. ZERSSEN 1982; MENDELSON 1982),
- verhaltenstheoretische Modelle (z. B. BLOESCHL 1978),
- kognitive Modelle (z. B. BECK 1979; SELIGMAN 1979; HAUTZINGER und GREIF 1981),
- interaktionstheoretische Modelle (z. B. HAUTZINGER und HOFFMANN 1980),
- soziologische und sozialpsychologische Konzepte (z. B. BROWN und HARRIS 1978) und
- integrative Ansätze (z. B. AKISKAL und McKINNEY 1975; CRAIGHEAD 1980).

Alle diese Modelle betonen zwar mehr oder minder explizit die multifaktorielle Genese depressiver Erkrankungen; allerdings findet sich in ihnen eine stark unterschiedliche Gewichtung der in Frage kommenden biologischen, sozialen und psychologischen Faktoren. Es kann hier nicht Gegenstand unserer Untersuchung sein, detaillierter das Für und Wider dieser ätiologischen Ansätze und Modelle zu diskutieren. Vielmehr wollen wir im folgenden – bezugnehmend auf einige größere epidemiologische und Verlaufsforschungsstudien sowie die Befunde einiger neuerer Übersichtsarbeiten zu diesem Thema (KATSCHNIG et al. 1983; ANGST und CLAYTON im Druck) – versuchen, Erkenntnisse bezüglich der wichtigsten nachgewiesenen Risikofaktoren abzuleiten. Der Schwerpunkt dieser Darstellung liegt dabei auf der Gruppe der unipolaren affektiven Psychosen i. S. der ICD und der depressiven Neurosen; aber aus nosologischen Überlegungen heraus (z. B. die Frage des Diagnosenwechsels) werden wir auch bipolare Verlaufsformen in die Diskussion einbeziehen.

2.2.4.1 Epidemiologische Aspekte

Im Gegensatz zu den eher spärlichen epidemiologischen Ergebnissen bezüglich der Häufigkeit von angstneurotischen und phobischen Erkrankungen sind trotz der methodischen Probleme in der Diagnostik von Depressionen die Häufigkeit und die Verteilung sowohl depressiver Symptome als auch depressiver Erkrankungen gut untersucht. Darüber hinaus geben diese Untersuchungen z. T. Aufschluß über die Bedeutung allgemeinerer Risikofaktoren, wie z. B. Alter, Geschlecht und Familienstand. Aufgrund kürzlich veröffentlichter Übersichtsarbeiten von CAREY et al. (1980) und BOYD und WEISSMAN (1982), KATSCHNIG (1983) sowie WEISSMAN (1983) können wir folgendes annehmen:

a) Die Punktprävalenz depressiver Symptome liegt, mit einem deutlichen Überwiegen bei Frauen, zwischen 13% und 20% der Bevölkerung.
b) Die Punktprävalenz (6-Monate-Zeitraum) unipolarer depressiver Erkrankungen liegt bei ungefähr 3% für Männer und 4,5% bis 9,3% für Frauen. Die jährliche Inzidenz wird aufgrund einer Übersichtsarbeit von WEISSMAN zwischen 0,08 und 0,2% für Männer und 0,2 bis 7,8% für Frauen geschätzt,
c) Bipolare Erkrankungen werden in den meisten Untersuchungen mit einer Punktprävalenz von ca. 1% der Bevölkerung bei einer Geschlechter-Gleichverteilung relativ selten ausgewiesen.

Diese Befunde fanden kürzlich im wesentlichen auch Bestätigung durch die umfangreiche ECA-Studie (REGIER et al. 1984). Ein Charakteristikum dieser Studie ist, daß die Diagnostik von speziell trainierten, nicht-klinischen Interviewern auf der Grundlage des vollstandardisierten diagnostischen Interviews (DIS) vorgenommen wurde. Wegen dieses vielkritisierten Vorgehens, aber auch wegen methodischer Gemeinsamkeiten unserer Langzeitstudie und diesem Programm werden wir auf diese Befunde noch gesondert im epidemiologischen Teil unserer Untersuchung eingehen (s. hierzu Kap. 5.1 und 5.2).

Die wenigen streng kontrollierten Untersuchungen, die eine weitere Subklassifikation unipolar depressiver Erkrankungen in neurotische und endogene Depressionen vornehmen, zeigen in der Durchschnittsbevölkerung ein deutliches Überwiegen neurotischer gegenüber endogenen Depressionen (8:2), z. B. DILLING und WEYERER (1980). Bei stationär behandelten Patienten ergibt sich jedoch in der Regel eine Gleichverteilung (z. B. CAREY et al. 1980), wohl weil hier eine Auslese nach Schweregrad und akuter Suizidgefährdung vorgenommen würde.

HIRSCHFELD und CROSS (1982) berichten in ihrem Übersichtsreferat über epidemiologische Studien weitere Zusammenhänge depressiver Erkrankungen mit sozialen und psychologischen Variablen, die für Verlaufsaspekte von Bedeutung sind.
- Während sich aufgrund reiner Prävalenzstudien eher Anzeichen dafür ergeben, daß unipolare Depressionen häufiger in unteren sozialen Schichten anzutreffen sind, scheint das Verhältnis bei bipolaren Erkrankungen umgekehrt zu sein. Allerdings weisen neuere Studien (s. die Überblicksarbeit von ANGST im Druck) darauf hin, daß soziale Schichtvariablen keine nennenswerte Beziehung zur weiteren Prognose besitzen.
- Ebenso treten unipolare Depressionen offensichtlich seltener bei verheirateten Personen bzw. Personen mit einer vertrauensvollen engen Beziehung auf. Bei bipolaren Störungen wurden zwar keine derartigen Beziehungen gefunden, jedoch wird auch

bei ihnen in einigen Studien auf eine relativ hohe Rate familiärer Konflikte hingewiesen. In diesem Zusammenhang wurde in der letzten Zeit häufiger die Frage diskutiert, ob Männer möglicherweise durch protektive Faktoren biologischer oder gesellschaftlicher Art eher gegen Depressionen gefeit sind als Frauen. Hierfür scheinen Befunde zu sprechen, die zeigen, daß verheiratete Männer eher eine niedrigere Prävalenzrate als verheiratete Frauen aufweisen. Zu erwähnen sind in diesem Zusammenhang aber auch widersprüchliche Befunde über den Einfluß der Berufstätigkeit von Frauen auf ihr Depressionsrisiko und den weiteren Verlauf.
- Während im höheren Alter – trotz relativ spätem Krankheitsbeginn – unipolare Depressionen eher abnehmen, ist das Verhältnis bei bipolaren Depressionen – trotz früherem Krankheitsbeginn – eher umgekehrt. Dieser Befund ist jedoch ebenfalls nicht unumstritten (s. h. ROTH 1983), zumal eine Reihe von Studien darauf hinzuweisen scheint, daß im höheren Alter eine höhere Rate von chronifizierten Fällen zu finden ist.
- Vor allem unipolare, in einigen Untersuchungen aber auch bipolare Depressionen scheinen vor Krankheitsbeginn eine erhöhte Rate belastender, unerwünschter und oft auch nicht unter der Kontrolle der Person stehender Lebensereignisse aufzuweisen.

2.2.4.2 Sozialpsychologische und soziologische Untersuchungen

Der Zusammenhang zwischen sozialem Streß und dem Auftreten klinischer Symptome wurde sowohl in epidemiologischen als auch in klinischen Studien untersucht (s. h. Übersichten von PAYKEL 1982; HIRSCHFELD und CROSS 1982).

Obwohl die bereits diskutierten methodischen Probleme der Erfassung, Beschreibung und Charakterisierung von Lebensereignissen nach wie vor ungelöst sind (PAYKEL 1982), kann als gesichert gelten, daß der durch kritische Lebensereignisse ausgelöste soziale und psychologische Streß eine gewisse ätiologische Bedeutung für die Auslösung und „Rückfallhäufigkeit" depressiver Episoden besitzt. Die Mechanismen, die der Beziehung von Lebensereignissen und Krankheitsausbruch zugrunde liegen, sind jedoch nach wie vor umstritten. Der wegen vielfältiger Erhebungsmängel wohl zurecht kritisierte Checklisten-Ansatz von HOLMES und RAHE (1967) (s. a. DOHRENWEND 1973) geht zum Beispiel davon aus, daß prinzipiell alle Veränderungen – ob positiv oder negativ – in der Lage sind, Ungleichgewichtszustände im Individuum hervorzurufen, die sich z. B. als depressive Störungen manifestieren können. Andere Ansätze postulieren hingegen, daß Lebensereignisse ihre pathogenen Effekte in Abhängigkeit von individuumspezifisch wahrgenommenen oder kontextspezifischen Variablen haben, z. B. Bedrohlichkeit (BROWN und HARRIS 1978), Erwünschtheit, Kontrollierbarkeit, u. a. (PAYKEL 1982).

Diese zweite Annahme kann durch viele Studien als besser belegt gelten. So fanden BROWN und HARRIS (1978) bei behandelten und unbehandelten depressiven Frauen 3 bis 4 mal häufiger sehr bedrohliche Ereignisse (darunter gehäuft Verlustereignisse) kurz vor dem Ausbruch der Depression. Darüber hinaus wurden viele länger andauernde soziale Schwierigkeiten (länger als 2 Jahre) berichtet. PAYKEL und Mitarbeiter (1975) fanden bei depressiven und schizophrenen Patienten gegenüber einer Kontrollgruppe von Normalpersonen mehr Lebensereignisse insgesamt sowie bei Depressiven mehr Verlustereignisse und „nicht wünschenswerte" Ereignisse (PAYKEL et al. 1969;

PAYKEL et al. 1975; siehe auch JAKOBS und MYERS 1976). Depressive Patienten hatten darüber hinaus vor einem Rückfall mehr belastende Ereignisse als depressive Patienten ohne Rückfall (PAYKEL und TANNER 1976). In diesem Zusammenhang wiesen TENNANT et al. (1981) auch darauf hin, daß bestimmte Ereignisse, die nach dem Auftreten eines Verlustereignisses zu beobachten sind, einen neutralisierenden, streßreduzierenden Effekt ausüben können und so das Auftreten einer depressiven Episode verhindern („neutralisierende Lebensereignisse").

ILFELD (1977) fand in seiner epidemiologischen Studie, daß das Auftreten depressiver Symptome eng mit „unerwünschten" Ereignissen im Partner-, Familien- und Arbeitsbereich korreliert ist. Diese Variablen erklären zusammengenommen 25 % der Varianz depressiver Symptome. BARETT (1979) berichtete, daß Verlustereignisse, „unerwünschte" und „unkontrollierbare" interaktionelle Lebensprobleme signifikant häufiger bei depressiven als bei ängstlichen Patienten zu finden waren. PAYKEL (1982) versuchte zusammenfassend den Erklärungswert von Verlustereignissen für das Entstehen von Depressionen aufgrund seiner epidemiologischen „Fall-Kontroll"-Studie abzuschätzen und gibt an, daß 9–10 % aller Verlustereignisse eine Depression unterschiedlicher Dauer und Intensität nach sich ziehen.

Nur in wenigen Studien wurden Subtypen depressiver Erkrankungen untersucht. THOMSON und HENDRIE (1972) und PATRICK et al. (1978) bestätigten zwar die hohe Lebensereignis-Rate vor Ausbruch der Erkrankung, sie konnten jedoch keine Unterschiede zwischen bipolaren und unipolaren Depressionen auf der einen und zwischen endogenen und nicht endogenen Depressionen auf der anderen Seite auffinden. Beide Studien untersuchten jedoch nicht differenzierter die Häufigkeit und Bewertung bestimmter Ereignisklassen. BROWN et al. (1979) beobachteten nur geringe, nicht signifikante Unterschiede zwischen neurotischen und psychotischen Depressionen. Über ähnliche Ergebnisse wurde von BENJAMINSEN (1981) und KATSCHNIG (1982) berichtet. In keiner dieser Studien wurde jedoch auch differenzierter die Verteilung bestimmter Ereignisarten und ihre subjektive Bewertung untersucht, so daß die Frage nach Subgruppenunterschieden verschiedener Depressionsformen und der ätiologischen Bedeutung von Lebensereignissen für die Auslösung endogener Depressionen noch als unbeantwortet gelten kann.

Mit Ausnahme der Arbeiten von PAYKEL und TANNER (1976) sowie SURTEES und INGHAM (1980) wurden kaum kontrollierte Untersuchungen über den verlaufsmodifizierenden Einfluß von positiven und negativen Lebensereignissen bzw. chronischen Lebensbedingungen bei affektiven Erkrankungen durchgeführt. Einige mögliche Gründe hierfür wurden bereits eingangs diskutiert. Einige wenige Studien geben Hinweise darauf, daß belastende Lebensereignisse auch für das Wiederauftreten depressiver Phasen von entscheidender Bedeutung sein können. SURTEES und INGHAM (1980) hoben in diesem Zusammenhang den Summationseffekt von chronischen Belastungen und akuten Ereignissen hervor. Die krankheitsauslösende und depressionsverschlimmernde Wirkung von kurz hintereinander auftretenden belastenden Lebensereignissen wurde bei depressiven Erkrankungen bereits von MILLER und INGHAM (1976) nachgewiesen. Für chronische Belastungen postulierte SURTEES (1978) im Rahmen seines „Belastungssummenmodells" (ADVERSITY-Modell), daß bei relativ lang andauernden (chronischen) Belastungen auch bereits leichte, subjektiv und objektiv als nur wenig belastend eingestufte Lebensereignisse zum Wiederaufbrechen der Erkrankung bzw. zu einer Verschlimmerung der Symptome beitragen können. Ihre Befunde wurden allerdings an einem relativ kleinen Patientengut gewonnen und ermöglichten deshalb keine eindeutige statistische Prüfung.

Die abschließende Betrachtung des Erklärungswerts kritischer Lebensereignisse für depressive Erkrankungen, wie er z. B. in den Arbeiten von ILFELD (1977) und PAYKEL (1982) mit 10% angegeben wurde, verdeutlicht, daß offensichtlich neben Lebensereignissen noch andere Faktoren zu beachten sind. Oft diskutiert, jedoch wenig systematisch untersucht wurden dabei bislang neben Persönlichkeitsfaktoren sogenannte „Vulnerabilitätsfaktoren" und Aspekte des „social-support" – (soziales Stütz-) Systems.

2.2.4.3 Vulnerabilitätsfaktoren und Faktoren des „social-support"

Auf der Grundlage ihrer epidemiologischen Studie über Frauen in einem Süd-Londoner Stadtteil fanden BROWN und HARRIS (1978) eine enge Beziehung zwischen belastenden Lebensereignissen, längerandauernden (chronischen) sozialen Belastungen und dem Auftreten von Depressionen. Der Ausbruch der Erkrankung war jedoch in den meisten Fällen an das gleichzeitige Vorhandensein bestimmter biographischer und sozialer Bedingungen gebunden, die das Risiko der Erkrankung erheblich erhöhen und deshalb als Vulnerabilitätsfaktoren postuliert wurden. BROWN und HARRIS (1978) betonen die Bedeutung von folgenden Vulnerabilitätsfaktoren, die das Individuum gegenüber Belastungen verletzlich machen:

a) mehrere jüngere Kinder (unter 10 Jahren) im Haushalt;
b) das Fehlen einer vertrauensvollen Beziehung, in der die alltäglichen Schwierigkeiten und Probleme besprochen werden können;
c) das Fehlen einer beruflichen Tätigkeit außerhalb des Hauses und
d) den Verlust der Mutter vor dem 11. Lebensjahr.

Darüber hinaus schienen Frauen mit einem regelmäßigen, wöchentlichen Kirchenbesuch seltener mit depressiven Erkrankungen auf belastende Lebensereignisse zu reagieren. Die Ergebnisse dieser Studie wurden aus unterschiedlichen Gründen mehrfach kritisiert (z. B. TENNANT und BEBBINGTON 1978) und konnten selbst von den Autoren in einer ländlichen Region der „Outer Hebrides" nicht voll repliziert werden (BROWN et al. 1981). Trotzdem scheint durch die Arbeiten anderer Arbeitsgruppen gesichert, daß zumindest dem „Fehlen einer vertrauensvollen, intimen Beziehung" eine entscheidende Rolle zukommt. Sowohl MILLER und INGHAM (1976) als auch SOLOMON und BROMET (1982) und COSTELLO (1982) zeigten die große protektive Wirkung eines guten sozialen Netzwerkes bei der Konfrontation mit starken sozialen Stressoren auf. Hierzu gehören das Vorhandensein einer vertrauensvollen Beziehung, eine gute familiäre Interaktion sowie Bestehen von Freundschaftsbeziehungen und anderer sozialer Kontakte (Nachbarn, Interaktion am Arbeitsplatz). Die protektive Funktion eines engen sozialen Netzwerks besteht nach KILLILEA (1982) in der Möglichkeit, leichter und frühzeitig Belastungssituationen mit der Hilfe von Freunden und Bekannten zu erkennen und zu bewältigen. Jedoch ist bislang unklar, wie im Einzelfall das soziale Stützsystem strukturiert sein muß, um einen protektiven Wert zu besitzen. CASSEL (1974) hat z. B. darauf hingewiesen, daß größere soziale Stützsysteme oft auch den gegenteiligen, d. h. streßauslösenden Effekt besitzen können.

Während BROWN und seine Mitarbeiter die Ergebnisse ihrer Untersuchungen als Bestätigung ihrer Vulnerabilitätshypothese werteten, wurden diese Studien mehrfach

Abb. 2.8. Onset of „caseness" depression, intimacy with husband and presence of a severe event or major difficulty. (Aus BROWN und HARRIS 1986)

	Provoking agent			No provoking agent		
	No intimacy (% onset)	Intimacy (% onset)		No intimacy (% onset)	Intimacy (% onset)	
(A) Severe events or major difficulty			*Strict replication of Camberwell survey*			
Brown & Harris (1978a) (Camberwell)	32 (24/76)	10 (9/88)	$p < 0.001$	3 (2/62)	1 (2/193)	NS
Campbell et al. (1983) (Oxford)	46 (12/26)	13 (3/23)	$p < 0.02$	12 (2/17)	2 (1/44)	NS
Brown & Prudo (1981) (Lewis)	36 (8/22)	15 (5/33)	NS	5 (2/40)	1 (1/92)	NS
Bebbington et al. (1984) (Camberwell)	22 (8/37)	24 (5/21)	NS	11 (5/45)	6 (3/49)	NS
Parry & Shapiro (1986) (Sheffield)	31 (8/26)	10 (5/49)	$p < 0.05$	10 (2/19)	5 (5/98)	NS
Finlay-Jones (a) (Regents Park area, London)	45 (24/53)	17 (4/23)	$p < 0.05$	8 (3/36)	3 (1/39)	NS
Brown & Andrews (1985) (Islington)	26 (23/90)	12 (7/60)	$p < 0.05$	3 (1/38)	1 (1/115)	NS
(B) Severe events only						
Costello (1982) (Calgary)	57 (8/14)	21 (5/24)	$p < 0.05$	7 (4/56)	5 (14/292)	NS
Martin (1985) (b) (Manchester)	73 (8/11)	14 (2/14)	$p < 0.01$	40 (2/5)	4 (2/47)	$p < 0.0$
Total	35 (123/355)	13 (45/335)	—	7 (23/318)	3 (30/969)	—
	Closely related studies					
Paykel et al. (1980) (c) (South London)	82 (9/11)	24 (8/34)	$p < 0.001$	14 (1/7)	12 (6/52)	NS
Murphy (1982) (d) (North London)	35 (6/17)	11 (10/90)	$p < 0.02$	0 (0/19)	3 (2/74)	NS
Overall total	36 (138/383)	14 (63/459)	—	7 (24/344)	3 (38/1095)	—

The values shown are percentages, with the numbers of subjects in parentheses.
(a) R.A. Finlay-Jones (personal communication)
(b) A study of a series of women covering a pregnancy and a birth in every instance.
(c) Study of post-partum women: one or more undesirable events and poor communication with husband.
(d) Elderly sample of both sexes: severe event or major difficulty. Low intimacy = no confiding with anyone, i.e. no only husband.

als inhaltlich und methodisch inadäquat kritisiert (TENNANT 1985). So konnten z. T. TENNANT und BEBBINGTON (1978), aber auch DUNCAN-JONES (1982), diese Befunde anhand des gleichen Datensatzes *nicht* replizieren. Sie sprechen nach ihrer differenzierteren Analyse auf der Grundlage log-linearer Modelle dem Fehlen einer vertrauensvollen Beziehung eine *eigenständige* krankheitsauslösende Bedeutung zu, d. h., daß es nicht für akuten Streß sensibilisiert, sondern auch streßunabhängig zur Depression führen kann („Unabhängigkeitsmodell"). Jedoch hat auch diese Interpretation implizite methodologische Schwächen, die ausführlicher von EVERITT und SMITH (1979) und BROWN (1986) diskutiert wurden.

In einer wesentlich aufwendigeren Replikations-Studie, die allerdings wiederum ausschließlich an Frauen in Islington durchgeführt wurde, gingen BROWN und HARRIS auf dieses Problem wenig später nochmals differenzierter ein, diesmal auf der Grundlage eines prospektiven Designs unter Verwendung sowohl des Londoner Interview Schedule for Life Events and Difficulties (LEDS) zur Erhebung der Lebensereignisse als auch eines 5-stündigen strukturierten Interviews zur Erfassung von Social Support und psychologischen Selbstbildvariablen. Dabei sollte u. a. auch geprüft werden, wieviel der offensichtlich protektiven Funktion sozialer Unterstützung direkt als emotionelle und praktische Hilfe *zum Zeitpunkt* der Krise zu beobachten und wieviel ausschließlich aus dem Bewußtsein funktionierender bzw. defizienter Sozialstrukturen *vor* der Erkrankung zu erklären war. Nach Ansicht der Autoren bestätigten sich auch in der zweiten Studie im wesentlichen die Befunde der ersten, in Camberwell durchgeführten Studie (BROWN und HARRIS 1978), und zwar sowohl hinsichtlich der zentralen Rolle schwerwiegender Lebensereignisse (provoking agents) und chronischer Bedingungen als auch bezüglich der Bedeutung des Fehlens sozialer Stützvariablen als Vulnerabilitätsfaktor. Aus der Kreuztabellierung seiner Daten schließt BROWN, daß verheiratete Frauen mit einer guten vertrauensvollen ehelichen Beziehung kein auffällig erhöhtes Risiko aufweisen, bei Eintreten belastender Lebensereignisse zu erkranken. Auch ist das Vorhandensein anderer Sozialkontakte ohne entscheidende Bedeutung. Ähnliches scheint für Frauen mit schlechten Ehen zu gelten, da sie unabhängig davon, ob weitere enge Beziehungen vorhanden sind, ein erhöhtes Risiko aufweisen, bei Eintreten belastender Lebensereignisse depressiv zu reagieren. Eine kritische Bedeutung weiterer enger Sozialbeziehungen wurde nur für die alleinlebenden Frauen ermittelt. In einer kritischen Replik auf ein Editorial von TENNANT (1985) resümierte BROWN unter Einbeziehung einer Reihe weiterer Studien (Abb. 2.8), daß die Evidenz für das Vulnerabilitätsmodell größer sei als für das Unabhängigkeitsmodell von TENNANT und BEBBINGTON (1978).

Im Unterschied zur ersten Studie gewichtet BROWN (1986) in der Islington-Studie zwei Nebenbefunde wesentlich stärker, die zu einer partiellen Revision bzw. Erweiterung des einfachen ursprünglichen Kausalmodells führten.

(1) BROWN stellt nun stärker in den Vordergrund, daß ein niedriges Selbstwertgefühl der betroffenen Frauen in enger Beziehung zur Güte des sozialen Stützsystems stehe und weist somit dieser Variable eine neue, zentrale Rolle zu;
(2) stellt er auch heraus, daß Rollenkonflikte, wie z. B. die Entscheidung zwischen Berufstätigkeit und Familie ebenfalls eine kritische, wenn auch nicht so bedeutende Rolle wie die übrigen Vulnerabilitätsfaktoren spielten.

Rollenkonflikte erwiesen sich immer dann als kritisch für das Auftreten einer Depression, wenn ein auf den Konflikt bezogenes Ereignis (ein sogenanntes „Match-

Abb. 2.9. Das erweiterte kausale Modell der Depression von BROWN (1986)

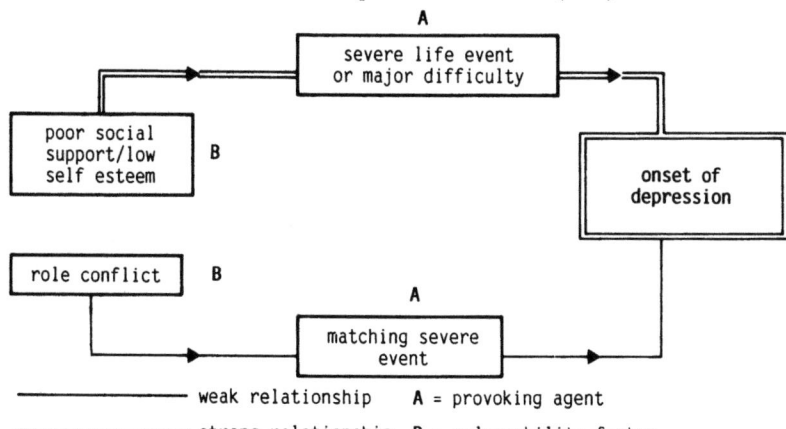

ing-Event") zu beobachten war. Dies ist auch in der Abbildung 2.9, dem revidierten Modell BROWNS dargestellt. Da diese Rollenkonflikte nicht mit niedrigem Selbstwertgefühl assoziiert waren, sieht er diese beiden Entwicklungswege zur Depression als vollkommen unabhängig an. Diese „psychologische" Wende in BROWNS Modell wirft natürlich die Frage der Zusammenhänge zwischen Social Support und Selbstwertgefühlen auf. BROWN argumentiert in diesem Zusammenhang sowohl für ein interaktives Modell als auch für ein Interdependenzmodell, das dem Selbstwertgefühl eine zentrale Rolle einräumt. Eine Entscheidung hierüber ist bei dem Stand der Auswertung der Islington-Daten vermutlich schon wegen des Ansatzes und der Beschränktheit der Methodik nicht möglich. BROWN (1986) versucht weitere Erkenntnisse primär über eine genauere Analyse der Individualdaten zu gewinnen und hält die Anwendung komplizierterer statistischer Methoden zur Prüfung dieser Kausalfragen für nicht angemessen.

Eine zweite größere Arbeit, die viel Aufmerksamkeit erfahren hat, ist die Studie von HENDERSON und Mitarbeitern. HENDERSON postulierte ursprünglich (1980) – im Gegensatz zu BROWN und HARRIS (1978) – im Rahmen einer prospektiven epidemiologischen Studie in Canberra eine direkte, kausale Beziehung zwischen dem Ausbruch neurotischer bzw. depressiver Erkrankungen und dem *Fehlen engerer vertrauensvoller Beziehungen.*

Auf der Grundlage ihres standardisierten Interview-Schedule for Social Interaction (ISSI) und den daraus abgeleiteten Social Support-Indizes, wie z. B. das Vorhandensein naher Bezugspersonen und oberflächlicher Kontaktmöglichkeiten sowie der selbstbeurteilten „Adäquatheit" der vorhandenen sozialen Beziehungen, ergaben sich jedoch entgegen der Erwartung und der Befunde von BROWN keine klaren Zusammenhänge mit belastenden Lebensereignissen und der Entwicklung einer Depression. HENDERSON schließt in seiner Untersuchung, daß offensichtlich ausschließlich Probanden, die ihre sozialen Bezüge als mangelhaft *erlebten,* also unzufrieden waren, ein erhöhtes Risiko zu erkranken aufwiesen, unabhängig davon, ob ihre soziale Interaktionsstruktur auch als *objektiv,* d. h. nach Einschätzung des Untersuchers im Interview, gestört beurteilt worden war. Weitere korrelative Befunde mit verschiedenen Persönlichkeitsskalen, insbesondere dem EYSENCK Personality Inventory (EPI), interpretierte HEN-

DERSON (1983) dahingehend, daß mangelnder Social Support „an sich" offensichtlich für die Entwicklung einer Depression nicht entscheidend sei. Er leitete aus der engen Korrelation der Neurotizismuswerte mit den Social Support-Indizes die Annahme her, daß möglicherweise primär oder sogar ausschließlich Persönlichkeitsfaktoren, die nicht direkt mit dem sozialen Stützsystem zu tun haben, die entscheidende ätiologische Rolle bei der Entwicklung von Depressionen spielen. Im Gegensatz zum Vulnerabilitätskonzept, das die Bedeutung von mangelndem Social Support als Verletzlichkeitsfaktor bei der Konfrontation mit belastenden Lebensereignissen betont, steht also bei HENDERSON (1983) die interindividuell unterschiedliche Bewertung und Verarbeitung sozialer Ereignisse im Sinne einer Disposition im Vordergrund. Er fand, daß 1) Probanden mit hohen Neurotizismuswerten mehr Belastungen beim Eintreten bestimmter Lebensereignisse berichten als Personen mit niedrigen Neurotizismuswerten, 2) daß Persönlichkeitsfaktoren (aus dem EPI abgeleitet), fast die Gesamtvarianz hinsichtlich psychopathologischer Symptomatik erklären und 3) Social Support Variablen keinen wesentlichen zusätzlichen Erklärungswert besitzen.

Auch HENDERSON's Arbeit ist inzwischen Gegenstand heftiger Kritik geworden, die sich u.a. an der Problematik seines Neurosen-Konzepts und der dazu eingesetzten Meßverfahren festmacht. So enthält das EPI z.B. auch einige Social Support-Variablen; somit sind möglicherweise die Befunde konfundiert. Zu beachten ist, daß HENDERSON, im Gegensatz zu den Untersuchungen von BROWN, Männer und Frauen und somit eine weitaus heterogenere Stichprobe untersucht hat.

Der Vollständigkeit halber muß – trotz zahlreicher Unterschiede in der Erhebungsmethodik und Falldefinition – auch auf eine Reihe neuerer multivariater Studien eingegangen werden. Diese Studien versuchen durch Verbesserungen des Designs und der angewandten statistischen Analyseverfahren der Komplexität der Modellvariablen und ihrer Interaktion besser gerecht zu werden. Diesen Arbeiten liegen multivariate Modelle zugrunde, die in Anlehnung an FOLKMAN und LAZARUS (1986) versuchen, die

Abb. 2.10. Modell von MONROE und STEINER (1986)

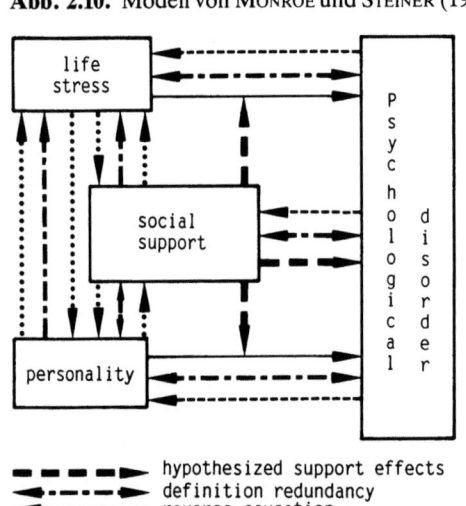

dynamische wechselseitige, reziproke Beziehung zwischen Person und Umwelt bei der Entwicklung psychopathologischer Symptome zu erfassen. Hierzu gehören die Studien von HAMMON et al. (in press); PHIFER und MURREL (in press) und MONROE et al. (in press).

Die Komplexität der möglichen Wechselbeziehung wird in Abb. 2.10 verdeutlicht durch die in der Abbildung angegebenen unterschiedlichen Strichstärken. Obwohl die Zielsetzung der oben genannten Studien bewußt auf Einzelaspekte beschränkt war, können auch nach ihren Ergebnissen keine abschließenden Entscheidungen hinsichtlich adäquaterer Konzepte zur Darstellung der Zusammenhänge formuliert werden. Jedoch stimmen alle drei Studien darin überein, daß (1) bei der Untersuchung der Zusammenhänge zwischen Social Support/Network und Psychopathologie die vorangehende Psychopathologie als bekanntermaßen stärkster Prädiktor für die zu erwartende Symptomausprägung unbedingt kontrolliert werden muß; (2) bei der Untersuchung der Auswirkungen vertrauensvoller Beziehungen auf die Entwicklung psychopathologischer Syndrome sollten persönliche Vorerfahrungen hinsichtlich der Bewältigung oder Überforderung durch Konfliktsituationen kontrolliert werden. Frauen mit Konflikten vor der ersten Untersuchung verhielten sich anders als Frauen, die vor der Erstuntersuchung noch weitgehend ungestört waren; (3) alle Studien betonen die Relevanz weiterer Einflußgrößen; hierzu gehören eine weitere Fassung des Social Support-Modells, das z. B. auch instrumentelle Unterstützung einschließt, sowie die Beachtung von komplizierenden Rahmenbedingungen, wie z. B. körperliche Gesundheit sowie Alter.

Unabhängig davon kommen diese Untersuchungen zu dem Ergebnis, daß es sich bei Social Support-Variablen, wenn auch in unklarer Form, um *eigenständige Einflußgrößen* handelt, die nicht adäquat in einem Vulnerabilitätskonzept abgehandelt werden können.

2.2.4.4 Persönlichkeit und Depression

Nicht nur im Kontext der neueren Life-Event- und Social-Support-Forschung wurde in den vergangenen Jahren wiederholt die möglicherweise entscheidende Rolle von Persönlichkeitsfaktoren für die Entstehung depressiver Verstimmungszustände untersucht. Allgemein wird dabei unter Persönlichkeit die relativ zeitkonstante Struktur psychischer Reaktionseigenschaften eines Individuums verstanden (HERRMANN 1969). Empirische Überprüfungen des Zusammenhangs von Persönlichkeitsvariablen mit dem Risiko einer Erstmanifestation, dem weiteren Verlauf und der Tendenz zur Chronifizierung bei depressiven Störungen liegen bisher jedoch nur in Ansätzen vor. Grundsätzliche Probleme ergeben sich wegen:

a) der Heterogenität depressiver Krankheitsformen, d. h., daß Persönlichkeitseigenschaften, die mit einer Depressionsform verbunden sind, nicht zwangsläufig auch bei anderen Formen der Depression zu finden sind,
b) der mangelnden Beachtung von Alters- und Geschlechtsunterschieden,
c) der unterschiedlichen Operationalisierung von Begriffen wie „Abhängigkeit", „Extraversion" und „Selbstbewußtsein" und vor allem
d) der Schwierigkeit einer klaren Abgrenzung depressiver Krankheitssymptome von habituellen, prämorbiden Persönlichkeitseigenschaften (HIRSCHFELD et al. 1982; v. ZERSSEN 1982).

Trotz dieser Probleme und der grundsätzlichen Schwierigkeiten bei der Operationalisierung von Persönlichkeitseigenschaften wurden in den letzten Jahren von verschiedenen Arbeitsgruppen Ergebnisse auf der Grundlage psychometrisch konstruierter Fragebögen vorgelegt, die inhaltlich zu tendenziell ähnlichen Befunden kommen. Sie unterstreichen u. a. auch die Bedeutung einer differenzierteren Betrachtung unterschiedlicher Depressionsformen.

Relativ gut untersucht (HIRSCHFELD et al. 1983) wurden mit Hilfe verschiedener Persönlichkeitsfragebögen die Konzepte „emotionale Stabilität" (im Sinne von Neurotizismus), „zwischenmenschliche Abhängigkeit" (im Sinne eines herabgesetzten Selbstbewußtseins und Mangels an Selbstsicherheit in sozialen Situationen) und das „Extra-/Introversionskonzept". Die auffälligsten prämorbiden Abweichungen in den Testwerten unipolar depressiver Patienten gegenüber Kontrollgruppen fanden sich bezüglich eines erhöhten Introversionswertes, während der Faktor „zwischenmenschliche Abhängigkeit" nicht zwischen Patienten und Kontrollpersonen unterscheidet. Die „emotionale Stabilität" im symptomfreien Intervall wird bei den untersuchten Depressionsformen als unauffällig beschrieben; lediglich bei reaktiv depressiven Patienten zeigte sich in der Arbeit von HIRSCHFELD et al. (1983) ein leicht erhöhter Wert (unklar bleibt hier wegen des Fehlens einer Differenzierung zwischen endogenen und neurotischen Depressionen, ob es sich hierbei um neurotische Depressionen handelt oder nicht).

Bipolar Depressive zeigen weniger auffällige Werte als unipolar Depressive, jedoch sind die Befunde hier noch uneinheitlicher als bei Letzteren.

V. ZERSSEN (1979, 1980, 1982) kommt aufgrund eines neu entwickelten Persönlichkeitsinventars, das in mehreren Kreuzvalidierungsstudien geprüft wurde, zu ähnlichen Befunden bezüglich der prämorbiden Persönlichkeit neurotisch Depressiver, die eine deutlich erhöhte Schizoidie, starke Selbstunsicherheit und eine erhöhte Frustrationsintoleranz aufweisen. Darüber hinaus konnte im wesentlichen das TELLENBACH'sche Konzept des „Typus melancholicus" (TELLENBACH 1975), das durch Ordentlichkeit, Arbeitsamkeit und Angespanntsein charakterisiert ist, für Patienten mit unipolar endogenen Depressionen bestätigt werden. Leichte Erhöhungen zeigten sich noch bei neurotisch Depressiven, während bipolare auch in dieser Hinsicht eher den Durchschnittswerten der Bevölkerung entsprachen. V. ZERSSEN (1977) bringt spekulativ die starke Leistungsbezogenheit und das hohe Pflichtbewußtsein des „Typus melancholicus" mit einer besonderen Verletzlichkeit gegenüber eigenem Leistungsversagen in Verbindung sowie die Struktur neurotisch Depressiver mit einer erhöhten Empfindlichkeit gegenüber Trennungserlebnissen.

Zu erwähnen sind ferner die bereits diskutierte Arbeit von HENDERSON et al. (1981), die einen erhöhten Neurotizismuswert als stärksten Prädiktor für die Entwicklung depressiv-ängstlicher Symptome in der Allgemeinbevölkerung herausgestellt hat.

Diese Befunde unterstreichen zwar die Bedeutung möglicherweise bereits prämorbid vorhandener Persönlichkeitszüge, bedürfen allerdings weiterer Bestätigung durch andere Untersuchungsgruppen und können angesichts der eingangs angeführten methodischen Probleme nur mit Vorsicht verallgemeinert werden.

2.2.5 Behandlung, Verlauf und Outcome depressiver Erkrankungen unter Beachtung von Diagnose und Symptomatik

Neben den eingangs diskutierten methodischen Schwierigkeiten stellt sich beim Überblick über die Verlaufsforschung affektiver Erkrankungen das Problem der häufig fehlenden Subgruppendifferenzierung zwischen unipolaren und bipolaren affektiven Psychosen einerseits und neurotischen Depressionen andererseits. Dadurch sind viele Verlaufsstudien nur schwer miteinander zu vergleichen. Darüber hinaus haben sich durch die Einführung neuerer pharmakologischer und lernpsychologischer Verfahren Veränderungen ergeben (WEISSMAN 1979; PAYKEL 1982), die zwar hinsichtlich ihrer kurzfristigen Effizienz, nicht jedoch bezüglich ihres Einflusses auf den längerfristigen Verlauf affektiver Störungen als hinreichend untersucht gelten können. Dies erschwert eine schlüssige Gesamtbeurteilung des Verlaufs affektiver Störungen.

Wegen der vielfach dokumentierten Unterschiede zwischen endogenen und neurotischen Depressionen sollen im folgenden – so weit wie möglich – die Verlaufscharakteristika uni- und bipolarer affektiver Psychosen von denen der neurotischen Depressionen getrennt dargestellt werden. Da jedoch US-amerikanische Untersuchungen zur Prognostik affektiver Störungen mit wenigen Ausnahmen neurotische Depressionen und unipolare endogene Depressionen unter der Kategorie unipolare Depression (bzw. Major Depression) zusammenfassen, werden die prognostischen Indizes zusammenfassend in dem Kapitel über neurotische Depressionen dargestellt.

2.2.5.1 Verlauf und Prognose affektiver Psychosen

Die den affektiven Psychosen nach ICD zuzuordnenden psychotischen bzw. melancholischen unipolaren und bipolaren Depressionen verlaufen in der Regel periodisch. Obwohl die Prognose der akuten depressiven Phase zumeist als gut beurteilt wird und die Patienten in 70–95 % der Fälle remittieren (WEISSMAN 1975; CORYELL und WINOKUR 1982) ist – diagnosenspezifisch unterschiedlich – bei 47–79 % der Patienten (BECK 1967; KLERMAN und BARRETT 1972) ein Wiederauftreten neuerlicher Phasen zu beobachten. Dabei kann die Tendenz abgelesen werden, daß im Verlauf der Erkrankung die Krankheitsphasen länger und die freien Intervalle kürzer werden. Aufgrund seiner Verlaufsstudie über 16 Jahre berichtet ANGST (1980), daß unipolare Depressionen durch seltenere, aber längere depressive Phasen von durchschnittlich 6 Monaten und bipolare durch wesentlich häufigere manische und depressive Phasen mit kürzerer Phasendauer gekennzeichnet sind.

Die Rückfallneigung ist bei bipolaren Erkrankungen deutlich höher als bei unipolaren, deren Verlauf übereinstimmend von verschiedenen Autoren als günstiger beschrieben wird (KAY et al. 1969; PAYKEL et al. 1974; CORYELL und WINOKUR 1982). ANGST (1980) gibt aufgrund einer systematischen Studie an einem relativ großen Kollektiv von 159 unipolaren Depressionen an, daß 23,4 % der ersthospitalisierten, unipolar Depressiven nur eine Phase, mehr als die Hälfte nur zwei depressive Krankheitsphasen durchmachen (s. a. ZIS u. GOODWIN 1979; LAVORI et al. 1984). Trotz des vergleichsweise günstigen Gesamtverlaufs wird von einigen Autoren aber auf die wesentlich höhere Suizidrate unipolar Depressiver hingewiesen, die von ANGST auf 10 % geschätzt wird. ROBINS et al. (1959) berichten diesbezüglich in einer Übersichtsarbeit für die Gesamtgruppe affektiver Störungen etwas höhere Schätzwerte von über 15 %

aller affektiven Erkrankungen. Jedoch weist diese Arbeit keine Differenzierung verschiedener Untertypen auf.

Die Zyklusdauer, d. h. der Abstand des Beginns aufeinander folgender Phasen, ist am Anfang der Erkrankung relativ lang, verringert sich dann jedoch offensichtlich immer mehr. Unipolare (endogene) Depressionen nehmen dabei wieder einen vergleichsweise günstigeren Verlauf ein und weisen eine Zykluslänge von 65 Monaten auf (depressive Phase und symptomfreies Intervall), die sich jedoch über einen mehr als 10-jährigen Zeitraum auf ca. 25 Monate verkürzt. Angst (1980) weist darauf hin, daß sich insbesondere bei stark periodischen Verläufen die symptomfreien Abstände zwischen den Phasen bipolarer Erkrankungen immer weiter verringern. Abweichende Ergebnisse zu dieser Frage berichtet allerdings Winokur (1975).

Das Erkrankungsalter scheint relativ gut zwischen bi- und unipolaren Verlaufsformen zu differenzieren. Unipolare Depressionen treten zumeist in der zweiten Lebenshälfte auf, während bipolare Erkrankungen in der Regel einen früheren Beginn aufweisen (zumeist mit einer manischen Phase). Ein chronischer Verlauf – i. S. eines Andauerns der letzten Phase von mehr als 12 Monaten – wird von Angst bei 17 % der unipolaren und 14 % der bipolaren Patienten beschrieben. Demgegenüber waren 41,5 % der unipolaren und 35,8 % der bipolaren vollständig, 20,8 % der unipolaren und 27,4 % der bipolaren zumindest teilweise zum Zeitpunkt der Katamnese remittiert. Deutlich schlechtere Prognosen bei Berücksichtigung längerer Zeiträume werden von Welner et al. (1977) berichtet. Taschev und Roglev (1973) konstatieren einen chronischen Verlauf bei 1/3 der Patienten. Welner et al. (1977) berichten in ihrer Literaturübersicht über 1/4 bis 1/3 chronischer Verläufe sowie bei Patienten ohne chronischen Verlauf einen beständigen sozialen Abstieg, verbunden mit wiederholten Krankheitsphasen und Krankenhausaufenthalten.

Zusammenfassend weisen unipolare Depressionen (vermutlich endogene), gemessen an der Krankheitsdauer und dem späten Manifestationszeitpunkt, günstigere Verläufe als bipolare Erkrankungen auf. Nimmt man eine Rückfallfreiheit über mindestens fünf Jahre als vorläufigen Heilungsindex, so kann mit Angst (1980) gefolgt werden, daß 44 % der unipolaren und ca. 36 % der bipolaren Erkrankungen voll remittieren. Bei dieser Schätzung werden jedoch ausschließlich symptomatische Besserungen berücksichtigt. Deutlich schlechtere Ergebnisse bezüglich der Prognose sind bei einer Einbeziehung sozialer Heilungskriterien zu erwarten (Welner et al. 1977). Das relativ günstige Bild des Symptom-Outcome über längere Zeiträume bei den unipolaren Depressionen steht im Einklang mit dem guten Ansprechen endogener Depressionen auf Behandlungen mit Antidepressiva und Heilkrampf (Prien und Caffey 1977; Prusoff et al. 1980; zusammenfassend Avery et al. 1983). Diagnosenwechsel über einen Zeitraum von 16 Jahren wurden in der Untersuchung von Angst (1980) in 10 % der Fälle von unipolar zu bipolar, in 6 % von einer unipolaren Psychose zu einer schizoaffektiven Psychose und in 7,5 % der Fälle von bipolaren zu schizoaffektiven Psychosen berichtet.

Die Annahme, daß die Behandlung mit Lithium bei bipolaren und mit Antidepressiva bei unipolaren den Langzeitverlauf günstig beeinflußt, gilt bislang nicht zuletzt wegen methodischer Probleme noch nicht als bestätigt (Angst 1980; Avery et al. 1983). Obwohl von der Lithium-Behandlung aufgrund umfangreicher Literatur ein positiver Effekt im Sinne einer Verkürzung der Phasen und Verlängerung der symptomfreien Intervalle angenommen werden kann, ist eine schlüssige Bewertung des langfristigen Behandlungserfolgs bislang kaum möglich, da in keiner Untersuchung die Medikation bzw. der Lithiumspiegel über Jahre systematisch bei einzelnen Patienten kontrolliert wurde. Über längerfristige Behandlungserfolge endogen depressiver Patienten mit psychologischen Behandlungsverfahren liegen nur anekdotische Berichte vor, so daß auch hier eine abschließende Beurteilung nur schwer möglich ist. SCHWARZ (1979) und MATUSSEK und FEIL (1980) weisen zwar auf die relativ positiven Behandlungserfolge im Rahmen einer gemeinsamen Gruppentherapie mit Schizophrenen hin, heben aber gleichzeitig hervor, daß die Notwendigkeit besteht – zeitlich begrenzt –, pharmakologische Verfahren bei Verschlimmerung des Zustandsbildes zur Senkung der Symptomintensität einzusetzen.

Obwohl eine Reihe von Autoren (siehe hierzu die Übersichten von WELNER et al. (1977) und CORYELL und WINOKUR (1982)) die Langzeitprognose uni- und bipolarer Depressionen auch in ihren sozialen und psychologischen Folgen für den Patienten und seine Umwelt untersucht haben, lassen sich aus diesen Studien keine differenzierteren Schlußfolgerungen ziehen, da zumeist die Ebene der sozialen Beeinträchtigung nicht getrennt von der psychischen Symptomatik erfaßt wurde, sondern in ein Globalmaß einging. Soweit aus diesen Globalbeurteilungen geschlossen werden kann, sind zwar die sozialen Konsequenzen in der Phase erheblich, jedoch restituieren die Patienten in der Regel im Intervall vollkommen. Der Anteil nach einer Globalbeurteilung sozial schwer behinderter Patienten mit bipolaren Erkrankungen wird bei einer Beobachtungsdauer von durchschnittlich 10 Jahren je nach Untersuchung zwischen 53% (SHOBE und BRION 1971) und 28% (CARLSON et al. 1974) angegeben.

2.2.5.2 Verlauf und Prognose neurotischer Depressionen

Bei einer Literaturübersicht über Verlaufsstudien zur neurotischen Depression zeigt sich besonders krass das Mißverhältnis zwischen der Fülle therapeutischer Outcome-Studien mit sehr kurzen Katamnesezeiträumen von weniger als einem Jahr, die in der Regel Besserungsraten zwischen 50 und 90% berichteten, und weniger optimistischen Ergebnissen von Langzeit-Studien. Obwohl mehrfach vorgeschlagen wird, daß die Kombination trizyklischer Antidepressiva mit psychologischen Behandlungsverfahren, die auch den sozialen Kontext des Patienten berücksichtigen, eine derzeit optimale Therapiestrategie darstellt, sind in der Literatur kaum Ergebnisse über die Langzeiteffekte dieser Kombinationsbehandlung zu finden (WEISSMAN 1979; AVERY et al. 1983). Mögliche Ursachen für diese mangelhafte Übertragung therapeutischer Erkenntnisse auf die Versorgungssituation und ihre Überprüfung wurden bereits in Kapitel 2.1 dargestellt.

Eine Reihe neuerer Studien liegen zum Krankheitsverlauf von Patienten vor, die der Kategorie „Major Depressive Disorder" nach DSM-III zugeordnet wurden, jedoch können diese Ergebnisse wegen der fehlenden Differenzierung zwischen endogener und nicht-endogener Depression für unsere spezifischere Fragestellung nicht verwertet werden. Deshalb beschränkt sich dieser kurze Überblick auf Studien, die sich explizit mit dem Outcome und dem Verlauf neurotischer Depressionen beschäftigen.

Neben der Übersichtsarbeit von ERNST und ERNST (1968) und zwei systematischen katamnestischen Studien von WEISSMAN (1975) und KLERMAN (1980) bzw. AKISKAL et al. (1978) liegen noch eine Reihe recht gut kontrollierter Nachuntersuchungen zu spezifischen, prognostisch relevanten Aspekten vor, die zumindestens bezüglich der Besserungsraten einiger Determinanten genauer herausgearbeitet haben. Es scheint, daß neurotische Depressionen keineswegs so positiv verlaufen, wie ursprünglich angenommen (Murphy et al. 1974). Dies gilt vor allem für hospitalisierte Patienten. Ernst (1980) berichtet sowohl aufgrund eigener Studien als auch in seiner Literaturübersicht über Follow-up-Studien bis zum Jahre 1967 über einen erheblichen Anteil chronischer Entwicklungen bei längerer Beobachtungsdauer und eine sich über die Jahre verstärkende Tendenz zu Rezidiven (Eitinger 1955; Ernst 1959; Stenstedt 1966; Rottach-Fuchs 1968; Ernst und Ernst 1968). Wenn auch die Chronizität nur in Ausnahmen ähnlich gravierend ist wie bei schizophrenen Residualzuständen und die Schwere depressiver Symptome in der akuten Phase selten so stark wie bei affektiven Psychosen erscheint, wird doch übereinstimmend auf langfristig erhebliche, symptombedingte Einschränkungen in der Lebensführung hingewiesen.

Während für die Gesamtgruppe der Depression allgemein angenommen wird, daß ca. 15% einen chronischen Verlauf nehmen (Robins und Guze 1972; Weisman und Akiskal 1984), scheint dieser Prozentsatz bei neurotischen Depressionen deutlich höher zu liegen. Akiskal et al. (1978) ermittelte aufgrund einer 3–4-jährigen prospektiven katamnestischen Studie für 58% einen chronischen Verlauf. Bei einer ebenfalls 4-jährigen Katamnese von Morrison et al. (1973) ergab sich allerdings deutlich eine niedrigere Prozenthöhe von 16%, ebenfalls bei Murphy et al. (1974). Alle diese Studien untersuchten pharmakologische Behandlungsstrategien (Antidepressiva); Akiskal erklärt den relativ hohen Prozentsatz chronischer Verlaufsformen in der eigenen Studie damit, daß die psychologischen Aspekte der Depression vor allem im interpersonalen Bereich in anderen Untersuchungen oft nicht genügend Beachtung gefunden hätten. Deutlich zeigt sich auch eine Abhängigkeit der Befunde von der Länge des Katamneseintervalls.

Klerman (1980) berichtet, daß im ersten Jahr nach der Behandlung nur 12% der Patienten, nach 4 Jahren jedoch über 28% der nachuntersuchten 250 – ehemals ambulant behandelten – Patienten 12 Monate vor der Nachuntersuchung keine symptomfreie Zeitspanne aufwiesen. Nur 30% der Patienten zeigten nach der Index-Erkrankung eine schnelle, vollständige Remission, 36% wiesen im 4-Jahres-Intervall als schwer eingestufte Rückfälle auf, während der Rest leichtere, aber chronische Symptomformen angab. Nach 4 Jahren waren 38% der Patienten volständig remittiert. 57% der Patienten wurden im Katamnese-Intervall medikamentös behandelt. Bei 30% wurden vorwiegend psychologische Behandlungsverfahren angewendet. Ein differentieller Behandlungseffekt pharmakologischer bzw. psychologischer (analytische Psychotherapie oder Verhaltenstherapie) Behandlungen wurde nicht deutlich. Diese Befunde scheinen im wesentlichen auch in der neuen NIMH-Studie zur Psychotherapie und pharmakologischen Therapie der Depression Bestätigung zu finden (Irene Elkin et al. 1986). Große Erwartungen sind mit neueren Multicenter Studien im deutschsprachigen Raum verbunden, die die Effektivität verhaltenstherapeutischer Strategien im Vergleich zu Pharmaka differentiell bei endogenen und neurotischen Depressionen untersuchen (De Jong; Hautzinger pers. Mitteilung).

Wie auch Ernst und Ernst (1968) in ihrem Übersichtsreferat, aber im Gegensatz zu anderen Autoren (vgl. Akiskal et al. 1978) weist Klerman (1980) auf die große Stabilität der Diagnose „neurotische Depression" hin. Er berichtet ferner über keine erhöhte Suizidrate. Nur zwei der Patienten unternahmen im Katamnese-Intervall Suizidversuche. Im sozialen Bereich wird zum Zeitpunkt der Nachuntersuchung nach 4 Jahren bezüglich der beruflichen Integration der Patienten eine relativ gute soziale Integration angegeben, jedoch gleichzeitig ein hoher Anteil schwerer Partnerkonflikte und andere Probleme im interaktionellen Bereich. Schwere Behinderungen bei den chronischen Fällen waren auch hier die Ausnahme. Auch wurde keine intellektuelle oder leistungsmäßige Reduktion festgestellt. Ähnliche Ergebnisse bezüglich der Besserungsprozentsätze und der Art und Ausprägung der chronischen Symptomatik wurden von KERR et al. (1972) und von Van VALKENBOURG et al. (1977) sowie WEISSMAN und PAYKEL (1974) berichtet.

In ihrer Untersuchung „The Nosological Status of Neurotic Depression" berichten AKISKAL et al. (1978) zum Teil ähnliche Ergebnisse wie KLERMAN. 28% der Patienten wiesen drei bis vier Jahre nach der Indexerkrankung einen ungünstigen Verlauf sowohl im symptomatologischen als auch sozialpsychologischen Bereich auf; 3 seiner 100 ambulant behandelten Patienten verstarben durch Suizid.

AKISKAL et al. (1978) kommen – ähnlich wie KLERMAN (1980) – wegen der Uneinheitlichkeit von Verlaufstypen und prognostischen Faktoren zu der Auffassung, daß das Konzept „neurotische Depression" zu heterogen sei und über die Verwendung der Research Diagnostic Criteria begrifflich schärfer gefaßt werden könne. Nach RDC teilte er die Gesamtgruppe seiner 100 Patienten in 36 Patienten mit einer primären Depression (18 unipolare, 18 bipolare Verlaufsformen), während er die verbleibenden 64 Patienten aufgrund der Nachuntersuchung der Kategorie „sekundäre Depression" zuordnet. Die häufigsten Hauptdiagnosen der Patienten mit einer sekundären Depression waren Angstneurose, Hysterie und Alkoholismus. Nach dieser Unterteilung weisen primäre Depressionen in 87% der Fälle einen positiven Verlauf, jedoch 41% der Fälle mit sekundärer Depression einen negativen Outcome auf. Alle drei Suizide traten bei Fällen mit einer sekundären Derpession auf.

Im Gegensatz zur Mehrzahl – vor allem europäischer – Untersuchungen schlagen AKISKAL et al. (1978) u. a. vor, das Konzept der neurotischen Depression zugunsten der Einteilung in primäre und sekundäre Depression aufzugeben. Dabei ist impliziert, daß der Verlauf sekundärer Depressionen vorwiegend durch die Art der Hauptdiagnose determiniert ist. Ähnliche Folgerungen wurden auch von WOODRUFF et al. (1967), ANDREASEN und WINOKUR (1979) und GODWIN und GUZE (1979) gezogen. Als einziges gemeinsames Charakteristikum neurotischer Depressionen beschreiben AKISKAL und Mitarbeiter eine charakterologische Komponente, die relativ verläßlich einen schlechten Verlauf und ein „Nichtansprechen" auf pharmakologische und psychotherapeutische Maßnahmen vorhersagt. Mit diesen Befunden wurde im wesentlichen die Einführung der Dysthymic Disorder als affektive Störung begründet. Unklar bleibt jedoch bei dieser Studie, ob nicht die ursprüngliche Selektion der Patienten zu der Heterogenität der Untersuchungsergebnisse beigetragen hat und ob die Trennung in primäre und sekundäre Depressionen nicht letztlich auf eine Trennung endogener (mit gutem Outcome) und nicht-endogener Depressionen (mit schlechtem Outcome) zurückgeführt werden kann.

Gut untersucht ist aufgrund der Arbeiten von WEISSMAN und PAYKEL (1974) und BOTHWELL und WEISSMAN (1977) der sozialpsychologische Aspekt ambulant behandelter, unipolarer depressiver Erkrankungen sowohl während als auch nach der akuten depressiven Phase. In ihrer Untersuchung an 40 verheirateten depressiven Frauen und 40 „gematchten" Kontrollpersonen konnten sie zeigen, daß in der depressiven Phase wesentliche Einschränkungen und Behinderungen in allen Rollenbereichen zu finden sind (Hausarbeit, soziale Kontakte, Interaktion mit Freunden, Familie etc.). Die Art der Probleme war eher durch verstärkte „Abhängigkeitsgefühle" und „unterdrückte Feindseligkeit" als durch offene Auseinandersetzungen und Krisensituationen gekennzeichnet. In der Remissionsphase scheinen sich diese Probleme sehr viel langsamer aufzulösen als die Symptome, ohne über einen Zeitraum von vier Jahren ganz zu verschwinden. Die Rückbildung der sozialen Einschränkungen verlief relativ schnell in den ersten vier Monaten und blieb dann hinter der Rückbildung der Symptome deutlich zurück. Danach scheinen die sozialen Probleme auf einem (nur relativ) erniedrigten Niveau konstant und unverändert bestehen zu bleiben. Die Einschränkungen scheinen weniger im beruflichen als vielmehr im interpersonellen Bereich zu bestehen. BOTHWELL und WEISSMAN (1977) wiesen darauf hin, daß nur ein geringer Teil der sozialen Einschränkungen durch depressive Rezidive erklärbar ist. Das Persistieren dieser psychosozialen Probleme stellt danach einen außerordentlich wichtigen Risikofaktor dar, der die Rückfallwahrscheinlichkeit erheblich erhöht. Der Befund unterschiedlicher Besserungsgradienten auf der symptomatischen und sozialpsychologischen Ebene unterstützt die Bedeutung multifaktorieller Behandlungsansätze, in denen die einzelnen Krankheitskomponenten spezifisch behandelt werden sollen. Wie Studien von WEISSMAN und PAYKEL (1974), WEISSMAN et al. (1975) und PAYKEL et al. (1975) zeigen, verbessern in der Regel psychologische Behandlungsansätze nicht unmittelbar die Symptome der Depression, sondern beeinflussen primär den psychosozialen Funktionsstand, während Antidepressiva primär auf die Reduktion der Depressionssymptome abzielen, ohne eine Veränderung der sozialen Integration herbeiführen zu können (WEISSMAN 1979). Es fehlen bislang jedoch Studien, die diese Ergebnisse replizieren und ihre Gültigkeit auch für andere Patientengruppen und Störungsgruppen nachweisen.

Die prognostischen Indizes für den Ausgang neurotischer Depressionen ähneln im wesentlichen denen bei Angstneurosen sowie anderen neurotischen Erkrankungen und stehen z.T. in Übereinstimmung mit der allgemeinen Prognoseregel von ERNST und ERNST (1968, siehe Kapitel 2.3.): Ein negativer Outcome scheint mit neurotischen bzw. hysterischen Zügen und Phobien in der Kindheit, einem frühen Krankheitsbeginn und einem hohen Neurotizismus- sowie einem niedrigen Extraversionswert korreliert (MILES et al. 1951; GREER und CAWLEY 1966; KERR et al. 1972; WEISSMAN et al. 1978). Neurotisch depressive, ältere Männer scheinen insgesamt eine bessere Prognose als Frauen und jüngere Männer sowie auch häufiger einen akuten Krankheitsbeginn aufzuweisen. Hinweise auf die kritische Bedeutung des Krankheitsbeginns werden auch durch eine neuere kinder- und jugendpsychiatrische Studie (KOVACS et al. 1984) unterstrichen. Dabei zeigte sich, daß sich bei mehrjährigem Vorliegen einer Dysthymie die Rückfallrate von Depressionen erhöht; auch scheint in Übereinstimmung mit früheren Studien die gleichzeitige Präsenz einer Angststörung die Remissionswahrscheinlichkeit herabzusetzen (s. KAY et al. 1969). Bedeutsam ist auch der wiederholte Nachweis, daß das gemeinsame Auftreten von Depression und Panikattacken nach DSM-III mit einer besonders ungünstigen sozialen Prognose einhergeht (CLANCY et al. 1978; VAN VALKENBURG et al. 1984).

Auch bezüglich krankheitsspezifischer Symptomfaktoren ergibt sich, daß Patienten mit hypochondrischen Zügen und Angstsymptomen eine schlechtere Prognose als depressiv-gehemmte Patienten besitzen (ERNST 1959; KERR et al. 1972; AVERY et al. 1983).

Der beste Prädiktor für den Outcome scheint der Entlassungsbefund zu sein, ein Ergebnis, das bereits bezüglich der Prognose von Schizophrenien von MÖLLER (1980) und MÖLLER und VON ZERSSEN (1986) herausgestellt worden ist.

2.2.6 Abschließende Bemerkungen

Zusammenfassend läßt sich bezüglich Verlaufsstudien bei affektiven Erkrankungen depressiver Prägung das Fehlen vergleichender, klinisch-pharmakologischer und psychotherapeutischer Verlaufsstudien über größere Zeiträume anführen, die die angedeuteten unterschiedlichen Verlaufscharakteristika unipolarer, bipolarer und neurotisch-depressiver Patienten auf der Ebene der Symptome und der sozialen Integration einander gegenüberstellen.

Darüber hinaus fehlen – mit Ausnahme der auf verheiratete Frauen begrenzten Arbeit von WEISSMAN und PAYKEL (1976) – vergleichende Studien zur sozialen Situation und Restitution der verschiedenen Depressionsuntergruppen. Ein solcher Vergleich könnte einerseits spezifische Aufschlüsse über die Art der angedeuteten Chronizität vieler Patienten und Hinweise auf notwendige therapeutische Maßnahmen im Sinne einer sekundären Prävention geben, andererseits aber auch zu einer valideren Untergruppenbildung affektiver Störungen im allgemeinen und neurotischer Depressionen im besonderen beitragen.

Allgemein ist zu bemängeln, daß sich in der Literatur – mit einer Ausnahme (PAYKEL und TANNER 1974) – keine Studie findet, die versucht, den Einfluß von Life-Events auf den Langzeitverlauf affektiver Erkrankungen zu untersuchen. Sowohl Besserungen als auch Verschlechterungen affektiver Erkrankungen sind auf dem Hintergrund dispositioneller Faktoren oft an kritische Veränderungen im Sozialfeld gebunden. Eine direkte, vergleichende Untersuchung der Lebenssituation und der Lebensveränderungen über längere Zeiträume könnte Aufschluß über Gemeinsamkeiten und Unterschiede des Verlaufs verschiedener Formen affektiver Störungen geben und zur Klärung der nosologischen Problematik im Bereich affektiver Störungen beitragen.

Schließlich muß auch auf die Frage der Entwicklung chronischer Depressionen eingegangen werden. Weder ist der Anteil chronischer Verläufe bei endogenen und nichtendogenen Depressionen klar bestimmt, noch sind Arbeiten zu finden, die den Charakter der „Chronizität" genauer betrachten. Derartige Analysen sind vor allem für die Entwicklung von Strategien zur Verhinderung eines chronischen Krankheitsverlaufs von Bedeutung und werden deshalb im Ergebnisteil gesondert abgehandelt.

2.3 Angstneurosen und Phobien

2.3.1 Definition und Abgrenzungsprobleme

Die Erscheinungsformen von Furcht und Angst sind vielfältig und bedingen somit eine Fülle von Abgrenzungsproblemen gegenüber „normalen" Verhaltens- und Reaktionsweisen auf der einen und psychopathologischen Zustandsbildern auf der anderen Seite.

Angst als Gefühl (Emotion) kann – wie andere Emotionen – durch ein relativ spezifisches Reaktionsmuster auf der physiologischen, motorischen und subjektiven Ebene beschrieben werden. Im Verlauf der Evolution erfüllte auch die Angst eine wichtige adaptive Funktion, z. B. bei der Konfrontation mit realen Bedrohungen (FENZ und EPSTEIN 1967; LADER 1975; FRÖHLICH 1982). In solchen Bedrohungssituationen ähnelt das akute Angstmuster im physiologischen, motorischen, verhaltensmäßigen und kognitiven Bereich weitgehend vielen Spielarten der sogenannten pathologischen Angst und kann nur graduell, also z. B. bezüglich Intensität, Dauer, Auftretenshäufigkeit, Auslösebedingungen und Verhaltenskonsequenzen von diesen abgegrenzt werden. Die Differenzierung zwischen normaler und pathologischer Angst läßt sich also in erster Linie nur bewertend aus der Diskrepanz zwischen Intensität und Dauer der Angstreaktion auf der einen und der zugrundeliegenden Bedrohung auf der anderen Seite erschließen. Angstgefühle treten darüber hinaus nicht nur in Gefahren- und Bedrohungssituationen als Momente der persönlichen Betroffenheit auf, sondern hängen auch eng mit dem Ausmaß situativer Beanspruchung in Leistungssituationen zusammen (s. z. B. psychophysiologische Belastungskontrollmodelle, zusammenfassend BIRBAUMER 1977).

Erschwerend für klare Abgrenzungen kommt hinzu, (1) daß es bis heute – trotz der Angst zugrundeliegenden, neurophysiologischen, psychophysiologischen und vegetativen Erregungsmustern – nicht möglich ist, ein einheitliches allgemeines Angstmuster unabhängig von individuellen Eigenschaften zu definieren, welches Angstzustände auch befriedigend gegenüber anderen Emotionen, wie Aversionsgefühlen und Unlust, abgrenzt (LADER 1975; BIRBAUMER 1977; s. a. TUMA und MASER 1985); (2) daß wegen der großen interindividuellen Varianz auch die Trennung von Angst als überdauerndem Persönlichkeitszug einer Person und Angst als kurzzeitiger Belastungsreaktion im Einzelfall oft nur schwer möglich ist (SPIELBERGER 1972; BARTLING 1982); (3) daß darüber hinaus die Abgrenzung von Angst als Ausdruck einer eigenständigen psychischen Störung (z. B. im Sinne einer Angstneurose oder Phobie) und Angst als Symptom im Zusammenhang mit anderen Erkrankungen Probleme bietet; denn Angst als Symptom tritt auch bei den meisten psychotischen und affektiven Erkrankungen auf und erschwert z. B. bei der sogenannten „ängstlich agitierten Depression" eine klare diagnostische Grenzziehung.

Diese Schwierigkeiten einer klaren Grenzziehung zwischen Angst als normaler Emotion, als Ausdruck einer spezifischen Erkrankung und als Symptom im Rahmen anderer psychischer Störungen machen es notwendig, sich in der Klassifikation und Diagnostik auf operational definierte Kriterien zu beziehen, die neben einer Beurteilung der Angemessenheit von Angst in Bezug auf Auslösereize auch Intensitäts- und Häufigkeitsmaße und eine Beurteilung der Verhaltenskonsequenzen einschließen. Abbildung 2.11 gibt zusammenfassend Gemeinsamkeiten und Unterschiede von verschiedenen Angstformen und Kriterien zur Differenzierung von Angst als normaler Reaktion, als (eigenständigem) pathologischen Syndrom und als Symptom einer anderen Erkrankung wieder, die im folgenden unter dem Aspekt der pathologischen Angst diskutiert werden sollen.

Abb. 2.11. Versuch einer multimodalen Beschreibung von Angstzuständen nach HÖHN-SARIC (1979)

Angstart	Äußere oder innere Anlässe	Somatische Reaktionen	Kognitionen	Gefühlszustände
Akute Furcht, Schreckreaktion	Unerwartete, intensive Reize; unvermittelte Konfrontation mit Gefahren bzw. Gefahrensignalen	Allgemeine autonome Erregung, ggf. Dominieren parasympathischer Prozesse. „Notfallreaktion", Defensivreflexe	Relative Abwesenheit ausgeprägter Kognitionen („blank mind"); primitive Entscheidungen; Hyper-Suggestibilität	Erstarren, Panik, Gestörtheit oder Verstörtheit; in extremen Fällen Depersonalisation
Subakute Furcht, Erwartungsangst	Antizipation unangenehmer, bedrohlicher oder gefährlicher Ereignisse einschließlich Noxen	Allgemeine autonome Erregung, ggf. Dominieren von Sympathikusprozessen in zeitl. Übereinstimmung mit dem antizipierten Ereignis	Realistische Erwartung; Ungewißheit über Intensität, Zeitpunkt des möglichen Eintreffens, der Bewältigungsmöglichkeiten und Konsequenzen	Betroffenheit bis Terror, Irritiertheit, unangemessene Schwächezustände; Weinerlichkeit, weglaufen oder sich verbergen wollen einschl. symbolischer Repräsentationen d. Bedürfnisse
Phobien	Antizipation eines Ereignisses, das subjektiv gefährlich und daher mit Angst verbunden eingeschätzt wird	→	Unrealistische Furcht, die mit der Natur des Reizes nicht übereinstimmt; Furcht vor Verlust der inneren Kontrolle	→
Chronische Angstzustände, Angstneurosen	Angst ohne Objektbezug; Übertragung der Angstreaktion auf eine unbestimmte Vielzahl von Situationen	Chronische, autonome Übererregung mit Sympathikusdominanz; Störung homöostatischer Prozesse	Kein deutl. Bezug zu Kognitionen; Sorge um Kontrollverlust; erhöhte Selbstzuwendung	Chronische Spannung, Niedergeschlagenheit und Deprimiertheit, gelegentliche Angstanfälle

2.3.2 Klassifikation von Ängsten

Die Hauptcharakteristika pathologischer Angst im Sinne von Angstneurosen und Phobien sind diesen einführenden Überlegungen zufolge exzessive Angstreaktionen, die

- unangepaßt und situationsunangemessen sind;
- wiederholt auftreten (persistieren);
- außerhalb der willentlichen Kontrollen des Betroffenen stehen und nicht durch rationale Erklärungen beseitigt werden können sowie
- vor allem die Tendenz des Betroffenen zur Vermeidung hervorrufen.

Der subjektive Anteil der Angstreaktion wird vom Individuum als alarmierendes Gefühl großer Angst, Spannung und Panik erlebt und kann unterschiedlich zum Ausdruck kommen. Die körperliche Reaktion umfaßt verschiedene physiologische Reaktionen, wie eine erhöhte Atmungsfrequenz, Kurzatmigkeit oder Schwierigkeiten durchzuatmen, Herzklopfen, Schwächezustände, Benommenheit und Schwindelgefühl, Zittern, Schweißausbrüche, Hitzewallungen. Die motorische Komponente ist zumeist als Fluchtreaktion bzw. Vermeidungsreaktion beschreibbar, obwohl bei manchen Patienten das oft auftretende lähmende Gefühl der Angst zu einem Verharren in der Angstsituation führen kann.

Prinzipiell kann zwar jeder Umweltreiz bzw. jede Situation derartige Angstreaktionen (siehe hierzu die „Sammlung" bei TUMA und MASER 1985) hervorrufen; bei phobischen Erkrankungen wird jedoch in der Regel nur eine begrenzte Zahl an Auslösesituationen berichtet. Diese lassen sich hinsichtlich ihrer Komplexität unterscheiden (MARKS 1971; BUTOLLO 1979). Während bei phobischen Ängsten gegenüber bestimmten Schmerzen, Krankheiten, Tieren und Objekten noch relativ eindeutige Zuordnungen zu Situationen und Reizen aufzufinden sind (nach DSM-III sog. Einfache Phobien), sind die *Agoraphobien*, als Ängste vor großen, weiten Plätzen und vor Situationen, in denen keine Hilfe verfügbar wäre, als häufigste klinisch-psychiatrische Störung und die Klaustrophobie, als Angst vor geschlossenen Räumen, oft relativ unspezifisch. Ähnlich unspezifisch – wenn auch zumeist von leichterem Schweregrad – sind ferner die häufig vorkommenden *sozialen Ängste*.

Nicht an Auslösereize- und situationen gebundene Ängste, die in Form von Angstanfällen oder als Dauerzustand (z. B. im Sinne freiflottierender Angst) auftreten, werden in der ICD zumeist den Angstneurosen zugeordnet. Darüber hinaus läßt sich jedoch aufgrund der Vielfalt der möglichen Auslösereaktionen eine fast unbegrenzte Zahl von Angstkategorien bilden, deren Validierung aufgrund einer Vielzahl von ätiologischen und phänomenologischen Variablen jedoch bisher unbefriedigend verlaufen ist (BUTOLLO 1979).

Diese Subklassifikation der Angststörungen ebenso wie die Zuordnung von Phobien und Angstneurosen zur Gruppe der Neurosen gilt heute als ebenso umstritten (s. LADER 1975; BIRBAUMER 1977; SPITZER et al. 1978; DSM-III 1980) wie ihre Differential-Diagnostik gegenüber affektiven Störungen. Seit Einführung des DSM-III (1980) scheint sich die folgende (in Abb. 2.12 wiedergegebene) differenziertere Klassifikation durchzusetzen.

Hiermit wird nicht nur die auf FREUD (1926) rückführbare Unterscheidung von Angstneurosen und Phobien aufgehoben, sondern darüber hinaus auch in neuerer Zeit der eigenständige Status der Agoraphobien bezweifelt (KLEIN 1981; DSM-III-R 1987;

Abb. 2.12. Klassifikation der Angststörungen (AD) in der ICD-9, DSM-III und DSM-III-R

ICD-9	DSM-III	DSM-III-R
Anxiety neurosis	Panic disorder	Panic disorder – with agoraphobia – without agoraphobia
	Generalized ad	Generalized ad
	Atypical ad	Atypical ad
Phobia	Agoraphobia without panic	Agoraphobia without panic
	Agoraphobia with panic	
	Social phobia	Social phobia
	Simple phobia	Simple phobia
Obsessive-compulsive neurosis	Obsessive-compulsive disorder	Obsessive-compulsive disorder
Adjustment reaction	Post-traumatic stress disorder	Post-traumatic stress disorder

SPITZER 1985; HAND und WITTCHEN 1986) und der sog. Panikstörung eine zentrale Rolle zugewiesen.

Mit der Zielsetzung einer hohen diagnostischen Reliabilität und stark beeinflußt von einem biologischen Modell der Angstattacken (KLEIN 1964, 1967; SHEEHAN 1982) wird zwischen Angstzuständen und phobischen Störungen unterschieden. Dabei wird der sog. Panikstörung neben dem allgemeinen Angstsyndrom, den Zwangsstörungen und posttraumatischen Streßstörungen ein eigenständiger nosologischer Status zuerkannt. Das allgemeine generalisierte Angstsyndrom, die Panikstörung, ergänzt durch multiple, „Einfache" oder „Soziale" Phobien können wohl zusammengefaßt dem ICD-Konzept der Angstneurose zugeordnet werden (WITTCHEN et al. 1985).

Phobische Störungen werden im DSM-III – in recht guter Übereinstimmung mit MARKS (1970) – in drei Untergruppen unterteilt: die Agoraphobie, die Soziale Phobie und die Einfache Phobie. Die Agoraphobie wiederum wird in zwei Subtypen mit und ohne Panikattacken unterteilt, mit der nur sehr schlecht belegten Begründung, daß der Verlauf von Agoraphobien mit Panikattacken mehr dem von Panikstörungen entspricht als dem von Agoraphobien. In der neuen Revision von DSM-III (DSM-III-R 1987) wird aufgrund kontrovers diskutierter Befunde (s. HAND und WITTCHEN 1986; MARKS 1987) die zentrale Rolle der Panikstörung in DSM-III noch weiter betont, indem der diagnostische Schwellenwert dieser Diagnose erheblich herabgesetzt wird und alle Agoraphobien mit Panikattacken dieser Angstform zugeordnet werden. Begründet werden diese klassifikatorischen Neuerungen mit vier Argumenten: (1) der nachgewiesenen höheren Reliabilität dieser Klassifikation (SPITZER et al. 1979; WITTCHEN et al. 1985), (2) einer Reihe von Forschungsarbeiten, die gezeigt haben, daß bestimmte Unterformen von Angststörungen relativ spezifisch auf bestimmte verhaltenstherapeutische und pharmakologische Therapieansätze ansprechen (s.h. KLEIN 1978; SHEEMAN 1982; MARKS 1987), (3) möglicherweise unterschiedlichen biologischen Korrelaten der einzelnen Störungsgruppen, sowie (4) epidemiologischen Befunden zum Spontanverlauf von Angststörungen. Jedoch sind insbesondere die Ergebnisse der dritten und vierten Argumentationsebene außerordentlich divergent und umstritten (s. zusammenfassend HAND und WITTCHEN 1986).

2.3.3 Probleme bei der Erfassung und Quantifizierung von Angstneurosen und Phobien

Obwohl im Gegensatz zu fast allen anderen psychiatrischen Erkrankungen bei Angstzuständen relativ konsistent physiologische Veränderungen beobachtet werden können (LADER 1975; BIRBAUMER 1977; TYRER 1982), sind diese Maße weder genügend einheitlich noch spezifisch genug, um eine praktische Hilfe bei der Diagnostik und Quantifizierung von Angstzuständen zu geben. Aus diesem Grund bleibt die Diagnostik in der Praxis in erster Linie auf die Erfassung subjektiv verbaler und verhaltensmäßiger Aspekte von Angst begrenzt, die unter anderem wegen der unterschiedlichen theoretischen Orientierung der Untersucher (z. B. lerntheoretisch und psychoanalytisch) zu recht abweichenden Ergebnissen bei ein- und derselben Person führen kann, je nachdem welcher Aspekt im diagnostischen Prozeß besonders hervorgehoben wird. Zur Verbesserung der mangelhaften Reliabilität werden deshalb in der quantifizierenden Diagnostik von Angstneurosen und Phobien häufig Selbst- und Fremdbeurteilungsverfahren angewendet. Obwohl keiner der Fragebogenansätze für eine „regelrechte" Diagnostik geeignet erscheint, ermöglichen sie doch zumindest deskriptiv verschiedene Aspekte angstbezogener Verhaltens- und Erlebnisweisen zu quantifizieren. Diese Verfahren wurden häufig auch zum Nachweis der Effektivität von psychologischen Therapieverfahren im Rahmen von Prä-Post-Vergleichen benutzt (EMMELKAMP und KUIPERS 1979).

Häufig verwendete Verfahren sind dabei der „Fear Survey Schedule" (FSS), der auf Selbstbeurteilungsbasis eine faktorenanalytisch gewonnene Differenzierung verschiedener Angstformen und deren Ausprägung ermöglicht, ferner das „State Trait Anxiety Inventory" von SPIELBERGER (1970) und die „Leeds Scale for Anxiety and Depression" (SNAITH et al. 1976). Inwieweit diese Verfahren wirklich „Angst" erfassen und nicht etwa unspezifische Faktoren wie eine allgemeine Beeinträchtigung durch körperliche Beschwerden (v. ZERSSEN 1976) oder Depressivität, ist bislang ungeklärt. Ähnliche Einwände können auch bezüglich der Fremdbeurteilungsverfahren angebracht werden. Weder die „Inpatient Multidimensional Psychiatric Scale (IMPS)" (LORR et al. 1967) noch die „Hamilton Rating Scale for Anxiety" (HAMILTON 1959) sind bezüglich einer spezifischen Erfassung von Angst hinreichend validiert. Neuere Ansätze zur Angsterfassung und Quantifizierung auf der Grundlage der spezifischen DSM-III und DSM-III-R scheinen hier vielversprechender zu sein; Replikationsstudien stehen jedoch noch aus (siehe z. B. MEZZICH et al. 1985).

Auf einer deskriptiven, klassifikatorischen Ebene stellen Interview-Ansätze, wie etwa das ältere „Present State Examination" (PSE, 9. Version, WING et al. 1974), das eine Grobklassifikation von Angstsyndromen nach IDC-8 ermöglicht und vor allem das „Diagnostic Interview Schedule" (DIS, Version II), das bezogen auf DSM-III, RDC und Feighner eine verläßliche Subklassifikation von verschiedenen Angststörungen zuläßt, die derzeit verläßlichste und angemessenste Art einer Diagnostik dar. Zu bevorzugen ist wegen der größeren Einsatzbreite und stärkeren Strukturierung des

Interviewablaufs das DIS, da es zum einen eine höhere Reliabilität besitzt (WITTCHEN et al. 1985; SEMLER et al. 1987) und zum anderen in der Lage ist, über Algorithmen nicht nur Diagnosen nach DSM-III, sondern auch nach den Research Diagnostic Criteria (RDC) und den „Feighner Kriterien" zu stellen. Damit kann eine breitere und bessere Vergleichbarkeit mit anderen Studien erreicht werden (WITTCHEN et al. 1985).

2.3.4 Epidemiologische Aspekte

Da die definitorischen Eingrenzungen von Angstneurosen und Phobien, insbesondere in älteren Arbeiten auf der Grundlage von ICD, oft unklar und widersprüchlich sind, ist es auch hier nur schwer möglich, verläßliche Angaben über die Prävalenzraten dieser beiden Störungsgruppen zu machen. Bis heute ist in der Mehrzahl klinisch orientierter Arbeiten ein sehr breiter psychoanalytischer Neurosenbegriff als Grundlage der Fallidentifikation verwendet worden, weshalb Feldstudien in der Bevölkerung zu extrem divergierenden Angaben gekommen sind. Zahlreiche Beispiele hierfür finden sich bei SCHEPANCK (1986). Ein weiteres Problem ist, daß epidemiologische Studien nur selten differenzierte Prävalenzziffern bezüglich Angstneurose und Phobie, sondern zumeist nur einen Gesamtwert für die Kategorie der Neurosen angeben. Ferner ist zu beachten, daß mangels klarer diagnostischer Kriterien viele Forscher und Kliniker implizit Hierarchieregeln verwenden, wonach im allgemeinen bei Patienten, die die Kriterien von Angst und Depression erfüllen, primär die Diagnose Depression vergeben und die ebenfalls bestehende Angst vernachlässigt wird. Dadurch werden vor allem im deutschsprachigen Bereich häufig die Raten für depressive Neurosen erhöht und für Angstneurosen und Phobien erniedrigt, z. B. in der an sich gut kontrollierten epidemiologischen Studie in einem ländlich-kleinstädtischen oberbayerischen Gebiet von DILLING und WEYERER (1984).

Aufgrund einer älteren, von MARKS und LADER (1973) erstellten Übersicht über fünf, minimalen methodischen Anforderungen genügende, Feldstudien, die zwischen 1950 und 1970 durchgeführt wurden, läßt sich die Prävalenz angstneurotischer und phobischer Erkrankungen auf 2 bis 4,7% der erwachsenen Durchschnittsbevölkerung schätzen. In diesem Bereich lagen auch die Befunde der sog. Traunstein-Studie; unter besonderer Berücksichtigung der Behandlungsbedürftigkeit bei der Falldefinition stellt DILLING (1981) fest, daß neben depressiven Neurosen, die bei 12,8% der Interviewten diagnostiziert wurden, 1,8% der Befragten eine Angstneurose und nur 0,3% Phobien aufwiesen. Darüber hinaus wurden nur knapp die Hälfte dieser Phobien und Angstzustände auch von den Psychiatern als unbedingt behandlungsbedürftig eingestuft. Aus Studien über die psychiatrische Morbidität in Arztpraxen werden erwartungsgemäß wesentlich höhere Prävalenzraten berichtet, die allerdings angesichts der eingangs diskutierten diagnostischen Probleme ebenfalls mit äußerster Vorsicht interpretiert werden sollten. MARKS und LADER berichten, daß 10 bis 14% der Patienten mit kardiovaskulären Symptomen, die in internistischer fachärztlicher Behandlung stehen und 27% der Patienten mit psychischen Auffälligkeiten in allgemeinmedizinischer Behandlung beim Hausarzt als Angstneurotiker klassifiziert werden können (s. a. KEDWARD und COOPER 1966). Über ähnliche Ergebnisse wurde auch von SHEPHERD et al. (1966) berichtet. Aus Fallregisterdaten über ambulant oder stationär psychiatrisch behandelte Patienten wird aus zwei voneinander unabhängigen Fallregisterstudien in

Großbritannien ein Prozentsatz von 7 bis 10% angstneurotischer und phobischer Patienten angegeben (WING und FRYERS 1976; TYRER 1982).

Die Verbreitung relativ kurzzeitiger Angstzustände, die zu vorübergehenden Einschränkungen der Lebensführung führen, dürfte allerdings um ein mehrfaches höher liegen als in den älteren Populationsstudien angegeben. Anhaltspunkte hierfür bieten die Studien von TAYLOR und CHAVE (1964) und SALKIND (1973), die über Häufigkeiten von 36–40% der Gesamtbevölkerung berichten. Mögliche weitere Belege einer sehr weiten Verbreitung von zumindest kurzfristigen Ängsten sind die relativ hohen Anteile von Tranquilizern und Anxiolytika am Gesamtspektrum der Psychopharmaka (STRIAN und KLICPERA 1978).

Während somit aufgrund älterer Studien auf der Grundlage von ICD nur schwer ein aussagekräftiges Bild über die Häufigkeit verschiedener Formen von Angststörungen zu gewinnen ist, kommen die neueren epidemiologischen Untersuchungen auf der Grundlage von DSM-III übereinstimmend zu klareren Befunden. Im Rahmen der schon angesprochenen ECA-Studie (REGIER et al. 1984) berichten ROBINS et al. (1984) über Lifetime-Prävalenzraten zwischen 10,3% und 11% für alle Angststörungen zusammen, und MYERS et al. (1984) über 6 Monate Querschnittsprävalenzraten von 7,6% bis 7,9%. Dabei ergaben sich für Agoraphobien Lifetime-Prävalenzraten von 1,5% bis 5,2% für Männer und 5,3% bis 12,5% für Frauen. Zu beachten ist, daß für die Agoraphobie als einzige Störung eine erheblich erhöhte Varianz zwischen den Untersuchungsregionen festgestellt wurde. Die 6-Monate-Prävalenz schwankte von Region zu Region für Männer zwischen 0,9% und 3,4% und für Frauen zwischen 2,7% und 5,8%. Die Lebenszeit-Häufigkeit von Panikstörungen lag mit 0,6% bis 1,2% für Männer und 1,6% bis 2,1% für Frauen deutlich niedriger. Die 6-Monate-Querschnittsprävalenz-Werte für Panikstörungen lagen bei 0,3% bis 0,8% und 0,6% bis 1% bei Frauen. Als häufigste Phobieform ergab sich in dieser Untersuchung wie erwartet die Einfache Phobie mit einer Lifetime-Prävalenz zwischen 6,2% und 7,7%. Deutlich niedriger lagen beispielsweise die Werte für die 6-Monate-Querschnittsprävalenz sozialer Phobien mit 1,3% für Männer und 1,7% für Frauen. Ähnlich hohe Werte wurden auch von ANGST und DOBLER-MIKOLA 1985 bei Berücksichtigung der 1-Jahres-Streckenprävalenz in der Zürich-Studie aufgefunden.

Aus diesen Ergebnissen läßt sich in Übereinstimmung mit einer neuen Übersichtsarbeit von MARKS (1987) ablesen, daß (1) Angststörungen offensichtlich bei einer verläßlichen, umfassenden Diagnostik sehr viel häufiger sind, als es noch ältere epidemiologische Studien abgeschätzt hatten, (2) viele Probanden die Kriterien für mehr als eine Angststörung erfüllen (20%), und (3) können wir aus der zumeist kleinen Differenz zwischen der Lifetime- und 6-Monate-Rate von Angststörungen die Vermutung ableiten, daß Angststörungen sehr häufig chronisch verlaufen.

Die Altersverteilung von Angststörungen auf der Grundlage der ICD zeigt ein Überwiegen von Angstzuständen in der Altersgruppe zwischen 20 und 30 mit einem kontinuierlichen Abfall in höheren Altersgruppen (über 30). Der Krankheitsbeginn wird in den meisten Arbeiten, die die ICD verwenden, zwischen dem 16. und 25. Lebensjahr angegeben (vgl. MARKS und LADER 1973). Demgegenüber berichten die neueren Studien nach DSM-III zwei Gruppen von Störungen mit unterschiedlichem Krankheitsbeginn. Panikstörungen und Agoraphobien weisen in der Regel ein bedeutend höheres durchschnittliches Erkrankungsalter als andere Phobien auf. In der ECA-Studie wird das durchschnittliche Erkrankungsalter von Panikstörungen und

Agoraphobien mit 27–29 Jahren angegeben. Einfache Phobien sowie Soziale Phobien sollen jedoch zumeist gegen Ende der Adoleszenz (17–19 Jahre) manifest werden (pers. Mitt. J. Boyd).

Zu ergänzen ist, daß aus Feldstudien und Studien beim Hausarzt in der Regel ein starkes Überwiegen von Frauen gegenüber erkrankten Männern (2:1) berichtet wird. Demgegenüber ist die Geschlechtsverteilung bei psychiatrisch/psychotherapeutisch behandelten Angstpatienten eher ausgeglichen. Die Vermutung, daß die höhere Prävalenzrate bei Frauen in Feldstudien auf eine geschlechtsspezifische höhere Klagsamkeit und einen geringeren Schweregrad der Erkrankung zurückzuführen ist, konnte nicht bestätigt werden (Marks 1969; Tyrer 1982).

2.3.5 Behandlung, Verlauf und Ausgang angstneurotischer und phobischer Störungen

Die Beurteilung des Verlaufs von Angstneurosen und Phobien kann sich auf drei Gruppen von – methodisch zumeist unbefriedigenden – Untersuchungen stützen: a) Studien zur sogenannten Spontanremission neurotischer Störungen, b) Studien zum längerfristigen Ausgang (länger als 1 Jahr) behandelter Störungen und c) Studien zum kurzfristigen Ausgang (kürzer als ein Jahr) behandelter Störungen.

Der folgende Überblick beschränkt sich auf Studien der Gruppe a) und b), die allerdings bezüglich Patientenselektion, angewandter Behandlungsverfahren und Outcome-Kriterien sehr uneinheitlich sind.

2.3.5.1 Spontanremission: Verlauf unbehandelter Angstneurosen und Phobien

Obwohl die Frage, welche nicht-therapeutischen Faktoren den Verlauf von phobischen und angstneurotischen Störungen bis zur „Heilung" beeinflussen können, von zentraler Bedeutung ist, sind mit Ausnahme einiger weniger Studien aus den Jahren 1950 bis 1965 kaum Untersuchungen zu dieser Frage durchgeführt worden. Erst mit Einführung des neuen Klassifikationssystems für Angststörungen in DSM-III kann eine erhebliche Stimulierung der Angstforschung – sowohl was ätiologisch orientierte als auch was klinische Kurzzeit-Verlaufsstudien angeht – konstatiert werden.

Ausgangspunkt der Kontroverse über die Spontanremission war die Feststellung Eysencks (1952), daß im allgemeinen 65% aller neurotischen Störungen innerhalb von zwei Jahren voll remittieren. Ähnliche Ergebnisse gab Rachmann (1973) an, der auf einer durch neuere Studien erweiterten Reanalyse der Daten von Eysenck aufbaute. Diese Befunde wurden in einer Vielzahl von Arbeiten von vornehmlich psychotherapeutisch orientierten Autoren bezüglich methodischer und inhaltlicher Aspekte kritisiert. Lambert (1976) und Bergin und Lambert (1978) folgerten in ihrer umfangreichen Übersichtsarbeit unter Einschluß neuerer Arbeiten, daß die Annahme einer derart hohen Spontanremissionsrate nicht aufrecht erhalten werden könnte. Nach ihren Untersuchungen weisen lediglich 30 bis 40% aller neurotischen Störungen ohne formale Therapie nach zwei bis fünf Jahren überhaupt eine Besserung auf. Dieses Ergebnis steht zumindest von der Tendenz her im Einklang mit der einzigen kontrollierten epidemiologischen Studie von Agras et al. (1969, 1972), die über eine Remissionsrate von nur 5% bei Phobien im Erwachsenenalter berichteten. Über ähnlich ungünstige

Ergebnisse bezüglich der Spontanremission angstneurotischer und phobischer Erkrankungen wurden von HASTINGS (1958) und ERRERA und COLEMAN (1963) berichtet, die auch auf den schlechteren Spontanverlauf angstneurotischer und phobischer Erkrankungen gegenüber anderen Neuroseformen hinwiesen. Eine wesentliche Schwierigkeit für eine Beurteilung der Divergenz der Befunde von EYSENCK (1952) und LAMBERT (1976) liegt darin, daß fast alle Studien zur Spontanremission – mit Ausnahme der Studie von AGRAS et al. (1972) – auch Patienten einschließen, die eine Art „Minimalbehandlung" (z. B. einmalige oder sporadische Kontakte mit einem Psychiater) erhalten haben. Beziehen wir die neueren epidemiologischen Befunde aus dem ECA Programm in diese Bewertung ein, so finden wir eine deutliche Unterstützung für die Hypothese einer niedrigen Spontanremission; die Differenz zwischen Lifetime- und Querschnittsprävalenz ist für Angststörungen deutlich niedriger als für andere Störungsgruppen (ROBINS et al. 1984; MYERS et al. 1984).

Keine Ergebnisse liegen bislang zur Frage vor, welche Faktoren möglicherweise eine Spontanremission bewirken und welche sozialpsychologischen und biologischen Charakteristika einen günstigen Verlauf bedingen. Zusammenfassend scheint trotz der Widersprüchlichkeit einzelner Befunde aus dem Überblick zum Verlauf unbehandelter bzw. minimalbehandelter Angstpatienten eher zu schließen sein, daß die Remissionsraten nicht-behandelter Angststörungen offensichtlich niedriger als die anderer (z. B. depressiver) Störungen liegen. Wegen des Fehlens empirischer Studien zu dieser Frage kann nur vermutet werden, daß Angsterkrankungen trotz ihrer „Chronizität" nur selten zu schwersten sozialen Beeinträchtigungen führen (AGRAS et al. 1972) und angesichts der weiten Verbreitung in der Bevölkerung nur in Ausnahmen stationäre Behandlungen erfordern (z. B. GOODWIN und GUZE 1979).

2.3.5.2 Verlauf behandelter Angstneurosen und Phobien

Trotz der relativ weiten Verbreitung von Angstneurosen und Phobien in der Durchschnittsbevölkerung und der nur schwer zu überblickenden Vielzahl von katamnestischen Studien über einen relativ kurzen Zeitraum von weniger als einem Jahr liegen (bis 1982) nur wenige diagnosespezifische Langzeitstudien über den Verlauf behandelter Angstzustände vor. Wenden wir die im Depressionskapitel angeführten Minimalkriterien für methodische Qualität an (Angabe der Diagnose, Angabe von Besserungsraten, Erwähnung der Behandlung, systematische Nachbeurteilung durch Fragebögen oder persönliche Nachuntersuchung), so sind in der Literatur bis 1982 nur elf Studien zu finden (s. h. Abb. 2.13), die in systematischer Weise den längerfristigen Verlauf über mehr als ein Jahr hinweg untersucht haben. Sechs dieser Studien wurden vor 1970 durchgeführt und berücksichtigen somit keine der neueren verhaltenstherapeutischen Behandlungsmaßnahmen bzw. neuere pharmakologische Ansätze. Nur zwei der angeführten Studien verwenden auf Reliabilität geprüfte Diagnosekriterien. Nur drei der neueren Studien beschreiben relativ differenziert Behandlungsmaßnahmen und die Behandlungshäufigkeit (NOYES und CLANCY 1976). Fast alle Studien verwenden unterschiedliche Bewertungskriterien, so daß nur eine eingeschränkte Vergleichbarkeit des Outcome besteht. Während manche Untersuchungen den Zustand bei der Nachuntersuchung lediglich global beschreiben, und die Symptomebene mit der sozialen und psychologischen Ebene vermischen, sind nur in zwei neueren Studien (MARKS 1971; NOYES et al. 1980) differenziertere Angaben zu finden.

Trotz dieser Uneinheitlichkeit berichten Studien sowohl an ambulant-behandelten als auch an stationär behandelten Patienten über ähnliche Besserungsraten bei längerer Behandlungsdauer. Mit zwei Ausnahmen liegen die Besserungsraten bei einer Zusammenfassung der Kategorien „geheilt" und „stark gebessert" zwischen 40 und 60%. Jedoch ist deutlich zu erkennen, daß Studien mit differenzierteren Outcome-Kriterien sehr viel niedrigere Raten berichten. Nur eine Studie (MARKS 1971) bezieht sich ausschließlich auf Phobien, eine weitere (EMMELKAMP und KUIPERS 1979) ausschließlich auf Agoraphobien. Alle anderen Studien berichten Daten über „Angstzustände" undifferenziert bzw. ohne Aufschlüsselung über eine Gesamtgruppe von Neurosen. Obwohl in keiner dieser Studien diagnosespezifisch Besserungsraten für Phobien und Angstneurosen angegeben werden, wird zumeist darauf hingewiesen, daß Angstzustände allgemein einen deutlich schlechteren Outcome als andere neurotische Störungen aufweisen (TYRER 1982; vgl. a. ERNST und ERNST 1968).

Aus der Abbildung 2.13 ergibt sich für Studien vor 1980 – mit Ausnahme der beiden verhaltenstherapeutischen Studien – noch keine eindeutige Überlegenheit einer therapeutischen Strategie gegenüber anderen. Nur in der Studie von MARKS (1971) werden bei einer Behandlung mit der „systematischen Desensibilisierung" befriedigende Ergebnisse berichtet (66% Besserungsrate), demgegenüber zeigte die Kontrollgruppe „kombiniert" verhaltens- und psychotherapeutisch Behandelter nur eine Besserungsrate von 26%. Als positiv an dieser Arbeit ist hervorzuheben, daß – im Gegensatz zu anderen Studien – klare, nachvollziehbare und gut operationalisierte Besserungskriterien verwendet wurden. Die zweite verhaltenstherapeutische Studie (EMMELKAMP und KUIPERS 1979) berichtet für agoraphobische Patienten eine Besserungsrate von 75%, die jedoch lediglich aufgrund signifikanter Skalenveränderung auf einer Symptomskala (Verbesserung von zwei Punkten auf einer Zehn-Punkte-Skala), nicht aber global-klinisch oder bezüglich psychosozialer Kriterien beurteilt wurde. Somit bleibt offen, inwieweit der Besserungsprozentsatz von 75% sich auf symptomfreie Patienten oder auf nur leicht gebesserte, insgesamt aber noch schwer gestörte Patienten bezieht. Beide verhaltenstherapeutischen Studien ergaben eine wesentlich bessere Prognose verhaltenstherapeutisch behandelter Patienten. Obwohl dies im Einklang mit der von LAZARUS (1968) berichteten 62%-igen Besserungsrate steht und auch mit den Ergebnissen vieler Kurzzeiteffektivitätsstudien zur Behandlung von Angstneurosen und Phobien übereinstimmt, kann doch mangels direkter Vergleichbarkeit mit anderen psychotherapeutischen und mit pharmakologischen Methoden bis 1980 noch keine eindeutige Überlegenheit verhaltenstherapeutischer Ansätze als erwiesen gelten. Erst nach dieser Zeit läßt sich in der Literatur darüber wachsende Übereinstimmung finden, daß verschiedene Formen der sogenannten „Exposure Therapie" mit und ohne begleitende Pharmakotherapie sowohl bei Phobien als auch bei Agoraphobien mit und ohne Panikattacken – möglicherweise sogar auch bei Panikstörungen – die Methode der Wahl darstellen (MUNBY und JOHNSTON 1980; AGRAS und BERKOWITZ 1980; WILSON 1982; COHEN et al. 1984; HAND und WITTCHEN 1986; MARKS 1987).

Während mit Ausnahmen von MARKS (1971) und KERR et al. (1974) die meisten Autoren bei systematischen Nachuntersuchungen von behandelten Angstneurosen und Phobien den hohen Anteil gebesserter Patienten betonen, kommen ERNST und ERNST (1968) bei ihrer Übersichtsarbeit über Studien vorwiegend psychotherapeutisch behandelter Patienten zu dem Ergebnis, „... daß Heilungen und Besserungen nur in der Minderzahl der ambulanten, vor allem aber der hospitalisierten Fälle zu finden

Abb. 2.13. Systematische Nachuntersuchung von behandelten Angstneurosen und Phobien

Author and source	Specified Diagnosis	Treatment	Follow-up Interval	Final sample N	Outcome Recovered	Much improved	Slightly improved	No change	Worse	Differentiation between social consequences and symptoms
Wheeler et al. (1950) Outpts. Cardiac Clinic Boston, U.S.	yes	Reassurance Sedatives	20 years	Anxiety State: 60	12%	35%	53%			no
Miles et al. (1951) Inpts. Mass. Gen. Hospitals, U.S.	no	Psychotherapy Mean 37 sessions	2–12 years	Anxiety State: 62	8%	50%	21%	21%		yes
Eitinger (1955) Inpts. Univ. Psychiat. Clinic, Oslo	no	Drugs, E.C.T. Supportive	10 years	Anxiety State: 29 All Neuroses: 466		41% 33%	35% 21%	24% 46%		no
Blair et al. (1957) Outpts. Plymouth, U.K.	no	Psychotherapy Mean 6–8 sessions	1¼–6 years	Anxiety State: 81 All Neuroses: 206		59% 46%	32% 37%	9% 17%		no
Ernst (1959) Outpts. Univ. Psychiat. Clinic, Zürich	no	Psychotherapy rest hypnosis, analyses	24 years	Anxiety State: 31 All Neuroses: 120	13% 19%	32%	35% 58%	19% 33%		yes
Greer and Cawley (1966) Inpts. Maudsley Hospital, London	yes	Supportive Physical Psychotherapy mean 18.7 sessions combined or nil	5 years	Anxiety State: 37 All Neuroses: 146	27% 30%	30% 23%	19% 16%	24% 30%		no
Noyes & Clancy (1976) IOWA Outpatient	yes	unspecified	5 years	Anxiety State: 57	16%	54%	21%	9%		yes
Marks (1971) Maudsley, London Outpatient	no	Behavior Therapy Psychotherapy	4 years	Phobias: 65	26% BT (67%)		32% (33%)	42%		yes

Study		Treatment	Duration	Diagnosis/N					
Noyes et al. (1980) IOWA Outpatient	yes	unspecified	8–10 years	Anxiety State: 112	12%	56%	22%	9%	yes
Emmelkamp & Knipers (1979) Utrecht Outpatient	no	Behavior Therapy	4 years	Agoraphobia: 70		75%		25%	no
Kerr et al. (1974) Newcastle Inpatient	yes	unspecified	4 years	Anxiety State: 74		50%		50%	yes

waren. Die Kranken blieben oft zeitlebens in ihrer räumlichen und zwischenmenschlichen Bewegungsfreiheit eingeschränkt . . ." (Seite 37). Sie betonen jedoch, daß die „Einschränkungen" vor allem im beruflichen Bereich nur selten zur vollkommenen Arbeitsunfähigkeit führen. Obwohl detailliertere Angaben dazu fehlen, scheinen also Residualzustände, wie sie bei schizophrenen Patienten beobachtet werden können, bei Angstneurosen eher die Ausnahme zu sein (ERNST 1980). Differenziertere Angaben über die soziale Integration angstneurotischer und phobischer Patienten in verschiedenen Stadien des Krankheitsverlaufs, Untersuchungen zur Bedeutung von Lebensereignissen und chronischen Lebensbedingungen vor allem im interpersonalen Bereich fehlen bislang bei diesen Störungen.

2.3.6 Prognostische und verlaufsmodifizierende Faktoren

Da nur drei der genannten Follow-up-Studien überhaupt systematisch der Frage von Prognosefaktoren nachgegangen sind, können prognostisch relevante Merkmale im besten Fall nur „erschlossen" werden. Systematische Untersuchungen zum Erklärungswert bestimmter Prognosevariablen bei Angstneurosen und Phobien fehlen mit drei Ausnahmen (KERR et al. 1974; SIMS 1975; NOYES et al. 1980), so daß überwiegend auf „klassische Übersichtsarbeiten" wie die von ERNST und ERNST (1968) Bezug genommen werden muß.

NOYES und CLANCY (1976) und NOYES et al. (1980) fanden in zwei voneinander unabhängigen Studien zur Prognose der Angstneurose, daß eine kürzere Krankheitsdauer und geringere Schwere der Symptomatik bei Ersterkrankung die beiden besten Prädiktoren für einen relativ guten Ausgang der Erkrankung seien. Indikatoren für einen schlechten Ausgang waren in beiden Untersuchungen das Auftreten einer (zumeist leichten) „sekundären Depression" sowie das Auftreten körperlicher Erkrankungen. Die negative Prognose bei zusätzlich auftretenden Depressionen wird auch von US-amerikanischen Untersuchungen gestützt (GOODWIN und GUZE 1979), nicht jedoch von den Übersichtsarbeiten im europäischen Bereich (ERNST 1959). Im Gegenteil wird hier – wie oben erwähnt – auf die günstigere Prognose angstneurotischer Zustände mit depressiven Zügen hingewiesen (s. a. MARKS 1973).

Soziodemographischen Variablen wird – mit einer Ausnahme (NOYES et al. 1980) – nur ein geringer prädiktiver Wert zugesprochen. Danach scheinen Frauen im allgemeinen einen günstigeren Verlauf und Ausgang als besonders ältere berufstätige Männer zu zeigen (SIMS 1975). Im sozialen Bereich weisen die Patienten in ungünstigen sozialen Verhältnissen (bezügl. Einkommen, Wohnsituation etc.) und niedrigem Sozialstatus übereinstimmend eine schlechtere Prognose auf, während belastende Arbeitsbedingungen „an sich" keinen prädiktiven Wert besitzen. Zu ähnlichen Ergebnissen kommen ERNST (1959), GREER (1969), NOYES et al. (1980). Die stärksten sozialen Prädiktoren für schlechten Outcome liegen vor allen Dingen im interaktionellen Bereich. Eheliche und sexuelle Beziehungsprobleme und Schwierigkeiten im Umgang mit Partnern und Freunden sind hochsignifikant mit negativem Outcome korreliert. Auch auf der Ebene der Variablen „Persönlichkeit" und „frühkindliche" Entwicklung scheint im wesentlichen die allgemeine Prognoseregel von ERNST bestätigt zu werden. Früher Krankheitsbeginn (vor dem 20. Lebensjahr), eine „unglückliche Kindheit", frühe Verhaltensauffälligkeiten in der Kindheit, Probleme in der elterlichen Familiensituation und die klinisch-psychiatrische Einschätzung einer abnormen bzw. „unreifen"

Persönlichkeit korrelieren hochsignifikant untereinander und sind als Prädiktoren für schlechten Outcome ausgewiesen (KERR et al. 1974; SIMS 1975). Als krankheitsauslösende Faktoren werden zumeist Häufungen leichter interaktioneller Schwierigkeiten über einen längeren Zeitraum vor der Behandlung auf der Grundlage vermuteter Persönlichkeitsauffälligkeiten (SIMS 1975) angenommen. Einzelne Lebensereignisse werden zwar selten als Ursache für die Erstmanifestation der Erkrankung angegeben (FINLAY-JONES et al. 1980), scheinen aber – im Gegensatz zu den längerdauernden Schwierigkeiten (im Sinne sich kummulierender belastender Lebensereignisse) – oft einen starken positiven prognostischen Faktor darzustellen (SIMS 1975). Auf der Symptomebene scheint nur das Überwiegen somatischer, eher hypochondrischer Symptome mit einem negativen Outcome zu korrelieren (KERR et al. 1974). Insgesamt wird die Bedeutung sozialer, insbesondere interaktioneller, Probleme als stärkster Prädiktor für einen ungünstigen Verlauf hervorgehoben (ERNST 1965; NOYES et al. 1980; SIMS 1975; GREER 1969). Obwohl von vielen Autoren auf die Bedeutung von positiven und negativen Lebensereignissen und längerandauernden Lebensbedingungen hingewiesen wurde, sind bislang nach Kenntnis der Autoren keine Studien zur spezifischen Prüfung dieser Annahmen durchgeführt worden, die Aufschluß über die Variablen geben, die zu sogenannten positiven und negativen „kritischen Wendungen" im Krankheitsverlauf führen (ERNST 1980; KRINGLEN 1980).

Zusammenfassend muß auf die mangelhaften Kenntnisse bezüglich des positiven Einflusses psychotherapeutischer und pharmakologischer Behandlungen auf den *längerfristigen* Verlauf von Angstneurosen und Phobien hingewiesen werden. Dieser Einfluß wird zumindest bezüglich der hospitalisierten Angstneurosen und Phobien in Übersichtsarbeiten bis 1984 – mit Ausnahme verhaltenstherapeutischer Autoren (z. B. HAND et al. 1986) – eher als gering beschrieben. Darüber hinaus wurde bis vor wenigen Jahren von vielen – vor allen Dingen amerikanischen Autoren – ein therapeutischer Nihilismus vertreten (GOODWIN und GUZE 1979). Diese Situation scheint sich aber vor allem seit Einführung von DSM-III sowie neuerer pharmakologischer Therapieansätze auf der Grundlage von trizyklischen Antidepressiva, MAO-Hemmern sowie Benzodiazepinen zu ändern (s. zusammenfassend MARKS 1987; HELMCHEN und LINDEN 1986; GASTPAR 1986; siehe auch Kap. 2.4.4). Unabhängig davon haben sich aber vermutlich die neueren Therapiestrategien kaum systematisch auf den Therapieverlauf der in unserer Studie untersuchten ehemaligen Patienten in den Jahren 1974–1981 auswirken können. Eine ausführlichere Diskussion hierzu findet sich im Diskussionskapitel.

2.4 Zur Differenzierung von Angst und Depression

In diesem abschließenden Kapitel des theoretischen Teils sollen noch einige Aspekte zur Differenzierung von Angst und Depression angesprochen werden. Im Vordergrund steht dabei die Frage, inwieweit sich Angststörungen von Depressionen verläßlich trennen lassen. Dieser kontrovers diskutierte differentialdiagnostische Aspekt besitzt angesichts der Entwicklung verschiedenartiger pharmakologischer und psychologischer Therapieverfahren eine große praktische Bedeutung für die Indikationsfrage, welche therapeutischen Methoden bei welchen Erkrankungen bevorzugt einzusetzen seien. Seit der Trennung angstneurotischer Störungen von anderen neurotischen Störungen durch FREUD (1894), der nosologischen Differenzierung von Angstneurosen und Phobien und depressiven Neurosen in der ICD, und noch stärker in der kategorialen Trennung der depressiven Störungen und Angststörungen in DSM-III bleiben diese Abgrenzungen umstritten. Das Einheitsmodell „affektiver Störungen" wie es von MAPOTHER (1926) bzw. LEWIS (1934) formuliert wurde, welches Angstzustände auf einem Kontinuum mit depressiven Störungen im Kontext übergeordneter Affekterkrankungen ansiedelt, beeinflußt bis heute oft noch Praxis und Forschung affektiver Erkrankungen. Die Ablehnung einer nosologischen Differenzierung zwischen Angst und Depression stützt sich auf die Ähnlichkeit ätiologischer Annahmen, klinische Beobachtungen, experimentelle Studien und statistische Analysen aufgrund von Symptom- und Syndromskalen. Einige dieser Aspekte sollen im folgenden kurz diskutiert werden.

2.4.1 Ätiologische Aspekte

Ätiologische Modelle der klinischen Depression betonen zumeist die zentrale Rolle ängstlicher Reaktionsweisen, ebenso wie die Modelle zur Ätiologie von Angstzuständen die Bedeutung von depressiven Verhaltensweisen hervorheben. Angst und Depression als Erlebnisphänomene sind also Bestandteile fast aller Konzepte. Als ein Beispiel können die Arbeiten von SELIGMAN (1979) zum Konzept der „gelernten Hilflosigkeit" genannt werden, in denen trotz grundsätzlicher Unterschiede doch ähnliche Mechanismen der Entstehung von Angst und Depression wie in psychoanalytischen Modellen (FREUD 1926) herausgearbeitet werden. Sowohl in Tier- als auch in Humanversuchen konnte SELIGMAN (1975) zwei Reaktionsstadien auf gefährliche und bedrohliche Reize ausmachen. Eine erste Konfrontation mit bedrohlichen Ereignissen führt zu angstähnlichen Reaktionsweisen, die jedoch verschwinden bzw. gelöscht werden, wenn die bedrohlichen Auslösebedingungen unter Kontrolle gebracht werden können. Gelingt dies jedoch nicht, weil das Individuum die bedrohlichen Stimuli als außerhalb der persönlichen Kontrolle liegend erlebt, womit eigene problemorientierte Aktivitäten als sinnlos erscheinen, dann geht die Angst in Niedergeschlagenheit und Hilflosigkeit über.

SELIGMAN (1979) postuliert deshalb den wahrgenommenen Verlust der Kontrolle über die Verstärkungsbedingungen als zentralen ätiologischen Faktor klinischer Depressionen und Ängste. Die Folgen sind u. a. herabgesetztes Selbstbewußtsein, Passivität und das Gefühl von Hilflosigkeit.

Auch aus der entwicklungspsychologischen Forschung (BOWLBY 1980) und ethologischen Forschung (HINDE et al. 1966) liegen Beobachtungen vor, auf die sich sowohl SELIGMAN als auch Arbeiten über Vulnerabilitätsfaktoren und kritische Lebensereignisse beziehen (BROWN und HARRIS 1978) und die die enge Verbindung zwischen ängstlichem und depressivem Verhalten unterstreichen.

Relativ konstant kann sowohl im Tier- als auch im Humanversuch ein typischer Verhaltensablauf beobachtet werden, der bei Trennung des Jungtiers bzw. Kindes von der Mutter auftritt. Nach einer anfänglichen (Protest-)Phase, die von den Symptomen Aktiviertheit, Ruhelosigkeit und Ängstlichkeit gezeichnet ist, folgt eine Verzweiflungsphase, in sich das junge Tier (Kind) zurückzieht, passiv wird und „bewegungslos" verbleibt. ROTH und MOUNTJOY (1980) zitieren DARWIN's (1887) Beschreibungen normaler und alltäglicher emotionaler Zustände, die diese Stufentheorie anschaulich beschreiben: „After the mind suffers from a paroxysm of grief and the cause still continuous, we fall into a state of low spirits and are utterly dejected. Prolonged pain generally leads to the same state of mind. If we expect to suffer, we are anxious, if we have no hope to relief, we despair".

2.4.2 Klinische und experimentelle Aspekte

In einer Reihe klinischer Arbeiten wurde wiederholt darauf hingewiesen, daß Patienten häufig sowohl Angst- als auch Depressionssymptome aufweisen (MOUNTJOY und ROTH 1982). WOODRUFF et al. (1972) zeigten, daß 50% der Patienten mit der Diagnose Angstneurose auch die Kriterien für eine Depression erfüllten. Im Gegensatz zu anderen Angst-Patienten wiesen diese Patienten Symptome wie Müdigkeit, Gewichtsverlust und Selbstmordgedanken auf, ließen aber sonst mehr Gemeinsamkeiten als Unterschiede erkennen. Ähnliche Untersuchungen liegen auch über Depressions-Patienten vor, die ebenso häufig die Kriterien für Angstzustände erfüllen (OVERALL et al. 1966; PAYKEL 1971, 1972). Wegen der häufigen Koinzidenz der Syndrome Angst und Depression bei vielen psychiatrischen Patienten wird von vielen Autoren die Einführung einer eigenen Kategorie „ängstlich-agitierte Depression" vertreten (ROTH und MOUNTJOY 1982).

Neben diesen klinischen Befunden, die Gemeinsamkeiten betonen und nur auf geringe graduelle Unterschiede zwischen Angst und Depression hindeuten, liegen eine Reihe klinischer und experimenteller Studien vor, die Angst und Depression aufgrund bestimmter Symptommuster und bestimmter Verlaufscharakteristika unterscheiden. Im folgenden soll ein Überblick über Studien gegeben werden, die mit sehr unterschiedlichen Untersuchungsansätzen und Patientengruppen der Problematik klinischer und experimenteller Differenzierung von Angst und Depression nachgegangen sind.

2.4.2.1 Experimentelle Studien mit einer Differenzierung von Angst und Depression

Bezugnehmend auf die von COSTELLO und COMROY (1967) gefundene Differenzierung zwischen Angst und Depression konnten DEROGATIS et al. (1972) in einer Reihe von Studien zur faktoriellen Struktur der Hopkins-Symptom-Checkliste (HCL) (PARLOFF 1954; FRANK et al. 1957) bei 641 Angst- und 251 Depressionspatienten in beiden Gruppen fünf Faktoren ermitteln. Sehr ähnlich erwiesen sich beide Gruppen bezüglich Somatisierungstendenzen, Zwangszügen und zwischenmenschlicher Sensitivität. Unterschiede zeigten sich jedoch konsistent im affektiven Bereich. Für die Angstpatienten konnte eine Dimension „Angst" isoliert werden, die nicht bei den depressiven Patienten zu finden war. Hingegen zeigten die Depressiven die höchsten Ladungen in einem als „Feindseligkeit" interpretierten Faktor, der nicht bei den Angstpatienten nachgewiesen werden konnte. Ein gemeinsamer Depressionsfaktor zeigte unterschiedliche Ladungen bei den angstneurotisch/phobischen und neurotisch depressiven Patienten. Depressive Patienten luden höher als Angstpatienten auf den Items Hilflosigkeit, Nutzlosigkeit, Niedergeschlagenheit und Interessenverlust, während die Symptome Appetitverlust und Suizidgedanken ausschließlich bei depressiven, nicht jedoch bei Angstpatienten zu finden waren. Demgegenüber zeigten die Angstpatienten höhere Ladungen bezüglich der Symptome Agitiertheit, Reizbarkeit und Spannungen. DEROGATIS folgert, daß die Hopkins-Symptom-Checklist (HCL) eine hinreichend sichere klinische Differenzierung von Angstpatienten und Depressionspatienten ermöglicht (DEROGATIS et al. 1974).

DOWNING und RICKELS (1974) konnten mit Hilfe dieser Skala eine diagnostisch unklare Gruppe ängstlicher Depressionen den spezifischen Teilgruppen Angst und Depression zuordnen, indem sie die Faktorenwerte zur Differenzierung anwendeten. Über ähnlich positive Differenzierungsergebnisse mit der HCL berichteten KLERMAN und PRUSOFF (1974). Sie wiesen jedoch darauf hin, daß nur unter Beachtung der Symptomintensität und der Faktorenkombination eine befriedigende Klassifikation von Angst und Depression möglich sei. DEROGATIS et al. (1972) folgerten aufgrund der unterschiedlichen Faktorenstruktur ihres Untersuchungsansatzes, daß Angst und Depression eher qualitativ als quantitativ unterschiedlich zu kategorisieren seien.

In einer Reihe von aufeinanderfolgenden Studien gelang auch ROTH et al. (1972) und GURNEY et al. (1972) auf der Grundlage von Symptomlisten, Persönlichkeitsskalen und anamnestischen Daten eine befriedigende Trennung von Angst- und Depressionspatienten. Angstpatienten wiesen weniger häufig die Symptome Morgentief, frühmorgendliches Erwachen, Verlangsamung und Wahngedanken sowie Suizidversuche auf, hatten jedoch häufiger als depressive Patienten Angstanfälle, eine erhöhte vasomotorische Responsivität, emotionale Labilität, agoraphobe Zustände, Depersonalisations- und Derealisationszustände sowie Wahrnehmungsverzerrungen. Bezüglich der Persönlichkeitsstruktur zeigten sie auf der Grundlage von EYSENCKS dimensionalem Persönlichkeitsmodell eine signifikant erhöhte Neurotizismuskomponente (MPI) und niedrigere Werte in der Dimension Extraversion. Eine unrotierte Faktorenlösung ergab einen Hauptfaktor, auf dem sich die Werte der Angst- und Depressionsgruppe bimodal verteilten. Diese faktorenanalytisch gewonnene Trennung von Angst- und Depressionspatienten konnte in Follow-up-Untersuchungen (GURNEY et al. 1972) validiert werden. Zu beachten war allerdings auch in dieser Studie eine Mischgruppe nicht eindeutig als Angst oder Depression klassifizierbarer Patienten (siehe hierzu auch Kapitel 2.2).

Um dem Vorwurf einer spezifischen Item-Selektion zur Erzielung einer optimalen Trennung zwischen beiden Gruppen zu entgehen, wurden in weiteren Studien Interviews und Self-Rating-Verfahren zur Differenzierung verwendet. Im Gegensatz zu den ersten Untersuchungen wurde hier neben einem Generalfaktor ein bipolarer Faktor gefunden, der hohe positive Ladungen für die oben genannten angstspezifischen Symptome und negative Ladungen bezüglich der depressiven Items aufwies. Die am stärksten zwischen den Gruppen trennenden Variablen waren „niedergeschlagene Stimmung" auf der einen und „situationsgebundene Phobien" auf der anderen Seite. Die befriedigenden Ergebnisse einer Trennung zwischen Angst und Depression wurden auch mit verschiedenen Selbst- und Fremdbeurteilungsskalen repliziert (nämlich dem Hamilton's Depression Inventory (HAMILTON 1960) und dem Anxiety Inventory (HAMILTON 1959), der Agoraphobic Scale (GELDER und MARKS 1966), der Wakefield Scale (SNAITH et al. 1971), der Anxiety Scale (LISEGDE et al. 1971) und der Anxiety Depression Scale. In einer kürzlich veröffentlichten Replikationsstudie (MOUNTJOY und ROTH 1980) konnte die Trennung von Angst- und Depressionspatienten sowohl über symptombezogene als auch biographische und persönlichkeitsbezogene Daten bestätigt werden. Im Gegensatz zu der Arbeitsgruppe von DEROGATIS, die bei faktorenanalytischen Auswertungen (rotierte Lösungen) zwei unterschiedliche Faktoren für Angst und Depression postulierte, bevorzugten MOUNTJOY und ROTH (1982) eine unrotierte Lösung, die einen bipolaren Faktor ergab.

Ähnlich befriedigende Ergebnisse einer Trennung von Angst und Depression wurden kürzlich auch aus der RAND-Health-Insurance-Studie berichtet, die u. a. die Neukonstruktion einer Syndromskala für Angst und Depression zum Ziel hatte. Aufgrund einer Synopsis der Items verschiedener Angst- und Depressionsskalen wurde durch schrittweise Reduktion der diskriminierenden Variablen schließlich eine Angst- und Depressionsskala gewonnen, die über die Ausprägungen auf den Faktorenwerten eine befriedigende Trennung von Patienten mit Ängsten und solchen mit Depressionen ergab (WARE et al. 1979).

2.4.2.2 Experimentelle Studien ohne Trennung von Angst und Depression

Den soeben besprochenen Untersuchungen stehen eine Reihe von Arbeiten gegenüber, die betonen, daß über den Querschnittsbefund weder mit Selbst-, noch mit Fremdbeurteilungsverfahren eine befriedigende Trennung von depressiven und Angstpatienten möglich ist. HAMILTON (1968) fand im Gegensatz zu MOUNTJOY und ROTH (1982) nur eine unimodale Verteilung der Werte auf seiner Skala und wies darauf hin, daß zwar praktisch klinisch, nicht jedoch quantitativ-psychopathologisch eine Differenzierung von Angst und Depression möglich sei. Ähnliche Ergebnisse erhielten bei verschiedenen Untersuchungen WITTENBORN und HOLBERG (1951); GRINKER et al. (1961); LORR et al. (1963); COHEN et al. (1966); SPITZER et al. (1967).

Auch bei psychopathologischen Fremdbeurteilungsverfahren wie der „Brief Psychiatric Rating Scale" (BPRS: OVERALL 1974), die aus der Inpatient Multidimensional Psychiatric Scale (IMPS) von LORR et al. (1966) abgeleitet wurde, konnten ebenso wie bei einer vergleichenden Faktorenanalyse der Items aus der IMPS (MOMBOUR et al. 1973) und den Symptomlisten für den psychischen und den somatischen Befund der Arbeitsgemeinschaft für Methodik und Dokumentation in der Psychiatrie (AMP) kein eigener Angstfaktor gefunden werden. Die Angstsymptome verteilten sich vielmehr auf die entsprechenden Subskalen für Depression und Hypochondrie. MENDELS et al. (1972) fanden bei einer Sekundäranalyse von elf Selbstbeurteilungsskalen für Ängste und Depressionen neben einem Faktor für eine „allgemeine emotionale Beeinträchtigung" einen Faktor der „Hemmung". Ähnliche Ergebnisse erhielten GOLDBERG et al. (1976) und KELNER und SHEFFIELD (1979). Sie trennten neben einem „Somatisierungsfaktor" einen Faktor für die „allgemeine Beeinträchtigung".

Über ähnliche Ergebnisse wurde auch von anderen Forschungsgruppen wiederholt berichtet. Bei der Konstruktion der Klinischen Selbstbeurteilungs-Skalen (KSB-S: v. ZERSSEN 1976) konnte bei dem Versuch, Angst und Depression faktoriell zu trennen, relativ konsistent jeweils ein Faktor der generellen emotionalen Beeinträchtigung und ein zweiter Faktor, der einen somatischen Beschwerdenkomplex umschrieb, gefunden werden. Dieses Ergebnis war insofern überraschend, als die Konstruktion dieser Skalen auf Items aufbaute, die jeweils aus „reinen" Skalen zur Erfassung und Quantifizierung von Angst bzw. Depression ausgewählt waren.

Wegen der Schwierigkeit einer befriedigenden Differenzierung von Angst und Depression konstruierte v. ZERSSEN (1976) eine „Beschwerden-Liste" (B-L), die das Ausmaß der Gestörtheit durch körperliche und Allgemeinbeschwerden erfaßt sowie eine „Paranoid-Depressivitäts-Skala" (PD-S), die den Bereich der affektiven Gestörtheit abbildet. In einer weiteren Kontrolluntersuchung zur differentiellen Validität dieser Skalen unter Einbeziehung der von ZUNG entwickelten Skalen für Angst und Depression (SAS und SDC) (WITTMANN 1978; v. ZERSSEN 1979) ergaben sich – neben einem Paranoidfaktor und einem Faktor somatischer Beschwerden – ein Depressivitäts- und ein Angstfaktor: jedoch erwies sich letzterer als inkonsistent: Items der SAS luden in mehreren Faktorenanalysen von Daten aus verschiedenen Untersuchungsgruppen sogar höher auf dem Depressions- als auf dem Angstfaktor, und gingen z. T. mit gegensätzlichen Ladungen wie einige Depressions-Items in einen zusätzlichen Faktor (Angst vs. Depression) ein. „Offenbar gibt es sowohl Verstimmungszustände mit gleichzeitig ängstlicher und depressiver Tönung, als auch Zustände, bei denen sich Ängstlichkeit und Depression ausschließen" (v. ZERSSEN 1979). Schwierigkeiten einer eindeutigen Trennung zwischen Angstsyndromen und depressiven Syndromen könnten z. T. auch damit zusammenhängen, daß sowohl in ängstlichen wie in depressiven Verstimmungszuständen somatische Beschwerden im Vordergrund stehen (KIELHOLZ 1966; v. ZERSSEN 1969), die die Unterschiede im psychischen Bereich verwischen.

Fassen wir die bisher dargestellten klinischen und experimentellen Befunde zur Angst und Depression auf vier Betrachtungsebenen zusammen, so lassen sich folgende Gemeinsamkeiten und Unterschiede von Angst und Depression finden:

1. Affektive Ebene: Bezüglich der affektiven Komponente der Erkrankung werden bei depressiven Erkrankungen übereinstimmend schwere und längerandauernde Symptome von Traurigkeit und Verzweiflung sowie Tagesschwankungen in der Stimmung berichtet. Diese Symptome treten zwar offensichtlich auch bei manchen Angstpatienten auf, jedoch nur in leichterer Ausprägung und zumeist auch nur intermittierend (DEROGATIS et al. 1972; ROTH et al. 1972; PRUSOFF und KLERMAN 1974). Demgegenüber sind bei Angstneurosen und Phobien Spannungsgefühle und Angstattacken häufiger, andauernder und in schwererer Ausprägung zu finden. Bezogen auf Selbstbeurteilungsverfahren und semantische Differentiale lassen sich trotzdem in der Literatur kaum konsistente und bedeutsame Unterschiede zwischen Angst und Depression aufzeigen (ZUCKERMAN und LUBIN 1965; GATCHEL et al. 1975; MILLER et al. 1973). GARBER et al. (1980) wiesen auf die unspezifischen Formulierungen der Begriffe in den Checklisten und Selbstbeurteilungsbögen hin, die es den Patienten oft unmöglich machen, den Bedeutungsinhalt und den interessierenden Beurteilungszeitraum adäquat zu beachten.

2. *Verhaltensebene:* Auf der Verhaltensebene ergeben sich Unterschiede bezüglich der „Aktivierungsdimension" (im Sinne DUFFYS 1962). Während Depressionen in der Regel durch Symptome wie Verlangsamung, Initiativelosigkeit, Energieverlust sowie Rückzugsverhalten und Suizidhandlungen gekennzeichnet werden können, sind diese Symptome bei den meisten Angstpatienten nur zeitweise und in geringeren Schweregraden zu finden. Angstpatienten werden übereinstimmend als aktiver und durch eine erhöhte Angstbereitschaft beschrieben. SELIGMAN et al. (1976) berichten im Rahmen einer Untersuchung zur gelernten Hilflosigkeit über eine erhöhte Passivität depressiver Probanden und die Unfähigkeit, aversiver Stimulierung durch adäquate Vermeidungsreaktionen zu entkommen. Demgegenüber reagierten chronische Angstpatienten mit einer eher erhöhten Frequenz an Vermeidungsreaktionen (GREER et al. 1979; MILLER 1979). Wichtig scheint es zu sein, bei der Analyse von Verhaltensweisen zwischen der angstinduzierten Unterbrechung des Verhaltensablaufs durch inadäquate Aktivität und der depressiv bedingten Unterbrechung des Verhaltensablaufs durch Passivität zu unterscheiden (GARBER et al. 1980).

3. *Somatische Ebene:* Obwohl Ängste und Depressionen eine Reihe von Symptomen in ähnlicher Ausprägung gemeinsam haben (wie z. B. Konzentrationsstörungen), lassen sich Depressive in der Regel durch Appetitverlust und verminderte „Libido" von Angstpatienten unterscheiden, die demgegenüber sehr häufig unter Symptomen wie Schwitzen, Benommenheit, spezifischen Schmerzen und cardiovaskulären Symptomen leiden (PRUSOFF und KLERMAN 1974). Obwohl die autonomen Korrelate experimentell induzierter Angst und Depression recht gut belegt sind (GATCHEL et al. 1976), fehlen allerdings fast völlig Studien an Patienten, die Angstzustände und Depressionen direkt bezüglich psychophysiologischer Indizes vergleichen.

Interpretieren wir die jeweils an einer Diagnosegruppe gewonnenen Ergebnisse, so zeigen psychophysiologische Studien bei Angstpatienten u. a. erhöhte Hautwiderstandswerte, eine erhöhte Rate von spezifischen basalen Hautwiderstandsreaktionen, eine reduzierte Habituationsrate auf spezifische Reize und eine längere Extinktionszeit (LADER und WING 1966, KELLY et al. 1970). In der kardiovaskulären Aktivität von Angstpatienten sind erhöhte basale Pulswerte und eine signifikant erhöhte Herzfrequenz (KELLY et al. 1970) festzustellen. Weitere psychophysiologische Auffälligkeiten werden bezüglich der Unterarmdurchblutung (KELLY et al. 1970), der Atmungsfrequenz und der EMG-Aktivität (GOLDSTEIN 1965) berichtet. Alle Ergebnisse lassen sich als Ausdruck einer erhöhten sympathikotonen Erregungslage des autonomen Nervensystems interpretieren.

Demgegenüber weisen depressive Patienten keine einheitlichen psychophysiologischen Reaktionsmaße auf, wenn sie in zwei Untergruppen agitierter und gehemmter Depression unterteilt werden. Agitiert-depressive Patienten zeigen bezüglich der Hautwiderstandsreaktion ähnliche, wenn auch in ihrem Ausmaß nicht so deutliche Reaktionsweisen wie Angstpatienten (NOBLE und LADER 1971), während gehemmte Depressive entgegengesetzte psychophysiologische Reaktionsmuster aufweisen.

GARBER et al. (1980) fassen die psychophysiologischen Befunde aus verschiedenen Studien dahingehend zusammen, daß hinsichtlich der Aktivierungsdimension Angstpatienten übereinstimmend die höchsten Aktivierungswerte, gefolgt von der Gruppe der agitierten sowie gehemmten Depressionen erhalten.

4. Kognitive Ebene: Auf der kognitiven Seite dominiert bei depressiven Patienten „the negative view of themselves, their world and their future" (BECK 1967). Darüber hinaus werden Schuldgefühle, Selbstvorwürfe, Suizidgedanken und die Unfähigkeit, Entscheidungen zu treffen, von verschiedenen Autoren hervorgehoben (DEROGATIS et al. 1972, BECK 1967, ROTH et al. 1972). Die dominierenden Kognitionen werden als Hoffnungslosigkeit und Hilflosigkeit (BECK 1967) beschrieben. Demgegenüber sind Angstpatienten eher durch die immer wiederkehrenden Gedanken von Bedrohung, Ungewißheit und Angst sowie eine kognitive Verzerrung des Erlebens angstauslösender und bedrohlicher Situationen gekennzeichnet (PRUSOFF und KLERMAN 1974; DEROGATIS et al. 1972).

GARBER et al. (1980) berichten ferner über relativ hohe Korrelationen zwischen klinischen Selbstbeurteilungsverfahren zur Erfassung depressiver Symptome und Skalen zur Erfassung von Pessimismus, negativem Selbstkonzept und depressionsspezifischen Gedanken. KLEIN et al. (1976) und SELIGMAN et al. (1976) fanden übereinstimmend, daß depressive Patienten gegenüber nicht-depressiven und ängstlichen Patienten eine verzerrte Kausalattribution aufweisen. Sie attribuieren Verlust und Niederlagen eher im Hinblick auf ihre persönlichen Fehler (z. B. Inkompetenz) und neigen dazu, Umweltverstärkungen sowohl in ihrer Häufigkeit als auch in ihrem Ausmaß zu unterschätzen (WENER und REHM 1975). Darüber hinaus berichtet SELIGMAN, daß depressive Patienten Schwierigkeiten haben, den auf ihre Reaktion folgenden positiven Erfolg wahrzunehmen und diese Rückmeldung als Grundlage für weitere Handlungen zu verwenden. Dadurch bleiben sie oft zufällig gesetzten aversiven Reizen ausgesetzt, die ihre Hilflosigkeit weiter verstärken (KLEIN und SELIGMAN 1976). LISHMAN (1972) sowie LLOYD und LISHMAN (1975) zeigten, daß depressive Patienten selektiv mehr negative als positive Ereignisse im Vergleich zu Angstpatienten und nicht-depressiven Normalpersonen berichten. Ähnliches wurde durch die Arbeiten von ISEN et al. (1978) bezüglich standardisierter Gedächtnistests repliziert.

2.4.3 Validierung der diagnostischen Kategorien Angstneurose/Phobie und Depression durch Verlaufscharakteristika und das Ansprechen auf bestimmte Behandlungen

Zwar werden die neuropsychologischen und neurophysiologischen Grundlagen von Angstneurosen/Phobien und Depressionen nach wie vor kontrovers diskutiert, jedoch lassen sich angstneurotische und phobische von depressiven Patienten offensichtlich auch über unterschiedliche Reaktionen auf psychologische und pharmakologische Behandlungen sowie andere somatische Therapien unterscheiden. Obwohl in den letzten Jahren zunehmend die Tendenz besteht, die primären Indikationsgebiete aufzuweichen, findet sich in der Literatur relativ übereinstimmend die Auffassung, daß trizyklische Antidepressiva das Zustandsbild vor allem bipolarer depressiver Erkrankungen und weniger eindrucksvoll unipolar endogener Depressionen und neurotischer Depressionen bessern (PAYKEL 1975; ROTH und MOUNTJOY 1982; BENKERT und HIPPIUS 1986). Ängstlich-depressive Neurotiker (PAYKEL und PRUSOFF 1977) scheinen ebenso wie Angststörungen im allgemeinen – mit Ausnahme von Patienten mit Panikattacken – weniger gut auf diese Behandlungsart anzusprechen.

Benzodiazepine beeinflussen demgegenüber offensichtlich primär die Angstsymptomatik, weniger jedoch die depressive Symptomatik (RICKELS et al. 1979), indem sie das Aktivierungsniveau in angstauslösenden Situationen herabsetzen und so z. B. agoraphobische und andere Zustände mit dominierender Angst mildern. GURNEY (1970) und COPPEN et al. (1982) berichten, daß Heilkrampf und trizyklische Antidepressiva eine relativ gut gesicherte Wirksamkeit bei den meisten Formen depressiver Erkrankungen besitzen, während Monoamin-Oxidase-Hemmer (MAO-Hemmer) eher als primäre Indikation bei Angststörungen angesehen werden.

Obwohl diese Anwendungsgebiete verschiedener Psychopharmakagruppen keineswegs unumstritten sind und sich in den letzten Jahren eher die Erkenntnisse mehren, daß die Vorstellung an Gültigkeit verliert, daß bestimmte Substanzen bestimmten Diagnosen als Therapeutika zuzuordnen sind (vgl. HELMCHEN und LINDEN 1986), sind doch allgemein die primären und sekundären Indikationsgebiete akzeptiert. Nach

Abb. 2.14. Generelle Anwendungsgebiete verschiedener Psychopharmakagruppen bei Angst und Depression: primäre (und sekundäre) Indikation. (Aus GASTPAR 1986)

	Angst	Depression
Soforteffekt (Tage)	Benzodiazepine sedierende Neuroleptika	Sedierende Neuroleptika sedierende Antidepressiva (Benzodiazepine)
Akutbehandlung (1 Monat)	Benzodiazepine (Antidepressiva) (MAO-Hemmer)	Antidepressiva MAO-Hemmer (neue Benzodiazepine)
Langzeitbehandlung/ Prophylaxe	Antidepressiva MAO-Hemmer (Neuroleptika) (neue Benzodiazepine?)	Lithium Antidepressiva MAO-Hemmer Antiepileptika (Neuroleptika)

Abb. 2.15. Spezielle Indikationsgebiete der wichtigsten Psychopharmakaklassen bei Angst und Depression. + = allgemein akzeptierte Indikation, (+) = sekundäre oder umstrittene Indikation. (Aus GASTPAR 1986)

	Trizyklische Antidepressiva	Neue Antidepressiva	Benzodiazepine	Neue Benzodiazepine	Neuroleptika	MAO-Hemmer
Psychogene Depression	+	+		(+)	(+)	+
Endogene Depression	+	(+)				+
Angst		(+)	+	+	(+)	
Panik	+			(+)		+
Phobie	(+)			(+)		+

GASTPAR ergibt sich eine Übersicht (Abb. 2.14 und 2.15), die die Notwendigkeit einer noch differenzierteren Betrachtung unterstreicht (GASTPAR 1986).

Auch die experimentellen psychologischen Behandlungen unterscheiden – ungeachtet gemeinsamer unspezifischer Therapieelemente – strikt zwischen den indizierten Verfahren für Ängste und Depressionen. So werden für Angstzustände primär verschiedene Spielarten der „Exposure-Behandlung" und der systematischen Desensibilisierung empfohlen, für depressive Störungen jedoch operante Verfahren und kognitiv-verhaltenstherapeutische Strategien.

Unterschiede zwischen Angst und Depression wurden auch bezüglich des Outcome berichtet. KERR et al. (1972) und SCHAPIRA et al. (1972) wiesen darauf hin, daß sich innerhalb eines 4-Jahreszeitraums ein wesentlich höherer Prozentsatz endogener und neurotisch depressiver Patienten besserte als Patienten mit der Diagnose Angstneurose oder Phobie. Auch die Residualsymptomatik beider Gruppen wies signifikante Unterschiede auf. Angstpatienten hatten signifikant häufigere und stärkere Spannungsgefühle, Angstanfälle und Phobien sowie Wahrnehmungsverzerrungen und vasomotorische Reaktionen als die nachuntersuchten depressiven Neurotiker und unterschieden sich hochsignifikant bezüglich ihrer Prognosefaktoren (s. hierzu Kapitel 2.2 und 2.3).

2.4.4 Abschließende Bemerkungen zur Trennung von Angst und Depression

Im Gegensatz zu den mannigfachen Bemühungen der differentiellen Psychologie, Meßverfahren zur Bestimmung einer allgemeingültigen Angstdimension zu finden, wird heute vielfach der Standpunkt vertreten, daß es eine solche Dimension nicht gibt (COHEN 1969). Ob motorische, physiologische und subjektive Vorgänge unter bestimmten Bedingungen in Erscheinung treten und ob sie als Angst beurteilt werden, ist weitgehend von den spezifischen Erfahrungen des Individuums abhängig". So beginnt TUNNER (1978) sein Referat über Angst, Angstabwehr und psychotherapeutische Veränderungen. Da Fragebogen und Selfrating-Ansätze die Definition von Begriffen zur Ermittlung von angstspezifischen und depressionsspezifischen Items weitgehend dem Befragten überlassen, eignen sie sich zwar übereinstimmend in valider – und für Quer- und Längsschnittuntersuchungen relevanter – Art zur Erfassung „krankhafter" Normabweichungen im emotionellen und kognitiven Bereich; jedoch scheinen sie nur wenig zu einer verläßlichen Trennung von Angst und Depression beizutragen (v. ZERSSEN 1976). Eine faktoriell befriedigende Trennung zwischen beiden Syndromen wurde lediglich von zwei Gruppen berichtet (ROTH et al. 1972; DEROGATIS et al. 1974). Zu bemängeln ist vor allem an den früheren Untersuchungen zu dieser Frage der methodische Ansatz, insbesondere die Selektion der Items, die für die Differenzierung verwendet wurden, die fehlende Kreuzvalidierung faktorenanalytisch gewonnener Dimensionen und die oft willkürliche Gewichtung der Symptome und gewonnenen Faktoren. Wegen der sehr unterschiedlichen diagnostischen Operationalisierung von Angst und Depression, der mangelhaften Differenzierung diagnostischer Subkategorien von Angst und Depression und großer methodischer Unterschiede kann es auch nicht überraschen, daß bislang keine abschließende Beurteilung der Differenzierbarkeit möglich ist. Unabhängig von diesen methodischen Einschränkungen deuten die Unklarheiten allerdings darauf hin, daß aufgrund des Querschnittbefunds allein, zumal wenn überwiegend subjektive – vom Patienten beurteilte – Symptome verwendet werden, ein bemerkenswerter Prozentsatz von Mischfällen zu erwarten ist. Typischerweise scheint Angst mit Symptomen einer „Überaktivierung" (gespannt, somatisch agitiert) und Depression eher mit Symptomen einer niedrigeren Aktivierung (Traurigkeit, Gehemmtheit, Hilflosigkeit) korreliert zu sein. Die einzelnen Symptome sind jedoch nicht ausschließlich einer Kategorie zuzuordnen, sondern scheinen in manchen Fällen gemeinsam oder sequentiell aufzutreten. In diesen Fällen scheint jedoch eine befriedigende Differenzierung über die Berücksichtigung sowohl biographischer Merkmale als auch über eine Berücksichtigung der Ausprägung der einzelnen Syndrome zu erzielen zu sein (PRUSOFF und KLERMAN 1974). Studien, die sich primär auf eine Selbstbeurteilung der Probanden bezüglich der Symptome stützen, scheinen darüber hinaus eher keine befriedigende Trennung zwischen Angst und Depression zu erzielen, während bei genauer Definition der Begriffe und Fremdbeurteilung eine klarere Trennung erzielt wurde. Dies gilt vor allem bei Verwendung der expliziten diagnostischen Kriterien verschiedener Formen von Angststörungen nach DSM-III (WITTCHEN et al. 1985; TUMA und MASER 1985). Es kann darüber hinaus mit Recht bezweifelt werden, ob die relativ grobe, undifferenzierte Form der Angstdiagnostik auf der Grundlage der ICD – mit ihrer Gruppierung in Phobie und Angstneurose sowie ihrer Bindung an das Neurosenkonzept – überhaupt noch als befriedigende Grundlage für wissenschaftliche Untersuchungen angesehen werden kann. Jedoch bleiben wir natürlich zwangsläufig im Rahmen der vorliegenden Langzeitverlaufsstudie diesem Ansatz verbunden.

Abschließend muß darauf hingewiesen werden, daß in der vorliegenden Studie wegen der kleinen Fallzahlen kein Versuch unternommen wurde, Angstneurosen und Phobien zu trennen bzw. Verlauf und Ausgang beider Angstformen gesondert zu betrachten. Aufgrund einer Reihe von Studien (MARKS 1973; MARKS und LADER 1973; BUTOLLO 1979) kann die Zusammenfassung beider Störungsgruppen jedoch als inhaltlich sinnvoll vertreten werden.

3 Empirischer Teil

H.-U. WITTCHEN

3.1 Zielsetzung, Untersuchungsplan und Erfassungsinstrumente

Der kurze Literaturüberblick über die Verlaufsforschung bei Angststörungen und Depressionen hat verdeutlicht, daß in fast allen angesprochenen Bereichen – von der psychopathologischen bis zur sozialpsychologischen Beschreibungsebene – vergleichende Studien fehlen, die verschiedene Formen depressiver und Angststörungen unterschiedlicher Schweregrade direkt miteinander hinsichtlich ihres (Langzeit-)Verlaufs auf der Grundlage klarer diagnostischer und Outcome-bezogener Kriterien vergleichen.

Obwohl in einer Vielzahl von Arbeiten ätiologische Aspekte, die Phänomenologie der Störungen, verschiedene therapeutische Vorgehensweisen sowie ihr Verlauf und Ausgang untersucht wurden, ist wegen der Heterogenität der diagnostischen Kriterien, der Unterschiedlichkeit der Methodik und der Orientierung an zumeist kleinen Zeitspannen keine Verallgemeinerung der Befunde bzw. eine Vergleichbarkeit der Studien untereinander gegeben. Dadurch lassen sich bis heute keine schlüssigen Aussagen darüber treffen, ob sich z. B. endogene Depressionen unipolaren Typus, depressive Neurosen, Angstneurosen und Phobien in ihrem Erscheinungsbild überhaupt verläßlich voneinander trennen lassen, und inwieweit sie sich bezüglich des Ansprechens auf verschiedene Behandlungen, ihren Verlauf und ihren Ausgang voneinander unterscheiden. Abgesehen von dem theoretischen und nosologischen Interesse an der Beantwortung dieser kontrovers diskutierten Fragen ergibt sich die praktische Notwendigkeit einer Klärung dieser differentialdiagnostischen Probleme schon aus versorgungsstrukturellen Überlegungen und der Indikationsproblematik, welche der vielfältigen somatischen, psychologischen und sozialen Therapieansätze bei welchen Störungsformen bevorzugt einzusetzen sind, um eine längerfristige Besserung des Patienten zu erzielen.

Evaluationsstudien über einen längeren Zeitraum können hierzu insofern einen Beitrag leisten, als sie eine Beurteilung der relativen Brauchbarkeit einer Differenzierung verschiedener Formen affektiver Erkrankungen unter den gegebenen Versorgungsbedingungen und Lebensbedingungen einer Person im Hinblick auf die Prognose und deren Abhängigkeit von therapeutischen Angeboten und ihrer Nutzung ermöglichen.

Fast alle Verlaufsuntersuchungen wurden bislang an behandelten Patienten durchgeführt, die bereits aus verschiedenen Gründen medizinische bzw. fachpsychiatrische oder fachpsychotherapeutische Dienste in Anspruch genommen hatten. Obwohl in einer Reihe von epidemiologischen Studien auf die große Zahl unbehandelter depressiver, angstneurotischer und phobischer Erkrankungen hingewiesen wurde, sind nur wenige Untersuchungen „quasi-experimentell" der Frage nachgegangen, inwieweit sich die Art, Ausprägung und Symptomverlauf unbehandelter affektiver und Angststörungen von denen behandelter Erkrankungen unterscheiden. Die wenigen Untersuchungen über den Spontanverlauf affektiver Störungen geben hier keinen Aufschluß; sie sind zumeist bezüglich der Selektion der Fälle nicht repräsentativ, verwenden keine operationalen Diagnosekriterien, sind aufgrund unterschiedlicher methodischer Vorgehensweisen nur grob miteinander vergleichbar und kommen zudem zu extrem divergenten Ergebnissen.

Angesichts dieser Situation legen wir – neben den inhaltlichen Schwerpunkten – einen besonderen Akzent auf die Bearbeitung methodischer Fragen. Zu diesen gehören die im folgenden Methodikkapitel ausführlich erläuterten Überlegungen zum Versuchsplan sowie der Einsatz zumeist auf Reliabilität und Validität geprüfter Erfassungsinstrumente auf der psychopathologischen, der sozialen und der psychologischen Ebene. Im einzelnen soll schwerpunktmäßig zu folgenden Fragen Stellung genommen werden:

1. Lassen sich aufgrund psychopathologischer Merkmale des Längs- und Querschnittsbefunds (Selbst- und Fremdbeurteilung) endogene Depressionen, depressive Neurosen und Angstneurosen/Phobien voneinander unterscheiden?
2. Unterscheiden sich unipolare affektive Psychosen, depressive Neurosen und Angstneurosen/Phobien bezüglich des Behandlungsverlaufs bei der Indexbehandlung, des Ansprechens auf verschiedene Behandlungsformen und des weiteren Krankheitsverlaufs?
3. Welche psychopathologischen Gemeinsamkeiten und Unterschiede bestehen zwischen ehemals stationär behandelten psychiatrischen Patienten und unbehandelten, psychiatrisch auffälligen Fällen aus der Durchschnittsbevölkerung?
4. Unterscheiden sich die Untersuchungsgruppen bezüglich ihres psychopathologischen und sozialpsychologischen Zustands bei der Nachuntersuchung, sieben Jahre nach der Indexbehandlung?
5. Inwieweit unterscheidet sich der Ausgang der unbehandelten Depressionen und Angststörungen einerseits voneinander, andererseits von dem ehemals stationär behandelter Erkrankungen gleicher Diagnose?
6. Unterscheiden sich ehemals stationär behandelte Patienten und unbehandelte Fälle bezüglich ihres sozialpsychologischen Verlaufs sowie der sozialen Situation bei der Nachuntersuchung („social support", Lebensereignisse, soziale Probleme und deren Bewältigung)?
7. In welchem Ausmaß besitzen kritische Lebensereignisse und chronisch-belastende Lebensbedingungen sowie therapeutische Interventionen im Katamnesezeitraum einen modifizierenden Einfluß auf den Verlauf und den Ausgang der untersuchten Störungen bei ehemaligen Klinikpatienten und „Fällen" aus der Durchschnittsbevölkerung?
8. Welche Unterschiede ergeben sich zwischen den Untersuchungsgruppen bezüglich prognostischer und verlaufsmodifizierender Variablen.

Zur Bearbeitung dieser Fragen werden einerseits die Daten von Querschnitts- und Längsschnittserhebungen an ehemals stationär behandelten Patienten, andererseits die Ergebnisse einer zum gleichen Zeitpunkt und mit ähnlichen Methoden durchgeführten epidemiologischen Feldstudie herangezogen. Die Feldstudie erlaubt es, Gruppen psychiatrisch auffälliger, aber größtenteils unbehandelter „Fälle" zu identifizieren, die neben einer psychiatrisch unauffälligen Bevölkerungsstichprobe als Vergleichsgruppe für die Patienten herangezogen werden kann. Dieser Ansatz macht ein aufwendiges, differenziertes methodisches Vorgehen erforderlich, das im folgenden – getrennt für die Bereiche a) Untersuchungsplan und Untersuchungsinstrumente, b) Patientengruppen und c) Vergleichsgruppen aus der Feldstudie – ausführlich beschrieben werden soll.

Die Studie ist als Längsschnittuntersuchung vom Typus einer sogenannten „Panel-Studie" (BABBIE 1973) aufgebaut. Das heißt, daß zu jedem Erhebungszeitpunkt immer die gleiche Gruppe von Probanden untersucht wird und somit nicht nur Zusammenhänge zwischen zwei oder mehr Erhebungszeitpunkten als Trend im Sinne einer durchschnittlichen Veränderung, sondern auch individuelle Veränderungen analysiert werden können. Darüber hinaus werden sowohl prospektiv als auch retrospektiv Daten über den Verlauf bestimmter Variablengruppen erhoben, so daß die Gesamtstudie als prospektiv und retrospektiv angelegte Verlaufsstudie eingeordnet werden kann. Die Konzeption als Verlaufsstudie unter Einbeziehung gesunder Personen aus der Bevölkerung wurde durch das computerisierte Datenbanksystem „PSYCHIS MÜNCHEN" ermöglicht, das die Basis- und Befunddokumentation aller Patienten der Psychiatrischen Abteilung des Max-Planck-Instituts für Psychiatrie (BARTHELMES und v. ZERSSEN 1978) und die Daten einer unten beschriebenen Feldstudie enthält. Darüber hinaus konnte bezüglich der praktischen Vorgehensweise auf eine Reihe von katamnestischen Vorstudien an verschiedenen psychiatrischen Patientengruppen zurückgegriffen werden (Schizophrenie: MÖLLER 1980; MÖLLER und v. ZERSSEN 1986; Zwangsneurose und Anorexie: WÜSCHNER-STOCKHEIM 1982). Damit standen auch einige wichtige und bezüglich Reliabilität und Validität geprüfte Verfahren zur Verfügung.

Die Einbeziehung der Feldstudie machte jedoch bei einem Teil der klinisch-psychiatrischen Verfahren eine Reihe von Modifikationen erforderlich. Dies gilt einerseits für die Erhebung detaillierter biographischer Daten und für Teile der diagnosespezifischen Inventare, die für die Probandengruppen aus der Feldstudie nicht in der gleichen Differenziertheit wie für die Patientenstichprobe angewendet werden konnten. Andererseits mußten für die Fragenkomplexe „Hilfesuchverhalten" und „Inanspruchnahme" (IHP/GK) die Fragen für die Probandengruppen ausführlicher gestaltet werden, da unbehandelte Personen oft ein anderes Hilfesuch- und Inanspruchnahmeverhalten medizinischer und psychiatrischer Dienste als Patienten zeigen.

Ferner wurden für die Nachuntersuchungen drei Verfahren (DIS, MEL und SIS s.w.u.) in einer Reihe von Vorstudien erprobt, modifiziert sowie auf Reliabilität und Validität überprüft, um bei Patienten und Probanden sowohl eine umfassende und differenzierte Querschnitt- als auch retrospektive Längsschnitterfassung der relevanten Variablenbereiche zu ermöglichen (DEHMEL und WITTCHEN 1984; HECHT et al. 1987; SEMLER und WITTCHEN 1983). Alle Patienten und Probanden wurden zumindest zu zwei Untersuchungszeitpunkten direkt persönlich untersucht. Die *Erstuntersuchung* (Indexbehandlung) der Patienten wurde im Zeitraum Januar 1973 bis Dezember 1975 (einschließlich Patienten mit einer Entlassung im Jahre 1976), die der Probanden im Frühjahr 1974 durchgeführt.

Die ausführlicher in Kap. 3.2.8 beschriebene Erstuntersuchung der Probanden bestand aus einem ausführlichen persönlichen, standardisierten Interview unter Einbeziehung standardisierter Selbstbeurteilungsskalen. Dabei wurden vor allem Gesundheitsverhalten, Inanspruchnahme- und Hilfesuchverhalten sowie Medikamen-

Abb. 3.1. Untersuchungsplan und Erfassungsinstrumente

	1973–1975 Index- Untersuchung	1974–1981 Verlauf	1981 Nach- Untersuchung
Sozialpsychologischer Bereich:			
Standarddemographie (SD)	●		●
Sozialdaten/Sozialpsychologisches Interview (SIS)	●		●
Lebensereignisse und Verarbeitung (MEL)	←—●	←	●
Psychologischer Bereich:			
Persönlichkeit (PPI/Psychis)	●		●
Paranoid-Depressivitätsskala (PD/Psychis)	●A ●E	●¹	●
Beschwerdenliste (BL/Psychis)	●A ●E	●¹	●
Psychosozialer Funktionsstatus (GAS)			●
Intelligenz (MWT/Psychis)	●		
Biographie (KG/GB)	←—●		
Psychopathologischer Bereich:			
Basisdokumentation (Psychis/IMPS)	●A ●E	●¹	●
Syndromcheckliste (AMDP/DIASIKA)	●	●¹	●
Diagnostic Interview Schedule (DIS)	←		●
Krankheits-Bereich:			
K-Vorgeschichte (KG-Psychis)	←—●		
Inanspruchnahme/Behandlungen, Behandlungsverlauf/(IHP/IGK)	←—● ←	●¹ ←	●
Hilfesuchverhalten	←		●
Gesundheitsverhalten			●

¹ Bei neuerlicher Aufnahme bzw. medizinisch/psychotherapeutischer Inanspruchnahme
A = Aufnahme; E = Entlassung

teneinnahme und Art der Symptomatik beurteilt. Bei den Patienten wurden darüber hinaus mittels einer umfangreichen standardisierten Befund- und Verlaufsdokumentation die Art der Symptomatik und der Krankheitsverlauf während der Indexbehandlung erhoben.

Die Nachuntersuchung (1981) erfolgte für die Patienten und Probanden im wesentlichen mit den gleichen Instrumenten und schließt die Verfahren der Erstuntersuchung ein. Zur Persönlichkeitsbeurteilung wurde diesmal nur eine Selbstbeurteilungsskala, dafür aber sowohl bei ehemaligen Patienten als auch bei den Probanden aus der Durchschnittsbevölkerung verwendet. Für die Verlaufserfassung im Intervall zwischen der Erstuntersuchung und der Nachuntersuchung wurden – soweit möglich – die Angaben aus der Abrechnungsdokumentation der Krankenkassen herangezogen, um Inanspruchnahme, stationäre und ambulante Behandlungen, Arbeitsunfähigkeits- bzw. Erwerbsunfähigkeitstage sowie Beginn und Dauer möglicher Berentungen zu erfassen. Patienten, die nach ihrer Indexbehandlung (1973–1975) im Katamneseintervall (1975–1981) wieder im MPI-P behandelt werden mußten, wurden bei ihrer Wiederaufnahme mit den gleichen Instrumenten wie zur Indexbehandlung erfaßt.

Abbildung 3.1 gibt einen Überblick über die Erhebungszeitpunkte und die Erfassungsinstrumente. Der Pfeil gibt dabei an, welche Verfahren prospektiv und welche retrospektiv über welchen Zeitraum eingesetzt wurden. Aus Abbildung 3.1 ist zu ersehen, daß überwiegend eingeführte, zum Teil standardisierte psychologische und psychopathometrische Verfahren mit geprüfter Reliabilität und Validität angewendet wurden. Dies ist besonders für die Verlaufs- bzw. Veränderungsmessungen von Bedeutung, durch die Art und Ausmaß von Veränderung bestimmter Merkmale zwischen Aufnahme, Entlassung und Katamnese geprüft werden sollten. Darüber hinaus ist es eine wesentliche Voraussetzung dafür, daß die Untersuchung auch von verschiedenen Mitarbeitern durchgeführt werden kann, deren Vorgehensweise möglichst einheitlich sein sollte. Weiterhin wurde versucht, bei der Auswahl der Erfassungsinstrumente den Erfordernissen der Mehrebenendiagnostik bzw. der multimethodalen Diagnostik (SEIDENSTUECKER und BAUMANN 1978) gerecht zu werden. So wurden neben der sozialen die psychologische Ebene von der psychopathologischen Ebene getrennt erfaßt sowie Selbst- und Fremdbeurteilungsverfahren angewendet. Eine Besonderheit der Studie liegt ferner darin, daß die meisten psychopathologischen und biographischen Variablen prospektiv, d. h. bereits zum ersten Untersuchungszeitpunkt (Indexbehandlung) erhoben worden waren. Die wesentlichen Analysen zur Prognostik beruhen somit auf prospektiv erhobenen Variablen. Im einzelnen wurden folgende Verfahren eingesetzt:

3.2 Erfassungsinstrumente – Sozialpsychologischer Bereich

Standarddemographie (SD)

Die Erfassung und Klassifikation sozialer Merkmale (Familienstand, Ausbildung, Beruf, Berufs- bzw. Erwerbsunfähigkeit etc.) orientierte sich weitgehend an den vom „Zentrum für Umfragen, Methoden und Analysen" (ZUMA: PAPPI 1979) gegebenen Empfehlungen. Die Erhebung der Sozialfaktoren ermöglicht sowohl für die Erst- als auch für die Zweituntersuchung die Bildung verschiedener Schichtindizes (Prestigescore nach TREIMAN 1979 sowie HOLLINGSHEAD und REDLICH 1958) und eröffnete somit Vergleichsmöglichkeiten mit anderen Verlaufsstudien aus dem In- und Ausland.

Sozialpsychologisches Interview / Social Interview Schedule (SIS)

Für den sozialpsychologischen Fragenteil (Querschnitt – Bezugszeitraum: 4 Wochen) wurde ein halbstrukturiertes Interview zur Erfassung der psychosozialen Lebenssituation (SIS, Social Interview Schedule, englische Version: CLARE und CAIRNS 1978; deutsche modifizierte Version: HECHT et al. 1987) gewählt.

Das SIS unterscheidet sich in seiner Konzeption erheblich von anderen „Sozialskalen". Die wesentlichen Unterschiede liegen in der Differenzierung von drei Dimensionen, die eine Vermischung von Interviewernormen mit der „subjektiv erlebten" Situation des Probanden verhindern sollen, sowie einer stringenteren Orientierung an der soziologischen Rollentheorie von PARSONS bezüglich der Definition und Festlegung der Lebensbereiche. Das SIS „mißt" – neben einer Verhaltensdimension „social management" („M") und einer subjektiven, vom Probanden selbst zu beurteilenden, Dimension „satisfaction" („S") – zusätzlich die Dimension „objective material conditions" („O").

Abb. 3.2. Struktur des SIS (* gibt die jeweilige Anzahl der Ratings an)

Lebensbereiche	Dimensionen		
	Objektive Bedingungen (O)	Zurechtkommen (M)	Zufriedenheit (S)
Wohnen	*		*
Beruf/Arbeit			
– Berufsarbeit/Studium	**	**	**
– Hausarbeit	*	*	*
– altersgemäße/krankheitsbed.[1] Berentung/ Arbeitslosigkeit	*		***
Einkommen	*	*	*
Freizeit/Soziale Kontakte	*	**	**
Verwandte	*	*	*
Häusl. Situation/Alleinleben			
– andere Erwachsene im Haushalt	*	*	*
– Alleinlebende		*	*
Ehe/Partner		**	**
– ohne Partner lebende			*
Kinder	*	*	*

[1] „a priori" als objektive Belastung definiert

1. Die Beschreibung auf der objektiven Ebene soll eine Einschätzung der objektiven Lebensbedingungen einer Person ermöglichen. Dazu werden die gegebenen äußeren Bedingungen, z.B. in der Arbeit (Überstunden, körperliche Belastung, Arbeitsplatzsicherheit, Einkommen) und im Wohnbereich, erfaßt. Die objektive Dimension wird aufgrund von Belastungen oder Einschränkungen erhoben, die in einem umfangreichen Kodierungsmanual definiert sind. Das Rating dieser Dimension wird aufgrund der Interview- und vorgegebenen „Prüffragen" (sog. Probes) vom Untersucher nach Abschluß des Gesprächs mit Hilfe der Kodierungsregeln vorgenommen.
2. Auf der Dimension des „social management", („M"), wird beurteilt, wie der Proband in den verschiedenen Lebensbereichen handelt, wie er mit objektiv vorhandenen Bedingungen zurechtkommt und seine Bewältigungsstrategien einsetzt. Bei der Erfassung ist zu beurteilen, wie gut Belastungen bewältigt werden (Kompetenz, Coping). Die Kriterien zur Beurteilung dieser Dimension werden durch das Manual vorgegeben; d.h. die vom Probanden als Problem angegebenen Schwierigkeiten werden nach im Kodierungsmanual festgelegten Regeln kodiert. Die Beurteilung der „Schwere der Belastung" wird vom Interviewer aufgrund der im Manual angegebenen Regeln durchgeführt.
3. Die Beurteilung in der Kategorie „Zufriedenheit" („S"), ergibt für jeden Lebensbereich ein Maß der subjektiven Zufriedenheit der Person mit den verschiedenen Aspekten seiner Lebenssituation (seiner Wohnung, seiner finanziellen Situation, seiner Freizeitkontakte). Abweichend von der Originalversion wird die Einschätzung des Bereichs „S" vom Patienten selbst vorgenommen.

Die Einstufung der einzelnen Lebensbereiche erfolgt für alle Items der Bereiche „O", „M" und „S" vierstufig und unipolar. Aus diesen Items können Summenscores für jede der drei Dimensionen berechnet werden, die (zur Vereinheitlichung des Beurteilungsmaßstabs durch die Anzahl zutreffender Rollenbereiche geteilt) ein Gesamtmaß für die objektive Belastung einer Person (Summenscore „O"), das Ausmaß der Bewältigungsprobleme (Summenscore „M") und das Ausmaß der allgemeinen Unzufriedenheit (Summenscore „S") darstellen (FALTERMAIER et al. 1985). Darüber hinaus ermöglichen Zusatzfragen des SIS die Bildung von verschiedenen Indices zum „social support"-Konzept (SURTEES 1980). Hierbei wird zwischen der Qualität und dem Ausmaß engerer Beziehungen („close social support") und allgemeiner Sozialkontakte unterschieden („diffuse social support").

Das SIS wurde von uns vorweg einer Reliabilitätsprüfung unterzogen. Die Retest-Reliabilität (Wiederholung der Befragung nach 3–7 Tagen durch eine Zweituntersuchung) ergab Übereinstimmungswerte von 70% in der Dimension „S" und über 80% in den Dimensionen „M" und „O" (intra-class-correlation). Die Gesamtübereinstimmung im Retestvergleich lag bei 78%. Dabei liegt die Retestreliabilität in der subjektiven Dimension „S" durchgängig wesentlich niedriger als die in den Variablen „O" und „M". Die Diskrepanzen dürften zum Teil auf Variationen in der subjektiven Einschätzung des Probanden beruhen, zum anderen auch mit der Problematik der offenen Frageformulierung zusammenhängen (siehe hierzu FALTENMAIER et al. 1985).

Bei den Patienten wurde für den Zeitpunkt der Indexaufnahme aufgrund der eingeschränkten Informationen lediglich eine zweistufige Beurteilung der SIS-Dimensionen „O", „M" und „S" retrospektiv aufgrund ihrer Krankengeschichte vorgenommen. Die Angaben wurden von unabhängigen Beurteilern anhand eines modifizierten SIS-Manuals gewonnen.

Erfassung von Lebenssituationen, Lebensbedingungen und deren Bewertungen in der Münchner Ereignisliste (MEL)

Ein wesentliches Ziel der MFS besteht in der systematischen Untersuchung des Zusammenhangs sozialer und psychologischer Variablen mit Variablen der Psychopathologie. Im Hinblick auf den siebenjährigen Beurteilungszeitraum und die Fragestellungen sollten Veränderungen im sozialen und psychologischen Bereich nicht nur beschrieben werden, sondern darüber hinaus der Versuch unternommen werden, Zusammenhänge und Bedingungen, unter denen Veränderungen auftreten, genauer zu analysieren. Mit dieser Zielsetzung ist vor allem wegen des mehrjährigen Beurteilungszeitraums eine erhebliche Modifikation des klassischen sog. „life-event"-Ansatzes (siehe z.B. KATSCHNIG 1980) verbunden. Auf langjährigen Vorarbeiten (WERNER-EILERT und HECHT in Vorber.) fußend, wurde ein kombinierter zweistufiger Fragebogen- und Interviewansatz zur Erfassung von Lebensereignissen und Lebensbedingungen erstellt (MAIER-DIEWALD et al. 1983). Dieses Verfahren wurde Münchener Ereignisliste (MEL) genannt und im Rahmen der Nachuntersuchung (1981) eingesetzt.

Der MEL liegt, was die Auswahl der einzelnen „life events" und ihre Formulierung angeht, eine Synopsis im psychiatrischen Bereich angewandter Skalen (HOLMES und RAHE 1967; BROWN 1974; PAYKEL 1973; WHO-Studie 1980; DOHRENWEND und DOHRENWEND 1974) zugrunde. Die einzelnen Items sind als Behauptungen sehr ausführlich mit genauen Kriterien hinsichtlich Zeitdauer und Häufigkeit formuliert. Die Liste umfaßt insgesamt 85 Lebensereignisse und Lebensbedingungen aus 11 sozialen Rollenbereichen. Die Einordnung der verschiedenen Items in die 11 Bereiche orientiert sich im wesentlichen an der sozialen Rollentheorie und ist ferner in einigen wichtigen Bereichen mit dem sozialen Querschnittsinstrument (SIS) kompatibel. In 45 Ereignissen sind die primär aktuellen Veränderungen der Lebensroutine repräsentiert, darüber hinaus werden auch längerdauernde stützende und belastende Bedingungen („chronische Bedingungen oder Lebenslagen") erfaßt (29 Items). Ferner wird in jedem Bereich jeweils eine zusätzliche freie Frage gestellt, die die Möglichkeit gibt, in der Liste nicht enthaltene Ereignisse zu ergänzen.

Da die Itemliste im ersten Untersuchungsschritt *(MEL – Erhebungsstufe 1)* dem Probanden zur Selbstbeurteilung vorgegeben wird, wird in diesem ersten Beurteilungsschritt die Entscheidung darüber, was ein Ereignis ist, ganz ihm überlassen. Deshalb sind exakte Definitionen der Items von besonderer Bedeutung, um z. B. Mehrfachanstreichungen der gleichen Ereignisse sowie Fehlanstreichungen und Verwechslungen zu vermeiden (DEHMEL und WITTCHEN 1984).

Nach dem Ausfüllen der Liste durch den Patienten wird ein ausführliches Interview sowohl zur genaueren Abgrenzung der Ereignisse sowie zur Ergänzung bei der ersten Erhebungsstufe noch nicht „wiedererkannter bzw. erinnerter" Ereignisse als auch zu deren Datierung durchgeführt. Darüber hinaus werden, weitgehend standardisiert auf der Grundlage eines Manuals (MAIER-DIEWALD et al. 1983), Zusatzfragen zur Bewertung der verschiedenen Ereignisse und Lebensbedingungen gestellt *(MEL – Erhebungsstufe 2)*.

Zur Differenzierung der affektiv-kognitiven Komponente der einzelnen Ereignisse wurden mehrere, z. T. faktorenanalytisch gewonnene Merkmalsdimensionen zur Klassifikation herangezogen. Dabei wurden in Anlehnung an FILIPP (1981) und BRAUKMANN et al. (1981) drei Arten von Ereignisparametern unterschieden:
– Objektive Ereignisparameter, wie Zeitpunkt des Eintretens, Häufigkeit, Dauer und zeitliche Dichte;
– Subjektive Ereignisparameter. Darunter sind die individuellen Bewertungen der befragten Person auf den ihr vorgegebenen Merkmalsdimensionen zu verstehen. Aufgrund einer faktorenanalytischen Voruntersuchung (DEHMEL und WITTCHEN 1984) wurde für die subjektive Klassifikation eine 5stufige Beurteilung auf zwei Dimensionen vorgenommen. Das Ausmaß der Belastung sollte auf einer 5stufigen Skala zwischen „nicht belastend" und „extrem belastend" eingeschätzt werden. Darüber hinaus sollte die eher unspezifische affektive Komponente durch ein 5stufiges Rating von „sehr positiv" nach „sehr negativ" mit einer neutralen Mitte beurteilt werden.
– Objektivierte Ereignisparameter stellen schließlich – in Anlehnung an FILIPP (1981) – Merkmale von Ereignissen dar, die aufgrund von Expertenurteilen oder theoretischen Überlegungen zugeordnet werden können. Hierzu wurde an 24 Experten (Projektpsychiater und klinische Psychologen) eine Befragung durchgeführt, die zu einer Klassifizierung der Ereignisse nach folgenden Dimensionen führte:
  a) Gewinn vs. Verlust,
  b) verantwortlich vs. nicht verantwortlich,
  c) positiv vs. negativ,
  d) erwünscht vs. unerwünscht,
  e) kontrollierbar vs. nicht kontrollierbar,

Abb. 3.3. Struktur der Münchner Ereignisliste (MEL)

Ereignisparameter	Lebensbereiche für Ereignisse und chronische Belastungen							
	Ausbildung Beruf	Ehe	Kinder	Eltern Verwandte	Soziale Kontakte	Todes- fälle	Wohnung	Finanzen Gericht	Gesund- heit	Gesamt
Objektivierte										
Gewinn/Verlust verantwortlich/	18	11	6	1	7	4	2	4	4	57
nicht verantwortlich	13	5	1	2	3	4	1	1	2	32
positiv/negativ	18	10	7	3	7	4	2	5	5	61
Faktor pos. erwünscht	18	11	7	3	7	4	2	5	5	62
Faktor neg. unerwünscht										
Faktor kontrollierbar/ nicht kontrollierbar	14	6	2	2	3	4	1	1	3	36
belastend/nicht belastend	15	8	6	3	7	4	2	5	5	55
krankheitsabhängig/ nicht krankheitsabhängig	9	—	3	1	2	4	—	1	2	22
Wiederanpassungsleistung										
Subjektive positiv/negativ Ausmaß der Belastung	Jedes vom Probanden angegebene Ereignis wird beurteilt									

f) belastend vs. nicht belastend,
g) krankheitsabhängig vs. krankheitsunabhängig und
h) Ausmaß der Wiederanpassung.

Diese Dimensionen dienen einer „quasi"-objektivierten Beschreibung der Ereignisse, sie entsprechen weitgehend den aus der „life event"-Forschung (BROWN 1980) und der Kognitionspsychologie (FILIPP 1981) bekannten Dimensionen.

Im Anschluß an dieses Gespräch werden die drei für den Patienten wichtigsten Ereignisse ermittelt und eine subjektive Bedeutungseinschätzung nach weiter unten genannten subjektiven Bewertungsdimensionen erfragt. Diese zweifache Beurteilung der sog. zentralen Ergebnisse soll Aufschluß über die Verarbeitungszeit belastender Ereignisse für den Probanden geben.

Das Ausfüllen der Liste nach den Regeln des Manuals nimmt – je nach Anzahl der zutreffenden Ereignisse – ca. 10–15 Minuten, das darauffolgende Gespräch zur Ereigniseingrenzung und zur Bewertung ca. 30–40 Minuten in Anspruch (MAIER-DIEWALD et al. 1983). Die Bewertung der Beurteilungsdimensionen wurde von Ratern anhand der Manualregeln der MEL vorgenommen. Die Reliabilität der MEL kann aufgrund von Voruntersuchungen als befriedigend gelten (s.h. DEHMEL und WITTCHEN 1984; TEDER 1985; WITTCHEN et al. in Vorb.).

3.3 Erfassungsinstrumente – Psychologischer Bereich

Dieser Untersuchungsbereich soll eine Abschätzung verschiedener psychologischer Aspekte des Verhaltens ermöglichen und umfaßt – von der Zielsetzung der Verfahren her – ein relativ weites Spektrum leistungs- und fähigkeitsbezogener Aspekte (IQ), Aspekte der derzeitigen psychischen Befindlichkeit (Depressivität, Befindlichkeit, Allgemeinbeschwerden), Aspekte der psychosozialen Situation (psychosozialer Funktionsstatus) und verschiedene Persönlichkeitskonstrukte mit Bezug zur Psychopathologie.

Persönlichkeitsstruktur (PPI = Prämorbides Persönlichkeits-Inventar)

Das PPI ist ein Selbstbeurteilungs-Fragebogen zur Erfassung verschiedener Aspekte der Persönlichkeit unter Betonung der prämorbiden Struktur. Es enthält sechs in verschiedenen Studien validierte Subskalen, die z.T. in Abb. 3.4 in ihrer Itemkurzbezeichnung charakterisiert sind: a) Extraversion, b) Neurotizismus, c) Frustrationsintoleranz, d) Schizoidie, e) Ordentlichkeit und f) Antworttendenzen im Sinne sozialer Erwünschtheit.

Die Konstruktion dieser Skalen wurde empirisch aufgrund der Auswertung eines umfassenderen „Itempools" durchgeführt (v. ZERSSEN 1982). Die Ursprungsskalen waren an verschiedenen, psychopathologisch relevanten Konzepten der Persönlichkeit unter Berücksichtigung prämorbider Persönlichkeitszüge orientiert. Dabei wird unter anderem auf psychoanalytische und experimentalpsychologische Konstrukte Bezug genommen, wie z.B. das der Extraversion und des Neurotizismus (v. ZERSSEN 1979). Zur Verdeutlichung der Faktorenbedeutung sind in Abbildung 3.4 die Items kurz charakterisiert. Der Faktor „Ordentlichkeit" beschreibt den „Typus melancholi-

Abb. 3.4. Kurzcharakteristik der Faktoren des PPI

Selbstunsicherheit	Frustrationsintoleranz	Ordentlichkeit	Schizoidie
leicht gekränkt sein	schlecht über Enttäuschung hinwegkommen	sorgfältige Arbeitsorganisation	in der Familie eigene Wege gehen
leichter Stimmungswechsel	leichte Irritierbarkeit	sich gefangen fühlen in der eigenen Gründlichkeit	Kühle und Steifheit
sich oft unverstanden fühlen	nachtragend bei Kränkungen	feste Leitlinien im Leben	bei der Arbeit das Gefühl, nicht genug zu tun
Niedergeschlagenheit bei Mißerfolgen	seelisch nicht belastbar	sich nicht ablenken lassen bei der Arbeit	Einzelgänger
sich Dinge schwerer machen	Unangenehmes wird nicht rasch vergessen	Pflicht geht vor Freizeit	Interesse für mystische Dinge
Angst vor Ablehnung	Unerfreuliches wird nicht übersehen	streng geregelter Tagesablauf	Sexualität problematisch
leicht verletzlich		unbedingtes Vertrauen in Vorgesetzte	Leiden an der Unvollkommenheit der Welt
Autoritätsangst	Unfähigkeit, sich zu entspannen	Perfektionismus	angezogen sein von übersinnlichen Dingen
Angst vor Liebesentzug	intolerant gegenüber anderen	exakte Planung von Reisen	problematische Natur
Neigung, Ärger herunterzuschlucken		Arbeitsplatz immer aufgeräumt	überspannt, weltfremd
leicht gekränkt bei Nichtbeachtung		selbst schiefhängende Bilder stören	überheblich, ironisch
leicht verstimmt		Arbeitsauffassung „todernst"	keinen Menschen an sich herankommen lassen
starke Abhängigkeit von Lob und Tadel			
leicht verlegen			

cus" sensu Tellenbach (1976). Das PPI gehört zur Befunddokumentation (PSYCHIS) und wurde allen Patienten bei der Indexaufnahme und allen Probanden und Patienten bei der Nachuntersuchung zur Beantwortung vorgelegt.

Paranoid-Depressivitätsskala (PD-S)

Die PD-S umfaßt je 43 Items, in den zwei Parallelformen des Tests (PD-S/PD-S': ZERSSEN 1976). Sie umfaßt das Ausmaß subjektiver Beeinträchtigung durch eine ängstlich-depressive Gestimmtheit (D) sowie eine davon zu unterscheidende kognitive Dimension (P) im Sinne von Mißtrauenshaltung und Realitätsfremdheit. Außerdem enthält sie eine Skala zur Messung der Krankheitsverleugnung (Kv) sowie drei Items zur Beurteilung der Motivation (M), die gestellten Fragen sinnvoll zu beantworten. Die Paralleltest-Reliabilität der einzelnen Faktoren liegt zwischen .78 und .85, die Validität kann über Korrelation der Depressionsskalenwerte mit dem Kriterium der Zugehörigkeit zu einer Gruppe depressiv verstimmter Patienten und des P-Score mit der Zugehörigkeit zu einer Gruppe paranoider Patienten als hoch beurteilt werden. Darüber hinaus liegen Normwerte aus einer Erhebung an einer repräsentativen Bevölkerungsstichprobe (der Erstuntersuchung im Rahmen der hier unter Verlaufsaspekten dargestellen Felduntersuchung), sowie Referenzwerte für verschiedene klinische Gruppen (psychisch bzw. körperlich Kranke) vor. Auch dieser Fragebogen gehört zur Routine-Befunddokumentation der Psychiatrischen Abteilung des MPI-P. Er wurde von den Patienten und den Probanden sowohl zur Erstuntersuchung als auch zur Nachuntersuchung (1981) ausgefüllt.

Beschwerden-Liste (B-L)

Die Beschwerden-Liste (B-L) (v. ZERSSEN 1976) erfaßt das Ausmaß der Gestörtheit durch körperliche und Allgemeinbeschwerden. Ihre Sensibilität zur Erfassung von therapiebedingten Änderungen spricht für ihre hohe Validität. Ebenso wie für die PD-S liegen Standardreferenzwerte aus der Bevölkerung vor. Auch sie wurde sowohl in der Erst- als auch in der Nachuntersuchung vorgelegt.

Psychosozialer Funktionszustand (GAS)

Auf einer von 1–100 reichenden Skala zur globalen Beurteilung des psychosozialen Funktionsstatus, der sogenannten Global Assessment Scale (GAS: SPITZER et al. 1976), wurden Symptomatik und soziale Beeinträchtigung in verschiedenen Lebensbereichen erfaßt. Die Abstände auf den Skalenpunkten sind durch genaue Operationalisierung festgelegt. Die GAS hat sich in verschiedenen Studien als hinreichend reliabel und valide erwiesen (SPITZER et al. 1976). Ein hoher Wert in der GAS zeigt einen guten Funktionszustand an, ein niedriger Wert, z.B. unter 40, korreliert sehr hoch mit schweren Beeinträchtigungen bei hospitalisierten Patienten. Bezugszeitraum für die Beurteilung sind die letzten 4 Wochen vor der Befragung.

Intelligenz: Mehrfachwortschatztest (MWT) Untertest „Allgemeines Wissen" (AW) aus dem HAWIE

Zur Abschätzung der verbalen Intelligenz wurde für alle Probanden und Patienten bei der Erstuntersuchung der Subtest „Allgemeines Wissen" (AW) aus dem Hamburg-

Wechsler Intelligenztest für Erwachsene (HAWIE) bei Patienten und der Mehrfachwortwahltest von LEHRL et al. (1971) bei der Bevölkerungsstichprobe angewandt. Die Ergebnisse wurden u. a. zur Entscheidung über den Ausschluß von Personen mit einer niedrigen Intelligenz (IQ < 85) und zur Prüfung der prognostischen Bedeutung des IQ herangezogen.

Biographie (KG/GB)

Das für die MFS-Patientengruppe speziell entwickelte biographische Inventar enthält 58 Items zur Erfassung verlaufsrelevanter Daten über den Zeitraum vor der Indexaufnahme. Es wurde von jeweils zwei unabhängigen geschulten Beurteilern (Klinischen Psychologen) unter Berücksichtigung eines Manuals für die Indexaufnahme der Patienten ausgefüllt (KG). Es enthält neben Angaben über die Familiensituation (Erziehungsstil der Eltern, prämorbide Störungen im Leistungs- und sozialen Kontaktbereich) auch Angaben über die familiäre Belastung mit psychiatrischen Erkrankungen. Darüber hinaus wurden einzelne Fragen, die zum Zeitpunkt der Indexaufnahme nicht aus der Krankengeschichte entnommen werden konnten, auch zum Zeitpunkt der Nachuntersuchung (GB) gestellt. Eine Vorform dieses Inventars wurde bereits im Rahmen der Vorstudien an schizophrenen (MÖLLER 1980), anorektischen und zwangsneurotischen (WÜSCHNER-STOCKHEIM 1980) Patienten erprobt. Aufgrund einer Voruntersuchung, in der die Krankengeschichten von 20 Patienten zweimal von jeweils zwei unabhängig voneinander arbeitenden Beurteilern ausgewertet worden waren, ergaben sich für die meisten relevanten Fragenbereiche befriedigende Reliabilitätskoeffizienten von .55–.98. Items, für die an mehr als zwei Drittel der beurteilten Patienten keine verläßlichen Daten erhoben werden konnten, wurden von der weiteren statistischen Analyse ausgeschlossen.

3.4 Erfassungsinstrumente – Psychopathologischer Bereich

Basisdokumentation (PSYCHIS) – Inpatient Multidimensional Psychiatric Scale (IMPS)

In Ergänzung zu den oben erwähnten klinischen Selbstbeurteilungsskalen („subjektiver Befund") wird bei allen Patienten der Psychiatrischen Abteilung des MPI-P routinemäßig der Aufnahme- und Entlassungsbefund mit der IMPS (LORR und KLETT 1967; deutsche Bearbeitung: HILLER et al. 1986) dokumentiert (vorwiegend „objektiver Befund"). Die IMPS wurde auch bei allen Probanden und Patienten zur Nachuntersuchung (1981) verwendet.

Die IMPS ist ein klinisch-psychiatrisches Fremdbeurteilungsverfahren und soll die Ausprägung psychischer Normabweichung nach einem standardisiertem Verfahren in Zahlenwerten erfassen. 90 psychopathologische Merkmale werden überwiegend fünfstufig (in der Originalversion größtenteils neunstufig), in einigen Fällen (wie auch in der Originalversion) zweistufig skaliert. Der Vorteil der Skala ist, daß in nicht-fachlicher Sprache psychopathologische Sachverhalte beschrieben werden und somit das Instrument nach entsprechendem Training auch durch Psychologen anwendbar ist. Die Skala ist gut untersucht und für deutschsprachige Verhältnisse validiert und auf

Reliabilität untersucht (MOMBOUR et al. 1973; CAIRNS et al. 1982; v. ZERSSEN 1985; HILLER et al. 1986). Referenzwerte liegen sowohl auf Symptom- als auch auf Syndromebene für verschiedene klinische Gruppen vor. Die Skala wird zwar seit zwei Jahrzehnten im stationären Bereich routinemäßig verwendet, ist jedoch noch nie vergleichend in einer Bevölkerungsstichprobe angewendet worden. Die Verwendung der IMPS ermöglicht, Auswertungen auf der Syndromebene vorzunehmen, die möglicherweise aussagekräftiger als die auf Diagnoseebene sind. Ferner erlaubt der Einsatz der IMPS für bestimmte Fragestellungen eine adäquatere Zuordnung von behandelten und unbehandelten Fällen aus der Feldstudie zu Patienten.

Symptom- und Syndromlisten

Dieser Erhebungsteil umfaßt die DiaSiKa (Diagnostische Sichtlochkartei, v. ZERSSEN, unveröffentl., MÖLLER und v. ZERSSEN 1986; SCHMID-BODE et al. 1982) und eine Reihe diagnosespezifischer Bögen, die in ähnlicher Form sowohl bei der Krankengeschichtsauswertung als auch im Rahmen der Nachuntersuchung (1981) von den Projektpsychiatern ausgefüllt wurden. Die DiaSiKa ist ein psychopathologischer Merkmalskatalog, der bezüglich der Definition psychopathologischer Merkmale stark an den Belegbogen „Psychischer Befund" des AMDP-Systems (BAUMANN und STIEGLITZ 1983) angelehnt ist. Sie ermöglicht eine strukturierte Deskription des psychischen Befundes auf Symptom- und Syndromebene und enthält auch Informationen zur Krankheitsgeschichte. Insbesondere läßt sich aus all diesen Angaben mit Hilfe eines einfachen Algorithmus eine ICD-8-Diagnose ableiten. Dafür kann man sich einer Sichtlochkartei (daher der Name dieses diagnostischen Instruments) oder eines Computers bedienen.

In weiteren, diagnosenspezifischen Bögen wurden je nach Diagnosegruppe für das Krankheitsbild spezifische Fragenbereiche erfaßt, z. B. mit dem Fear Survey Schedule (FSS) Angst-Symptomatik, mit der Hamilton Skala die Intensität der depressiven Symptomatik sowie Art und Ausprägung phobischer Verhaltensweisen. Die Bögen wurden sowohl zum Zeitpunkt der Erstuntersuchung als auch zum Zeitpunkt der Nachuntersuchung (1981) ausgefüllt.

Diagnostic Interview Schedule (DIS), Version II

Wie im theoretischen Teil ausgeführt, ist eine verläßliche Diagnostik entscheidender Voraussetzung für valide Aussagen über Verlauf und Ausgang behandelter und unbehandelter psychischer Störungen. Während für die ehemaligen Patienten eine solche für die Indexbehandlung sowohl auf der Ebene des objektiven und subjektiven Befunds als auch der nosologischen Klassifikation erfolgte, lag für die Probanden der Feldstudie für die Erstuntersuchung (1974) nur der subjektive Befund vor, der für eine diagnostische Zuordnung im engeren Sinne allein nicht ausreichend ist. Aus diesem Grund mußte für die Nachuntersuchung ein objektives, quantitativ gültiges und trennscharfes Instrument zur Fallfindung (HÄFNER 1978) gefunden werden, das sowohl für Patienten als auch für gesunde Probanden verwendbar ist und Aussagen über den Beginn und den Verlauf möglicher psychischer Störungen, ihren Querschnittsbefund und ihre diagnostische Zuordnung erlaubt. Unter den bereits im theoretischen Teil beschriebenen Verfahren erschien das kürzlich in der amerikanischen Originalversion (ROBINS et al. 1979) vorgestellt Diagnostic Interview Schedule in seiner zweiten Version besonders geeignet.

Als „Fall" wird danach jeder Proband bezeichnet, der die operationalen Kriterien für zumindestens eine spezifische psychiatrische Diagnose erfüllt. Da drei verschiedene Diagnosesysteme (siehe Abbildung 3.5) benutzt werden können, war eine Festlegung auf eines der möglichen Klassifikationssysteme erforderlich. Aus Gründen der Vergleichbarkeit mit den bereits im theoretischen Teil angesprochenen Parallelstudien (ECA) in den USA entschieden wir uns für das DSM-III. Das Instrument ist automatisch (per Computer) auswertbar und ermöglicht so eine objektive Diagnosenstellung. Darüber hinaus erlaubt das DIS die Erhebung von Informationen über die Inanspruchnahme psychologischer und medizinischer Dienste und ist in dieser Hinsicht – eher als andere diagnostische Verfahren wie das Present State Examination (PSE, WING et al. 1974) oder das GOLDBERG Interview (GOLDBERG et al. 1970) – in der Lage, zur Beantwortung unserer Fragen beizutragen. Ein wesentlicher Vorteil ist ferner, daß es auch von Klinischen Psychologen durchgeführt und ausgewertet werden kann und über Zusatzfragen auch Beginn der Erkrankung, Phasenhäufigkeit und Ende einer Auffälligkeit ermittelt werden können. Die Abbildung 3.5 gibt einen Überblick über die Diagnosen, die mit diesem Instrument zu stellen sind. Darüber hinaus wird in der linken Spalte die aufgrund theoretischer Überlegungen entsprechende Klassifikationsnummer der International Classification of Diseases, 8. Version (ICD-8) angegeben.

Abb. 3.5. Diagnosen der deutschen Version des Diagnostic Interview Schedule (DIS, Vers. II)

vergleichb. ICD-8 Kategorie	Diagnostic and Statistical Manual of Mental Disorders Vers. III (DSM-III)	Feighner-Kriterien	Research Diagnostic Criteria (RDC)
295	Schizophrenic disorders	Schizophrenia[1]	Schizophrenia[1]
296.0/2 300.4	Major depression[2]	Depression	Major depressive disorder[2]
296.1/3	Bipolar disorder/manic[3]	Mania	Manic disorder
300.0	Panic disorder[3]	Anxiety neurosis[1]	Panic disorder
300.2	Agoraphobia[3]	Phobic neurosis	Phobic disorder
300.2	Simple phobia[3]		
300.3	Obsessive compulsive disorder	Obsessive compulsive neurosis	Obsessive compulsive disorder[1,3]
300.1/7/5/8	Somatization disorder	Hysteria[1]	Briquet's disorder
300.4	Dysthymic disorder	—	—
305.6	Psychosexual dysfunction	—	—
306.5	Anorexia nervosa	Anorexia nervosa	—
303	Alcohol abuse	Alcoholism[1]	Alcoholism[1]
304	Drug abuse	—	—
304	Drug dependence	—	—

[1] eine Differenzierung entsprechend dem Sicherheitsgrad der Diagnosenstellung (sicher – wahrscheinlich) ist möglich
[2] diagnostische Subkategorien sind vorhanden
[3] Diagnosen mit und ohne diagnostische Hierarchien

In der amerikanischen Originalfassung enthält das DIS insgesamt 265 Items, die nach inhaltlichen Gesichtspunkten zu mehreren Gruppen zusammengefaßt sind (Schizophrenie, Depression, Angst, Phobie etc.). Bei der von uns übersetzten und adaptierten Fassung wurden bestimmte Teilbereiche ausgeklammert und so die Gesamtzahl der Items und der zu stellenden Diagnosen reduziert (WITTCHEN und RUPP 1980). (Nicht berücksichtigt werden – wegen der spezifischen Ziele unserer Studie – die Bereiche Antisocial Personality, Organic Brain Syndrome und Transsexualism). Jedes erfragte Symptom soll im DIS 5stufig kodiert werden; die einzelnen Abstufungen sollen eine Beurteilung des Schweregrads der einzelnen Symptome ermöglichen.

Kodierung 1 = das Merkmal ist nicht vorhanden, Kodierung 2 = das Merkmal ist zwar vorhanden, aber zu schwach ausgeprägt, um psychiatrisch relevant zu sein: d. h. es hat den Betroffenen nicht wesentlich in der Lebensroutine gestört und keine Veränderung in der Lebensführung notwendig gemacht, Kodierung 3 = das Merkmal ist zwar vorhanden und zeigt auch eine relevante Schwere, hängt aber immer eindeutig mit der Einnahme von Drogen, Medikamenten oder Alkohol zusammen; Kodierung 4 = das Merkmal ist vorhanden, hat auch die nötige Schwere, resultiert aber immer aus körperlichen Erkrankungen und ihren Begleiterscheinungen, und Kodierung 5 = das Merkmal ist in einer Ausprägung vorhanden, die die Lebensroutine wesentlich störte (und so z. B. zur Einnahme von Medikamenten geführt hat), und ist für eine psychiatrische Diagnose relevant. Darüber hinaus haben wir für unsere deutsche Fassung die Kodierung 6 eingeführt, die dann notiert wird, wenn aufgrund der psychiatrischen Symptomatik ein Arzt, Facharzt oder Psychologe aufgesucht wurde.

Fragestruktur und auch Kodierung sind über ein in Form eines Entscheidungsbaumes strukturiertes Prüfblatt festgelegt. Durch die Anwendung von Sprungregeln kann der Zeitaufwand für die Durchführung des Interviews erheblich verringert werden.

Das Interview wurde in einer Kollaborativ-Studie von ROBINS, HELZER, CROUGHAN und SPITZER im Auftrag des National Institute of Mental Health (1981) entwickelt und erprobt. Die deutsche Fassung (2. Version) wurde von WITTCHEN und RUPP (1981) übersetzt und adaptiert sowie auf Reliabilität und die differentielle Validität anhand der ICD-8 überprüft (SEMLER und WITTCHEN 1983). Die Interrater-Übereinstimmung und die Test-Retest-Reliabilität können – wie in der Originalversion (ROBINS et al. 1981) – als außerordentlich befriedigend erachtet werden. Gleiches gilt für die differentielle klinische Validität im Vergleich mit einer psychiatrischen Beurteilung. Hervorzuheben ist ferner, daß bezüglich der differentiellen Validität des DIS in den meisten Kategorien eine recht gute Übereinstimmung der ICD-Diagnostik mit der DSM-III-Diagnostik festzustellen war (WITTCHEN et al. 1985).

In der vorliegenden Studie wird zur diagnostischen Klassifikation neben der Verschlüsselung nach ICD (Haupt- und Nebendiagnosen) auch das DSM-III zur Fallfindung und diagnostischen Kategorisierung in der Feldstudie wie auch in den Patientengruppen herangezogen. Die Beschränkung auf diese beiden Klassifikationssysteme wurde im Hinblick auf deren hohe Akzeptanz im Forschungsbereich getroffen. Sie ermöglicht außerdem die bestmögliche Vergleichbarkeit mit den meisten neueren Studien im psychiatrischen und psychotherapeutischen Bereich.

3.5 Erfassungsinstrumente – Krankheitsbereich

Krankheitsvorgeschichte (KG)

Die Krankheitsvorgeschichte wurde bei allen Patienten retrospektiv aus der Krankenakte ermittelt und durch unabhängige Beurteiler im Krankengeschichtsbogen (KG) kodiert. KG enthält 16 Items, die Beginn und Verlauf der Erkrankung, situative Auslöser der Erstmanifestation, Anzahl der Krankheitsphasen und deren Ausprägung erfassen. Dieser Bogen wurde bereits in den oben erwähnten katamnestischen Vorstudien erprobt; Referenzwerte aus anderen Krankheitsgruppen liegen aus diesen Studien vor.

Inanspruchnahme/Behandlungsdaten (IHP/IHG-K)

Zur Erfassung der Daten über die Inanspruchnahme allgemein-medizinischer und psychiatrischer bzw. psychotherapeutischer Dienste wurden für alle Patienten aus der Krankenakte Daten über Art und Verlauf der Vorbehandlung sowie der Index-Behandlung erfaßt. Darüber hinaus wurden von allen Probanden und Patienten bei der Nachuntersuchung weitere Daten mit den Inanspruchnahme- und Verlaufsbögen erfaßt, die in drei Erhebungsbereiche aufgeteilt sind: die Erhebung von Informationen über körperliche Erkrankungen und allgemein-medizinische Behandlungen. In diesem Teil wurden nach einer subjektiven Beurteilung des allgemeinen Gesundheitszustandes folgende einzelne Bereiche erkundet:
– Gesundheitsverhalten
– Risikoverhalten (inkl. Rauchen)
– Häufigkeit von Arzt- und Facharztbesuchen in den letzten 12 Monaten und in den letzten acht Jahren
– Körperliche Erkrankungen in den letzten 14 Tagen, im letzten Monat sowie in den letzten acht Jahren (wegen derer ein Arzt aufgesucht wurde) sowie
– stationäre Krankenbehandlungen (jahresweise differenziert) und
– Medikamentenkonsum

Darüber hinaus wurden Fragen zu länger andauernden chronischen körperlichen Erkrankungen sowie der Beteiligung psychologischer Faktoren bei körperlichen Erkrankungen gestellt. Diese Befragungen wurden ergänzt durch Quervergleiche mit vorhandenen Krankengeschichten (Patienten), Befragungen von Angehörigen und die fallweise Berücksichtigung von Arztbriefen.

Psychiatrische Inanspruchnahme

Ziel dieses Erhebungsteils war es, mit Hilfe von Befragungen der Patienten, deren Angehörigen, der behandelnden Institutionen und Ärzte sowie durch Analyse von Krankenkassendaten ein möglichst vollständiges Bild der Inanspruchnahme psychiatrischer, psychotherapeutischer und psychosozialer Dienste sowohl für die Patienten als auch die Probanden der Feldstudie zu gewinnen. Dabei wurde für jede Konsultation bzw. Behandlung der Behandlungszeitraum, die Behandlungsdauer, die Behandlungsart, der Behandlungsanlaß sowie die eingeschätzte Besserung nach der Behandlung kodiert. Da sich jedoch die Erfassung von Behandlungsanlaß und die Beurteilung von Besserungen als nur wenig verläßlich erwies, wurde auf eine detaillierte Auswertung dieser Aspekte verzichtet.

Die Verläßlichkeit der Daten über stationäre Behandlungen ist befriedigend hoch. Ein Vergleich der differenzierten Daten der AOK München mit den von Projektmitarbeitern erhobenen Informationen über 62 Patienten ergab einen Übereinstimmungskoeffizienten (Kappa) von .82 für die Angabe, ob eine Behandlung stattgefunden hat, von .78 bezüglich der Dauer der Behandlung in Tagen und von .74 für die Anzahl ambulanter Behandlungskontakte.

Hilfesuchverhalten

Um auch Aussagen über Art und Qualität bestimmter Versorgungsleistungen auf der „Nutzer-Seite" treffen zu können, wurden Patienten und Probanden eine Reihe von halbstrukturierten Fragen zum Hilfesuchverhalten, ihren Erfahrungen mit bestimmten Institutionen und Behandlungen und deren subjektiven Bewertung gestellt. Der Fragebogenteil umfaßt vier untergliederte Item-Gruppen, die in der Feldstudie von allen Probanden zum Zeitpunkt der Erstuntersuchung beantwortet waren. Ein erweiterter Fragenteil zu diesem Aspekt wurde in der Nachuntersuchung 1981 sowohl von den Patienten als auch den Probanden beantwortet. Damit ist zumindest in Ansätzen die Prüfung einzelner medizinsoziologischer Annahmen über das Hilfesuch- und Inanspruchnahmeverhalten möglich (MECHANIC 1962). Erfaßt wurden dabei folgende Aspekte:
- Kenntnisse verschiedener psychiatrischer und psychotherapeutischer Einrichtungsarten sowie das Wissen, ob eine solche Einrichtung in der direkten Umgebung (50 km) vorhanden ist.
- Sowohl zur Erst- als auch zur Zweiuntersuchung wurde das Inanspruchnahme- und das Hilfesuchverhalten bei auftretenden seelischen Problemen direkt erfragt und beispielsweise ermittelt, ob und in welchem Ausmaß die betroffene Person Hilfe bei anderen Personen des sozialen Umfelds sowie bei professionellen Diensten gesucht und gefunden hat.
- Darüber hinaus wurden einzelne Fragen zur Einstellung gegenüber psychischen Erkrankungen, zur Reaktion der Umwelt sowie zu allgemeinen Zugangsmöglichkeiten und Einschränkungen bei psychosozialen Diensten erhoben. Diese Fragen wurden für die Patientengruppe differenzierter abgehandelt, um Einflußgrößen auf die sog. „Kontinuität" der Inanspruchnahme verschiedener Dienste beurteilen zu können. Darüber hinaus wurde erhoben, welche Probleme bei der Inanspruchnahme psychiatrischer und psychotherapeutischer Dienste aufgetreten sind und welche Verbesserungsvorschläge vom Betroffenen gemacht werden könnten.

Krankenkassendaten

Trotz mannigfaltiger Probleme wurde der außerordentlich zeitaufwendige und formal wie auch inhaltlich sehr schwierige Weg gegangen, über Schweigepflichtsentbindung durch Patienten und Probanden Krankenkassendaten über Arbeits- und Erwerbsunfähigkeitstage, stationäre Behandlungen und andere ambulante Kontakte nach der Index-Behandlung zu erheben. Diese Daten wurden gesondert kodiert und ausgewertet. In der MFS wurden lediglich die Arbeitsunfähigkeitszeiten (Krankschreibungen), die Dauer von Erwerbsunfähigkeit (einschließlich vorzeitiger bzw. altersbedingter Berentungen) verwendet, während die Angaben zu stationären Behandlungen lediglich zur Validierung der Patientenangaben benutzt wurden. Darüber hinaus wurde für einzelne Kassen der Versuch unternommen, Kosten der Behandlung sowie Inanspruchnahme-Muster detaillierter zu analysieren, um Aussagen über die Kosten-Intensität verschiedener Behandlungsangebote und Behandlungsmuster treffen zu können. Obwohl dies für einzelne Kassen, wie z. B. einzelne Allgemeine Ortskrankenkassen, recht erfolgreich verlief, muß leider – trotz erheblichen Aufwands – dieser Analyse-Schritt hier noch unberücksichtigt bleiben, da sowohl die Validität der Angaben als auch die Vollständigkeit der Daten für einzelne Patientengruppen so eingeschränkt ist, daß bisher keine schlüssige Bewertung der Gesamtdaten möglich war.

Insgesamt gelang es nur für 51 % der Befragten (Patienten und Probanden) zumindest die Daten der Erwerbsunfähigkeit und der Berentung während der letzten sieben Jahre einigermaßen verläßlich über die Krankenkassen zu ermitteln. Für die meisten Krankenkassen ergaben sich große Schwierigkeiten, weil sie entweder nur über die Krankenscheine verfügten, die quartalsweise den verschiedenen Ärzten der Region zugeordnet waren, und somit eine sehr aufwendige und unzuverlässige Zuordnungsarbeit erforderten oder weil die entsprechenden Unterlagen nach einigen Jahren grundsätzlich vernichtet bzw. ungeordnet abgelegt wurden.

Aus diesem Grund entschlossen wir uns, die Angaben aus unserer persönlichen Befragung zur Basis der Beurteilung der Inanspruchnahme-Daten zu machen. Die Krankenkassendaten wurden lediglich zur Beurteilung der Verläßlichkeit einzelner Variablen-Bereiche herangezogen. Für die einzelnen Variablen-Bereiche wurden die Erwerbs- und Berentungszeiten sowie für einzelne Teilstichproben die Daten über stationäre Behandlungen und die Häufigkeit ambulanter Behandlungen herangezogen. Für die Erwerbsunfähigkeitszeiten ergab sich bei diesem Vergleich zwischen Krankenkassen- und Projektinformationen eine relativ befriedigende Übereinstimmung von .76, mit einer leichten Tendenz zur generellen Unterschätzung in unseren Projektdaten.

3.6 Auswahl der Interviewer und Training

Die Untersuchung wurde von zehn Klinischen Psychologen und neun klinisch-psychiatrisch erfahrenen Ärzten des MPIP durchgeführt. Dabei waren sechs der neun Psychiater ausschließlich für die Nachuntersuchung der Patienten zuständig. Die 19 Interviewer wurden in aufwendigen Auswahlgesprächen auf der Grundlage ihrer praktisch-klinischen Erfahrung ausgewählt. Alle Untersucher wurden in einem mehrwöchigen Trainingsprogramm in die Verwendung des Untersuchungsinventars eingeführt. Vor Beginn der Studie mußte jeder Interviewer mindestens fünf vollständige und fehlerfreie Interviews durchgeführt haben. Dabei sollte er Erfahrung mit Patienten sammeln und die Befragung von Normalpersonen erproben. Besondere Beachtung wurde der Einarbeitung in das Diagnostic Interview Schedule (DIS) und das Social Interview Schedule (SIS) geschenkt, das in zusätzlichen Trainingssitzungen mit Rollenspiel unter Video-Kontrolle eingeübt wurde.

Im Verlauf der Studie wurden die Interviewer mehrfach zu „Auffrischungs"-Seminaren in Kleingruppen zusammengeführt. Die Intervieweranleitung wurde mehrfach spezifiziert. Vier Interviewer wurden wegen mangelhafter Sorgfalt von der Untersuchung ausgeschlossen. Da in der weiter unten beschriebenen Feldstudie alle Interviews beim Probanden zu Hause durchgeführt wurden, erhielten die Interviewer in der Feldstudie zusätzlich ein Mitarbeitertraining der Firma „Infratest", um optimale Strategien der Kontaktnahme bei den Probanden aus der Bevölkerungsstichprobe sicherzustellen.

3.7 Praktische Durchführung der Patientenuntersuchung

Im folgenden soll kurz das praktische Vorgehen bei der Untersuchung der Patienten beschrieben werden.

3.7.1 Auswertung der Krankengeschichtsdaten – Indexbehandlung am MPIP (1. Datenerhebung/Patienten)

Nach Selektion der Projektpatienten (vgl. Kap. 3.7.4) wurde – vor dem ersten Anschreiben zur persönlichen Nachuntersuchung eines Patienten – die Krankengeschichte mit Hilfe des Krankengeschichtsmanuals ausgewertet; die so gewonnenen Angaben wurden auf die Erhebungsbögen übertragen. Dadurch sollte verhindert werden, daß die Beurteilung der in der Krankengeschichte erhobenen Informationen durch die in der Nachuntersuchung gewonnenen Eindrücke beeinflußt wird. Die Beurteilbarkeit der in Krankengeschichten vorhandenen Informationen wurde durch das Bestehen des Dokumentationssystems PSYCHIS und eines differenzierten und strukturierten Schemas für das Führen von Krankengeschichten am MPIP wesentlich erleichtert, ohne jedoch grundsätzliche Schwierigkeiten einer retrospektiven Beurteilung ausräumen zu können.

30% aller interessierenden Untersuchungsvariablen konnten wegen mangelnder Verläßlichkeit bzw. wegen fehlender Angaben nicht in die Auswertung einbezogen werden. Dies betraf vor allem den sozialpsychologischen Bereich, in dem die sozialen Interaktionen der Patienten beurteilt werden sollte. Die Auswertung selbst wurde – mit Ausnahme der psychopathologisch relevanten Merkmale – von Klinischen Psychologen vorgenommen, um zu verhindern, daß der nachuntersuchende Projektpsychiater personenspezifische Hypothesen in die Nachuntersuchung einbringt und dadurch zu einer Verfälschung der Ergebnisse beiträgt. Die Auswertung der Krankengeschichte dauerte pro Patient drei bis vier Stunden. Bei einer Reihe von Patienten wurden zur Absicherung der Beurteilungen auch Krankengeschichten anderer Behandlungsinstitutionen angefordert und ausgewertet.

3.7.2 Nachuntersuchung der Patienten

Nach Ermittlung der derzeitigen Adressen über die Einwohnermeldeämter wurden alle Projektpatienten schriftlich um einen Termin für die Nachuntersuchung gebeten. Der Brief enthielt gleichzeitig eine kurze Beschreibung der Zielsetzung der Untersuchung, in dem das Interesse der Klinik an der Verbesserung der Behandlungsmaßnahmen und dem weiteren Schicksal des Patienten nach Entlassung zum Ausdruck gebracht wurde. Auf einem frankierten Rückantwortschreiben hatte der Patient die Möglichkeit, einen Nachuntersuchungstermin zu Hause oder im Institut vorzuschlagen. Patienten, die auf das erste Anschreiben nicht reagiert hatten, erhielten drei bis vier Wochen später ein zweites, ausführlicheres Schreiben zugesandt. Wenn auch auf dieses zweite Schreiben keine Reaktion erfolgte, wurde versucht, mit dem Patienten telefonisch Kontakt aufzunehmen bzw. ein weiteres persönliches Anschreiben verschickt, in dem spezifischer auf die Problematik des Patienten z. Z. der Indexbehandlung eingegangen wurde.

Für einige der Patienten konnte der Aufenthaltsort nicht über die Meldeämter ermittelt werden. In diesen Fällen wurde über die Analyse der Krankengeschichte Kontakt mit Angehörigen oder ehemals behandelnden Ärzten gesucht, um Informationen zu erhalten. Mit Ausnahme eines Patienten konnten auf diese Weise die Anschriften aller Untersuchungspersonen ermittelt werden. Für auswärts wohnende Patienten wurde eine kostenlose Fahrt, Übernachtung und Tagesverpflegung angeboten. In den Fällen, in denen der Patient die Fahrt ins Institut scheute, unternahm der zuständige Projektpsychiater einen Hausbesuch.

Die Nachuntersuchung selbst war durch das standardisierte Projekt-Interview und das Manual im Ablauf festgelegt. Falls aus den Antworten eines Patienten auf mangelnde Kooperationsbereitschaft geschlossen werden konnte, wurde zunächst versucht, ihn durch Aufklärung über die Hintergründe der Untersuchung doch noch zur Mitarbeit zu bewegen. Wenn eine persönliche Nachuntersuchung zustande kam, wurde bei Diskrepanzen zwischen den Antworten zu einzelnen Interviewteilen versucht, diese direkt im Gespräch mit dem Patienten zu klären. Die Rekonstruktion des zeitlichen Ablaufs der Behandlung im Katamneseintervall und der Art der Behandlungen erfolgte einerseits durch Befragung des Patienten, andererseits durch die Analyse der Behandlungsunterlagen der jeweiligen Institution. Zu diesem Zweck füllte der Patient eine Schweigepflichtsentbindung aus. Über die Schweigepflichtsentbindung wurden die Behandlungsunterlagen anderer Institutionen angefordert und ausgewertet.

Bei einem Teil der Patienten erwies sich die Untersuchungsdauer als zu lang, so daß die Untersuchung auf zwei oder sogar drei Termine verteilt werden mußte. Die durchschnittliche Interviewdauer bei Patienten betrug zwischen 2 1/2 bis maximal 11 Stunden (aufgeteilt auf 3 Sitzungen). Die mittlere Durchführungsdauer betrug 4 Stunden.

3.7.3 Fremdanamnese

Bei einem Großteil der Patienten und bei allen zwischenzeitlich verstorbenen Patienten wurden zusätzlich Fremdanamnesen erhoben, um unklare und unzuverlässige Angaben bezüglich der Vorgeschichte oder des Behandlungsverlaufs durch Befragung von Angehörigen und behandelnden Ärzten zu klären.

3.7.4 Auswahl der Patientengruppen

Die Auswahl der Patientengruppen war durch das Vorhandensein der Datenbank PSYCHIS am MPIP ungleich einfacher zu bewerkstelligen als in der Feldstudie, da alle notwendigen Auswahlvariablen direkt in der Datenbank verfügbar waren. Das Patientenausgangskollektiv für die vorliegende Untersuchung ist eine nach den im folgenden beschriebenen Kriterien ausgewählte Teilgruppe aller auf der Psychiatrischen Abteilung des MPIP in den Jahren 1973 bis 1975 aufgenommenen Patienten. In diesem Zeitraum waren 1086 Patienten für insgesamt 1330 Aufnahmen verantwortlich.

Für die Aufnahme in das dieser Untersuchung zugrundeliegende Untersuchungskollektiv mußten folgende Kriterien erfüllt sein:
a) Am Ende der stationären Aufnahme mußte der Patient eine als „sicher" oder „wahrscheinlich" eingeschätzte Hauptdiagnose einer endogenen Depression, neurotischen Depression, Angstneurose oder Phobie erhalten haben.
b) Mindestalter, Mindestintelligenz, Mindestaufenthaltsdauer (>10 Tage) und Sicherheitsgrad der Diagnose. Die für die differenzierten Analysen vorgesehenen Selbstbeurteilungsskalen, KSb-S (v. ZERSSEN 1976), sehen bei Anwendung der Testnormen und Interpretationsregeln ein Mindestalter von 20 und ein Höchstalter von 65 Jahren vor, sowie eine zumindest nur leicht unterdurchschnittliche Intelligenz.
c) Vollständigkeit der Datensätze, insbesondere der Skalen für den überwiegend objektiven (IMPS) und den subjektiven Befund (KSb-S).

Aufgrund dieser Kriterien wurden insgesamt 126 Patienten in die Untersuchung aufgenommen. Sie verteilen sich wie folgt auf die diagnostichen Untergruppen:
- 30 Patienten mit einer endogenen Depression (ICD 296.0 und 296.2)
- 46 Patienten mit einer Angstneurose oder Phobie (ICD 300.0, 300.2)
- 50 mit einer neurotischen Depression (ICD 300.4)

Es sei ergänzt, daß die weiteren Untersuchungsgruppen der MFS, die gesondert im zweiten Band der Monographie dargestellt werden, hier nicht berücksichtigt sind.

Abb. 3.6. Flußdiagramm: Selektion der Projektpatienten

	Anzahl Patienten	Ausfall-(N)
Grundgesamtheit Patienten (1973–1976; Station 4/5)	1086	
davon: Projektdiagnosen	344	742
Diagnose-Sicherheitsgrad	296	48
Alter (20–55)	237	59
IQ (>85)	207	30
Verweildauer (>10 Tage)	166	41
Voruntersuchung	140	26
Nicht-vollständiger Datensatz (IMPS/BL/D)	126	14
Endgültige Auswahlgröße	126	—

3.7.5 Selektion und Differenzierung der Patientenstichprobe – Ausschlußkriterien

Bei der hierarchischen Anwendung der Ein- und Ausschlußkriterien ergibt sich folgende Statistik der Ausfälle (Abb. 3.6).

Wie die Abbildung 3.6 zeigt, verbleiben bei Berücksichtigung der Projektdiagnosen insgesamt 344 Patienten. Diese waren für insgesamt 463 Aufnahmen im Bezugszeitraum 1973–1975 verantwortlich. Durch die Anwendung des Ausschlußkriteriums „Sicherheitsgrad der Diagnose" reduzierte sich die Anzahl der Patienten um weitere 48, durch Anwendung der Kriterien Alter und IQ um weitere 59 bzw. 30 Personen. 41 Patienten erfüllten nicht das Kriterium Verweildauer > 10 Tage, 26 Patienten waren bereits im Rahmen der Voruntersuchung bei anderen Diagnosegruppen eingeschlossen und wurden deswegen hier nicht mehr berücksichtigt.

Eine besondere Problematik stellt das Auswahlkriterium „unvollständiger Datensatz" bei den Fremd- und Selbstbeurteilungsdaten dar. Dieses Kriterium wurde gewählt, um eine möglichst vollständige und umfassende Beurteilung der Verlaufscharakteristika der Patienten zu ermöglichen. Jedoch bestand dabei die Gefahr, daß vor allen Dingen schwerer gestörte, sehr akute, nur schwer einer Eingangsuntersuchung mit standardisierten Skalen zugängliche Patienten aus der Untersuchung ausgeschlossen wurden und somit eine spezifische Selektion von Projektpatienten resultierte. Um derartige Verzerrungen aufzudecken, wurde geprüft, ob biosoziale bzw. soziodemographische Merkmale (Alter, Geschlecht, Familienstand), klinische Merkmale (Zweit- bzw. Differentialdiagnosen) sowie IMPS-Daten zum Zeitpunkt der Aufnahme bedeutsame Unterschiede zu den nachuntersuchten Patienten aufwiesen. Dies konnte bezüglich keines der gewählten Merkmale nachgewiesen werden. Darüber hinaus war keine der drei einbezogenen Diagnosegruppen bezüglich des Anteils nicht vollständiger Datensätze überrepräsentiert, so daß eine spezifische Verzerrung der Untersuchungsstichprobe weitgehend ausgeschlossen werden kann.

3.7.6 Durchführung der Patienten-Nachuntersuchung

Wie in Abb. 3.7 dargestellt, wurden im Untersuchungszeitraum von Januar 1981 bis Herbst 1981 insgesamt 80,2% der Patienten persönlich nachuntersucht. Der Anteil Verstorbener – alle durch Suizid – beträgt 4,8%. Alle sechs Patienten mit Suizid kommen aus der Gruppe der depressiven Neurose. Die Anzahl der Verweigerungen betrug insgesamt 13,5%. Die meisten Verweigerungen waren in der Gruppe endogen depressiver Patienten (20%) zu verzeichnen. Nur von einer Patientin konnte trotz erfolgreicher Ermittlung des Wohnorts der genaue Aufenthaltsort während der Nachuntersuchungszeit nicht ermittelt werden, ein weiterer Patient hielt sich zum Zeitpunkt der Nachuntersuchung im entfernteren Ausland auf und konnte nicht aufgesucht werden.

Die Ausschöpfungsrate kann als außerordentlich befriedigend erachtet werden, wenn man einerseits den relativ langen Katamnesenzeitraum in Rechnung stellt, andererseits berücksichtigt, daß sowohl über vier Patienten, die hier den Verweigerern zugeordnet sind, als auch über alle Verstorbenen katamnestische Informationen gesammelt werden konnten.

Abb. 3.7. Patienten: Gruppengröße und Ausschöpfungsrate

	Endogene Depression 296.0; 296.2 abs. %		Angstneurose/ Phobie 300.0/2 abs. %		Depressive Neurose 300.4 abs. %		Gesamt abs. %	
Grundgesamtheit	30	100.0%	46	100.0%	50	100.0%	126	100.0%
Nicht auffindbar/ Ausland	—	—	1	2.2%	1	2.0%	2	1.6%
Verweigert	6	20.0%	5	10.9%	6	12.0%	17	13.5%
Verstorben	—	—	—	—	6	12.0%	6	4.8%
Durchgeführt	24	80.0%	40	86.9%	37	74.0%	101	80.1%

3.7.7 Soziodemographische Charakteristik der Patienten bei Indexaufnahme

Die biosoziale und soziodemographische Charakteristik in Abbildung 3.8 zeigt, daß zwischen den drei Untersuchungsgruppen bezüglich Alter, Familienstand und Berufstätigkeit einige Unterschiede bestehen, die zwischen den endogen und neurotisch Depressiven eine direkte Vergleichbarkeit der Gruppen einschränken.

Abb. 3.8. Soziodemographische Charakteristik aller Projektpatienten (N = 126) bei Indexaufnahme

	Endogene Depression 296.0/2 abs. %		Angstneurose/ Phobie 300.0/2 abs. %		Depressive Neurose 300.4 abs. %		Gesamt abs. %	
Geschlecht								
M	10	33.3%	26	56.5%	23	46.0%	59	46.8%
W	20	66.7%	20	43.5%	27	54.0%	67	53.2%
Alter								
$\bar{x}$		39.9		32.2		35.2		34.9
s		10.5		7.7		8.9		9.2
Familienstand								
ledig	6	20.0%	28	60.9%	24	48.0%	58	46.0%
verheiratet	22	73.3%	16	34.8%	21	42.0%	59	46.8%
verw./gesch.	2	6.7%	2	4.3%	5	10.0%	9	7.2%
Beruf								
berufstätig	17	56.7%	24	52.1%	36	72.0%	77	61.1%
Hausfrau	10	33.3%	5	10.9%	5	10.0%	20	15.9%
arbeitslos	—	—	9	19.6%	1	2.0%	10	7.9%
Rentner	1	3.3%	1	2.2%	2	4.0%	4	3.2%
Ausbildung	2	6.7%	7	15.2%	6	12.0%	15	11.9%
Soziale Schicht								
Unterschicht	7	23.3%	14	30.4%	8	16.0%	29	23.0%
Mittelschicht	20	66.7%	25	54.4%	35	70.0%	80	63.5%
Oberschicht	3	10.0%	1	2.2%	1	2.0%	5	4.0%
n.b.	—	—	6	13.0%	6	12.0%	12	9.5%

n.b. = nicht beurteilbar

Die Unterschiede zwischen den Gruppen werden im Detail im Ergebnisteil (4.1) diskutiert.

3.7.8 Zweitdiagnosen, Differentialdiagnosen, Anwendung operationaler Diagnosekriterien nach DSM-III

Vor allem die Neurosegruppen weisen einen hohen Anteil von Zusatzdiagnosen auf. Bei 43,5% der Patienten mit Angststörungen, 40% der mit depressiven Neurosen, aber nur bei 30% der endogen Depressiven war zumindest eine weitere Diagnose gestellt worden.

Bei Patienten mit Angststörungen dominieren als Zusatzdiagnosen weitere Unterformen neurotischer Störungen (N = 6) sowie Persönlichkeitsstörungen (N = 5) und psychosomatische Störungen (N = 4). Bei depressiven Neurosen wurde – neben der sehr häufigen differentialdiagnostisch erwogenen Diagnose einer endogenen Depression (N = 9) – häufig noch eine Alkohol- bzw. Drogenabhängigkeit (N = 10) diagnostiziert. Bei zwei weiteren Patienten mit einer als wahrscheinlich eingeschätzten Entlassungsdiagnose einer neurotischen Depression wurde darüber hinaus differentialdiagnostisch eine schizoaffektive Psychose erwogen.

Demgegenüber wurden bei Patienten mit endogener Depression nur in einem Fall eine depressive Neurose sowie in einem weiteren Fall eine schizoaffektive Psychose differentialdiagnostisch in Betracht gezogen.

Da diese Diagnosen auf einer klinisch-psychiatrischen Beurteilung zum Zeitpunkt der Indexaufnahme beruhen, haben wir, um eine differenziertere Beschreibung des Patientenguts zu ermöglichen, auch alle Patienten retrospektiv anhand der Ergebnisse des DIS sowie durch Hinzunahme einiger weiterer Kriterien aus der Krankengeschichte anhand der operationalen Diagnosekriterien nach DSM-III charakterisiert. Diese Ergebnisse werden ausführlich in den entsprechenden Ergebniskapiteln 4.2 und 4.3 dargestellt. Hier soll nur die Frage beantwortet werden, in wie vielen Fällen eine grundsätzliche Diskrepanz zwischen der Klassifikation nach ICD-8 und der Klassifikation nach DIS/DSM-III festzustellen ist.

Zu beachten ist bei dieser Aufschlüsselung, daß aufgrund des retrospektiv ausgerichteten Interviews natürlich nur näherungsweise ermittelt werden konnte, welche Diagnosekriterien gerade zum Zeitpunkt der Indexaufnahme vorlagen, so daß dieser Vergleich einer klinischen ICD-Diagnose bei der Indexbehandlung mit einer DIS/DSM-III „lifetime" Diagnostik nur grob orientierende Funktion haben kann. Bei Berücksichtigung der positiven Bestätigungsrate der jeweils entsprechenden Diagnosen ergibt sich das in Abb. 3.10 dargestellte, überraschend positive Bild. Mit wenigen Ausnahmen wird auch nach DSM-III die jeweilige ICD-Hauptdiagnose im DIS bestätigt. Für Angststörungen besteht eine insgesamt sehr gute Übereinstimmung. Nur ein Patient erhielt keine DSM-III Diagnose einer Angststörung, sondern die einer „Major Depression". Keine klare Differenzierung ergibt sich, trotz eines tendenziell höheren Anteils von Patienten mit Angstneurosen mit der DSM-III Diagnose von Generalized Anxiety Disorder bzw. Panic Attack, zwischen Angstneurosen und Phobien.

Auch bei depressiven Neurosen ist insgesamt eine gute Übereinstimmung zu finden. 28 Patienten erhielten die Hauptdiagnose Major Depression, zwei die der korrespondierenden diagnostischen Kategorie einer Dysthymic Disorder. Zwei Patienten

Abb. 3.9. Zweit- und Differentialdiagnosen der Projektpatienten bei der Indexbehandlung

ICD-8	Zweitdiagnosen			Differentialdiagnosen			Gesamtanzahl der Nebendiagnosen
	Endogene¹ Depression 296. 0/2	Angstneurose/² Phobie 300. 0/2	Depressive Neurose 300. 4	Endogene Depression 296. 0/2	Angstneurose/ Phobie 300. 0/2	Depressive Neurose 300. 4	
keine weitere Diagnose	(21)	(26)	(20)	—	(43)	(41)	—
295.3 Schizophrenie, paranoide Form	—	—	1	—	—	—	1
295.7 Schizoaffektive Psychose	1	—	—	—	—	1	2
296.0 Involutionsdepression	1	—	2	—	—	1	4
296.2 Affektive Psychose: monopolar	—	—	5	—	—	1	6
298.0 Reaktive depressive Psychose	1	—	—	—	—	—	1
300.0 Angstneurose	—	1	—	—	—	—	1
300.2 Phobie	—	1	—	—	—	—	1
300.3 Zwangsneurose	—	1	—	—	—	—	1
300.4 Depressive Neurose	1	1	—	—	—	—	2
300.7 Hypochondrische Neurose	—	1	—	—	—	—	1
300.9 Nicht näher bezeichnete Neurose	—	1	—	—	—	—	1
301.1 Zyklothyme Persönlichkeit	—	1	—	—	—	—	1
301.2 Schizoide Persönlichkeit	—	—	1	—	—	—	1
301.4 Anankastische Persönlichkeit	—	2	2	—	—	—	4
301.5 Hysterische Persönlichkeit	—	2	2	—	—	—	4
301.8 Andere Persönlichkeitsstörung	1	—	1	—	—	—	2
302 Sexualstörung	—	1	—	—	—	2	3
303 Alkoholismus	1	1	7	—	1	—	10

		ICD 296.0¹ (N=10)	ICD 296.2¹ (N=20)	ICD 300.0² (N=22)	ICD 300.2² (N=24)			Gesamt
304	Medikamentenabhängigkeit	—	1	3	—	1	2	7
305	Psychosomatische Störung	—	4	—	—	—	1	5
306	Anderweitig nicht klassifizierbare Symptome	—	—	1	—	—	—	1
309	Nicht-psychotisches organisches Psychosyndrom	—	1	3	—	—	—	4
	andere	3	1	2	—	1	1	8
	Gesamt	9	20	30	—	3	9	

¹ ICD 296. 0: (N = 10); ICD 296. 2: (N = 20)
² ICD 300. 0 (N = 22); ICD 300. 2 (N = 24)

Abb. 3.10. Grobklassifikation der nachuntersuchten Patientengruppen nach DSM-III

DIS/DSM-III Diagnosen	ICD-Diagnosen			
	(N = 18) Angst- neurose 300.0	(N = 22) Phobie 300.2	(N = 37) Depressive Neurose 300.4	(N = 24) Endogene Depression 296.0/2
Bipolare Störung	—	—	2	1
Major Depression:	11	12	28	19
mit psychotischen Merkmalen	—	—	(5)	(6)
mit Melancholie	—	—	(4)	(13)
Dysthymie	2	2	2	—
Major Depression & Schizophrenie	—	—	1	6
Zwangsstörung	4	2	2	2
Panikstörung	—	—	—	—
Agoraphobie	5	11	5	6
mit Panikattacken	10	6	5	6
Generalisierte Angststörung[1]	3	—	—	—
Einfache Phobie	16	21	5	7
Medikamentenabhängigkeit	7	2	3	1
Somatisierungsstörung	2	—	2	—
Alkoholabhängigkeit	4	5	11	5
Gesamtzahl der Diagnosen ohne DSM-III Hierachieregeln	64	61	66	53

( ) diese Werte werden bei der Gesamtzahl nicht noch einmal gesondert berücksichtigt
[1] unter Zuhilfenahme zusätzlicher Informationen aus der Krankengeschichte, da nicht im DIS eingeschlossen

erfüllten die lifetime Kriterien für eine Bipolar Disorder, ein weiterer Patient die Kriterien für eine schizophreniforme Störung, verbunden mit depressiven Zügen. Diese Diagnosen wurden differentialdiagnostisch bereits nach der ICD-8 erwogen. (Abb. 3.9). Zwei weitere Patienten erfüllten nicht voll die Kriterien einer DSM-III Major Depression, jedoch die einer langjährigen Angststörung (Agoraphobie mit Panikattacken).

Bezüglich endogener Depressionen ergibt sich lediglich bezüglich der Oberkategorie „Major Depression" eine befriedigende Übereinstimmung. Vier Patienten wurden als schizophreniforme Störung (verbunden mit „Major Depression"), einer als „Bipolar Disorder" klassifiziert; 13 der 19 als Major Depression mit Melancholia[1].

Das eigentlich überraschende Ergebnis der diagnostischen Aufschlüsselung nach DIS/DSM-III ist die sehr viel höhere Gesamtzahl resultierender Diagnosen. Insbesondere Angststörungen erfüllen neben den Kriterien für verschiedene Angststörungen nach DSM-III auch sehr häufig die Kriterien für eine Major Depression und für Abhängigkeit vom Alkohol und Medikamententypus. Dieses bei allen vier Patienten-

---

[1] Dieser Subtypus Melancholie wurde mit Zusatzfragen der deutschsprachigen, modifizierten Version II des DIS diagnostiziert.

gruppen ähnliche Ergebnis reflektiert zum einen sicherlich den Effekt eines voll standardisierten Interviews, das den Diagnostiker zwingt, alle in Frage kommenden diagnostischen Bereiche vollständig abzudecken und nicht bei einer im Vordergrund stehenden Hauptdiagnose stehen zu bleiben; zum anderen ist es aber sicherlich auch vom Konzept der Komorbidität (das gleichzeitige oder aufeinanderfolgende Bestehen verschiedener psychischer Störungen) beeinflußt, das im DSM-III eine sehr viel höhere Gewichtung als in der ICD-8 oder in der ICD-9 erhält.

Zusammenfassend läßt sich zumindest bei dieser Grobklassifikation ohne das Hinzunehmen der Zusatzdiagnosen nach ICD und DSM-III folgern, daß auch bei Anwendung der operationalisierten Diagnosekriterien im wesentlichen die Hauptdiagnosen Bestätigung fanden. Gleichzeitig muß darauf hingewiesen werden, daß wegen der operationalisierten Diagnosedaten ohne Anwendung diagnostischer Hierarchieregeln keine klare und eindeutige Trennung zwischen depressiven Neurosen und endogenen Depressionen auf der einen und depressiven Störung und Angststörung auf der anderen Seite erkennbar ist. Auf die sich daraus ergebenden Probleme, aber auch auf die Frage der Komorbidität, werden wir im Ergebnisteil noch einmal zurückkommen.

3.7.9 Katamnesedauer

Die mittlere Katamnesedauer betrug 6,4 Jahre. Wegen der unterschiedlichen Aufnahmedaten bei der Indexbehandlung in den Jahren 1973–1975 sowie verschieden langen Behandlungszeiten bis in das Jahr 1976 hinein und der Nachuntersuchungszeit von mehr als einem halben Jahr ließen sich Differenzen in der Katamnesedauer innerhalb und zwischen den drei Gruppen nicht vermeiden. Die mittlere Katamnesedauer war jedoch in allen drei Untersuchungsgruppen nicht signifikant unterschiedlich. Die fallweise unterschiedliche Katamnesedauer impliziert allerdings eine Reihe von statistischen Auswertungsproblemen, die im Zusammenhang mit der clusteranalytischen Auswertung und der Verlaufsbeschreibung im Ergebnisteil eingehender diskutiert werden.

Abb. 3.11. Katamnesezeitraum in den Untersuchungsgruppen

	Mittelwert in Tagen (Jahren)	Streuung	Minimum (Tage)	Maximum (Tage)
Endogene Depression 296.0/2 N = 24	2238 (6.1)	459	1601	3148
Angstneurose/Phobie 300.0/2 N = 40	2434 (6.7)	422	1593	3116
Depressive Neurose 300.4 N = 37	2341 (6.4)	334	1750	2953

3.8 Feldstudie

Beschreibung der Erstuntersuchung in der Durchschnittsbevölkerung (Feldstudie)

Die erste Untersuchung erfolgte im Frühjahr 1974 und wurde im Auftrag des MPIP von Mitarbeitern der Infratest-Gesundheitsforschung durchgeführt. Die Gruppen der Befragungspersonen stellen eine mehrstufig geschichtete Zufallsstichprobe dar. Zur Grundgesamtheit gehörten alle während des Befragungszeitraums in der BRD und West-Berlin in Privathaushalten lebenden Personen im Alter von 18–64 Jahren. Für den Begriff „Privathaushalt" wurde die in der amtlichen Statistik benutzte Definition (Statistisches Jahrbuch 1969, S. 27) übernommen. Die erste Untersuchung bestand aus einem 45–60minütigen Interview, in dessen Verlauf auch Fragebögen und Selbstbeurteilungs-Fragebögen verwandt wurden. Das strukturierte Interview bei der Erstuntersuchung 1974 umfaßte:
a) Soziodemographische Angaben
b) Gesundheitsverhalten (bzgl. Ernährung, Freizeit etc.)
c) Inanspruchnahme medizinischer Dienste
d) Hilfesuchverhalten
e) Medikamentenkonsum
f) Trinkverhalten

Darüber hinaus wurden die standardisierten Klinischen Selbstbeurteilungs-Skalen (KSb-S) vorgelegt (Beschwerden-Liste, Parallelformen B-L, BL' und Ergänzungsbogen B-L', Paranoid-Depressivitäts-Skala, PD-S und PD-S'; Befindlichkeits-Skala, Bf-S und Bf-S'). Ferner wurde ein kurzer Intelligenztest, der Mehrfachwortwahltest von LEHRL et al. (1971) sowie der Untertest „Allgemeines Wissen" aus dem HAWIE angewendet.

Die Abbildung 3.12 zeigt die Ergebnisse der Erstuntersuchung in der Bevölkerungsstichprobe. Die Ausschöpfungsrate der repräsentativen Bevölkerungsstichprobe im Jahre 1974 betrug 77,3%. Insgesamt wurden 1952 verwertbare Interviews aufbereitet und ausgewertet, welche die Grundlage der Selektion von Probanden für die Nachuntersuchung bildeten. Da eine größtmögliche Vergleichbarkeit mit den Patientengruppen angestrebt wurde und darüber hinaus für die vorgesehenen Untersuchungsinstrumente Anwendungskriterien zu beachten sind, die u. a. darin bestehen, daß eine ausreichende, d. h. zumindest durchschnittliche Intelligenz bei den Befragten vorliegt sowie gewisse Altersgrenzen beachtet werden müssen, wurden alle Personen ausgeschieden, die diese Kriterien nicht erfüllten. Unter Einbeziehung der neutralen Ausfälle reduziert sich damit die Gesamtzahl der Untersuchungspersonen für die Zweituntersuchung auf 1366 Personen. Diese stellen also nicht mehr eine unselegierte, sondern eine nach Alter und Intelligenz vorausgewählte repräsentative Bevölkerungsstichprobe dar.

Da für die Nachuntersuchung (1981) nur beschränkte finanzielle und personelle Ressourcen zur Verfügung standen, konnten nicht alle 1366 Personen nachuntersucht werden. Deshalb war es notwendig, eine Stichprobenziehung durchzuführen. Da das Hauptziel der Untersuchung die Identifikation psychiatrisch auffälliger und möglichst unbehandelter Fälle ist, sollten diese in der Stichprobe jedoch in einem ausreichenden Umfang enthalten sein. Wie aus dem Literaturüberblick im theoretischen Teil hervorgeht, liegt – konservativ geschätzt – der zu erwartende Anteil unbehandelter psychia-

Abb. 3.12. Feldstudie: Stichprobenzeichnung, Auswahlkriterien und Ausschöpfung bei der Erstuntersuchung – 1974 –

1. Untersuchung (1974)		
Grundgesamtheit – 1974 – I	2524	100.0 %
Systematische Ausfälle	533	21.1 %
Nicht auswertbar	39	1.6 %
Ausgewertet (und bereinigt)	1952	77.3 %
Selektion für die 2. Untersuchung:		
Anwendung der Ausschlußkriterien (IQ, Alter)	487	
Neutrale Ausfälle	57	
Ausland bzw. nicht erreichbar	42	
Grundgesamtheit II	1366	

trischer Fälle in der Bevölkerung bei ca. 15 %. Bei einer ungewichteten Stichprobenziehung wäre deshalb vermutlich nur eine geringe Anzahl von Fällen zu erwarten gewesen.

Geschichtete Stichprobenziehung für die Zweituntersuchung (1981)

Um eine möglichst große Zahl von psychisch gestörten Probanden nachuntersuchen zu können, wurden vor der Zufallsstichprobenziehung über eine Analyse der Erstuntersuchungsergebnisse in den Klinischen Selbstbeurteilungs-Skalen, nämlich der Beschwerden-Liste (B-L) und der Depressivitäts-Skala (D-S) und der Paranoid-Skala (P-S), „symptomatisch auffällige" Personen herausgesucht, die mit großer Wahrscheinlichkeit eine psychische Störung aufwiesen. Hierzu wurden die Normwerte der Skalen (ZERSSEN 1976) herangezogen.

Eine Person wurde dann der Gruppe der „symptomatisch Auffälligen" zugeordnet, wenn sie eines oder mehrere der folgenden Testkriterien überschritt:
1. einen erhöhten Depressions-Score („D" > als 12)
2. einen erhöhten Paranoid-Score („P" > als 7) und/oder
3. einen erhöhten Beschwerden-Score („B" > als 30).

Die Untergruppendifferenzierung über auffällige Testwerte vorzunehmen, erschien vertretbar, um eine „Risikopopulation" zu definieren, die mit großer Wahrscheinlichkeit einen hohen Anteil „psychiatrisch auffälliger" Personen enthält. Die Auswertung der Daten zeigt, daß nach den Testkriterien in der Erstuntersuchung 206 Personen – das sind 15,1 % der Gesamtzahl – der Gruppe „auffällige Probanden" zuzuordnen sind, während 1160 Personen der Gruppe der „unauffälligen Probanden" angehören (siehe Abb. 3.13).

Für die Zweituntersuchung wurde nun aus den 1366 Probanden eine Zufallsstichprobe gezogen, die in der weiteren Auswertung als (repräsentative) Bevölkerungsstichprobe bezeichnet wird (N = 532). Sie enthält überwiegend unauffällige Probanden (N = 451), jedoch auch nach Zufall gezogene, bei der Erstuntersuchung 1974 aufgrund der KSb-S-Kriterien als „auffällig" bezeichnete Probanden (N = 81). Die aufgrund der Ziehung in dieser (repräsentativen) Bevölkerungsstichprobe nicht enthaltenen „Auffälligen" (N = 125) wurden zusätzlich berücksichtigt, um eine für statistische Auswertungen genügend große Gruppe psychiatrischer „Fälle" bilden zu können; somit

Abb. 3.13. Stichprobenziehung für die Zweituntersuchung

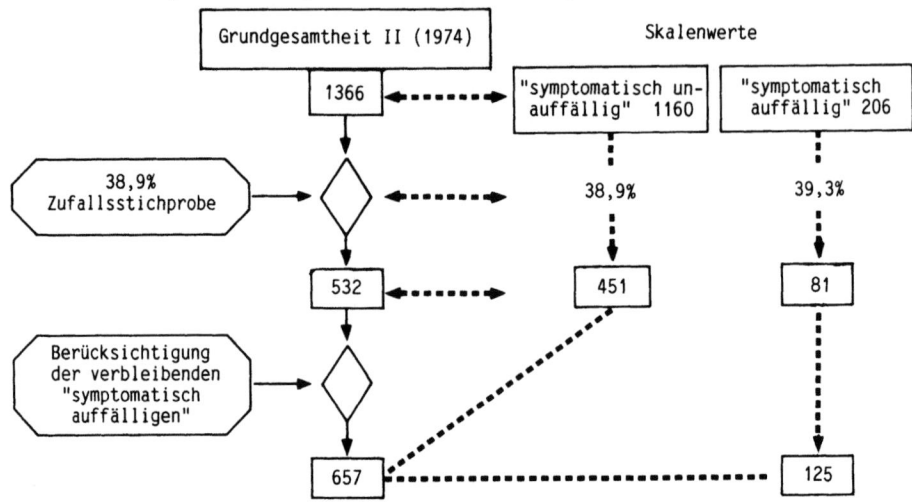

beträgt das „Ausgangskollektiv" für die Zweituntersuchung 657 Personen. Schematisiert ist dieses Vorgehen in Abb. 3.13 verdeutlicht.

Grundgesamtheit für die Zweituntersuchung – Repräsentativitätsprüfung

Es stellt sich nun die Frage, inwieweit durch die Ausfälle bei der Erstuntersuchung, die Gruppeneinteilung (Differenzierung auffällig vs. unauffällig) sowie die Stichprobenziehung eine Verzerrung in bezug auf die nach wie vor angestrebte Repräsentativität bezüglich Alter, Geschlecht und Familienstand entstanden ist. Zur Prüfung dieser Frage haben wir in der Abb. 3.14 die biosozialen und sozio-demographischen Charakteristiken der Gesamtbevölkerung mit denen der verschiedenen, aus unserem Stichproben- und Selektionsverfahren resultierenden Untergruppen verglichen. Bezuggenommen wird auf den Einwohnerstand von 1974 (Statistisches Jahrbuch 1974) der erwachsenen Bevölkerung zwischen 18 und 55 Jahren.

Der Vergleich der Bevölkerungsdaten mit dem Ausgangskollektiv für die Zweituntersuchung ergibt eine recht gute Übereinstimmung hinsichtlich der Altersgruppen und der Familienstandsverteilung. Auffällig ist lediglich eine leichte Verschiebung in der Geschlechtsverteilung, die darauf hindeutet, daß im Ausgangskollektiv II Frauen leicht überrepräsentiert sind. Dies kann möglicherweise damit erklärt werden, daß erfahrungsgemäß bei repräsentativen Bevölkerungsumfragen Männer wegen häufigerer Berufstätigkeit oft schwerer anzutreffen sind, so daß bei den systematischen Ausfällen der Erstuntersuchung vermutlich Männer überrepräsentiert waren. Vergleichen wir nun die Bevölkerungszahlen mit denen der Gruppe der „Unauffälligen" bzw. der (repräsentativen) Bevölkerungsstichprobe (N = 532), so sehen wir auch hier insgesamt eine gute Übereinstimmung. Ausnahmen sind, daß 18–29jährige etwas unterrepräsentiert, 50–55jährige jedoch etwas überrepräsentiert sind. Ferner sind in unserer Stichprobe Verheiratete etwas überrepräsentiert. Keiner dieser Unterschiede erwies sich jedoch als statistisch bedeutsam.

Abb. 3.14. Soziodemographische Charakteristik der Gesamtbevölkerung (Alter 18–55) in Gegenüberstellung zum Ausgangskollektiv II [(Zweituntersuchung mit Einschlußkriterien (Alter 18–55; IQ > 85) der Auffälligen (N = 206) und Unauffälligen (N = 1160)]

	Bevölkerung (N = 29 240 900)[1] %	Grundgesamtheit II (N = 1366)[2] %	Auffällige (N = 206) %	Unauffällige (N = 1160) %	(38,9%ige Stichprobe der Unauffälligen) (N = 451) %
Alter					
18–29	28.1	26.3	20.9	27.2	23.7
30–39	32.6	34.6	30.1	35.4	35.7
40–49	26.5	24.6	30.6	23.5	24.6
50–55	12.8	14.5	18.4	13.8	16.0
Geschlecht					
männlich	50.1	44.4	40.3	45.2	50.0
weiblich	49.9	55.6	59.8	54.9	50.0
Familienstand					
ledig	18.7	14.9	17.0	14.6	11.8
verheiratet	76.1	79.3	73.8	80.3	81.9
sonstige	5.2	5.8	9.3	5.2	6.5

[1] Einwohner   [2] Stichprobengrößen

Zusammenfassend kann also die Zufallsstichprobe mit den entsprechenden Fehlergrenzen in den von uns verglichenen Variablen als immer noch repräsentativ für die erwachsene Bevölkerung angesehen werden.

Demgegenüber zeigt die Alters, Geschlechts- und Familienstandsverteilung der Auffälligen im Vergleich zur Bevölkerung einige bedeutsame Unterschiede. Zum einen ist die Altersverteilung der „Auffälligen" in Richtung höheres Alter verschoben, zum anderen sind Frauen sowie Verwitwete und Geschiedene überrepräsentiert.

Beschreibung der Zweituntersuchung (1981), Ausschöpfung der Stichprobe in der Feldstudie

Im Nachuntersuchungszeitraum Januar 1981 bis Herbst 1981 konnten von den insgesamt 657 Personen 483, das sind 73,5%, persönlich nachuntersucht werden. Darüber hinaus konnten über weitere 18 Probanden (2,7%) in einem persönlichen Gespräch zwar Informationen gesammelt, jedoch die Interviews nicht vollständig durchgeführt werden. 22 Personen waren zwischenzeitlich verstorben, 2 davon durch Suizid. Das bedeutet, daß über insgesamt 79,6% der Stichprobe beurteilungsfähige Informationen gesammelt werden konnten. Es konnten alle Personen aufgefunden werden (bis zu 12 Suchaktionen pro Proband).

Von den 483 vollständig durchgeführten Interviews entfielen 419 auf die „repräsentative" Bevölkerungsstichprobe; 64 Probanden gehörten zur zusätzlich gezogenen Stichprobe von Personen mit auffälligen Testwerten.

Die Verweigerungsrate lag mit insgesamt 20,4% (N = 134) höher als in der Gruppe der ehemaligen Klinikpatienten. Darüber hinaus war sie bei den in der Erstuntersuchung (1974) symptomatisch Auffälligen mit 36,4% bedeutsam gegenüber der repräsentativen Bevölkerungsstichprobe erhöht (Abb. 3.15).

Wie die Durchführung von Verweigererinterviews bei der Hälfte der Verweigerer zeigt, kann die relativ hohe Verweigerungsrate im wesentlichen (bei 56% aller Verweigerer) auf die Einführung des neuen Datenschutz-Gesetzes im Erhebungszeitraum zurückgeführt werden. Nach diesen Bestimmungen mußten alle Personen zu zwei unterschiedlichen Befragungszeitpunkten ihre Einwilligung zur Untersuchung geben, einmal gegenüber der Firma Infratest, die 1974 die Erstuntersuchung durchgeführt hatte und über die Adressen der Probanden verfügte, ein zweitesmal bei der Kontaktaufnahme durch den Mitarbeiter des MPIP.

Abb. 3.15. Feldstudie – 1981 –: Auswahl, Ausschöpfung und Nachuntersuchungsergebnis

	abs.	%
Grundgesamtheit III – 1981 –	657	100.0%
Verstorben	22	3.4%
Verweigert – MPI – P –	59	20.4%
Verweigert – Infratest (Datenschutz)	75	
Information/Interview unvollständig	18	2.7%
Durchgeführte Interviews	483	73.5%

Abb. 3.16. Alter, Geschlecht und Familienstand der Verweigerer und Verstorbenen in Gegenüberstellung zu den Interviewten und der Bevölkerung

	Bevölkerung %	Interviewte (N = 483) %	Verweigerer (N = 134) %	Verstorbene (N = 22) %
Alter				
18–29	28.1	23.6	23.8	4.5 (1)
30–39	32.6	36.9	26.9	18.2 (4)
40–49	26.5	25.5	28.4	27.3 (6)
50–55	12.8	14.1	20.9	50.0 (11)
Geschlecht				
männlich	50.1	48.0	40.3	59.1 (13)
weiblich	49.9	52.0	59.7	40.9 (9)
Familienstand				
ledig	18.7	12.8	16.4	9.1 (2)
verheiratet	76.1	81.6	71.6	68.2 (15)
gesch./verw.	5.2	5.6	12.0	22.7 (5)

Bei dieser Vorgehensweise war gesichert, daß entsprechend dem Datenschutzgesetz Daten aus der ersten und der zweiten Untersuchung miteinander verbunden werden durften. Relativ viele Probanden wurden eher durch den Zwang zum zweimaligen Unterschreiben von Erklärungen, die in typischem Juristendeutsch verfaßt waren, abgeschreckt. Bei dem relativ hohen Prozentsatz von Verweigerungen erschien es uns notwendig zu prüfen, ob dadurch eine wesentliche Veränderung der biosozialen und soziodemographischen Charakteristik der Interview-Stichprobe bedingt wurde. In Abbildung 3.16 sind die jeweiligen Prozentzahlen für die Bevölkerung, die der persönlich nachuntersuchten Personen, der Verweigerer und der Verstorbenen aufgeführt.

Es zeigen sich keine derartigen Abweichungen, daß auf gravierende Stichprobenfehler geschlossen werden müßte. Verweigerer sind in der Gruppe der 18–29jährigen und der 50–55jährigen häufiger als in den jeweils korrespondierenden Altersklassen der „Interviewten" zu finden. Auffällig ist ferner, daß der Anteil Geschiedener oder Verwitweter in der Verweigerungsgruppe mit 18,7 % nicht nur deutlich über dem der Interviewten (4,7 %), sondern auch über dem der Bevölkerung (5,2 %) liegt. Bezüglich der Verstorbenen findet sich die aufgrund der Literatur (Statistisches Jahrbuch 1974) erwartete erhöhte Mortalität älterer Männer.

Durchführung der Zweituntersuchung in der Feldstudie

Im Gegensatz zur Nachuntersuchung der Patienten, die überwiegend am MPIP nachuntersucht wurde, fand die Nachuntersuchung im Rahmen der Feldstudie grundsätzlich im Hause der Probanden statt. Kontaktnahme und Terminvereinbarung wurden nach dem gleichen Muster wie bei den Patienten durchgeführt. 86 % der Interviews wurden von Klinischen Psychologen, 14 % von den Projektärzten durchgeführt. Das Anschreiben und die telefonische Kontaktnahme betonten besonders die gesundheitspolitische Bedeutung der Studie und strebten an, die Erinnerung der Person an die

Erstuntersuchung wachzurufen. Da die Personen über das ganze Bundesgebiet verteilt wohnten, stellte ihre Nachuntersuchung eine umfangreiche organisatorische Aufgabe dar. Die Motivation der Probanden zur Mitarbeit bei der Untersuchung war erfreulich gut. Trotz der mehrstündigen Erhebungsdauer wurden nur 3% der Interviews unvollständig durchgeführt; kein Interview mußte abgebrochen werden. Insgesamt wurden 164 Probanden ein zweites Mal aufgesucht.

Fall- und Kontrollgruppenbildung in der Durchschnittsbevölkerung (Feldstudie)

Da das DIS nur die Diagnosen nach DSM-III (sowie den hier nicht weiter diskutierten Diagnosen nach RDC und Feighner), nicht jedoch nach der ICD-8 stellt, und zudem – wie alle epidemiologischen Erhebungsinstrumente – auch einen gewissen Prozentsatz von Fehlklassifikationen aufweist, wurden diejenigen Probanden der Feldstudie mit auffälligen DIS-Ergebnissen nochmals in einem zweiten Unterssuchungsschritt innerhalb von ein bis vier Wochen nach der Erstuntersuchung ein zweites Mal durch einen der Projektpsychiater aufgesucht. Dieser führte – weitgehend unabhängig von den Ergebnissen des ersten Gesprächs, ähnlich wie in der Untersuchungsgruppe ehemaliger Patienten – ein strukturiertes Interview für die ICD-Diagnostik durch. Dabei wurde ihm keine Information über die im ersten Interview ermittelte Symptomatik gegeben; auch war er nicht über die diagnostischen Ergebnisse des DIS informiert. In diesem Gespräch hatte der Psychiater lediglich detaillierte Vorinformationen über die körperliche Gesundheit, die sozialen Lebensumstände sowie spezielle Fragenbereiche, in denen nach Auffassung des Erstinterviewers noch Unklarheiten bestanden.

Das Ziel des Zweitinterviews bestand darin herauszufinden, ob die Person seiner Meinung nach irgendwann im Leben einmal psychiatrisch krank war und die Kriterien für eine psychiatrische ICD-8-Diagnose erfüllte. Falls positiv, sollte er – wie bei den ehemals stationär behandelten Patienten – eine Erst-, Zweit- und wenn notwendig eine Differentialdiagnose stellen und soweit wie möglich den Zeitverlauf dieser Störung rekonstruieren, d.h. Beginn, Ende, Phasenhäufigkeit etc. auf einem speziell dafür entworfenen Kodierungsbogen vermerken. Auf dieser Grundlage wurde eine *Querschnittsdiagnose* (differenziert nach vier Wochen und sechs Monaten) sowie eine *Lifetime-Diagnose* gestellt. Letztere gibt an, ob die befragte Person bis zum Untersuchungstag jemals in ihrem Leben das Kriterium für eine psychische Störung erfüllt hat. Darüber hinaus wurde der Schweregrad der festgestellten Störung zum Zeitpunkt der Untersuchung sowie die potentielle Behandlungsbedürftigkeit analog dem Vorgehen von DILLING et al. (1984) grob eingeschätzt.

Abb. 3.17. Zweistufige Fallidentifikation und klinisch-psychiatrische Diagnostik

1. Stufe	Prüfen des Interviews; Vorauswertung der DIS-Ergebnisse durch einen der Studienleiter	a) Auswahl aller Probanden mit häufigen Symptomen im DIS (N = 125) b) Zufällige Auswahl (DIS) unauffälliger Probanden (N = 39)	2. Stufe
Interview unter Einschluß des DIS N = 483			Nachuntersuchung durch den Psychiater 1-4 Wochen später ICD-8-Diagnosen - derzeit - lifetime

Keiner der Probanden verweigerte diese Zweituntersuchung, allerdings brachen vier Probanden sie aus unterschiedlichen Gründen vorzeitig ab.

Das zweistufige „Fall"-Identifikationsvorgehen (vgl. Abb. 3.17) ermöglichte eine gut fundierte Entscheidung darüber, welche Probanden als psychisch gesund einzustufen waren, d.h. keine psychiatrische Diagnose erhielten, und welche Probanden entweder zum Zeitpunkt des Interviews oder früher in ihrem Leben die Kriterien einer solchen Diagnose erfüllten.

Da zwischen der Entscheidung des Psychiaters und den Ergebnissen des DIS nach DSM-III sowohl aus den Diagnosesystem-immanenten als auch aus durchführungstechnischen Gründen nicht immer eine perfekte Übereinstimmung zu erwarten war, wurde festgelegt, wie in diskrepanten Fällen zu entscheiden war.

1. Für den epidemiologisch orientierten Untersuchungsteil, d.h. insbesondere die Ermittlung der Fall- bzw. Prävalenzraten, wurden die Ergebnisse nach DSM-III und ICD getrennt dargestellt und die Diskrepanz diskutiert. Ohne den Ergebnissen vorzugreifen, führten beide Systeme – wie auch bei den Patienten – zumindest bei einer groben Klassifikation zu einer sehr guten Übereinstimmung (WITTCHEN et al. 1985). Das über alle Diagnosegruppen hinweg für eine Grobklassifizierung in psychotische Störungen, Angststörungen, depressive Störungen, Abhängigkeiten und psychosomatische Auffälligkeiten berechnete Kappa (K) ergab einen Übereinstimmungswert von .76.

2. Für die Auswahl der Gruppen von Angststörungen und Depressionen, deren spezifische Verläufe ohne Behandlung im Vordergrund der Betrachtungen dieses zweiten Teils der MFS steht, wurden nur die Fälle ausgewählt, die sowohl nach der Untersuchung mit dem DIS als auch aufgrund der Diagnostik des Psychiaters die Kriterien für eine entsprechende Diagnose erfüllten (siehe hierzu Kap. 5.2).

3.9 Beschreibung der Patienten und der Probanden aus der Feldstudie nach Versorgungsregion-Charakteristika

Wie die Abbildung 3.18 zeigt, ergeben sich für die Patienten und die Bevölkerungskontrollgruppe aufgrund ihrer Selektion sehr unterschiedliche Regional-Charakteristika. Während die Patienten überwiegend dem Großraum München (Patienten 75,7%; Probanden 4,2%) und fast ausschließlich dem Bundesland Bayern (87,2%) zuzuordnen sind, weisen die Probanden erwartungsgemäß eine große, im wesentlichen der Einwohnerzahl der einzelnen Bundesländer entsprechende Verteilung auf. Die meisten Probanden leben im Bundesland Nordrhein-Westfalen (25,7%); es folgen die Bundesländer Bayern (17,8%) und Baden-Württemberg (14,9%).

72% der Patienten wurden gemäß ihrem Wohnort dem großstädtischen Bereich zugeordnet, 12,6% gemischt städtisch-ländlichen Regionen und 15,4% rein ländlichen Wohnregionen. Demgegenüber wich in der repräsentativen Bevölkerungsstichprobe die Verteilung mit 57,5% in städtischen Regionen und 22,9% in gemischten Regionen lebenden Probanden davon deutlich ab.

Abb. 3.18. Bundesland- und Wohnortcharakteristik der Patienten (N = 291) und Probanden (N = 657)

	Patienten (%)	Probanden (%)
Ausland	1,4	0,0
Schleswig-Holstein	1,4	3,7
Hamburg	0,5	3,1
Niedersachsen	1,8	11,8
Bremen	0,0	1,2
Nordrhein-Westfalen	2,3	25,7
Hessen	1,4	10,1
Rheinland-Pfalz	0,5	5,8
Baden-Württemberg	3,2	14,9
Bayern	87,2	17,8
Saarland	0,0	2,7
Berlin	0,5	3,1
Stadt	72,0	57,5
gemischt	12,6	22,9
Land	15,4	19,6

3.10 Abschließende Bemerkungen zur Methodik und Auswertung

Allgemeine statistische Verfahren

Zur Auswertung der Daten wurden neben rein deskriptiven Statistiken (Mittelwerte, Mediane, Streuungen, Korrelationen) je nach Datenqualität eine Reihe unterschiedlicher inferenzstatistischer Verfahren verwendet (t-Test, Wilcoxon-Test, U-Test, Kruskal-Wallis-Test). Der besseren Lesbarkeit halber wurde im Ergebnisteil auf eine detaillierte Begründung inferenzstatistischer Verfahren verzichtet. Die komplexeren Analysen (Diskriminanzanalyse, Clusteranalyse und multiple Regression) werden in den entsprechenden Ergebnisabschnitten gesondert aufgeführt und, wenn notwendig, diskutiert. Wegen der – je nach Variablenbereich – unterschiedlichen Skalenqualität der Variablen wurden zum Teil parametrische *und* nicht-parametrische Analyseverfahren verwendet, um mögliche Ergebnisverzerrungen bei Verletzung der mathematischen Voraussetzungen einzelner statistischer Verfahren zu prüfen. Bei voneinander abweichenden Einzelergebnissen wurde jeweils die nicht-parametrische Analyse interpretiert, da sie bei sonst gleichen Voraussetzungen eher zu konservativen Signifikanzschätzungen führt und damit die Gefahr inferenzstatistischer Fehlschlüsse herabsetzt.

Zur Problematik der „Outcome"-Kriterien

Auf der Grundlage der bereits eingangs zitierten Voruntersuchungen sowie eigener korrelationsstatistischer Analysen unter Berücksichtigung der neueren, eingangs diskutierten Literatur wurden aus der Vielzahl möglicher Variablen neben weiter unten diskutierten psychopathologischen und psychosozialen Einzelmerkmalen zwei allgemeinere psychopathologische Kriterien und drei psychosoziale Kriterien für die Beurteilung eines die Diagnosengruppen übergreifenden Outcome-Maßes gewählt.

Abb. 3.19. Outcome-Kriterien

Outcome-Kriterien
A. *Psychopathologische Ebene*
   1) Art des Symptomverlaufs *seit der Index-Behandlung*
      – Besserung/leicht
      – phasisch/mittelschwer
      – chronisch-schwer (Symptomverlauf, Clusteranalyse)
   2) Dauer (3 Monate), Art und Schwere psychopathologischer Symptome in den letzten *12 Monaten* (u.a. IMPS-Symptomverlauf vor der Katamnese)

B. *Psychosoziale und Verhaltensebene*
   3) Berufliche Leistungsfähigkeit (Huber-Index)
   4) Selbständige Lebensführung (SIS, B-SD)
   5) Psychosozialer Funktionsstand (GAS)

Alle fünf Maße spiegeln, für sich genommen, unterschiedliche Aspekte des Outcome wider und sind untereinander nur mäßig korreliert. Lediglich der psychosoziale Funktionszustand weist eine mittelhohe Korrelation mit den übrigen psychosozialen und psychopathologischen Kriterien auf; d. h. jedes der Outcome-Maße repräsentiert, zumindest in gewissem Umfang einen eigenen Aspekt des Outcome, der mit in die Gesamtbeurteilung eingeht.

Wie aus Abbildung 3.19 ersichtlich ist, wurde als Haupt-Outcome-Kriterium auf der psychopathologischen Ebene der Symptomverlauf seit der Entlassung aus der Indexbehandlung berücksichtigt. Die Symptomverlaufsbeurteilung erfolgte unter Zuhilfenahme aller verfügbaren Informationen in Dreimonatsabschnitten auf einer dreistufigen Intensitätsskala. Somit wurde für jeden Patienten differenziert für die Hauptsyndrome ein Syndromprofil erstellt, das eine ungefähre Abschätzung des Symptomverlaufs ermöglicht. Dieses Maß wurde von allen Dingen deswegen gewählt, weil die Psychopathologie in einer sehr differenzierten Weise sowohl retrospektiv für den gesamten Zeitraum unter Einbeziehung aller verfügbaren Informationen – wie Krankenkassenangaben und Krankenhausinformationen – als auch in standardisierter Weise mit der IMPS zum Zeitpunkt der Aufnahme, Entlassung und Katamnese erhoben worden waren. Auch war bei einer neuerlichen Aufnahme im MPIP im Katamnesezeitraum diese Standardinformation wieder in gleicher Form erhoben worden und ermöglichte somit eine relativ „vollständige" Rekonstruktion des Krankheitsverlaufs. Inhaltlich wurde dieses Maß außerdem bevorzugt, weil eine Längsschnittsbeurteilung über den gesamten Katamnesezeitraum möglich war, was für die Beurteilung phasisch verlaufender Erkrankungen von entscheidender Bedeutung ist. Als weiteres Argument für dieses Kriterium läßt sich anführen, daß beim Versuch einer Systematisierung der unterschiedlichen Verläufe drei sehr gut interpretierbare Clusterlösungen für die zwei diagnostischen Hauptgruppen unserer Untersuchung resultierten (siehe hierzu Kapitel 4.3).

Das zweite Kriterium auf der psychopathologischen Ebene ist spezifischer auf den Querschnittsbefund bezogen und berücksichtigt insbesondere das *Ausmaß psychopathologischer Auffälligkeiten* zum *Zeitpunkt der Nachuntersuchung*. Dieses Maß ist sowohl auf die standardisierten psychopathologischen Daten (IMPS) als auch auf die in den Quartalsabschnitten vorgenommene retrospektive Beurteilung psychopathologischer Auffälligkeiten in den letzten drei Quartalen bezogen.

Auf der Ebene der psychosozialen Kriterien wurde in Anlehnung an die Literatur der sogenannte *Huber-Index* (HUBER 1968) zur Abschätzung der beruflichen Leistungsfähigkeit in den letzten zwölf Monaten gewählt. Für Patienten mit einer zumindest nur leicht eingeschränkten beruflichen Leistungsfähigkeit wurde diesbezüglich ein günstiger Outcome angenommen. Das zweite psychosoziale Kriterium bezog sich auf die Frage, inwieweit der Patient seine Lebensführung – entweder allein oder im Familienverband – selbständig im Jahr vor der Nachuntersuchung organisieren konnte. Dieses Kriterium wurde über die Beurteilung der derzeitigen Lebenssituation im Zusammenhang mit den entsprechenden Items des SIS gefällt.

Als letztes, relativ globales Outcome-Maß wurde schließlich der sogenannte *GAS-Wert* als Score auf der Global-Assessment-Scale verwendet. Er bezieht sich auf den Vierwochen-Querschnittsbefund und repräsentiert sowohl Aspekte psychischer Funktionseigenheiten als auch sozialen Rollenverhaltens.

Der Outcome der Untersuchungsgruppen wird sowohl hinsichtlich dieser Einzelaspekte als auch übergreifend in einem globalen Outcomemaß beurteilt. Trotz der zum Teil massiven Nachteile einer solchen globalen Outcome-Beurteilung wurde diese aus Gründen der besseren Kommunizierbarkeit eingeführt. Dabei werden folgende drei Verlaufs- und Outcometypen unterschieden:

1. Verlaufstyp 1 – günstiger Verlauf und Outcome
   Dieser Typus erfaßt alle Patienten, die keine „schwergradigen" psychiatrischen Symptome (Kriteriumsgruppe A) und keine oder nur eine psychosoziale Auffälligkeit (Kriteriumsgruppe B) aufweisen.
2. Verlaufstyp 2 – intermediär
   Leichte oder phasische psychiatrische Symptome im Verlauf (Kriteriumsgruppe A) sowie höchstens zwei psychosoziale Auffälligkeiten in (Kriteriumsgruppe B) sowie alle Patienten, die *„schwere"* Symptome (Gruppe A), jedoch nicht mehr als ein negatives psychosoziales Kriterium (Gruppe B) aufweisen.
3. Verlaufstyp 3 – ungünstiger Verlauf und Outcome
   Dieser Typus umfaßt alle Patienten, die durch Suizid verstorben sind sowie solche, die mehr als zwei psychosoziale Auffälligkeiten sowie leichte, phasische oder schwere psychiatrische Symptome im Verlauf oder zum Zeitpunkt der Nachuntersuchung aufwiesen.

Inhaltlich ist der Unterschied zwischen dem intermediären und ungünstigen Verlauf darin zu sehen, daß im intermediären Verlauf die Fähigkeit zur selbständigen Lebensführung und/oder beruflichen Leistungsfähigkeit in den letzten zwölf Monaten noch weitgehend erhalten ist, während dies bei ungünstigen Verläufen nicht mehr der Fall ist.

Vorbemerkungen zur Ergebnisdarstellung

Um der Komplexität der Fragestellungen und der Anlagen der Studie als prospektive und retrospektive Längsschnittstudie gerecht zu werden, haben wir uns entschlossen, drei Schwerpunkte in der Ergebnisdarstellung zu setzen. Ferner haben wir, um die Lesbarkeit des Buches zu erhalten, nicht strikt zwischen Ergebnisdarstellung und Interpretation unterschieden und haben insbesondere Nebenbefunde bereits im jeweiligen Ergebnisteil diskutiert, so daß sich, der Gliederung der Fragestellungen entsprechend, folgende Struktur ergibt:

4 Ergebnisse der klinischen Katamnese

    4.1 Biosoziale und klinische Charakteristika der Patientengruppen
    4.2 Verlauf und Outcome von Angstneurosen und Phobien
    4.3 Verlauf und Outcome depressiver Erkrankungen: Eine vergleichende Analyse
    4.4 Zur Prognostik depressiver und Angstsyndrome

5 Ergebnisse der Feldstudie

    5.1 Häufigkeit und Schwere psychischer Störungen in der Bevölkerung –
        Eine epidemiologische Feldstudie
    5.2 Zum Spontanverlauf unbehandelter Fälle mit Angststörungen
        bzw. Depressionen

6 Spezielle Aspekte

    6.1 Sozialpsychologische Aspekte des Verlaufs und Outcome
    6.2 Lebensereignisse und chronisch belastende Lebensbedingungen –
        Ihre Bedeutung für Verlauf und Outcome affektiver Störungen
    6.3 Inanspruchnahmeverhalten und versorgungsstrukturelle Folgerungen

4 Ergebnisse der klinischen Katamnese

4.1 Biosoziale und klinische Charakteristika der Patientengruppen

H. Hecht, T. Bronisch, J.-C. Krieg,
C. Cording-Tömmel und H.-U. Wittchen

In diesem ersten Abschnitt werden die Patientengruppen mit den Diagnosen endogene Depression, Angstneurose, Phobie und depressive Neurose anhand klinischer und biosozialer Merkmale charakterisiert. Damit soll dem Leser einerseits ein Überblick über den klinischen und psychosozialen *Ausgangszustand* der Patienten *vor* und *während* der *Indexbehandlung* in den Jahren 1973–1975 gegeben und andererseits die Grundlage für die im Prognosekapital dargestellten Prädiktoranalysen gelegt werden. Während die Indexbehandlung in diesem ersten Abschnitt vergleichend über alle Untersuchungsgruppen hinweg dargestellt wird, werden in den Folgekapiteln der klinische Verlauf und der Outcome für jede Gruppe getrennt abgehandelt. Sofern sich zwischen den Gruppen der Patienten mit Angstneurose und Phobie keine bedeutsamen Unterschiede in den Untersuchungsvariablen ergeben, werden beide Gruppen zusammen abgehandelt. Obwohl wir von allen 126 Patienten die Ergebnisse zum Zeitpunkt der Indexuntersuchung zur Verfügung hatten, wird im Ergebnisteil – mit Ausnahme der Darstellung der Suizide – nur über die Befunde der 1981 nachuntersuchten 101 Patienten berichtet.

4.1.1 Indexbehandlung: Biosoziale und soziodemographische Charakteristik der Patienten

Die Geschlechtsverteilung der einzelnen Untersuchungsgruppen (Abb. 4.1.1) zeigt einige Unterschiede. Während bei depressiven Neurosen mit 49% männlichen und 51% weiblichen Patienten das Geschlechtsverhältnis ausgeglichen ist, weist die Gruppe endogen Depressiver ein deutliches Überwiegen weiblicher Patienten (2:1) auf. Dieser Befund steht zumindest von der Tendenz her in Übereinstimmung mit der eingangs diskutierten Literatur. So wird bei behandelten endogenen Depressionen ein deutliches Überwiegen erkrankter Frauen (Angst 1980; Verhältnis Männer zu Frauen = 1:3,1) und bei behandlungsbedürftigen depressiven Neurosen ein eher ausgeglichenes Verhältnis (Ernst 1965; Wing und Fryers 1976) berichtet, während bei Feldstudien, in denen die Prävalenz behandelter *und* unbehandelter depressiver Erkrankungen erhoben wird, die Frauen auch unter den neurotisch Depressiven deutlich überwiegen z. B. Myers et al. 1984; Robins et al. 1984; Verhältnis Männer zu Frauen = 1:2,5).

Männliche Patienten überwiegen leicht in der von uns untersuchten Gruppe der Angstneurosen und Phobien, was nicht nur in deutlichem Unterschied zu den Ergebnissen von Feldstudien (Myers et al. 1984; Robins et al. 1984; Verhältnis Männer zu

Abb. 4.1.1. Biosoziale und soziodemographische Charakteristik der nachuntersuchten Patienten zum Zeitpunkt der Indexbehandlung 1974 (N = 101)

	(N = 24) Endogene Depression 296.0/2		(N = 37) Depressive Neurose 300.4		(N = 40) Angstneurose/ Phobie 300.0/2	
Alter						
< 25 Jahre	2	8 %	4	11 %	8	20 %
25–34 Jahre	8	33 %	17	46 %	20	50 %
35–44 Jahre	5	21 %	13	35 %	9	23 %
> 44 Jahre	9	38 %	3	8 %	3	8 %
$\bar{x}$ s	38,5 (10,5)		34,1 (8,0)		31,9 (7,9)	
Geschlecht						
– männlich	8	33 %	18	49 %	22	55 %
– weiblich	16	67 %	19	51 %	18	45 %
Familienstand						
– ledig	5	21 %	18	49 %	25	63 %
– verheiratet	19	79 %	16	43 %	14	35 %
– geschieden/getrennt	—	—	3	8 %	1	3 %
Berufsstand						
– berufstätig	11	46 %	25	68 %	21	53 %
– in Ausbildung	2	8 %	4	11 %	7	18 %
– arbeitslos	—	—	1	3 %	5	13 %
– berentet	—	—	1	3 %	1	3 %
– Hausfrau	11	46 %	6	16 %	6	15 %
Soziale Schicht						
– Oberschicht	1	4 %	1	3 %	1	3 %
– Mittelschicht	15	63 %	26	70 %	22	55 %
– Unterschicht	6	25 %	6	16 %	11	28 %
– nicht beurteilbar	2	8 %	4	11 %	6	15 %

Frauen = 1:2,2), sondern auch von Studien über behandelte Störungen steht (MARKS und LADER 1973; TYRER 1979; ausgeglichenes Verhältnis). Hierin spiegelt sich vermutlich der Selektionsgesichtspunkt des MPI-P wider, eher schwerer gestörte und sozial beeinträchtigte Patienten zu behandeln. Diese sind nach den Befunden von TYRER (1979) häufiger bei männlichen Patienten mit Angststörungen zu finden als bei Frauen.

Die Analyse der Altersverteilung läßt erwartungsgemäß ein höheres Durchschnittsalter der Patienten mit endogenen Depressionen erkennen; 38 % der Patienten mit endogener Depression gegenüber nur 8 % mit Neurosen sind zum Zeitpunkt der Indexaufnahme älter als 44 Jahre ($p < .05$).

Zum Zeitpunkt der Indexaufnahme waren nur 35 % der Angstneurosen/Phobien und 43 % der depressiven Neurosen verheiratet, während der Anteil verheirateter Patienten mit einer endogenen Depression (79 %) der Familienstandsverteilung in der Normalbevölkerung entspricht (Statistisches Jahrbuch 1974). Der hohe Anteil Lediger in den Neurosegruppen läßt sich nicht mit dem niedrigeren Durchschnittsalter erklären, sondern scheint eher Ausdruck der später noch detaillierter beschriebenen sozialen und interaktionellen Schwierigkeiten dieser Patienten zu sein (ERNST 1959; DE BOOR 1963; WEISSMAN und PAYKEL 1974). Überdies liegt die Rate der geschiedenen Personen – trotz der sehr niedrigen Rate bereits verheirateter Patienten – nicht niedriger als die Erwartungswerte aus der repräsentativen Bevölkerung und ist daher als relativ (gegenüber den Verheirateten) erhöht zu werten. Dies kann als ein weiterer Hinweis auf gestörte soziale Interaktionen auch bei den wenigen bereits verheirateten Patienten in beiden Neurosegruppen gewertet werden.

Bei sehr ähnlicher sozialer Schichtverteilung liegt in beiden Neurosegruppen der Anteil berufstätiger oder in Ausbildung befindlicher Patienten mit 79% bzw. 71% ähnlich hoch, während bei den Patienten mit einer endogenen Depression ein höherer Anteil nicht-erwerbstätiger, verheirateter Frauen festzustellen ist. Sowohl im Vergleich zur berufstätigen Allgemeinbevölkerung als auch gegenüber den beiden Vergleichsgruppen zeigen Angstneurosen/Phobien mit 13% eine erhöhte Arbeitslosenrate, die zumindest bei vier der fünf Patienten im Zusammenhang mit der überaus schweren Angstsymptomatik steht. In beiden Neurosegruppen waren bereits zum Zeitpunkt der Indexaufnahme jeweils ein Patient bzw. eine Patientin wegen ihrer, mit psychopathologischen Auffälligkeiten korrelierten, körperlichen Beschwerden vorzeitig berentet. Keine Unterschiede ergaben sich hinsichtlich der Konfessionszugehörigkeit der drei Gruppen; jeweils 50–60% der Patienten sind katholisch und 30% evangelisch; 6–10% geben keine oder eine andere Konfession an.

Zusammenfassend zeigt sich bei der biosozialen und soziodemographischen Charakteristik, daß sich endogen Depressive recht deutlich von Patienten mit depressiver Neurose, aber auch von Patienten mit Angststörungen in den Variablen Alter, Geschlecht, Familienstand und Anteil nicht berufstätiger Hausfrauen abheben. Diese Unterschiede müssen auch bei den folgenden deskriptiven Auswertungsschritten zur Symptomatik der sozialpsychologischen Aspekte und dem Krankheitsverlauf in Betracht gezogen werden. Im folgenden werden nun eine Reihe von Risikofaktoren bzw. möglichen verlaufsrelevanten Einflußgrößen dargestellt. Hierzu zählen wir – neben biographischen Aspekten, die familiäre Belastung durch psychiatrische Erkrankungen sowie verschiedene psychosoziale Belastungen und Einschränkungen, die möglicherweise vor Ausbruch der Erkrankung bzw. vor der Indexbehandlung eine ursächliche oder modifizierende Rolle im Krankheitsprozeß gespielt haben.

4.1.2 Risiko- und Vulnerabilitätsfaktoren in der Krankheitsvorgeschichte

4.1.2.1 Biographische Aspekte

Bei etwa 40% aller Patienten werden in der umfassenden strukturierten psychiatrischen Befunderhebung und mit Hilfe der aus der Krankengeschichte gewonnenen Information „eindeutig belastende Umstände in der Kindheit" vor dem 15. Lebensjahr berichtet, denen in der Literatur häufig eine pathogenetische Bedeutung im Sinne einer erhöhten Anfälligkeit für psychiatrische Störungen zugesprochen wurde (LLOYD 1980). Anhand der standardisierten Krankengeschichtsauswertung, die spezifischere Aussagen über Belastungsfaktoren in der Kindheit erlaubt, ergab sich bei einer detaillierten vergleichenden Analyse folgendes Bild: Bei keiner Diagnosegruppe ist der Prozentsatz unehelich Geborener im Vergleich zur Normalbevölkerung (Statistisches Jahrbuch 1983) erhöht. 20% der Patienten – dies entspricht in etwa dem Erwartungswert von Voll- und Halbwaisen in der repräsentativen Normalbevölkerung – verloren einen oder beide Elternteile vor dem 15. Lebensjahr durch Tod. 70 % der depressiven Patienten und 55 % der Angstneurosen/Phobien wuchsen in einer zumindest äußerlich intakten Familie, d.h. bei den Eltern auf. Ein Fünftel aller Patienten lebte über einen längeren Zeitraum (mehr als 2 1/2 Jahre) mit keinem leiblichen Elternteil zusammen. Die Bezugspersonen waren in diesem Fall die Großeltern oder andere Verwandte. 12 (12 %) der Patienten waren zumindest vorübergehend (mehr als 2,5 Jahre) in einem Heim untergebracht oder wurden von Adoptiveltern aufgezogen.

Die Häufigkeit dieser in der Literatur als Vulnerabilitätsfaktoren bezeichneten Variablen stimmt zwar sehr gut mit neueren und älteren psychiatrisch orientierten Untersuchungen zum „broken home" und anderen belastenden Familienereignissen überein (BROWN et al. 1980; ERNST und ERNST 1965; LLOYD 1980). Unsere Daten deuten jedoch *nicht* auf eine – aufgrund der Literatur erwartete – *diagnosespezifische* Belastungskonstellation hin. So finden sich z.B. bei den neurotisch Depressiven unserer Studie im Vergleich zu den anderen Diagnosegruppen keine gehäuften frühkindlichen Trennungserlebnisse. Ein möglicherweise die Bedeutung dieser Variablen klärender Vergleich mit der Normalbevölkerung erscheint problematisch, da die wenigen in der Literatur referierten Angaben über „broken home"-Variablen in der allgemeinen Bevölkerung sehr stark differieren (ERNST und ERNST 1965) und statistische Jahrbücher zwar Angaben über leicht objektivierbare Sachverhalte – wie z.B. die Anzahl unehelicher Geburten oder Scheidungsquoten – liefern, aber spezifischere „broken home"-Variablen – wie etwa die Anzahl getrennt lebender Ehepaare mit unmündigen Kindern – nicht dokumentieren. So können wir in Ermangelung von Vergleichsdaten nur vermuten, daß der relativ hohe Prozentsatz „räumlicher" Trennungen von einem Elternteil eine für die vor oder während des 2. Weltkriegs geborene Generation ubiquitäre Sozialisationsbedingung darstellte, nicht jedoch eine spezifische Belastungskonstellation für eine der hier besprochenen Störungsformen.

4.1.2.2 Familiäre Belastung

Die familiäre Belastung mit psychiatrisch erkrankten Familienangehörigen ersten und zweiten Grades lag bei endogen depressiven Patienten mit 42 % in guter Übereinstimmung mit der neueren Literatur (vgl. auch ZERBIN-RÜDIN 1979; NURNBERGER und GERSHON 1982; WEISSMAN et al. 1984) zur familiären Belastung bei „Major Depressive Disorders". Neurotisch Depressive weisen mit 30 % einen etwas niedrigeren, Angstneurotiker und Phobiker mit 42 % einen gleichermaßen erhöhten Prozentsatz auf (siehe auch SLATER und SHIELDS 1969; HARRIS et al. 1983). Die familiäre Belastung besteht überwiegend bezüglich des gleichen Krankheitsbildes. Erwähnenswert ist ferner, daß bei beiden Neurosegruppen ein erhöhter Anteil von Alkoholabhängigkeiten in der Herkunftsfamilie festgestellt wurde. Ähnliche Befunde wurden bereits von GREER und CAWLEY (1966) berichtet.

Da die psychiatrische Erkrankung eines Elternteiles in beträchtlichem Ausmaß das Interaktionsgefüge einer Familie zu stören vermag (WEISMAN und PAYKEL 1974; WEISMAN et al. 1982; BIRTCHNELL und KENNARD 1984) und unter Umständen auch die Auflösung der Familieneinheit durch Scheidung oder Hospitalisierung eines Elternteiles begünstigt, läßt sich ein Zusammenhang mit den oben diskutierten „broken-home"-Variablen und der hohen Rate familiärer Belastungen vermuten. Diese Konstellation, d.h. die Kombination der „broken home"-Situation mit der Variable „familiäre Bela-

Abb. 4.1.2. Sozialpsychologische Situation der nachuntersuchten Patienten in den letzten 2 Jahren vor der Indexaufnahme – (N = 101). (Prozentsatz der Personen mit Schwierigkeiten in verschiedenen Lebensbereichen)

	G1 (N = 24) Endogene Depression 296.0/2		G2 (N = 37) Depressive Neurose 300.4		G3 (N = 40) Angstneurose/Phobie 300.0/2		N = 23 Signifikanz (kontrolliert auf Alter/Geschlecht) p < 0.05 (exakter Fisher-Test)
Schwierigkeiten im Arbeitsbereich[1]	(11)	82 %	(27)	68 %	(34)	53 %	G1 > G3
Schwierigkeiten mit Hausarbeit[1]	(11)	46 %	(16)	38 %	(31)	16 %	
Schwierigkeiten mit Verwandten[1]	(11)	36 %	(20)	50 %	(32)	44 %	
Kaum Sozialkontakte[1]	(11)	55 %	(26)	54 %	(32)	72 %	
nie feste Partnerbeziehung gehabt (> 6 Mon.)	(24)	—	(35)	17 %	(40)	25 %	G3 > G1
Schwierigkeiten beim Aufbau von Beziehungen	(16)	6 %	(26)	50 %	(39)	51 %	G2 G3 > G1
derzeit keine feste Partnerbeziehung	(20)	15 %	(32)	53 %	(40)	43 %	G2 > G1
Partnerprobleme[1]	(13)	31 %	(15)	80 %	(20)	65 %	G2 G3 > G1
Sexualprobleme[1]	(20)	55 %	(32)	63 %	(37)	68 %	

( ) Anzahl beurteilter Patienten
[1] Bezugszeitraum: 2 Jahre vor Indexaufnahme

stung" deutet für fast die Hälfte unserer Patienten ein erhöhtes Morbiditätsrisiko und möglicherweise auch eine schlechte Prognose an (siehe Kap. 4).

4.1.2.3 Sozialpsychologische Probleme vor der Indexbehandlung[1]

Bei mehr als der Hälfte der beurteilbaren Patienten aus den drei Diagnosegruppen traten im Zeitraum von zwei Jahren vor der Aufnahme zur Indexbehandlung „deutliche" bzw. „starke" Schwierigkeiten in mehreren Lebensbereichen auf.

Besonders häufig werden in allen drei Gruppen Bewältigungsprobleme in der Arbeit, sozialer Rückzug und Sexualprobleme angegeben. In fast allen Fällen standen diese Schwierigkeiten bereits im Zusammenhang mit dem Beginn der psychischen Störung, der – wie weiter unten dargestellt – im Mittel etwa neun Jahre zurücklag. Beide Neurosegruppen unterscheiden sich signifikant ($p < .01$) von endogenen Depressionen durch einen höheren Anteil interaktioneller Probleme, die sich insbesondere im Partnerschaftsbereich manifestierten. Wie schon bei der soziodemographischen Charakteristik angedeutet, leben weniger neurotische Patienten zum Zeitpunkt des Indexaufenthaltes in festen Partnerschaften (im Sinne einer konstanten sexuellen Partnerbeziehung) und mehr neurotische Patienten geben Schwierigkeiten beim Aufbau von Beziehungen an oder sind bis zum Zeitpunkt der Indexaufnahme noch nie eine feste Partnerschaft eingegangen. Darüber hinaus wiesen die wenigen Patienten mit einer Partnerschaft häufiger und stärker ausgeprägte interaktionelle und sexuelle Probleme auf; dieser Unterschied zu Patienten mit einer endogenen Depression blieb auch bei Berücksichtigung der unterschiedlichen Alters- und Geschlechtsverteilung signifikant ($p < .01$).

Insgesamt läßt sich die psychosoziale Situation der beiden nachuntersuchten Neurosegruppen vor der Indexbehandlung im Vergleich zu den endogen Depressiven durch eine ausgeprägtere „soziale Desintegration" vor allem im Sinne eines inadäquaten „social support"-Systems charakterisieren. Es ist allerdings retrospektiv keine klare Entscheidung darüber möglich, wie weit diese symptombedingt sind oder wie weit sie eine krankheitsauslösende, kausale Bedeutung zum Zeitpunkt der Indexaufnahme besessen haben.

4.1.3 Krankheitsvorgeschichte

Es ist zwar grundsätzlich problematisch, retrospektiv den Zeitpunkt des vermeintlichen Krankheitsbeginns festzusetzen, wenn nicht auf Daten über die Inanspruchnahme ärztlicher, psychosozialer u. ä. Dienste bzw. auf andere verläßliche Aussagen über die Art, Dauer und Schwere des ersten Auftretens der Erkrankung zurückgegriffen werden kann. Dies gilt besonders für die Beurteilung des oft schleichenden Beginns neurotischer Erkrankungen. Trotz dieser grundsätzlichen Schwierigkeit ergab sich bei einer Prüfung der Übereinstimmung der von verschiedenen Beurteilern (behandeln-

---

[1] Schwierigkeiten in sozialen Rollenbereichen wurden nur bei Vorliegen eindeutig beurteilbarer Hinweise aus der Krankengeschichte kodiert. Deshalb war nur in einigen Kategorien des SIS eine für alle Patienten vollständige Beurteilung sozialer Auffälligkeiten in den zwei Jahren vor der Indexbehandlung möglich.

der Arzt/Projektmitarbeiter mittels des DIS) eruierten Krankheitsbeginndaten eine hohe Übereinstimmung (gewichtetes Kappa 0.86), die die folgende Darstellung rechtfertigt.

Aus Abbildung 4.1.3 geht hervor, daß unsere Patienten mit endogener Depression ein durchschnittlich höheres Ersterkrankungsalter aufweisen als Angstneurosen/Phobien und neurotisch Depressive (p<01).

Eine detailliertere Verteilungsanalyse zum Krankheitsbeginn ergibt im wesentlichen eine recht gute Übereinstimmung mit den in der Literatur publizierten Angaben: Das Erkrankungsalter depressiver Neurosen und noch stärker das der Angstneurosen/

Abb. 4.1.3. Patienten: Krankheitsvorgeschichte – Beginn und Verlaufsform der Erkrankung bis zur Indexbehandlung

	(N = 24) Endogene Depression 296.0/2		(N = 37) Depressive Neurose 300.4		(N = 40) Angstneurose/ Phobie 300.0/2	
Alter bei Krankheitsbeginn[1]						
$\bar{x}$		30.3		23.0		21.0
s		10.2		9.8		10.4
Art der Erstmanifestation[2]						
akut	17	71%	11	30%	12	30%
schleichend	5	21%	24	65%	27	68%
nicht beurteilbar	2	8%	2	5%	1	3%
Auslösendes Ereignis vor Indexbehandlung[1]						
nicht erkennbar	12	50%	3	8%	1	3%
wahrscheinlich	12	50%	32	86%	39	98%
nicht beurteilbar	—	—	2	5%	—	—
Verlaufsform bis zur Indexbehandlung[2]						
chronisch progredient	—	—	25	68%	40	100%
phasisch-schubweise	16	67%	4	11%	—	—
episodisch	—	—	1	3%	—	—
nicht beurteilbar*	8	33%	7	19%	—	—
abnorme Persönlichkeitsentwicklung	—	—	22	59%	2	5%
nicht beurteilbar	—	—	2	5%	—	—
Krankheitsdauer[1 a]						
< 1 Jahr	5	21%	3	8%	—	—
1– 2 Jahre	6	25%	7	19%	4	10%
3– 5 Jahre	1	4%	4	11%	11	28%
6–10 Jahre	7	29%	7	19%	8	20%
>10 Jahre	4	17%	16	43%	15	38%
n. b.	1	4%	—	—	2	5%
$\bar{x}$		6.1		10.1		10.2
s		7.4		8.8		7.1

[1] Krankengeschichtsanalyse
[2] DiaSiKa
[a] bei insgesamt 8 Patienten mit fehlenden Angaben in der Krankengeschichte wurde die Krankheitsdauer dem DIS entnommen
* nicht beurteilbar, da Erstmanifestationen

Phobien ist deutlich in Richtung jüngerer Altersgruppen verschoben. In den Neurosegruppen erkrankten 22% der Patienten bereits vor dem 14. Lebensjahr, 25% gaben einen Krankheitsbeginn zwischen dem 15. und 20. Lebensjahr an. Demgegenüber liegt das Erkrankungsalter der meisten endogenen Depressionen deutlich über 30. Angaben zum Krankheitsbeginn vor dem 20. Lebensjahr sind die Ausnahme (14%). Bei 38% der endogen depressiven Patienten liegt der Krankheitsbeginn zwischen dem 25. und 35. Lebensjahr. Immerhin 28% sind erstmals nach dem 40. Lebensjahr erkrankt, im Unterschied zu 6% bei den Neurosen. Die meisten neurotischen Patienten zeigten bereits in der späten Adoleszenz oder im frühen Erwachsenenalter Auffälligkeiten, wobei bei phobischen und angstneurotischen Erkrankungen die Erstmanifestation auch in einigen Fällen bis in die Kindheit zurückdatiert wird: 9% gaben bereits psychopathologische bzw. eindeutige Verhaltensauffälligkeiten (wie Bettnässen, Schulschwierigkeiten etc.) für die Zeit vor dem 10. Lebensjahr an. Tendenziell weisen bei allen Analysen die als Phobie diagnostizierten Patienten eine frühere Erstmanifestation als angstneurotische und depressive Patienten auf.

Auf den früheren Krankheitsbeginn angstneurotischer und phobischer Störungen gegenüber endogenen Depressionen wurde in der Literatur zwar oft hingewiesen (ERNST 1968; TYRER 1982), jedoch liegen unsere Ergebnisse zum Alter bei Erstmanifestation deutlich niedriger als die Befunde neuerer amerikanischer Untersuchungen (z. B. GOODWIN und GUZE 1979). Ob dieser Unterschied eine inhaltliche Bedeutung besitzt, z. B. auf einen größeren Anteil chronischer Störungen in unserem Krankengut hinweist, nur auf Unterschiede in der Beurteilung des Krankheitsbeginns oder auf unterschiedliche diagnostische Kriterien zurückzuführen ist, ist hier nicht abschließend zu beantworten. Die Ergebnisse des standardisierten diagnostischen Interviews (DIS) in Kapitel 4.2 und 4.3 sprechen am ehesten für die Hypothese unterschiedlicher diagnostischer Kriterien.

Eine Analyse der Angaben zur Verlaufsform vom Beginn der Erkrankung bis zur Indexbehandlung zeigt bei etwa zwei Drittel der Neurosen einen schleichenden Beginn bei weitgehend chronisch-progredientem Verlauf, während sich bei zwei Drittel der endogenen Depressionen ein akuter Krankheitsbeginn und ein phasischer Verlauf fanden. Acht der endogen Depressiven erkrankten erstmals kurz vor der Indexbehandlung. Damit übereinstimmend ergibt sich eine für die Neurotiker und endogen Depressiven sehr unterschiedliche Verteilung der Krankheitsdauer. Elf (46%) der endogen Depressiven weisen bei phasischem Krankheitsverlauf eine „Krankheitsdauer" von bis zu zwei Jahren auf; für fünf dieser Patienten (21%) war die Indexerkrankung überhaupt die erste Krankheitsepisode. Nur vier (17%) Patienten hatten ihre erste Krankheitsepisode vor mehr als 10 Jahren. Bei den neurotischen Patienten ist das Verhältnis umgekehrt. Nur 27% der neurotisch Depressiven und 10% der Angstneurotiker/Phobiker geben eine Krankheitsdauer von weniger als zwei Jahren an, während bei 40% der Krankheitsbeginn mehr als 10 Jahre zurückliegt. Als weiterer Hinweis darauf, daß es sich bei den hier untersuchten neurotischen Patienten in der Mehrzahl um bereits langjährig von psychischen Symptomen betroffene Fälle handelt, kann gewertet werden, daß für 59% der neurotisch-depressiven Patienten eine abnorme Persönlichkeitsentwicklung (DiaSiKa) vom Projektpsychiater diagnostiziert wurde (s. auch die ähnlichen Befunde von AKISKAL et al. 1978 und PFOHL et al. 1984).

In der DiaSiKa (Fremdbeurteilung durch den Psychiater) werden für 92% der Neurosen situative Belastungen im Zeitraum von sechs Monaten vor der Indexbehandlung angegeben, die vermutlich erheblich zur Verschlimmerung des Störungsbildes oder zur Dekompensation des Patienten beigetragen haben. Ein solcher Zusammenhang wurde vom Projektpsychiater auch bei 50% der endogen Depressiven eruiert, wonach bei dieser Gruppe, angesichts der diagnostischen Kriterien für endogene Depressionen überraschend, häufig situative Belastungen vor der aktuellen Krankheitsmanifestation genannt wurden. Es muß berücksichtigt werden, daß hier nicht spezifische Belastungen im Sinne der „live event"-Forschung angesprochen sind, sondern lediglich belastende Lebens- oder Rahmenbedingungen, die möglicherweise zu einer Verschlimmerung des Zustandsbildes beigetragen haben.

4.1.3.1 Symptomatik

Deutliche Unterschiede zwischen den drei Patientengruppen gehen aus der Abb. 4.1.4 bezüglich der häufigsten psychopathologischen Auffälligkeiten nach der DiaSiKa zum Zeitpunkt der Indexbehandlung hervor. Gezählt wurden nur Symptome, deren Ausprägung als „stark" oder „extrem" eingeschätzt wurde. In den Krankengeschichten wurde natürlich vornehmlich über gravierendere psychopathologische Phänomene berichtet, während weniger massive Störungen oft unerwähnt blieben. Kritisch muß schließlich zur Abb. 4.1.4 vermerkt werden, daß die Beurteilung der Symptome und ihrer Ausprägung von den Forschungspsychiatern nicht ohne Kenntnis der Hauptdiagnose vorgenommen wurde, so daß möglicherweise ein „Halo-Effekt" zu berücksichtigen ist.

Der Vergleich der Symptomhäufigkeiten zeigt bezüglich der beiden häufigsten Symptome bei endogenen und neurotischen Depressionen auf den ersten Blick ein ähnliches Bild.

Eine deutliche Differenzierung zwischen beiden Gruppen ergibt sich erst durch „Wahnsymptome", die 71% der endogen Depressiven, jedoch nur 5% der Neurosen aufweisen. Erwartungsgemäß dominieren bei der Angstgruppe Phobien und Ängste, wobei phobischen Ängsten als spezifisches Unterscheidungsmerkmal die größere Bedeutung zukommt, da allgemeinere Ängste bzw. Angstgefühle unspezifischer Art auch von 67% der endogen Depressiven und 43% der depressiven Neurosen berichtet werden. Auffallend sind ferner die unterschiedlichen Suizidmotive bei depressiven Neurotikern und endogen Depressiven. Berücksichtigen wir, daß fast alle hier nicht berücksichtigten gelungenen Suizide aus der Gruppe der neurotisch Depressiven kommen und daß die Suizidversuchsrate in dieser Gruppe signifikant gegenüber der in den anderen Gruppen erhöht ist, so ergibt sich für neurotische Depressionen eine erheblich erhöhte Suizidgefährdung ($p < 5\%$). Diese wurde zwar von einigen Autoren in der Literatur hervorgehoben (ERNST und ERNST 1968; LINDEN 1969; AKISKAL et al. 1978), jedoch überwiegen bei weitem die Arbeiten, die eher von einer erhöhten Suizidgefährdung endogener Depressionen berichten (POELDINGER 1974; PETTERSON 1977; ANGST 1980; CORYELL und WINOKUR 1982). Diese Diskrepanz wurde von verschiedenen Autoren bereits diskutiert (AKISKAL et al. 1978; ERNST 1980). Neben Selektionseffekten bei der Auswahl der Untersuchungsgruppen wurde dabei hervorgehoben, daß vor allem ältere Arbeiten eine erhöhte Suizidtendenz endogener Depressionen berichten, während neuere Arbeiten zu wesentlich positiveren Ergebnissen kommen. AKISKAL et al. (1978) vermuten, daß für endogene Depressionen inzwischen relativ wirksame Therapien zur Verfügung stehen, die das Suizidrisiko deutlich herabsetzen, während bei

Abb. 4.1.4. Überblick über die häufigsten psychopathologischen Symptome (DiaSiKa) aus der Vorgeschichte sowie Suizidversuche und ihr Motiv (Indexbehandlung)

(N = 24) Endogene Depression 296.0/2			(N = 37) Depressive Neurose 300.4			(N = 40) Angstneurose/Phobie 300.0/2		
Deprimiertheit	22	92 %	Deprimiertheit	35	95 %	Krankheitsgefühl	28	70 %
Insuffizienzgefühl	19	79 %	Krankheitsgefühl	34	92 %	Phobien	26	65 %
Wahn	17	71 %	Insuffizienzgefühl	23	62 %	Angst	26	65 %
Asthenie	16	67 %	Selbstunsicherheit	18	49 %	Selbstunsicherheit	16	40 %
Frühmorgendl. Erwachen	16	67 %	Angst	16	43 %	Innere Unruhe	13	33 %
Angst	16	67 %	Suizidalität	16	43 %	Insuffizienzgefühl	11	28 %
Antriebshemmung	14	58 %	Schuldgefühle	16	43 %	Deprimiertheit	7	18 %
Krankheitsgefühl	14	58 %	Antriebsarmut	13	35 %	Sozialer Rückzug	7	18 %
Konzentrationsstörung	12	50 %	Sozialer Rückzug	9	24 %	Motorische Unruhe	6	15 %
Selbstunsicherheit	12	50 %	Apathie	9	24 %	Hypochondrie	6	15 %
Schwermut	10	42 %	Grübeln	9	24 %			
Schuldgefühl	8	38 %	Asthenie	8	22 %			
Gehemmtes Denken	9	38 %	Einschlafstörungen	8	22 %			
Innere Unruhe	9	38 %	Verminderte Sexualität	6	16 %			
Gefühllosigkeit	9	38 %	Konzentrationsstörung	5	14 %			
Grübeln	9	38 %	Innere Unruhe	5	14 %			
Affektstarrheit	8	33 %	Frühmorgendl. Erwachen	5	14 %			
Verminderte Sexualität	8	33 %						
Sozialer Rückzug	7	29 %						
Suizidversuche:			*Suizidversuche:*			*Suizidversuche:*		
nein	17		nein	17		nein	38	
1 mal	5		1 mal	11		1 mal	—	
2 mal	—		2 mal	5		2 mal	—	
> 2 mal	1		> 2 mal	3		> 2 mal	2	
n. b.	1		n. b.	1		n. b.	—	
Suizidmotiv:			*Suizidmotiv:*			*Suizidmotiv:*		
Konfliktmotiv	—		Konfliktmotiv	19		Konfliktmotiv	2	
Unglücksmotiv	—		Unglücksmotiv	1		Unglücksmotiv	—	
andere	6		andere	—		andere	—	

n. b. = nicht bekannt

neurotischen Depressionen gleichermaßen wirksame therapeutische Vorgehensweisen noch weitgehend fehlen. Zu berücksichtigen ist allerdings auch die spezifische, negative Selektion besonders schwer gestörter Patienten am MPIP, bei denen zu einem hohen Prozentsatz vorangegangene Therapieversuche erfolglos geblieben waren bzw. bei denen ein vorangegangener Suizidversuch der direkte Anlaß zur Aufnahme in die stationäre Behandlung des MPIP war.

4.1.4 Vorbehandlungen

Mit Ausnahme von neun Patienten, die direkt aufgrund eines schweren Suizidversuches bzw. akuter Suizidalität und drei Patienten mit Angststörungen, die von ihren Hausärzten nach erfolgloser medikamentöser Behandlung eingewiesen wurden, hatten alle Patienten (89%) bereits vor der Indexbehandlung – zumeist bereits seit Jahren – verschiedenartige psychiatrische oder psychotherapeutische Dienste in Anspruch genommen. Etwas weniger als ein Drittel der untersuchten Patienten kam unmittelbar nach der ersten psychiatrisch/psychotherapeutischen, ambulanten oder stationären Vorbehandlung zur Aufnahme ins MPIP. Während der konkrete Aufnahmeanlaß bei depressiven Patienten zumeist die akute Suizidalität oder der Zustand nach einem bereits erfolgten Selbstmordversuch sowie die Schwere der nicht mehr ambulant zu beherrschenden depressiven Phasen (bei endogen depressiven Patienten) war, bestand die Indikation bei den Angststörungen in der Regel in der fortschreitenden, schweren Lebenseinschränkung (wie z. B. nicht mehr das Haus verlassen oder nicht mehr alleine sein zu können), die nicht mehr durch die vom Hausarzt oder Nervenarzt verabreichten Medikamente zu kontrollieren war. Ein Patient mit Angststörungen wurde nach einem erfolglosen Behandlungsversuch direkt von einer psychotherapeutischen Klinik übernommen.

Die verbleibende Mehrzahl der Patienten, insbesondere die mit Angststörungen oder einer depressiven Neurose, waren vielfach erfolglos, zumeist bei verschiedenen Nervenärzten, medikamentös und/oder etwas seltener – im weitesten Sinne – psychotherapeutisch behandelt worden. 25% der Patienten mit Ängsten und 35% der Patienten mit depressiven Neurosen sowie 33% der mit endogenen Depressionen waren darüber hinaus zusätzlich zumindest einmal in der Vorgeschichte hospitalisiert gewesen. 19 Patienten, vor allem endogen Depressive, waren sogar im Mittel bereits mehr als viermal vor der Indexaufnahme stationär behandelt worden.

Ein Blick auf die Art der Vorbehandlung zeigt, daß zwei Drittel der Patienten mit endogener Depression und fast die Hälfte der neurotisch Depressiven vor Indexaufenthalt medikamentös, Angstneurotiker und Phobiker eher somatisch *und* psychotherapeutisch behandelt worden waren. Bei Angstneurosen und Phobien überwogen im psychotherapeutischen Bereich vor allem die verhaltenstherapeutischen Verfahren, bei den wenigen mit Psychotherapie behandelten neurotisch Depressiven psychoanalytische Verfahren. Trotz der letztendlich mangelnden Effektivität dieser Behandlungen ergeben sich auch einige interessante Aspekte durch die Selbstbeurteilung der Patienten. Beinahe die Hälfte der vorbehandelten Patienten mit Neurosen bewerteten psychotherapeutische Verfahren, insbesondere die Verhaltenstherapie, als hilfreich; jedoch beurteilten nur 16% die somatische Therapie als positiv. Endogen depressive Patienten hingegen beurteilten ihre zumeist medikamentöse Vorbehandlung als sehr effektiv, während nur 18% der somatisch behandelten neurotisch Depressiven ein ähnlich günstiges Urteil abgaben. Drei Patienten mit einer endogenen Depression und ein neurotisch depressiver Patient mit der Differentialdiagnose einer endogenen Depression bewerteten die bei ihnen durchgeführte Elektrokrampftherapie als besonders erfolgreich.

Bei den Angaben zur Psychotherapie und insbesondere zu den verhaltenstherapeutischen Verfahren muß berücksichtigt werden, daß das diesbezügliche Angebot zum Zeitpunkt der Indexuntersuchung keineswegs schon auf breiterer Basis vorhanden war. Die Psychotherapierichtlinien, die die Übernahme der psychotherapeutischen Behandlungskosten durch die Krankenkassen regeln, waren erst seit wenigen Jahren (1968) – und auch z.T. erst in rudimentärer Form – vorhanden. Verhaltenstherapie wurde erst 1984 als eine Krankenkassenleistung in die Gebührenordnung aufgenommen.

Ein weiterer wichtiger Aspekt, der die relativ lange Krankheitsdauer der Patienten verdeutlicht, ist das Zeitintervall zwischen dem vom Kliniker eingeschätzten Krankheitsbeginn (Erstmanifestation) und der ersten fachspezifischen Behandlung der Patienten. Die Analyse der Daten zur Erstmanifestation der Erkrankung und der ersten fachspezifischen Therapie sowie der Aufnahme in das MPIP ergaben, daß Angststörungen und depressive Neurosen erst sehr spät, nach zumindest ein bis zwei Erkrankungsjahren, in einigen der von uns untersuchten Fällen erst nach sieben bis zehn Jahren überhaupt eine erste Behandlung erhielten. Die Aufnahme in das MPIP erfolgte ebenfalls spät, d.h. wenn entweder alle vorhandenen ambulanten und zum Teil auch stationären Therapieangebote ausgeschöpft waren oder wenn aufgrund der Schwere der Symptome keine adäquaten Möglichkeiten einer ambulanten Behandlung mehr bestanden.

Demgegenüber stellt sich die Situation für endogen depressive Patienten hinsichtlich der Indikation für die Behandlung im MPIP anders dar. Ihr mittleres Zeitintervall zwischen Krankheitsbeginn und Aufnahme lag bei vier Jahren. Es kann vermutet werden, daß endogen Depressive aufgrund der höheren Akuität und Schwere der Symptomatik schneller in Behandlung gelangen als neurotisch Depressive.

4.1.5 Zur phänomenologischen Differenzierung von Angst und verschiedenen Depressionsformen

Im folgenden Abschnitt soll untersucht werden, ob sich endogene Depressionen, depressive Neurosen sowie Angstneurosen/Phobien aufgrund ihrer Querschnittssymptomatik zum Zeitpunkt der Indexbehandlung sowie anamnestischen Informationen voneinander abgrenzen lassen.

Obwohl die Subklassifikation affektiver Störungen – wie im theoretischen Teil ausgeführt – klinisch sinnvoll und psychopathometrisch-statistisch möglich erscheint, ist sie in der Praxis wegen der fließenden Übergänge oft problematisch. Die Mehrzahl der Studien, die über Selbstbeurteilungsskalen eine Klassifikation verschiedener Formen affektiver Erkrankungen versuchten, ließen weder eine eindeutige faktorielle Trennung zwischen krankheitsspezifischen Merkmalen noch eine verläßliche, personenbezogene Gruppierung verschiedener Depressionstypen auf der einen und zwischen Angst und Depression auf der anderen Seite erkennen. Der „subjektive Befund"

Abb. 4.1.5. Institutionsart und Therapieverfahren der Behandlungen vor der Indexbehandlung (Mehrfachangaben möglich)

	(N = 24) Endogene Depression 296.0/2		(N = 37) Depressive Neurose 300.4		(N = 40) Angstneurose/ Phobie 300.0/2	
keine stationäre/amb. Vorbehandlung	2	8%	7	19%	3	8%
nur ambulant behandelte Patienten	10	42%	12	32%	26	65%
nur stationär behandelte Patienten	4	17%	6	16%	1	2%
ambulant und stationär behandelte Patienten	8	33%	12	35%	10	25%
Nennungen gesamt davon:	33		62		58	
Behandlungsinstitutionen						
psychiatrische/psychotherap. Klinik	8	24%	13	21%	11	19%
andere Kliniken	4	12%	7	11%	4	7%
psychiatr./psychotherap. Ambulanz	2	6%	7	11%	3	5%
Nervenarzt	14	42%	18	29%	20	34%
Psychotherapeut	—	—	8	13%	7	12%
Hausarzt	3	9%	4	6%	4	7%
andere	—	—	3	5%	8	14%
nicht beurteilbar	2	6%	1	2%	1	2%
Nennungen gesamt davon:	27		44		59	
Behandlungsart						
medikamentöse Therapie	19	70%	22	50%	25	42%
EKT	4	15%	1	2%	—	—
andere somatische Verfahren	3	11%	5	11%	4	7%
psychoanalytische Verfahren	—	—	4	9%	6	10%
verhaltenstherapeutische Verfahren	—	—	1	2%	9	15%
Gesprächstherapie	1	4%	—	—	4	7%
andere	—	—	11	25%	11	19%

ermöglicht offensichtlich lediglich, einen Aspekt der „körperlichen Gestörtheit" von dem einer „allgemeinen emotionalen Beeinträchtigung" verläßlich zu trennen (v. ZERSSEN 1976). Demgegenüber gelang in Studien unter Verwendung von fremdbeurteilten Symptom- und Syndromlisten, die eine genauere Operationalisierung diagnosespezifischer Symptome ermöglichen, weitaus häufiger eine befriedigende Trennung zwischen endogenen und nicht-endogenen depressiven Erkrankungen auf der einen sowie neurotisch-depressiven und angstneurotischen Erkrankungen auf der anderen Seite (MENDELS 1970; PAYKEL 1974; GARSIDE und ROTH 1978); FINLAY und JONES et al. 1980; MOUNTJOY und ROTH 1982).

Wegen der niedrigen Fallzahlen und der spezifischen Selektion der Patientengruppen (nur „sichere" und „wahrscheinliche" Diagnosen) kann hier kein umfassender

Beitrag zur Klärung dieser Problematik geleistet werden. Es soll lediglich untersucht werden, in welchem Ausmaß sich die hier untersuchten Diagnosegruppen anhand ihrer Symptome, deren Ausprägung und Konfigurationen voneinander trennen lassen. Dabei sollen der Querschnittsbefund und Daten zur Krankheitsvorgeschichte getrennt analysiert werden.

Zur Untersuchung der Fragestellung wurden Diskriminanzanalysen über die DiaSiKa-Merkmalsliste gerechnet. Die Diskriminanzanalyse versucht, durch eine lineare Kombination der diskriminierenden Variablen (Symptome) optimale Trennfunktionen zwischen den Gruppen zu ermitteln. Diese Trennfunktionen basieren auf einer Gewichtung von Items. Mit Hilfe dieser Funktionen lassen sich die Patienten verschiedenen Gruppen zuordnen. Da die statistischen Voraussetzungen (Normalverteilung, Intervallskalenniveau) bei der zumeist vierstufigen Symptomskalierung der DiaSiKa nicht erfüllt waren und somit die Gefahr von Ergebnisverzerrungen gegeben war, wurde sowohl eine parametrische als auch eine nicht-parametrische Diskriminanzanalyse gerechnet. Da beide Verfahren im wesentlichen die gleichen Ergebnisse einer fast perfekten Trennung zwischen den drei Gruppen erbrachten, bezieht sich die folgende Ergebnisdarstellung lediglich auf die Ergebnisse der parametrischen Diskriminanzanalyse. Die Diskriminanzanalyse wurde schrittweise durchgeführt. Bei jedem Analyseschritt wurde die Variable ausgewählt, die zu einer maximalen Vergrößerung des gesamten F-Wertes beitrug. Dieser F-Wert prüft die Unterschiede zwischen den gesuchten Gruppenzentroiden.

4.1.5.1 Symptomatik im Querschnitt – Schrittweise Diskriminanzanalyse der DiaSiKa-Merkmale

Die beiden resultierenden Diskriminanzfunktionen weisen mit der Gruppierung eine hohe kanonische Korrelation von .96 und .87 auf und erklären somit fast die gesamte Varianz. Die besten diskriminierenden Merkmale sind: „Vorliegen von Phobien", „Schwermut", „Traurigkeit", „Euphorie", „morgendliches Tief", „gesteigerte Erschöpfbarkeit", „Krankheitsgefühl", „Einschlafstörungen" und „frühmorgendliches Erwachen (Abb. 4.1.6).

Mit Hilfe dieser Trennungsfunktionen ergibt sich eine klare und eindeutige Gruppentrennung zwischen endogenen Depressionen, depressiven Neurosen und Angstneurosen/Phobien. 95,2 % aller Patienten werden über die Koeffizienten richtig der ursprünglichen Klinikerdiagnose zugeordnet. Aus Abb. 4.1.6 geht hervor, daß alle endogenen Depressionen richtig der Klinikerdiagnose zugeordnet werden, sich jedoch bei Angstneurosen und depressiven Neurosen Überschneidungen ergeben. Ein neurotisch-depressiver Patient wird der Gruppe der Angstneurosen/Phobien und weitere vier Angstneurosen/Phobien der Gruppe der depressiven Neurosen zugeteilt.

4.1.5.2 Gruppentrennung auf der Grundlage der Verlaufs- und Querschnittsvariablen der DiaSiKa

Eine ähnlich gute Zuordnung ergibt sich bezüglich der DiaSiKa-Merkmale für den Verlauf vor der Indexbehandlung. 93,4 % der Patienten werden bei Anwendung der Klassifikationskoeffizienten der ursprünglichen Diagnose zugeordnet. Die besten diskriminierenden Merkmale (Abb. 4.1.7) sind ein „chronischer Verlauf", „kein Zusammenhang mit einer situativen Belastung bei Krankheitsbeginn", und „keine Beeinflußbarkeit der Stimmungslage durch soziale Veränderungen". Auch bei ausschließlicher Berücksichtigung von Verlaufsvariablen vor der Indexbehandlung korrelieren die Diskriminationskoeffizienten mit der Gruppierung hoch.

Abb. 4.1.6. Graphische Darstellung der Gruppentrennung nach der 1. und 2. kanonischen Diskriminanzfunktion

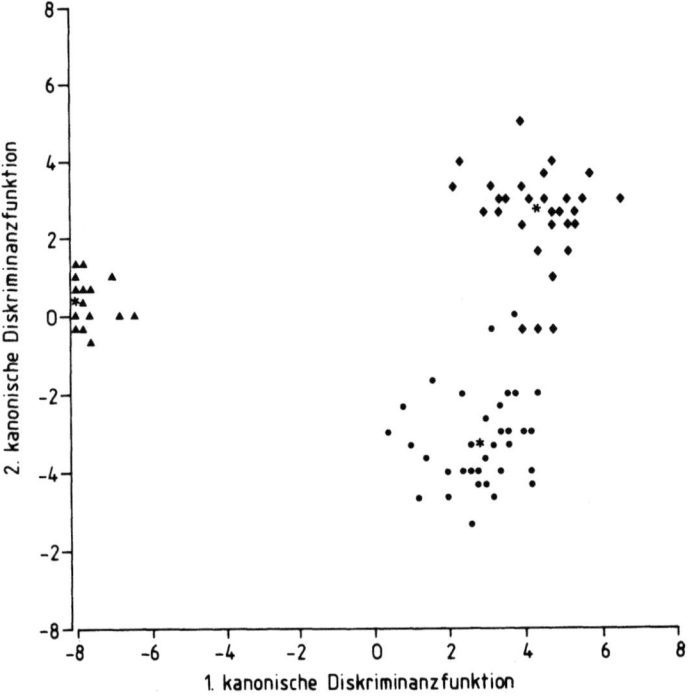

∗• Gruppenzentroid Depressive Neurose
∗▲ Gruppenzentroid Endogene Depression
∗♦ Gruppenzentroid Angstneurose / Phobie

Fassen wir die am besten diskriminierenden Variablen aus beiden Bereichen zusammen und berechnen neuerlich eine Diskriminanzanalyse für alle Variablen, ergibt sich wiederum eine ähnlich gute Trennung. Mit Ausnahme eines Patienten werden alle Patienten über die Diskriminanzfunktion der jeweiligen klinisch-psychiatrischen Diagnosegruppe zugeordnet.

Die Abbildung 4.1.7 gibt zusammenfassend Mittelwerte und die Klassifikationskoeffizienten für die DiaSiKa-Merkmale im Querschnitt und Verlauf an. Die besten diskriminierenden Variablen waren wiederum „chronischer Verlauf der Symptome vor der Indexbehandlung", „kein Zusammenhang der Erkrankung mit einer situativen Belastung", „Phobien", „Schwermut", „Euphorie" und „Antriebsarmut". Über die in der Abbildung aufgeführten Klassifikationskoeffizienten der DiaSiKa-Merkmale ist also an dem vorliegenden, vorselegierten Datensatz „sicherer" und „wahrscheinlicher" Diagnosen eine fast 100%ig mit der klinisch-psychiatrischen Diagnose übereinstimmende Klassifikation affektiver Psychosen, neurotischer Depressionen und Angstneurosen und Phobien möglich.

Eine vergleichbar gute Trennung, wie bei der vom Kliniker beurteilten DiaSiKa-Merkmalsliste, ergab sich bei einer Diskriminanz-Analyse über die vom Patienten angegebenen ‚lifetime' Symptome im Diagnostic Interview Schedule (DIS) bei der Nachuntersuchung. Bei Berück-

Abb. 4.1.7. Mittelwerte und Diskriminationskoeffizienten (Gewichtszahlen) für die DiaSiKa Merkmale-Querschnitt-(I) und Vorgeschichte (II) in den 3 Vergleichsgruppen (N = 101)

DiaSiKa-Merkmale	Endogene Depression (296.0/2)		Depressive Neurose (300.4)		Angstneurose/Phobie (300.0/2)	
	$\bar{x}$	Klassifikations-koeffizient	$\bar{x}$	Klassifikations-koeffizient	$\bar{x}$	Klassifikations-koeffizient
* Phobien	1.00	6.0	1.22	9.8	2.66	13.4
* Schwermut	2.34	60.0	1.00	40.5	1.00	41.5
* Traurigkeit	3.03	11.4	3.25	11.6	1.74	8.5
* Euphorie	1.19	130.4	1.00	102.1	1.00	97.5
II. ** Morgendliches Tief	1.68	32.4	1.22	19.3	1.00	17.7
* Gesteigerte Erschöpfbarkeit	2.53	6.7	1.47	1.0	1.16	0.8
* Krankheitsgefühl	2.25	– 1.2	3.83	2.0	2.76	0.6
** Einschlafstörungen	1.28	2.2	1.39	9.7	1.11	8.7
** Frühmorgendliches Erwachen	1.66	20.0	1.19	15.3	1.05	16.1
** Chronischer Verlauf	1.00	22.6	1.72	31.3	2.00	36.8
** Situative Auslösung	1.00	6.7	1.86	20.9	1.08	3.2
** keine Beeinflussung der Stimmung	1.00	15.9	1.69	6.7	1.08	9.0
** keine zusätzl. situative Belastung	1.08	14.6	1.56	13.5	1.03	9.4
II. ** monopolar-phasischer Verlauf	1.00	37.4	1.28	25.8	1.00	26.9
** abnorme Persönlichkeitsentwicklung	1.00	12.2	1.61	12.1	1.03	65.9
** Dauer weniger als 2 Jahre	1.31	36.9	1.14	31.1	1.11	29.7
** phasischer o. schubweiser Verlauf	1.69	32.8	1.11	30.7	1.00	28.3

* Minimum: 1 = keine Auffälligkeiten ** Minimum: 1 = nein
  Maximum: 4 = extrem ausgeprägt   Maximum: 2 = ja

sichtigung aller Items aus den Bereichen „Somatisation Disorder", „Panic attack", „Phobia", „Major Depression" und „Wahn" konnten über die Diskriminanzanalyse 80,6 % aller Patienten richtig zugeordnet werden. Die häufigsten Fehlklassifikationen ergaben sich wiederum zwischen neurotischer Depression und Angstneurose/Phobie (16 %).

Die best-diskriminierenden Items waren:
a) Haben Sie jemals extreme Angst vor vergleichsweise harmlosen Dingen oder Situationen gehabt, die Sie zu vermeiden suchten?
b) Wahngedanken/-Ideen?
c) Hatten Sie schon mal Angstanfälle/-attacken in Situationen, in denen die meisten Menschen nicht ängstlich werden (sowie 6 von 12 möglichen körperlichen Symptomen)?
d) Hatten Sie jemals Phasen, in denen Sie sehr leicht zum Weinen neigten und Weinkrämpfe hatten mit Ausnahme ihrer Kindheit?
e) Gab es jemals eine Zeit, in der Sie ihr Leben als ziemlich hoffnungslos empfanden?
f) Gab es in Ihrem Leben eine Zeitspanne von mehr als 2 Jahren, in der sie sich die meiste Zeit traurig oder deprimiert fühlten, auch wenn Sie sich von Zeit zu Zeit wieder mal ganz in Ordnung fühlten?

Um die Güte der sich ergebenden Diskriminanz-Funktion an einer weiteren Stichprobe zu überprüfen, wurden die aufgrund der DiaSiKa-Merkmalsliste bzw. den DIS-Items gewonnenen Diskriminanz-Funktionen auf zwei kleinere Stichproben von Patienten angewandt, die nicht in die Untersuchung eingeschlossen waren. Die Diskriminanz-Funktionen der DiaSiKa-Merkmalsliste wurden bezüglich aller nicht nachuntersuchten Patienten überprüft (N = 29). Es zeigte sich, daß sie auch bei einer unselegierten Patientengruppe hochsignifikant depressive Neurosen von affektiven Psychosen und Angstneurosen/Phobien trennt. 83 % konnten richtig der Ursprungsdiagnose zugeordnet werden. Das Kappa als Maß für die zufallskorrigierte Übereinstimmung beträgt hier 0.73 (siehe hierzu WITTCHEN 1985).

Es läßt sich also schließen, daß sowohl bei Berücksichtigung des Querschnitt-Befunds als auch der Verlaufscharakteristika vor der Indexbehandlung eine unerwartet gute Trennung endogener und neurotischer Depressionen auf der einen sowie Angstneurosen/Phobien und neurotischer Depressionen auf der anderen Seite möglich ist. Obwohl ein solches Ergebnis auch von einer Reihe anderer Autoren in den letzten Jahren erzielt wurde (FLEISS et al. 1971, ROTH et al. 1972, KLEIN 1974, PAYKEL et al. 1974, SPITZER et al. 1978 bezüglich der Differenzierung endogener und nicht-endogener Depressionen; FLEISS et al. 1971, ROTH et al. 1972, KERR et al. 1972, FINLAY-JONES 1980 bezüglich der Angst-Depressionsdifferenzierung), ist doch die Güte überraschend. Dies gilt insbesondere für die sehr gute Differenzierung bei Berücksichtigung der rein psychopathologischen Merkmale.

Als Begründung für die gute Differenzierung können verschiedene Aspekte angeführt werden: a) In dieser Untersuchung wurden lediglich Angstneurosen/Phobien sowie Depressionen mit sicheren oder wahrscheinlichen Diagnosen untersucht; b) die klinische Diagnose wurde von relativ gut ausgebildeten (Superversion, Fall- und Diagnostikkonferenzen) Psychiatern gefällt, die wegen eines umfangreichen Trainings über Konsensusbildung innerhalb des klinischen Alltags eine erhöhte Verläßlichkeit ihres diagnostischen Vorgehens aufweisen; unabhängig davon scheint dieses Ergebnis allerdings auch den großen praktischen Wert der DiaSiKa-Merkmalsliste mit ihrem auf dem AMDP-System beruhenden Definitionsglossar sowie des Diagnostic Interview Schedule (DIS) als Grundlagen einer verläßlichen Diagnostik affektiver Störungen zu unterstreichen.

Für das weitere Vorgehen und die Darstellung der Ergebnisse dieser Studie erscheint es angesichts des befriedigenden Ergebnisses der Gruppentrennung sowie unter Beachtung der zu untersuchenden Einflußgrößen notwendig zu sein, die diagnosenspezifische Untergruppendifferenzierung in endogene Depressionen, depressive Neurosen sowie Angstneurosen/Phobien aufrechtzuerhalten.

4.1.6 Zusammenfassung

Die Charakteristik der Patienten macht deutlich, daß vor allem die von uns untersuchten neurotischen Patienten bei Aufnahme zur Indexbehandlung bereits mehrere Jahre lang schwer, zum Teil bereits chronisch beeinträchtigt waren und zu einem erheblichen Prozentsatz nicht mehr durch die damals verfügbaren Standardmethoden der ambulanten Versorgung ausreichend erfolgreich behandelt werden konnten. Dies steht in Übereinstimmung mit der Überweisungspraxis der zuweisenden Institutionen, die einen Patienten insbesondere dann in die stationäre Behandlung des MPIP überweisen, wenn alle übrigen Behandlungsansätze erfolglos geblieben sind. Diese institutionelle Besonderheit schränkt zwar die Generalisierbarkeit der Befunde auf die Gesamtheit aller Patienten (unbehandelte, ambulante und stationäre) mit diesen Störungsformen erheblich ein. Jedoch scheinen die geschilderten Besonderheiten spezifisch und charakteristisch für die Gruppe aller schwerer gestörten, hospitalisierungsbedürftigen Erkrankten dieser Diagnosegruppen, wie sie auch in Universitätskliniken und anderen psychiatrischen Krankenhäusern zu finden sind, zu sein.

Im Hinblick auf die im theoretischen Teil diskutierte Prognose-Literatur kann weiter gefolgert werden, daß mehr als zwei Drittel aller Patienten mehr als **ein** negatives Prognosemerkmal erfüllen. Für die Mehrzahl zumindest der von uns untersuchten neurotischen Patienten dürfte das Therapieziel der Behandlung am MPIP unter Beachtung dieser Befunde also eher eine Symptomlinderung, eine Reduktion der Suizidgefahr bzw. die Verhinderung einer weiteren Verschlechterung sein als eine „Heilung" im klassischen Sinne.

Nach dieser kurzen Charakterisierung der klinischen Untersuchungsgruppen sollen nun zunächst der Verlauf und Ausgang angstneurotischer und phobischer Patienten zusammenfassend beschrieben werden.

4.2 Verlauf und Outcome von Angstneurosen und Phobien

J.-C. KRIEG, T. BRONISCH, H.-U. WITTCHEN und R. EDER-DEBYE

Wegen der fließenden Übergänge zwischen Angstneurose und Phobie in der ICD-Diagnostik, der mangelnden Differenzierbarkeit beider Störungsgruppen im psychopathologischen Querschnittsbefund und wegen der für die statistischen Analysen relativ kleinen Gesamtgruppengröße werden im folgenden – von wenigen Ausnahmen abgesehen – die Analysen für die Gesamtgruppe der 40 Patienten mit Angststörungen abgehandelt. Zwar bieten die eingangs vorgestellten operationalen Diagnosekriterien nach DSM-III diesbezüglich einen vielversprechenden alternativen Ansatz, jedoch wurde dieser erst 1980 eingeführt. Er kann deswegen nur explorativ und retrospektiv auf das hier dargestellte, zwischen 1973 und 1975 aufgenommene Patientenkollektiv angewendet werden.

4.2.1 Indexbehandlung: Symptomatik, Behandlung und Verlauf während der Indexbehandlung

Die *Behandlung* aller 40 nachuntersuchten Patienten erfolgte zwischen den Jahren 1973 und 1976 (Entlassung) auf der offenen Station der Psychiatrischen Abteilung des MPIP. Sie war überwiegend verhaltenstherapeutisch orientiert. Bei fast allen Patienten (88%) wurden sowohl in Einzel- als auch in Gruppentherapie die damals neu eingeführten Verfahren der Verhaltenstherapie angewendet, insbesondere Methoden der Selbstkontrolle, systematische Angstabbauverfahren (Reizüberflutung, systematische Desensibilisierung) und Verfahren zum Aufbau von Selbstsicherheit (ULLRICH und ULLRICH-DE-MUYNCK 1982). Die heute gebräuchlichen „Exposure"-Verfahren waren zum damaligen Zeitpunkt allerdings noch nicht in expliziter Form entwickelt. Sechs Patienten erhielten therapiebegleitend Psychopharmaka, drei weitere Patienten wurden ausschließlich medikamentös behandelt; zwei der medikamentös behandelten Patienten wurden ausschließlich thymoleptisch, drei anxiolytisch und vier mit verschiedenen anderen Präparaten, z.B. Beta-Blockern, behandelt. Darüber hinaus kamen bei allen Patienten stützende Gespräche, milieutherapeutische Verfahren zur Förderung von Selbstverantwortlichkeit und sozialer Interaktion sowie rehabilitative Maßnahmen zur Anwendung. Die Patienten wurden in der Regel erst dann entlassen, wenn ihre Belastbarkeit erprobt war und einigermaßen gesichert erschien. Deswegen wurde gut ein Drittel der Patienten zunächst im Rahmen der Tag- oder Nachtklinik teilstationär weiterbehandelt, bevor sie entlassen wurden.

Zusammenfassend läßt sich die Art der Indexbehandlung bei dieser Gruppe unter Berücksichtigung des damaligen – und zu einem Großteil auch des heutigen – Standes der Therapieforschung mit zwei Ausnahmen als adäquat bezeichnen. Die beiden Ausnahmen betreffen Patienten mit sehr kurzer Verweildauer, von denen einer die Therapie vorzeitig abbrach, jedoch trotzdem in der Studie verblieb, der andere erhielt wegen mangelnder Compliance neben ausschließlich stützenden Gesprächen keine weiteren spezifischen Therapiemaßnahmen.

Zum Zeitpunkt der Indexaufnahme zeigten sowohl die Patienten mit einer Phobie als auch die mit einer Angstneurose in der IMPS ein ähnliches, nicht signifikant voneinander abweichendes *Syndrom-Profil*.

Das Profil in Abb. 4.2.1 entspricht im wesentlichen dem von MOMBOUR (1974) beschriebenen Syndromprofil der Neurosen. Es ist durch z.T. hoch abnorme Werte in den Skalen des depressiven Syndroms (ANX) (mehr als 35% des – theoretisch erreichbaren – Maximalwerts), des Erschöpfungssyndroms (IMP) (mit beinahe 60% des Maximalwerts) und des phobisch-anankastischen Syndroms (OBS) mit im Mittel fast 20% des Maximalwerts gekennzeichnet. Bei letzterem weisen 86% der Phobiker gegenüber 61% der Patienten mit Angstneurosen stark erhöhte Werte (Schweregradverteilung in %) auf. Leicht, jedoch nicht pathologisch auffällig sind ferner die Skalenwerte für das euphorische und das dysphorische Syndrom. Die zum Zeitpunkt der Indexbehandlung häufigsten und am stärksten ausgeprägten Symptome aufgrund der standardisierten DiaSiKa-Erhebung waren ausgeprägte subjektive Angst- und Panikgefühle (70%), zumeist multiple, aber umschriebene Phobien (65%), Selbstunsicherheit (43%) sowie innere Unruhe (33%), Minderwertigkeitsgefühle (33%) und eine Fülle verschiedenster somatischer Allgemeinbeschwerden (siehe die erhöhten Werte in der Beschwerden-Liste). Vier Patienten waren zum Zeitpunkt der Indexaufnahme akut suizidal, aber nur zwei Patienten wiesen in der Vorgeschichte Suizidversuche auf.

Abb. 4.2.1. IMPS-Syndromprofil (Mittelwert und Streuung) und Schweregradverteilung in % der Patienten zum Zeitpunkt der Indexaufnahme

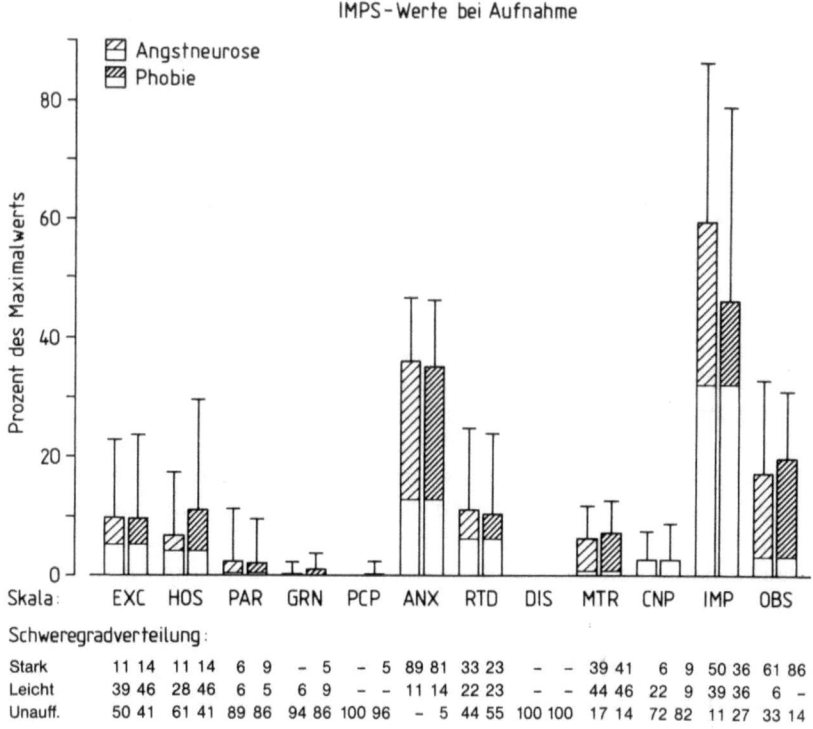

Im mittels der Klinischen Selbstbeurteilungs-Skalen (KSb-S, v. ZERSSEN 1976) erhobenen subjektiven Befund dominieren im Vergleich zur Normalbevölkerung einerseits die hoch abnorm ausgeprägten körperlichen und Allgemeinbeschwerden und andererseits – wie auch in der IMPS – die depressive Tendenz (D-Skala). Angstneurosen weisen in der Beschwerden-Liste (B-L) einen mittleren Rohwert von 37,6 (s = 12,8) auf, Phobien einen Mittelwert von 36,1 (s = 14,2). Auch in der Depressivitäts-Skala (D-S) ergeben sich mit einem Mittelwert von 24,9 (s = 9,6) für die Angstneurosen und 23,3 (s = 10,7) für Phobien keine nennenswerten Unterschiede zwischen den beiden Diagnosegruppen (Normalbereich für B-L: < 21; für D-S: < 11). Tendenzielle, jedoch nicht signifikante Unterschiede zwischen Angstneurosen und Phobien ergeben sich lediglich in der bei Angstneurosen größeren Anzahl angegebener phobischer Auslöse-Situationen und in häufigerer Nennung von Symptomen aus dem kardiovaskulären Bereich.

Verweildauer der Patienten bei der Indexbehandlung
und ihr Zustand bei Entlassung

Die durchschnittliche *Verweildauer* einschließlich der teilstationären Behandlung betrug 60 Tage, wobei sieben Patienten weniger als einen Monat und nur vier Patienten mehr als drei Monate behandelt wurden.

Der *Zustand bei Entlassung* wurde multimethodal sowohl nach klinischen Gesichtspunkten durch den Projektpsychiater eingeschätzt als auch durch die Analyse der vor der Entlassung mittels IMPS und KSb-S erhobenen psychopathologischen Symptomatik und ihrer Veränderungen gegenüber dem Aufnahmebefund bestimmt. Nach der klinisch-psychiatrischen Globalbeurteilung wurden bei Entlassung 53% der Patienten als „gut gebessert", 35% als „wenig gebessert" und 13% als „unverändert" eingestuft. Einen durchgängig schlechteren Zustand bei Entlassung wiesen die vier Patienten auf, die wegen mangelnder Motivation vorzeitig entlassen werden mußten oder die Therapie ohne Einverständnis des behandelnden Arztes vorzeitig abgebrochen hatten. Bei beiden Gruppen war jedoch kein Zusammenhang der Verweildauer mit dem Zustand bei Entlassung erkennbar.

Obwohl diese globale klinisch-psychiatrische Besserungsbeurteilung sich im wesentlichen auch in den Veränderungen der IMPS-Werte bei Aufnahme und Entlassungsbefund bestätigt, ergeben sich doch einige Besonderheiten. Abbildung 4.2.4. zeigt den Vergleich der Ausprägung der IMPS-Syndrome zum Zeitpunkt der Aufnahme und der Entlassung. Es ergibt sich zum Zeitpunkt der Entlassung eine hochsignifikante Reduktion in den drei neurosespezifischen Skalen des depressiven Syndroms (ANX), des Erschöpfungssyndroms (IMP) und des phobisch-anankastischen Syndroms (OBS). Der Prozentsatz der Patienten mit hochabnormen Skalenwerten reduziert sich im Erschöpfungssyndrom von 43% auf 15% und im phobisch-anankastischen Syndrom von 74% auf 30%. Allerdings verbleiben trotz der gruppenstatistisch signifikanten Veränderung im depressiven Syndrom nach wie vor 58% der Patienten im stark abnormen Wertebereich. Wichtig ist auch, daß nur 15% der Patienten bezüglich der Ausprägung des depressiven Syndroms und 40% bezüglich des phobisch-anankastischen Syndroms zum Zeitpunkt der Entlassung als vollkommen unauffällig beurteilt werden.

Die Einzelfallbetrachtung zeigt, daß ohne Berücksichtigung des depressiven Syndroms 52% der Patienten mit stark abnormen Werten bei der Aufnahme zum Zeitpunkt der Entlassung keine oder nur noch leicht erhöhte Werte aufweisen. Das depressive Syndrom bessert sich demgegenüber nur bei 27,1% der Patienten vom stark abnormen in den leicht auffälligen oder unauffälligen Bereich. Dies deutet darauf hin, daß die Therapie nur in geringem Ausmaß zur Besserung der depressiven Symptome der Patienten beigetragen hat.

Der subjektive Befund auf der Grundlage der KSb-S zeigt zwar hochsignifikante ($p < .01$), im Gegensatz zum objektiven Befund (IMPS) allerdings nur jeweils geringgradige Besserungen in den zwei relevanten Skalen B-L und D-S an. Sowohl der B-L-Wert für körperliche und Allgemeinbeschwerden (Aufnahme: 36,2; Entlassung: 32,3) als auch der Wert für Depressivität (Aufnahme: 24,0; Entlassung: 18,2) sind zum Zeitpunkt der Entlassung noch als abnorm zu werten. Nach wie vor geben 49% der Patienten in abnorm erhöhtem Ausmaß körperliche Allgemeinbeschwerden und 61% eine erhöhte depressive Tendenz an. Eine itemspezifische Betrachtung ergibt, daß lediglich das Ausmaß und die Häufigkeit kardiovaskulärer Symptome bedeutsam zurückgegangen sind, nicht jedoch die allgemeinen körperlichen Beschwerden.

Zusammenfassend läßt sich also das Bild der globalen, klinisch-psychiatrisch beurteilten Besserung nur mit Einschränkungen auch auf der Ebene der standardisierten Selbst- und Fremdbeurteilung bestätigen. Die Haupteinschränkung für eine positive Besserungsbilanz kann in den bei vielen Patienten nach wie vor auffälligen, nicht aus-

Abb. 4.2.2. IMPS Syndromprofil ($\bar{x}$, s) und Schweregradverteilung in % der Patienten bei Aufnahme und Entlassung

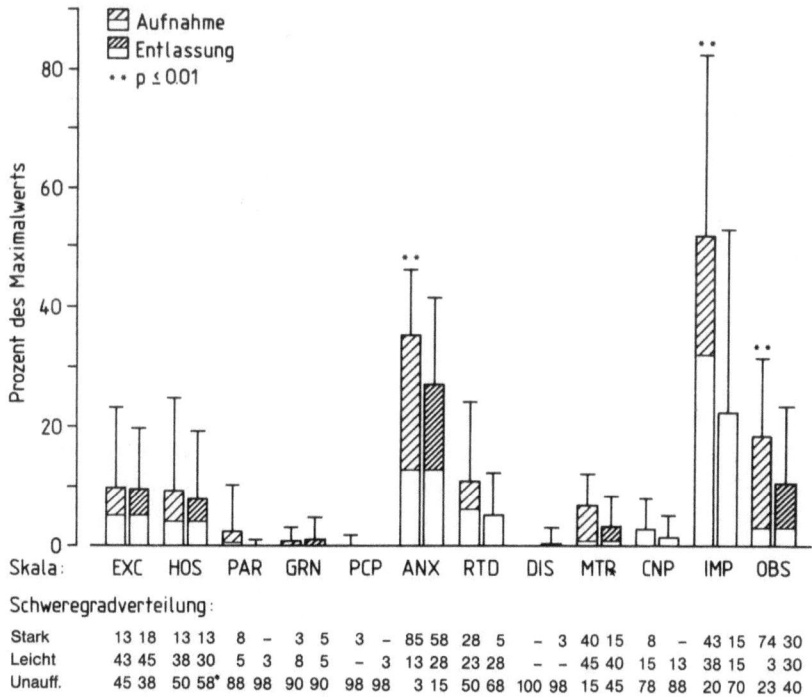

reichend reduzierten Werten für Depressivität sowie den nach wie vor bestehenden erheblichen körperlichen und Allgemeinbeschwerden vieler Patienten gesehen werden. Die leicht diskordanten Ergebnisse zwischen Selbstbeurteilung der Patienten und Psychiaterurteil weisen darauf hin, daß der behandelnde Arzt möglicherweise andere Kriterien zur Besserungsbeurteilung heranzieht als der Patient selbst. Letzterer beurteilt vermutlich stärker sein Befinden zum Zeitpunkt der Befragung selbst und nicht die relative Besserung im Vergleich zu seiner Aufnahmesituation.

Eine mögliche Erklärung ergibt sich durch die Auswertung der rückwirkenden Therapiebewertung (s. Kapitel 6). In dieser wird zwar die Indexbehandlung in den meisten Fällen von den Patienten als hilfreich und zum Teil sogar als die einzige wirklich hilfreiche Behandlung bezeichnet; jedoch lernten die Patienten dabei primär, ihre Angst zu bewältigen und mit ihr zu leben, während das individuelle Therapieziel „Heilung" im Sinne von Abwesenheit oder „Freiheit" von Symptomen nach Einschätzung der Patienten nicht realisiert wurde. Diese Situation, Ängste und Angstanfälle, obwohl sie besser bewältigt werden, weiter erleben zu müssen, mag bei vielen Patienten zum Zeitpunkt der Entlassung durchaus ambivalent interpretiert worden sein und kann sich in einer verstärkten Tendenz zu klagen und somit erhöhten Testwerten in den KSb-S im Sinne einer Angst vor der Entlassung ausgedrückt haben.

4.2.2 Verlauf im Katamnesezeitraum

Der Outcome aller Patienten wurde auf der sozialen, psychologischen und psychopathologischen Ebene beurteilt und unter Einschluß der Längsschnittbefunde, d. h. des Symptomverlaufs im Katamneseintervall, klassifiziert. Dem folgend sollen zunächst die Symptomatik über die (durchschnittlich) sieben Jahre bis zum Zeitpunkt der Katamnese, und dann der Querschnittsbefund zu diesem Zeitpunkt auf den verschiedenen Erfassungsebenen dargestellt werden.

4.2.2.1 Symptomverlauf im Katamnesezeitraum – Längsschnittsbeurteilung

Zur Beurteilung des Krankheitsverlaufs nach Entlassung aus der Indexbehandlung wurde retrospektiv – in Quartalsabschnitten – unter Berücksichtigung aller Katamneseinformationen (Krankenhausbehandlung, Arztbriefe, Befragung der Patienten und ihrer Angehörigen, Daten über zwischenzeitliche Krankenhausaufenthalte etc.) der Symptomverlauf der Patienten anhand der klinisch-relevanten psychopathologischen Syndrome auf einer 4-stufigen Intensitätsskala beurteilt („keine", „leicht", „deutlich" und „stark" ausgeprägte Symptomatik). Da die Katamnesezeiträume der Patienten variierten, wurden diese für die weitere Beurteilung in einer Clusteranalyse auf ein gemeinsames Entlassungsquartal standardisiert, wodurch sich zwar zum Teil leichte Verschiebungen in der Verlaufsform ergaben, im allgemeinen jedoch keine Verfälschung der Ergebnisse resultierte.

In Abbildung 4.2.3 wird diese Verlaufsbeurteilung über alle Patienten hinweg wegen der Schiefe der Werteverteilung in einer Median-Kurve (durchgezogene Linie) dargestellt. Im Verlauf wurden – wie zur Zeit der Indexbehandlung – überwiegend diffuse, soziale und umschriebene Ängste, gefolgt von depressiven Zuständen, Alkohol- und Medikamentenmißbrauch sowie Beeinträchtigungen durch „psychosomatische Störungen" kodiert. Zur Charakterisierung des Gesamtverlaufs nach Entlassung ist auch anzumerken, daß – im Gegensatz zur Gruppe der depressiven Neurosen – bei Angstneurosen und Phobien keiner der Patienten im Zwischenraum einen Suizidversuch unternahm.

Es zeigt sich, ausgehend von einem sehr hohen Wert für die Syndromintensität, im Quartal der Indexbehandlung zunächst eine durchgängig leichte, aber stetige Intensitätsminderung der Symptomatik im ersten Jahr nach der Entlassung, die, in der Folge stark abgeflacht im Sinne einer kontinuierlichen, allerdings wenig beeindruckenden Verbesserung, auf ein mittleres Intensitätsniveau absinkt. Der über diese Grobcharakteristik hinausgehende Versuch einer Gruppierung der Patienten nach Verlaufsähnlichkeiten mittels einer Clusteranalyse resultierte in einer formal befriedigenden und klinisch gut interpretierbaren Drei-Clusterlösung. Die drei Verlaufstypen lassen sich bezüglich der Symptomintensität über den Katamnesezeitraum, bezüglich der Mittelwerte der Symptomausprägung pro Person im ersten, zweiten und letzten Drittel des Katamneseintervalls sowie bezüglich der Anzahl der Symptomintensitätsveränderungen von mehr als zwei Skalenpunkten von einem zum nächsten Quartal wie folgt charakterisieren (siehe Abbildung 4.2.3):

Der erste Typus, zu dem 54 % aller Patienten gehören, ist charakterisiert durch eine durchgängig „mittelschwere" Symptomatik im gesamten Katamneseintervall und kann als „chronischer, ungünstiger" Verlaufstypus charakterisiert werden. Demgegenüber

Abb. 4.2.3. Symptomverlaufskurve über alle Patienten und über die 3 Cluster-Typen über den Katamnesezeitraum (N = 39, ein Patient konnte nicht beurteilt werden)

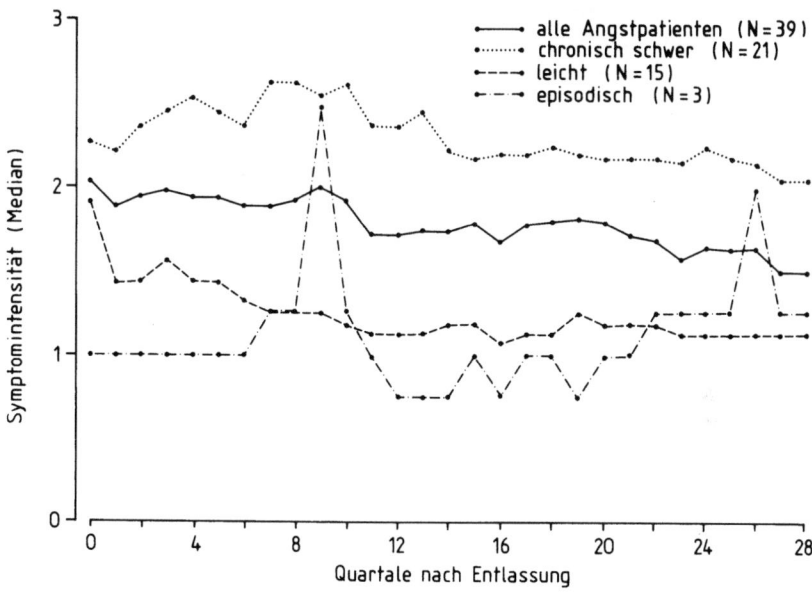

	T1 „chronisch schwer" N=21		T2 „episodisch" N=3		T3 „leicht" N=15		Signifikanz (U-Test) p<0.01
	x̄	s	x̄	s	x̄	s	
Gesamtmittelwert Mittelwert (Quartal)	2.3	0.4	1.3	0.4	1.4	0.3	T1>T2/T3
im 1.–3. Jahr	2.4	0.5	1.3	0.6	1.4	0.4	T1>T2/T3
im 4.–5. Jahr	2.3	0.4	0.9	0.9	1.2	0.3	T1>T2/T3
im 6.–8. Jahr	2.2	0.7	1.4	0.1	1.2	0.4	T1>T2/T3
Anzahl der Extrema (Phasenhäufigkeit)	0.5	0.7	5.0	1.7	0.3	0.6	T2>T1/T3
Clustervarianz (Ward-Verfahren)		63.2		8.3		21.5	

kann der zweite Typus durch eine deutliche Reduktion der Symptomschwere auf ein niedriges Niveau beschrieben werden. Hierzu ist zu bemerken, daß zwar diese Besserung sehr rasch nach Entlassung aus der Indexbehandlung einsetzt, jedoch nach dem Urteil der nachuntersuchenden Psychiater nur ein Patient über den weiteren Verlauf vollkommen symptomfrei geblieben ist. Wir können diesen Typus als „(chronisch)-leicht" und – trotz der Persistenz der Symptomatik und der weiter unten beschriebenen psychosozialen Konsequenzen – als relativ günstige Verlaufsform charakterisieren. Hiervon läßt sich weniger deutlich eine Verlaufsform abgrenzen, die insgesamt nur drei (8%) Patienten umfaßt. Sie lassen sich durch starke Fluktuationen ihrer Symptomschwere charakterisieren mit – in zwei Fällen – auch vollkommen symptomfreien Intervallen. Dieser Verlaufstyp läßt keine Tendenz zur Besserung erkennen. Er weist im Gegensatz zu den beiden anderen Typen in der klinischen Verlaufsbeurteilung auch eine höhere Anzahl depressiver Syndrome von höherer Intensität auf. Er wird im weiteren als „episodischer Typus" bezeichnet.

Diagnostisch verteilen sich sowohl Patienten mit einer Angstneurose als auch die mit einer Phobie in gleicher Weise auf die beiden ersten Verlaufsformen. Alle drei Patienten mit einem „episodischen" Verlauf hingegen erhielten aber neben der Diagnose einer Phobie auch – entweder zum Zeitpunkt der Indexbehandlung oder zum Zeitpunkt der Nachuntersuchung – die Differential- oder Abschlußdiagnose einer neurotischen Depression (Syndromwechsel).

4.2.3 Behandlungen im Katamnesezeitraum

Angesichts der relativ hohen Persistenz der Symptomatik nach der Entlassung, der in vielen Fällen wenig beeindruckenden weiteren Besserung und der geringen Heilungsquote ist es nicht überraschend, daß fast alle Angstneurotiker und Phobiker – entsprechend der vom behandelnden Therapeuten bei der Indexbehandlung ausgesprochenen Indikation zur ambulanten Weiterbehandlung – während des Katamnesezeitraums zumindest einmal wieder eine ambulante oder stationäre Behandlung aufsuchten. Nur acht (20%) der Patienten blieben während des gesamten Katamnesezeitraums ohne weitere psychiatrische oder psychotherapeutische Behandlung. 31 (78%) Patienten wurden ambulant, lediglich sieben (18%) nochmals stationär behandelt, zwei davon erneut im MPIP. Vier Patienten begaben sich in die Behandlung einer psychotherapeutischen Klinik, ein Patient mußte wegen einer nicht-psychiatrischen Erkrankung auch wiederholt an einer neurologischen Abteilung stationär behandelt werden.

Den bei der Entlassung aus der Indexbehandlung gegebenen Überweisungsempfehlungen folgend, konsultierten 60% der Patienten anschließend einen Psychotherapeuten oder Nervenarzt – zum Großteil allerdings erst nach einem längeren behandlungsfreien Intervall von durchschnittlich vier Monaten. Im Vergleich zu der Zeit vor der Indexbehandlung wurden zwar wesentlich häufiger ärztliche Psychotherapeuten, Diplom-Psychologen und andere niedergelassene Psychotherapeuten (von zusammen 45% der Patienten) aufgesucht; jedoch wurde bei 90% der Patienten keineswegs die bei der Entlassung aus der stationären Therapie vom behandelnden Therapeuten empfohlene Art von Therapie in dem von ihm für notwendig erachteten Umfang durchgeführt.

Zwölf der Patienten wurden ausschließlich psychotherapeutisch behandelt, 13 erhielten eine kombinierte medikamentöse und psychotherapeutische Behandlung. Im Gegensatz zur Indexbehandlung wurde allerdings nur noch ein Drittel der Patienten weiterhin mit Verhaltenstherapie behandelt, während der Anteil psychoanalytisch behandelter Patienten mit 25% deutlich anstieg; 8% wurden ausschließlich gesprächstherapeutisch behandelt. Bei diesem, was die Art der ambulanten Nachbehandlung angeht, ungünstigen Ergebnis schlagen vermutlich zum Teil die in den siebziger Jahren nur sehr beschränkt verfügbaren psychotherapeutischen und vor allem verhaltenstherapeutischen Behandlungsmöglichkeiten in der kassenärztlichen Versorgung zu Buche, die sich bis 1983 lediglich auf psychoanalytische Verfahren im weiteren Sinne beschränkten.

Fünf der Patienten wurden ausschließlich medikamentös behandelt. An Psychopharmaka wurden dabei überwiegend Tranquilizer (33 %) verordnet und dies – trotz des damit verbundenen Risikos einer Abhängigkeitsentwicklung – über erstaunlich lange Zeiträume von mehr als einem Jahr hinweg. 15 % der Angstneurotiker und Phobiker erhielten auch Antidepressiva, zumeist wegen ihrer zum Teil zusätzlich zur Angstproblematik ausgeprägten depressiven Symptomatik. 13 % wurden wegen eines ängstlich-depressiven Mischbildes auch mit Neuroleptika behandelt.

In der ersten Hälfte des Katamnesezeitraums hatten insgesamt 70 % der Patienten Kontakt mit ärztlichen, psychotherapeutischen und/oder psychosozialen Diensten, in der zweiten Hälfte nahmen nur noch 57 % von ihnen derartige Dienste in Anspruch. Inwieweit dieser Rückgang in der Inanspruchnahmerate kausal mit dem auch in der Symptomverlaufskurve angedeuteten Trend zur leichten Besserung zusammenhängt, kann natürlich retrospektiv nicht mehr sicher beantwortet werden. Als wahrscheinlicher wird allerdings von uns die in Kapitel 6.3 ausführlicher diskutierte Hypothese angesehen, daß viele Patienten mit Angststörungen – ebenso wie solche mit depressiven Neurosen – wegen der von ihnen als mangelhaft empfundenen Besserung durch die angewandten Therapieverfahren auf weitere psychiatrische oder psychotherapeutische Behandlungsversuche verzichtet haben.

4.2.4 Soziale Veränderungen im Katamnesezeitraum (Life-Events)

Lebensereignisse und soziale Belastung werden in der vorliegenden Studie weniger im Kontext des kausal orientierten „Life Event"-Modells betrachtet, sondern vielmehr zur Charakterisierung der sozialen Situation und der sozialen Integration der Patienten vor und insbesondere nach der Indexbehandlung. Zur Analyse der Frage, welche sozialen Veränderungen in verschiedenen Etappen des Katamnesezeitraums aufgetreten sind, wurde sowohl die Häufigkeit als auch die Qualität verschiedener sozialer Veränderungen positiver und negativer Art und dauerhafter Belastungen berücksichtigt. Bei den folgenden Analysen werden dabei, um zumindest in einer groben Rasterung Verlaufsgesichtspunkte zu berücksichtigen, drei Zeitabschnitte unterschieden:
1. die Zeitspanne vor der Indexbehandlung (VI);
2. die erste Hälfte des Katamnesezeitraums (NI) (von der Entlassung aus der Indexbehandlung an gerechnet) und
3. die zweite Hälfte des Katamnesezeitraums bis zur Nachuntersuchung (VK).

Die Qualität (Belastungswirkung) der Ereignisse wurde, wie im Methodikkapitel detaillierter dargestellt, sowohl auf der subjektiven (Patient) als auch auf der objektivierten (externes klinisches Beurteilerrating) Bewertungsdimension beurteilt. Um auch im Sinne des ätiologischen Ansatzes (FINLAY-JONES und BROWN 1978) die mögliche krankheitsspezifische Bedeutung von Ereignissen erschließen zu können, wurden die Patienten mit einer nach Alter, Geschlecht, Familien- und Berufsstand parallelisierten Kontrollgruppe verglichen, um die gleichen Basiswahrscheinlichkeiten für soziale Ereignisse und chronische Belastungen sicherzustellen. Ferner wurden getrennte Analysen für die von den trainierten Beurteilern als sicher „krankheitsunabhängig" beurteilten Ereignisse durchgeführt.

Wie aus der Abbildung 4.2.4 zu ersehen ist, weisen Patienten mit Angststörungen im Vergleich zu ihrer Kontrollgruppe in allen Beurteilungsabschnitten signifikant mehr

Lebensereignisse und -bedingungen auf. Dieser Unterschied läßt sich für den Zeitraum vor der Indexbehandlung ebenso wie für die erste und die zweite Hälfte des Katamnesezeitraums statistisch sichern. Er ist durch erhöhte Ereignis- und chronische Belastungshäufigkeiten in den Bereichen Ehe, Partnerschaft (mittlere Häufigkeit im Katamnesezeitraum 19,8 versus 9,1 in der Kontrollgruppe), Beruf und Berufstätigkeit (12,3 versus 7,9 in der Kontrollgruppe), Sozialkontakte und Freizeitaktivitäten (12,0 versus 4,1 in der Kontrollgruppe), Konflikte mit der Herkunftsfamilie und häufiger Wohnungswechsel („andere") bedingt. Keine Unterschiede im Vergleich zur Kontrollgruppe zeigen sich hinsichtlich der Lebensereignisse und -bedingungen in den Bereichen Schwangerschaft, Kinder, Gesundheit, Finanzen und Todesfälle.

Differenziertere Ergebnisse lassen sich aus den subjektiven und objektivierten Bewertungsdimensionen der Lebensereignisse und -bedingungen (Abb. 4.2.5) unter Beachtung der einzelnen Ereignisse ablesen.

Abb. 4.2.4. Häufigkeit der Lebensereignisse und chronischen Belastungen in den sozialen Rollenbereichen (MEL), sowie Gesamtanzahl vor *und* nach Indexbehandlung

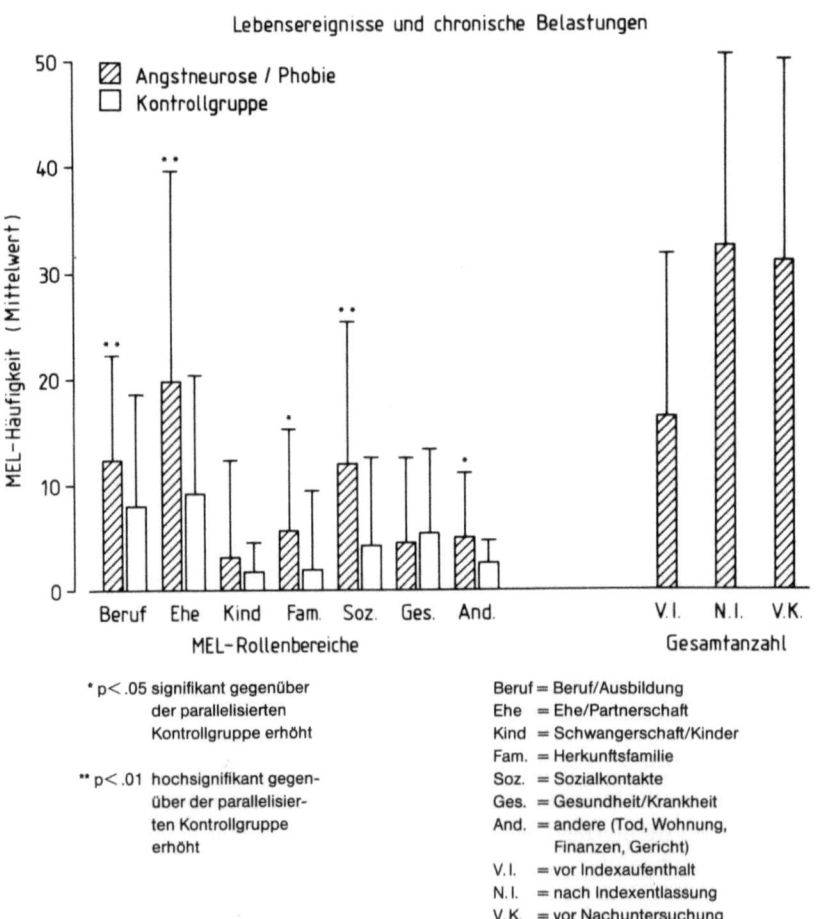

Abb. 4.2.5. Objektivierte und subjektive Bewertung kritischer Lebensereignisse und chronisch belastender Lebensbedingungen (Mediane) im Katamneseintervall

	(N = 40) Angstneurose/ Phobie 300.0/2	Kontrollgruppe
Lebensereignisse KU	2.5	2.1
Chron. Belastungen KU	0.4	0.3
Faktor „unerwünscht"	34.5**	10.0
Faktor „unerwünscht" KU	1.0	1.2
Faktor „Nichtkontrolle"	1.9	1.8
Faktor „Nichtkontrolle" KU	1.4	1.3
Wiederanpassung	214.0**	97.5
Wiederanpassung KU	17.5	15.5
Gewinnereignisse	13.5	5.8
Gewinnereignisse KU	2.5*	1.3
Verlustereignisse	25.5**	6.0
Verlustereignisse KU	1.0	1.2
Kontrollierbar	3.8	3.0
Kontrollierbar KU	0.4	0.3
Subjektiv belastend	13.5**	4.8
Subjektiv belastend KU	1.1	0.8
Subjektiv positiv	11.0*	8.0
Subjektiv positiv KU	2.7	1.4

KU = Krankheitsunabhängig
* = $p < .05$ im Vergleich zur Kontrollgruppe
** = $p < .01$ signifikant erhöht

Wie Abbildung 4.2.5 erkennen läßt, finden sich in der Patientengruppe sowohl mehr belastende als auch mehr als positiv bewertete Lebensereignisse und chronische Lebensbedingungen. Typische Beispiele für häufig genannte chronisch belastende Lebensbedingungen, die auf der objektivierten Ebene (d.h. nach Urteil des Interviewers) als zumeist mittelstark belastende, unerwünschte und nur mehr schwer zu kontrollierende Lebenssituationen beschrieben wurden, sind: Keine feste Partnerschaft über längere Zeiträume; Überforderung durch Beruf und Haushalt; Leiden am fehlenden sexuellen Kontakt; Einschränkung der Freizeit- und Sozialaktivitäten sowie Spannungen am Arbeitsplatz. Dabei ist zu berücksichtigen, daß die Häufigkeiten belastender Ereignisse und Lebensbedingungen nach dem klinischen Beurteilerrating eng mit der Symptomatik zusammenhängend sind; d.h. daß fast die gesamte Varianz der erhöhten Ereignishäufigkeiten zumindest auf „wahrscheinlich" krankheitsabhängige Ereignisse zurückgeführt werden kann (siehe hierzu Kap. 6.2). Darüber hinaus zeigt uns die vergleichende Analyse der Häufigkeiten einzelner Lebensereignisse und -bedingungen für die Gruppe der ehemaligen Angstpatienten in Gegenüberstellung zur parallelisierten gesunden Kontrollgruppe stark abweichende „Lebensereignismuster" (s. Abb. 4.2.6).

Abb. 4.2.6. Eine Rangreihe der häufigsten MEL Lebensereignisse und -bedingungen bei Angststörungen in Gegenüberstellung zur parallelisierten Kontrollgruppe. Ein positives Vorzeichen der Mittelwertsdifferenzen deutet eine Häufung der jeweiligen Ereignisse in der Patientengruppe an, ein Minus-Zeichen eine geringere Häufigkeit als in der Kontrollgruppe

MEL-Itembezeichnung (Nr.)	$\bar{X}$	Angstpatienten Rangziffer	Kontrollgruppe Rangziffer	Mittelwertsdifferenzen der beiden Gruppen
Kein(e) gute(r) Freund(in) (> 3 Monate) (Nr. 59)	7.5	1	6	+ 4.25
Keine feste Partnerbeziehung (> 3 Monate) (Nr. 36)	6.4	2	8	+ 4.32
Leiden unter fehlendem sexuellem Kontakt (> 3 Monate) (Nr. 37)	5.425	3	—	+ 5.43
Zufriedenheit mit Partnerbeziehung (> 3 Monate) (Nr. 39)	4.025	5	1	− 0.4
Überforderung durch Beruf/Haushalt (> 3 Monate) (Nr. 20)	3.95	4	19	+ 3.5
Zufriedenheit mit Beruf/Haushalt (> 3 Monate) (Nr. 21)	3.825	10	2	− 2.1
Sehr gute Beziehung zu Eltern (> 3 Monate) (Nr. 53)	3.05	6	3	− 0.45
Zufriedenheit mit Sohn/Tochter (> 3 Monate) (Nr. 49)	2.725	8	4	− 0.9
Schwierigkeiten mit Eltern (> 3 Monate) (Nr. 52)	2.525	7	—	+ 2.53
Zufriedenheit mit Freundschaften (> 3 Monate) (Nr. 63)	2.525	12	5	− 0.9
Schwierigkeiten mit Sohn/Tochter (> 3 Monate) (Nr. 48)	2.125	21	7	− 1.425
Ärztliche Behandlung; Angehöriger (> 3 Monate) (Nr. 83)	1.85	13	9	− 0.275
Partnerprobleme (> 3 Monate) (Nr. 38)	1.8	9	24	+ 1.475
Ärztliche Behandlung; Proband (> 3 Monate) (Nr. 82)	1.7	11	11	− 0.1
Spannungen/Streit am Arbeitsplatz (> 3 Monate) (Nr. 19)	1.55	14	30	+ 1.3

Auffällig und kennzeichnend für die Gruppe der Angstpatienten ist zunächst, daß die 15 häufigsten Ereignisse ausschließlich Lebensbedingungen bzw. chronische Belastungen sind, d. h. über einen längeren Zeitraum von mehreren Monaten angedauert haben. Darüber hinaus zeigt diese Übersicht nicht nur, daß das Leben der ehemaligen Patienten im siebenjährigen Untersuchungszeitraum durch weniger alters-, geschlechts- und statusmäßig zu erwartende Ereignisse und Lebensbedingungen charakterisiert ist, sondern auch, daß der gesamte Lebensereignisablauf verändert erscheint. Besonders in den ersten drei Jahren nach der Entlassung aus der Indexbehandlung, aber auch noch – in etwas geringerem Ausmaß – in der zweiten Hälfte des untersuchten Katamneseintervalls sind nicht nur die Häufigkeit, sondern auch die Art, die Aufeinanderfolge und die zeitliche Struktur von Lebensereignissen und -bedingungen im Vergleich zur Kontrollgruppe erheblich verändert.

Inhaltlich interessant und statistisch bedeutsam ist dabei der Zuwachs an subjektiv positiv beurteilten Ereignissen in beiden Zeitabschnitten des Katamnesezeitraums in Gegenüberstellung zu der Zeit vor der Indexbehandlung. Als solche häufigeren positiven Ereignisse im Katamnesezeitraum werden – neben dem Wechsel des Arbeitsplatzes und der Wohnungssituation – Zeiten größerer Zufriedenheit in der Partnerbeziehung, Freude am Beruf und Haushalt sowie der Beginn neuer Beziehungen und Freundschaften genannt. Bei der Interpretation dieses Anstiegs von positiven Lebensereignissen mit wachsender Nähe zum Erhebungszeitpunkt ist allerdings im Hinblick auf die retrospektive Erinnerungsgüte von Lebensereignissen Vorsicht angezeigt. Aus Test-Retest- und „Fall-off"-Untersuchungen (TEDER 1984; TEDER et al. 1986) mit der MEL wissen wir zwar, daß der Abfall der Wiedererinnerungsleistung auch bei längeren Zeiträumen nicht mehr als 30 % beträgt, jedoch sind von diesem Abfall „leichtere", d.h. weniger belastende sowie subjektiv als positiv beurteilte Ereignisse stärker betroffen als negativ bewertete belastende Ereignisse.

Auf die inhaltliche Bedeutung von Lebensereignissen und chronischen Belastungen im Sinne von verlaufsmodifizierenden Faktoren wird im Kapitel 6.1. und 6.2. eingegangen.

4.2.5 Befunde zum Zeitpunkt der Nachuntersuchung

Da die einzelnen Outcomemaße zum Teil nur mäßig miteinander korrelieren und sich deshalb kein einfaches Gesamt-Outcomemaß ableiten läßt, sollen im folgenden die Outcomeergebnisse zunächst ausführlicher für die einzelnen Bereiche
– Psychopathologie
– Diagnostik und Diagnosenwechsel
– Psychosoziale Integration
– Arbeits- und Erwerbsfähigkeit und
– Sozialpsychologische Situation
dargestellt werden, ehe der Versuch einer übergreifenden Darstellung mit Hilfe des im Methodikteil beschriebenen mehrdimensionalen Outcomemaßes versucht wird.

4.2.5.1 Psychopathologischer Querschnittsbefund zum Zeitpunkt der Nachuntersuchung

Das IMPS-Syndrom-Profil zum Zeitpunkt der Nachuntersuchung durchschnittlich sieben Jahre nach der Entlassung – das getrennt für das Mittelwertprofil und die prozentuale Schweregradsverteilung angegeben ist (siehe Abbildung 4.2.7) – läßt im Vergleich zum Entlassungsbefund ein weitgehend unverändertes Bild erkennen, bei dem nach wie vor die einzelnen Syndromwerte für das depressive (ANX) und das phobisch-anankastische (OBS) Syndrom leicht erhöht sind. Tendenziell zeigt sich eine leichte Zunahme von Fällen mit stark abnormen Werten im depressiven Syndrom und eine deutliche Zunahme der Patienten mit mittelschwerer Symptomatik im phobisch-anankastischen Syndrom, in dem nur noch 9% der Patienten als unauffällig bezeichnet werden (gegenüber 40% zum Zeitpunkt der Entlassung). Demgegenüber ergibt sich im subjektiven Befund sowohl bezüglich der Allgemeinbeschwerden als auch der Depressivität eine gegenüber den Entlassungswerten hoch signifikante Besserung. Trotz dieser Besserung sind jedoch beide Werte noch immer als „leicht abnorm" zu werten und entsprechen nicht den Werten der Durchschnittsbevölkerung (Abbildung 4.2.8). In guter Übereinstimmung mit der Besserungstendenz im Mittelwertsvergleich reduziert sich auch in der D-S der Anteil der Fälle mit abnorm erhöhten Werten von 61 % auf 38 % und in der B-L von 49 % auf 42 %.

Berücksichtigen wir, daß zum Zeitpunkt der Indexbehandlung fast 90 % der Patienten hoch abnorme Werte in den relevanten Skalen der IMPS (ANX, IMP, OBS) und den klinischen Selbstbeurteilungs-Skalen (B-L, D-S) aufwiesen, kann zusammenfassend der psychopathologische Querschnittsbefund zum Zeitpunkt der Nachuntersuchung – trotz der gruppenstatistisch nach wie vor leicht bis mittelhoch erhöhten Werte – als eine über den Entlassungsbefund hinausgehende, bis zur 7-Jahres-Nachuntersuchung anhaltende Besserung bei gleichzeitig starker Persistenz der Grundsymptomatik interpretiert werden.

Abb. 4.2.7. IMPS-Syndromprofil zum Zeitpunkt der Entlassung und der Nachuntersuchung

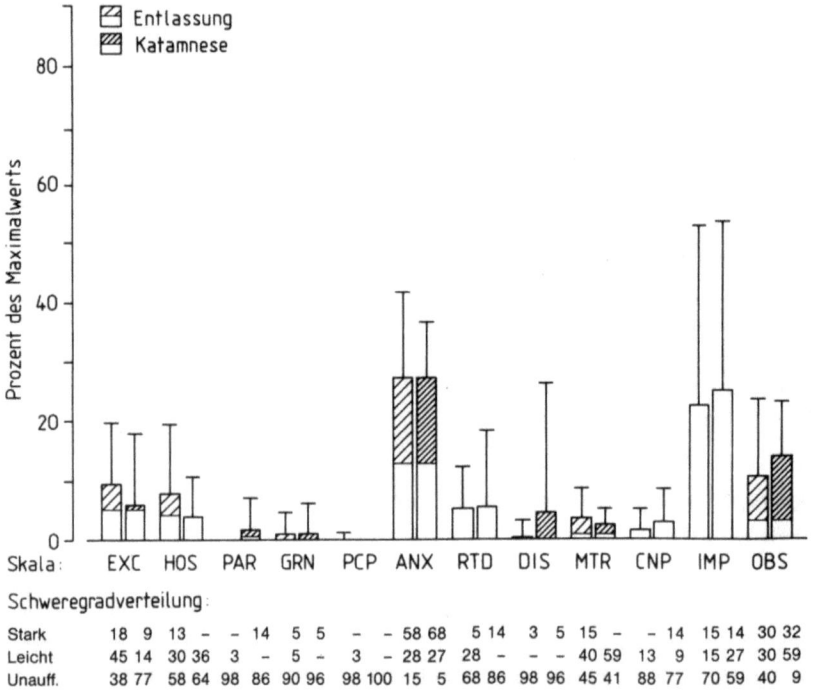

4.2.5.2 Diagnostische Aspekte: ICD-8-Hauptdiagnosen zum Zeitpunkt der Nachuntersuchung

Unter Berücksichtigung der Symptomatik zum Zeitpunkt der Nachuntersuchung sowie der Verlaufscharakteristika wurde auch einem möglichen Diagnosewechsel Beachtung geschenkt. Diese Frage ist vor allem im Hinblick auf die drei Patienten mit episodischem Verlauf interessant.

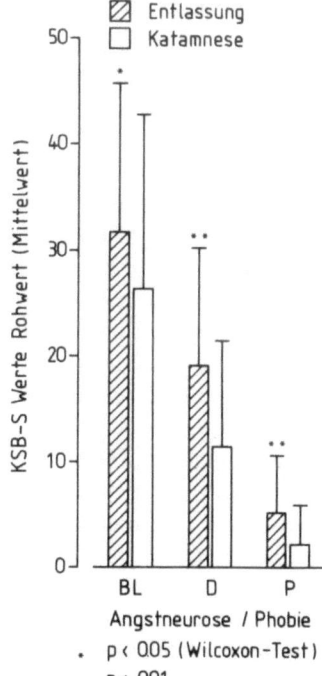

Abb. 4.2.8. Subjektiver Befund, Klinische Selbstbeurteilungs-Skalen: Depressivität (D), paranoide Tendenzen (P) und körperliche Allgemeinbeschwerden (B) bei Entlassung und Nachuntersuchung

Nach dem klinisch-psychiatrischen Urteil des Nachuntersuchers machte die Art des Verlaufs sowie die Art und Ausprägung der Symptomatik zum Zeitpunkt der Nachuntersuchung nur in wenigen Fällen einen Wechsel der Diagnose notwendig. Ein Patient mit der Diagnose Angstneurose erhielt zum Zeitpunkt der Nachuntersuchung die Diagnose depressive Neurose. Er ist diagnostisch dem episodischen Verlaufstyp zuzuordnen. Die beiden verbleibenden Patienten erhielten wieder die Diagnose Angstneurose als Hauptdiagnose, allerdings mit der Zweitdiagnose einer depressiven Neurose, die in beiden Fällen als Differential-Diagnose bereits bei der Indexbehandlung erwogen worden war.

Vier Patienten mit einer zum Zeitpunkt der Indexbehandlung wahrscheinlichen oder sicheren Angstneurose erhielten zum Zeitpunkt der Nachuntersuchung die Diagnose einer Phobie. Demgegenüber wurden nur zwei der ursprünglich als Phobie diagnostizierten Fälle den Angstneurosen zugeordnet. Hierbei ist auffällig, daß trotz der beschriebenen Tendenz zur Chronizität der Symptomatik offensichtlich keine Generalisierung der phobischen Ängste zu beobachten war, was aufgrund der Definitionskriterien der ICD-8 einen Diagnosewechsel zur Angstneurose zur Folge gehabt hätte. Ein Patient wies zum Zeitpunkt der Nachuntersuchung einen zur Indexbehandlung noch nicht nachweisbaren hirnorganischen Befund auf, der den Symptomverlauf wesentlich mitbestimmte. Die Diagnosenstabilität betrug insgesamt 84.2% und kann als sehr hoch bezeichnet werden. Vier der 40 Patienten wurden vom Kliniker zum Zeitpunkt der Nachuntersuchung als weitgehend unauffällig beurteilt, während alle übrigen als zumindest noch leicht auffällig und die Diagnosekriterien erfüllend beurteilt wurden.

4.2.5.3 Diagnostische Klassifikation der Patienten nach DSM-III

Das DIS ermöglicht u. a. durch die genaue Befragung des Patienten eine 6-Monate-DSM-III-Querschnittsdiagnose zu bestimmen, die zu den Diagnosen früher durchgemachter psychischer Störungen, den sog. „Lifetime-Diagnosen" (siehe Methodik), in Beziehung gesetzt werden kann. Dabei bestätigt sich im wesentlichen das Bild einer deutlichen Besserung auch auf der diagnostischen Ebene: (1) Die computerisierte Auswertung des DIS ergab für vier Patienten mit einer Angstneurose und zwei Patienten mit einer Phobie, also zwei Patienten mehr als aufgrund der klinischen Beurteilung, daß keine diagnostisch relevanten Merkmale mehr in den letzten sechs Monaten vor der Katamnese zu beobachten waren. (2) Nur acht von ursprünglich 23 Patienten mit Angststörungen erfüllten in den letzten sechs Monaten, nur neun in den letzten drei Jahren, noch die Kriterien einer Major Depressive Disorder oder des Dysthymen Syndroms. (3) Die zum Zeitpunkt der Indexbehandlung recht große Anzahl von Patienten mit Abhängigkeiten (Medikamenten und Alkohol) reduzierte sich beim 6-Monate Querschnittsbefund von 14 Patienten auf 9 Patienten bei der Katamnese.

Übertragen wir diese DSM-III-Diagnosen auf die Ergebnisse der Verlaufsanalyse (Abb. 4.2.3.), so finden sich fast alle Angstpatienten mit einer Major Depression sowie die Patienten mit einer Zwangsstörung in der Gruppe der ungünstigen bzw. episodischen Verläufe, während Patienten mit einer Simple Phobia oder Agoraphobia sowie damit assoziierten Panic Attacks mit nur zwei Ausnahmen dem günstigeren Verlaufstyp zuzurechnen sind. Diese Befunde stehen in Übereinstimmung mit den zu erwartenden Verlaufstendenzen nach DSM-III (GOODWIN und GUZE 1981; APA 1980) und deuten auf eine höhere Differenziertheit der Diagnostik nach DSM-III für Angststörungen hin. Auf diese soll im Rahmen der Diskussion näher eingegangen werden.

4.2.5.4 Soziale Integration und soziale Probleme der Angstpatienten zum Zeitpunkt der Nachuntersuchung

Der globale, mit der Global Assessment Scale (GAS) beurteilte psychosoziale Funktionszustand in den letzten vier Wochen vor der Nachuntersuchung zeigt – in recht guter Übereinstimmung mit dem psychopathologischen Querschnittsbefund –, daß der Langzeitverlauf von Patienten mit einer Angstneurose oder Phobie trotz der angedeuteten Persistenz der Störung nur selten mit gravierenden psychosozialen Beeinträchtigungen einhergeht. Der GAS-Mittelwert liegt mit einem Wert von 65 (s = 14,8) allerdings hochsignifikant unter dem Erwartungswert einer nach Alter, Geschlecht und Familienstand parallelisierten Kontrollgruppe (x = 85,5, s = 8,2). Lediglich zwei Patienten zeigten keinerlei Auffälligkeiten (GAS Score > 80), wohingegen elf (= 28%) leichte, neunzehn (= 48%) deutliche und acht (= 20%) schwere psychosoziale Auffälligkeiten aufwiesen, die auf schwerwiegende Störungen der sozialen Rollenfunktionen bis hin zur Pflegebedürftigkeit (N = 1) hindeuten; allerdings ist überraschenderweise trotz dieses relativ hohen Anteils von Patienten mit Störungen der psychosozialen Integration kein Patient so extrem beeinträchtigt, daß tatsächlich eine dauerhafte Hospitalisierung notwendig wurde.

Die in der GAS nur grob angedeuteten Defizite lassen sich durch die Ergebnisse des SIS, die Einbeziehung der Life-Event-Ergebnisse und die Verwendung der Daten zur Arbeits- und Erwerbsunfähigkeit weiter aufschlüsseln. Die zur Beurteilung herangezo-

Abb. 4.2.9. Social Interview Schedule – Objektive Bedingungen, Bewältigung und Zufriedenheit mit verschiedenen Rollenbereichen im Vergleich zu einer gematchten Kontrollgruppe

	N	Objektive Bedingungen (0)		Bewältigung/Zurechtkommen (M)		Zufriedenheit (S)	
		Angstneurose/ Phobie %	Kontroll- gruppe %	Angstneurose/ Phobie %	Kontroll- gruppe %	Angstneurose/ Phobie %	Kontroll- gruppe %
Arbeit/Studium	29	38	27	10	0	24	12
Arbeitsinteraktion	29	17	18	15	9	15	6
Haushalt	30	10	13	17*	0	27*	3
Freizeit	40	20	28	13	8	50**	15
Soziale Kontakte	40	38	18	25	13	45**	15
Partnerinteressen	26	–	–	19	9	19*	0
Partnerentscheidungen	22	–	–	18	8		
Sexualität	25	–	–	–	–	36*	9
Kinder	15	27	18	20	6	7	12
Ohne Partner	14	(35)	(18)	–	–	71*	14
Alleinleben	11	(28)	(20)	64**	0	64**	0
Verwandte	40	40**	13	43**	15	40**	8

*   p < 0.05 gegenüber der Kontrollgruppe signifikant erhöht
** p < 0.01 gegenüber der Kontrollgruppe signifikant erhöht
( ) Prozentsatz allein- und ohne Partner lebender Personen
–   im SIS nicht beurteilt

genen Referenzdaten wurden wiederum durch die Analyse der nach Alter und Geschlecht angeglichenen Kontrollgruppe gewonnen. Gegenüber diesen Referenzdaten ergeben sich sowohl hinsichtlich der Bewältigung von Alltagsproblemen als auch hinsichtlich der Unzufriedenheit mit verschiedenen sozialen Rollenbereichen erhebliche Auffälligkeiten. Dabei steht die bei mehr als einem Drittel der Angstpatienten deutlich ausgeprägte soziale Desintegration und, sofern enge soziale Kontakte noch vorhanden sind, erhebliche Schwierigkeiten in der Interaktion mit anderen (Verwandte, Partner) im Vordergrund.

Als positiv kann zwar in diesem Zusammenhang gewertet werden, daß im Katamnesezeitraum insgesamt acht Patienten geheiratet haben; demgegenüber wurden aber zwischenzeitlich drei Ehen geschieden, und ein Drittel der Patienten hatte zum Zeitpunkt der Nachuntersuchung keinen festen Sexualpartner. 28% lebten allein und/oder waren in ihrem objektiven sozialen Stützsystem erheblich eingeschränkt (Abb. 4.2.9). Mit 48% verheirateter Patienten liegt der Prozentsatz vollständiger Familien zwar höher als zum Zeitpunkt der Indexbehandlung, aber nach wie vor doch erheblich niedriger als in den entsprechenden Altersgruppen der Normalbevölkerung (83%). Im Gegensatz zu den Kontrollpersonen äußerten zwei Drittel der nachuntersuchten Patienten außerdem eine generelle Unzufriedenheit mit fast allen Rollenbereichen (Haushalt, Sozialkontakte, Freizeit, Partnerschaft, Sexualität, Interaktion), während der überwiegende Teil der allein oder ohne festen Partner lebenden Kontrollpersonen mit dieser Lebenssituation insgesamt zufrieden waren.

Fassen wir die differenzierten Beurteilungen der sozialen Rollenbereiche im SIS-Summenscore für objektive Einschränkungen, Bewältigungsprobleme und Unzufriedenheit sowie für die im Methodikteil beschriebenen Social-Support-Indices zusammen, so sind alle SIS-Globalwerte mit Ausnahme des Score für objektive soziale Einschränkungen hochsignifikant erhöht (Abb. 4.2.10). Die Analyse der Maximalwerte deutet ferner darauf hin, daß einzelne Patienten nicht nur fast durchgängig in der Bewältigung aller Lebensbereiche große Schwierigkeiten aufweisen, sondern auch mit *allen* Lebensbereichen extrem unzufrieden sind. Defizitär ist auch im Vergleich zur Kontrollgruppe das soziale Netzwerk. Das Ausmaß und die Häufigkeit allgemeiner sozialer Kontakte („diffuse social support") ist zwar unauffällig, qualitativ betrachtet ergibt sich jedoch ein statistisch und klinisch bedeutsamer Mangel an engeren, vertrauensvollen Beziehungen („close social support").

Trotz dieser umschriebenen Einschränkung im Zurechtkommen mit den verschiedensten sozialen Rollenbereichen sowie dem hohen Maß an Unzufriedenheit mit ihnen ist festzustellen, daß die Arbeitsfähigkeit und die grundsätzliche Fähigkeit zur selbständigen Lebensführung bei der Mehrzahl der Patienten erhalten geblieben ist. Die Quote berufstätiger oder sich in Ausbildung befindlicher Patienten ist im Vergleich zur Indexaufnahme weitgehend konstant geblieben, obwohl zwei Patienten während des Katamneseintervalls vorzeitig berentet werden mußten und vier weitere Patienten zum Zeitpunkt der Nachuntersuchung arbeitslos waren. Von den fünf Patienten, die vor Indexbehandlung arbeitslos waren, wurde einer zwischenzeitlich vorzeitig berentet, ein weiterer war kurz vor der Nachuntersuchung wieder arbeitslos geworden. Die verbleibenden drei Patienten konnten jedoch zwischenzeitlich dauerhafte Arbeitsverhältnisse eingehen.

Betrachten wir die krankheitsbedingten Arbeitsausfallzeiten im Vergleich zu einer nach Alter, Geschlecht, Familien- und Berufsstand parallelisierten Kontrollgruppe, so

Abb. 4.2.10. SIS-Bereichswerte: Objektive soziale Einschränkungen (O), Bewältigungsprobleme (M) und Unzufriedenheit (S) sowie Social Support Variablen

	(N = 40) Angstneurose/Phobie 300.0/2			(N = 40) Kontrollgruppe			Signifikanz U-Test
	Median	Min.	Max.	Median	Min.	Max.	
SIS – O: Objektive Bedingungen	15.50	0.00	67.00	14.19	0.00	63.00	p = .873
SIS – M: Bewältigung/Zurechtkommen	13.70	0.00	88.00	0.43	0.00	50.00	p = .001
SIS – S: Zufriedenheit	29.10	0.00	90.00	9.58	0.00	45.00	p = .000
SIS – Gesamtscore	22.50	4.00	72.00	11.00	0.00	41.00	p = .001
"close social support"	4.37	0.00	9.00	3.92	0.00	7.00	p = 0.032
"diffuse social support"	2.33	0.00	5.00	2.25	0.00	5.00	p = 0.254

SIS Scores: Prozentsatz von Nennungen mit deutlichen und stark ausgeprägten Einschränkungen bezogen auf die Gesamtanzahl von Nennungen pro Dimension

finden wir eine leicht, jedoch statistisch nicht signifikant, erhöhte, jährliche durchschnittliche Arbeitsausfallzeit von 0,73 Monaten. Die Kontrollgruppe weist einen Ausfallswert von 0,41 Monaten auf. Nur drei Patienten waren länger als 10 Monate pro Jahr arbeitsunfähig. Immerhin 29 Patienten (78%) wiesen keine oder nur geringfügige jährliche (<14 Tage) Arbeitsausfallszeiten auf.

Abgesehen von den drei Patienten, die vorzeitig berentet wurden, und den zwei Patienten, die im Katamneseintervall durchgängig bzw. weitgehend durchgängig arbeitsunfähig waren, blieb also die berufliche Leistungsfähigkeit bei der Mehrzahl der Patienten erhalten bzw. konnte nach der Indexbehandlung wieder hergestellt werden.

4.2.6 Zusammenfassende Outcome- und Verlaufsklassifikation

Die Zusammenfassung dieser verschiedenen Variablen-Bereiche aus dem psychopathologischen und sozialen Bereich zu dem im Methodikteil beschriebenen mehrdimensionalen Outcome-Maß (Abbildung 4.2.11), ergibt für siebzehn Patienten (=42,5%) einen relativ günstigen Verlauf und Outcome, für 17 (=42,5%) einen intermediären und lediglich für sechs Patienten (=15%) einen ungünstigen Verlauf. Positiv hervorzuheben ist angesichts der Zielsetzung der stationären Behandlung im MPI-P und der großen Anzahl von Patienten mit einer Differential- oder Zweitdiagnose einer Depression, daß keiner der Patienten im Katamnesezeitraum durch Suizid verstarb. Drei von sechs Patienten mit einem ungünstigen Verlauf und Outcome sind in allen psychopathologischen und psychosozialen Kriterien schwer beeinträchtigt, wobei jedoch auch hier berücksichtigt werden muß, daß trotz der Schwere und Dauer der Angstsymptomatik in keinem Fall eine über den gesamten Katamnesezeitraum andauernde Erwerbsunfähigkeit oder vollständige Unfähigkeit zur selbständigen Lebensführung resultierte. Charakteristisch für die Gesamtgruppe der Angstneurosen und Phobien sind die ausgeprägten psychosozialen und insbesondere die interaktionellen Probleme und Defizite in fast allen Rollenbereichen.

Da diese Outcomebeurteilung sehr abstrakt ist, soll sie durch einige Fallbeschreibungen konkretisiert werden. Wir haben als Fallberichte bewußt komplikationsreiche Verläufe ausgewählt, um die Vielfalt sowohl der Patientenprobleme als auch die Schwierigkeit ihrer Evaluation zu verdeutlichen. Zu berücksichtigen ist, daß an dieser Stelle keine traditionelle klinische Fallbeschreibung erfolgt, sondern lediglich eine verlaufsorientierte Grobcharakteristik gegeben werden soll, die unter anderem auf die angesprochenen Variablenbereiche (Behandlungen, Lebensereignisse, Depressivität, Angst und Allgemeinbeschwerden) Bezug nimmt.

Jeder Fallbericht wird darüber hinaus durch eine graphische Darstellung des Symptomverlaufs, quantitative Angaben zur Symptomatik und zu den Lebensereignissen sowie einige Daten zur Inanspruchnahme medizinischer, psychotherapeutischer und psychologischer Dienste ergänzt.

Abb. 4.2.11. Mehrdimensionales Outcome Profil – Angstneurosen/Phobien (ICD 300.0/2); N = 40

Outcome	Psychopathologische Outcome-Kriterien		Psychosoziale Outcome-Kriterien			Globale Outcome-Beurteilung
	Verlaufsform	psychopathologische Beeinträchtigung (12 Monate)	berufliche Leistungsfähigkeit (12 Monate)	selbständige Lebensführung (12 Monate)	psychosozialer Funktionsstand (1 Woche)	
günstiger (Verlauf und) Outcome	leicht					7 ⎫
	leicht	*				4 ⎬ N = 17 42,5 %
	leicht				*	3 ⎪
	schwer					3 ⎭
intermediärer (Verlauf und) Outcome	leicht	*			*	2 ⎫
	phasisch	*			*	1 ⎪
	phasisch	*				1 ⎬ N = 17 42,5 %
	schwer				*	1 ⎪
	schwer	*			*	9 ⎪
	schwer	*				3 ⎭
ungünstiger (Verlauf und) Outcome	phasisch	*	*		*	1 ⎫
	schwer	*	*	*	*	2 ⎬ N = 6 15,0 %
	schwer	*	*	*	*	1 ⎪
	schwer	*		*	*	2 ⎭

* negativer Outcome

Fallbeschreibungen

Fallgeschichte Nr. 184: Beispiel eines „ungünstigen" Verlaufs

Nach einer ehelichen Auseinandersetzung traten 1967 bei dem 41-jährigen kaufmännischen Angestellten erstmals auf dem Weg zur Arbeitsstätte plötzlich und für ihn unerwartet Drehschwindel, Herzklopfen, Schwäche in den Beinen, Brechreiz, Luftnot und vor allem „Todesängste" auf. Diese Beschwerden ließen ihn noch am gleichen Tag einen Arzt aufsuchen, der allerdings keinen Organbefund feststellen konnte. Trotz der vom Hausarzt verordneten medikamentösen Therapie (Tranquilizer) nahm in den folgenden Wochen die Angstsymptomatik an Häufigkeit und Intensität noch zu. Ohne Begleitung seiner Ehefrau vermochte der Patient bereits nach wenigen Wochen wegen seiner Angst vor neuerlichen Anfällen sein Haus nicht mehr allein zu verlassen und mußte daher auch nach wenigen Monaten seine Arbeit einstellen.

Nach mehrmaligen kurzfristigen Arbeitsversuchen begab er sich im Frühjahr 1968 in eine sechswöchige Kur, die jedoch nur eine geringfügige Besserung der Beschwerden bewirkte. Die folgenden Monate waren gekennzeichnet von Wiederaufnahme und Abbruch der Berufstätigkeit bei gleichbleibendem belastendem Beschwerdebild. Anfang 1969 wurde der Patient erneut ambulant unter der Diagnose einer orthostatischen Regulationsstörung, verschlimmert durch „Herzangst", mit Betablockern und Thymoleptika behandelt. Da eine durchgreifende und anhaltende Besserung der Beschwerden mit dieser Behandlung nicht erreicht wurde, mußte der Patient das gesamte Jahr 1969 immer wieder krankgeschrieben werden. Schwindelgefühl, Ohrensausen, Gliederschmerzen, Übelkeit, Magen- und Kopfdruck, sowie Herzrasen – Symptome, die mit Angstgefühlen und einem Unvermögen, ohne Dauerbegleitung das Haus zu verlassen, einhergingen – nahmen weiter zu. Dies führte in der Folge, zwischen 1969 und 1971, zu insgesamt sieben stationären Behandlungen, die – zusätzlich zu einer ambulanten psychotherapeutischen Behandlung – in psychiatrisch/psychosomatischen und schwerpunktmäßig psychoanalytisch-orientierten Kliniken durchgeführt wurden. Alle diese Behandlungen bewirkten jedoch jeweils nur eine leichte, kurzfristig anhaltende Besserung der agoraphoben und durch Angstanfälle geprägten Symptomatik.

Der Patient vermochte seine Berufstätigkeit nicht wieder aufzunehmen und beantragte deshalb 1971 die vorzeitige Berentung. Die Beziehung zu seiner Ehefrau wurde in dieser Zeit immer schlechter. Sie konnte die Symptomatik und zunehmende Abhängigkeit des Patienten von ihr immer weniger akzeptieren und reichte deswegen die Scheidung ein. 1971 wurde die erste Ehe geschieden. Insbesondere zum Zeitpunkt der Ehescheidung 1971 traten seine Symptome immer stärker auf, so daß nur noch die regelmäßige hochdosierte hausärztliche Therapie von Benzodiazepinen eine Erleichterung brachte. Im Jahr nach der Scheidung von seiner Ehefrau lernte er über Bekannte seine zweite Ehefrau kennen, die er noch im gleichen Jahr heiratete. Er beschrieb sie als sehr fürsorglich und verständnisvoll – vor allem was seine Symptomatik anginge.

Trotzdem persistierte seine Symptomatik unverändert auf hohem Niveau. Schon nach wenigen Monaten kam es auch in dieser zweiten Ehe zu ähnlichen Problemen wie mit seiner ersten Ehefrau, die seine Symptomatik so verschlimmerten, daß sein Hausarzt ihn zur Behandlung ins MPIP einwies.

Die *Indexbehandlung* im Sommer 1974, die aus einer verhaltenstherapeutischen Behandlung mit einer Reizüberflutung in Kombination mit einer Benzodiazepinmedikation bestehen sollte, brach der nun 48-jährige Patient gegen den Rat des Therapeuten nach neun Tagen wieder ab und drängte auf Entlassung. Er begründete diesen Schritt mit der Überforderung durch das verhaltenstherapeutische Programm und mit der Befürchtung, in der Therapie zu versagen und dann gar keine Hoffnung mehr auf Besserung haben zu können. Nachdem er nicht zu einer Fortsetzung der Therapie motiviert werden konnte, wurde er knapp zwei Wochen nach der Aufnahme gegen den Rat des Therapeuten entlassen. Der psychopathologische Befund bei der Entlassung aus der Indexbehandlung entsprach hinsichtlich Schweregrad der Angst und der depressiven Symptomatik dem Aufnahmebefund und war durch extrem erhöhte Werte in der IMPS (depressives Syndrom: ANX = 44; Erschöpfungssyndrom: IMP = 100 und ängstlich-

Abb. 4.2.12. Schematische Darstellung eines chronisch schweren Krankheitsverlaufs

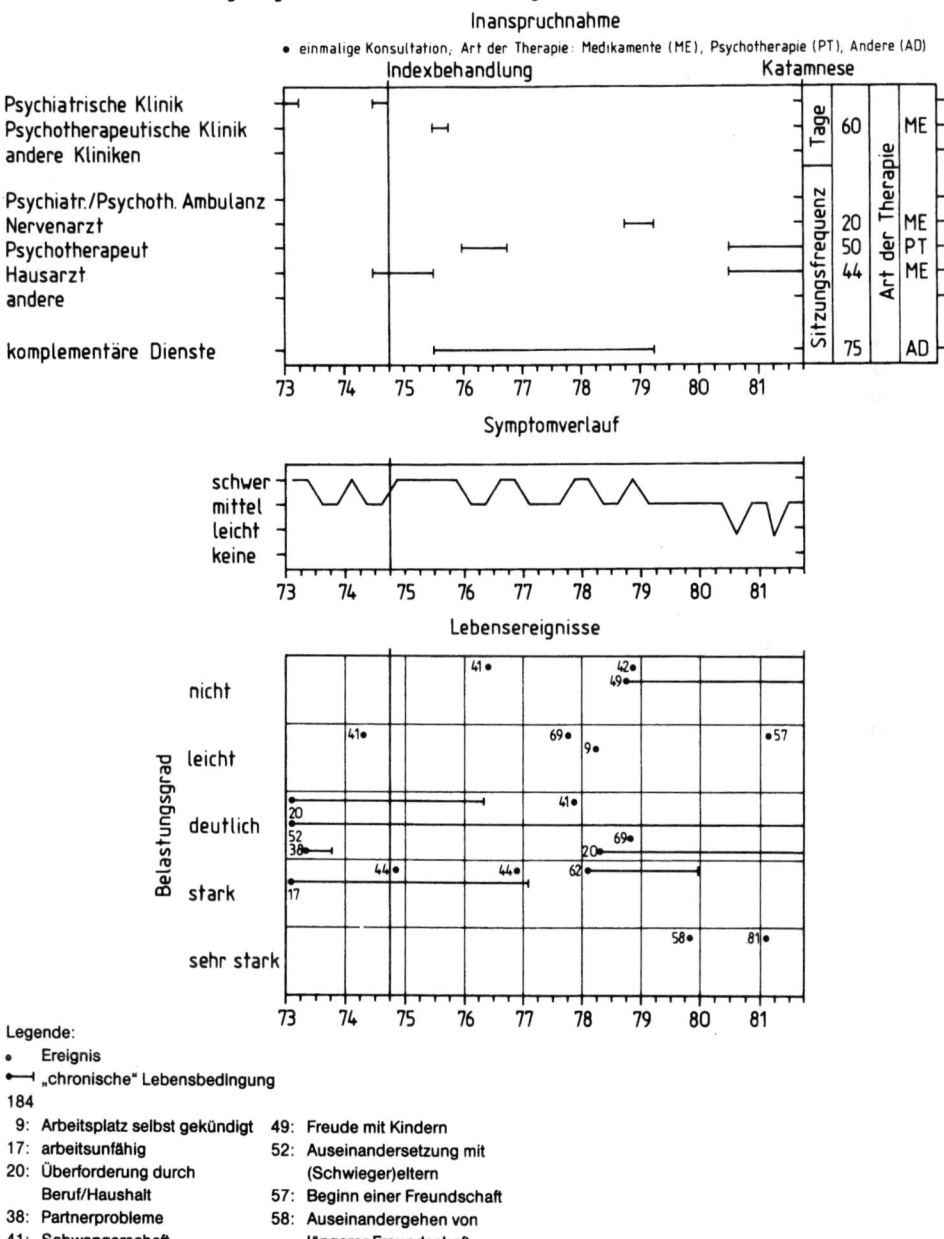

Legende:
• Ereignis
⊢⊣ „chronische" Lebensbedingung

184
- 9: Arbeitsplatz selbst gekündigt
- 17: arbeitsunfähig
- 20: Überforderung durch Beruf/Haushalt
- 38: Partnerprobleme
- 41: Schwangerschaft
- 42: Geburt
- 44: Fehlgeburt
- 49: Freude mit Kindern
- 52: Auseinandersetzung mit (Schwieger)eltern
- 57: Beginn einer Freundschaft
- 58: Auseinandergehen von längerer Freundschaft
- 62: Schwierigkeiten im Freundeskreis
- 69: neue Wohnung
- 81: Krankenhaus; Angehöriger

zwängliche Züge: OBS = 62; % des Maximalwertes) der Beschwerden-Skala (43) und der Depressionsskala (34) gekennzeichnet.

Nach der Entlassung aus der Indexbehandlung im Sommer 1974 wurde er weiterhin von seinem Hausarzt mit Tranquilizern behandelt, die jeweils subjektiv eine kurzfristige Besserung der Symptomatik bewirkt haben sollen. Im Sommer 1975 machte der Patient im Rahmen eines zweimonatigen Aufenthaltes in einer psychosomatischen Klinik eine Urschreitherapie mit, die zumindest seinem Eindruck zufolge die agoraphoben Symptome und die damit verbundenen depressiven Stimmungszustände verringert habe. Von 1975 bis 1979 schloß sich der Patient einer frei organisierten Selbsthilfegruppe an, die er in unregelmäßigen Abständen aufsuchte. Obwohl er diese als positiv und wichtig beurteilte, wurden zusätzlich weiterhin eine Fülle von anderen Maßnahmen zur Linderung seiner Ängste und Angstanfälle wahrgenommen. 1976 nahm er zum Beispiel fünf Monate lang an einem Kurs in Entspannungsübungen und autogenem Training, verbunden mit stützenden Einzelgesprächen, teil. Ende 1978 bis Ende 1979 wurde der Patient in einer nervenärztlichen Praxis psychotherapeutisch im Sinne einer Gesprächspsychotherapie und im Sommer 1980 von einem klinischen Psychologen zunächst einzeln, anschließend im Juli mit Gruppensitzung gesprächspsychotherapeutisch behandelt. Zusätzlich wurden von seiten des Hausarztes in Ergänzung zu der Dauermedikation wieder verstärkt Tranquilizer verordnet.

Nach Ansicht des Patienten haben die ambulanten Behandlungsmaßnahmen geholfen, seinen – seit der Entlassung 1975 aus der psychosomatischen Klinik zumindest zeitweilig leicht gebesserten – Zustand zu stabilisieren. Da er wieder imstande war, allein und ohne große Beschwerden die Wohnung zu verlassen, konnte er auch 1978 eine Nebentätigkeit als Hausmeister aufnehmen. „Größere Unternehmungen", die ihn von zu Hause wegführten, so auch zum Beispiel die Fahrt zum Katamnesegespräch, vermochte der Patient hingegen nur in Begleitung seiner zweiten Ehefrau zurückzulegen, da diese ihm durch ihre bloße Anwesenheit die Sicherheit vor einem neuerlichen Auftreten der Angstsymptomatik biete. Zum Zeitpunkt der Katamneseuntersuchung wiesen der psychopathologische Befund (ANX = 30; IMP = 63, OBS = 58) sowie die Selbstbeurteilung (B = 46; D = 14), bei nach wie vor erheblichen körperlichen- und Allgemeinbeschwerden, eine leichte Besserung der Angst und in etwas ausgeprägterem Maße auch der depressiven Symptomatik auf. Allerdings waren alle Werte nach wie vor hoch abnorm erhöht.

Trotz der hohen Inanspruchnahmerate verschiedenster psychotherapeutischer und psychopharmakologischer Behandlungen und der vom Patienten angegebenen leichten Besserung nach der Urschreitherapie zeigte die Angststörung auch nach dem Indexaufenthalt einen chronischen, klinisch als ungünstig zu beurteilenden Verlauf. Er hat neben der Beziehung zu seiner zweiten Ehefrau keine weiteren Sozialkontakte. Freizeitaktivitäten jeglicher Art werden verneint. Aufgrund der Ergebnisse im SIS und im GAS (GAS-Wert von 47) ist er als psychosozial erheblich beeinträchtigt zu beurteilen. Insgesamt wird sein Leben durch ein sehr stark ausgeprägtes generalisiertes Vermeidungsverhalten und die häufigen Arztbesuche dominiert.

Im Hinblick auf die Zielsetzung der Behandlung kann zusammengefaßt werden, daß bei diesem Patienten während der von ihm vorzeitig abgebrochenen Indexbehandlung keine Wende zur Besserung herbeigeführt wurde. Die bei dem beschriebenen Zustandsbild indizierte Angstbewältigungs-Therapie konnte so nicht durchgeführt werden. Insofern ist die mögliche Effizienz dieser, nach heutigen Erkenntnissen wohl optimalen Therapiemethode, bei diesem Patient nicht zu beurteilen.

Fallgeschichte Nr. 197: Beispiel eines intermediären, relativ günstigen Krankheitsverlaufs

Die zum Zeitpunkt der Indexaufnahme (1975) 31-jährige verheiratete Büroangestellte gibt für den Beginn ihres Leidens die Pubertät an. Erste Anzeichen glaubt sie schon zwischen dem 8. und 14. Lebensjahr bemerkt zu haben, als sie während Gottesdiensten des öfteren ohnmächtig wurde. Eindeutig klaustrophobe Reaktionen mit ausgeprägter Angst, Schwitzen, Schwindelgefühlen, Herzklopfen und darauffolgendem Fluchtverhalten aus der Situation erlebte die Patientin erstmalig als 15-jährige bei einer Schiffsbesichtigung. Von diesem Zeitpunkt an mied sie zunehmend fast alle Situationen, in denen sie das Gefühl des Eingeschlossenseins erwartete.

Immer häufiger traten dann, verstärkt seit dem 20. Lebensjahr, Ängste mit stärkeren vegetativen Symptomen, besonders in menschengefüllten Räumen, bei Liftfahrten sowie in der Untergrundbahn auf. Im Laufe der folgenden Jahre baute die Patientin ein immer ausgeprägteres und differenzierteres Vermeidungsverhalten gegenüber allen möglichen angstbesetzten Auslösesituationen auf und schloß sich dabei immer mehr von der Außenwelt ab. Während sie anfangs noch vom Hausarzt zumeist medikamentös behandelt wurde, suchte sie Anfang 1975 (kurz vor der Indexaufnahme) erstmals auch einen Nervenarzt auf. Die medikamentöse Behandlung mit Benzodiazepinen brachte jedoch keine Besserung ihrer phobischen Symptomatik, so daß – nachdem sie kaum mehr das Haus verlassen konnte – die Einweisung zur Indexbehandlung erfolgte. Dabei bot die Patientin ein primär durch ihre Angst und vegetative Begleitsymptome gekennzeichnetes Bild (ANX = 26; IMP = 30; OBS = 56, jeweils in % des Maximalscores; B = 36; D = 9).

Unter der verhaltenstherapeutisch orientierten Indexbehandlung ergab sich bei der Patientin eine deutliche Reduktion ihrer phobischen Angst und insbesondere ihrer Vermeidungsreaktionen. Die körperlichen und Allgemeinbeschwerden blieben jedoch nach wie vor, auch über die Entlassung hinaus, ausgeprägt und besserten sich während der Indexbehandlung nur unwesentlich. Behandelt wurde sie mit einer erweiterten systematischen Desensibilisierung mit modifizierten Entspannungsübungen nach JACOBSEN. Die damit erzielte deutliche Besserung (ANX = 13; IMP = 0; OBS = 14; B = 27; D = 9) hielt über den gesamten Katamnesezeitraum an.

Unabhängig von ihrer auch nach der Entlassung manchmal auftretenden phobischen Symptomatik sowie zeitweiligem Vermeidungsverhalten trat vier Jahre nach der Indexbehandlung während eines Familienurlaubs im Sommer 1979 wie aus heiterem Himmel und ohne äußeren Anlaß erstmals ein Angstanfall mit Schwindelgefühl, Übelkeit, Herzrasen und einer Empfindung von Eiseskälte auf. Es folgten bis zum Frühjahr 1981 noch weitere vier oder fünf derartige Angstzustände, die bei der Patientin schließlich eine Erwartungsangst vor weiteren Angstattakken entstehen ließ. Vom Hausarzt, den sie im Sommer 1980 aufsuchte, wurden Tranquilizer verordnet, die aber den Ausbruch weiterer Angstanfälle nicht verhinderten. Erst mit dem Erlernen und der regelmäßigen Anwendung von weiteren Entspannungsverfahren im Rahmen einer erneuten ambulanten verhaltenstherapeutischen Behandlung vermeinte die Patientin das Auftreten weiterer Angstanfälle verhindern zu können und das Potential der Erwartungsangst zu senken.

Während der Nachuntersuchung machte die nunmehr 37-jährige Patientin einen frischen, lebensbejahenden Eindruck. Sie war mittlerweile Mutter geworden und hatte nach einer vorübergehendeen Aushilfstätigkeit wieder eine feste Halbtagsstelle angenommen. Das Ausüben einer Berufstätigkeit bezeichnete die Patientin als wichtig für sich, da sie durch die bloße Hausfrauentätigkeit nicht ausgelastet sei. Trotz einiger Eheprobleme schildert die Patientin ihre Ehe als grundsätzlich harmonisch. Mit den nur noch gering ausgeprägten Situationsängsten schien sich die Patientin ohne wesentliche Einschränkung der Lebensqualität gut arrangiert zu haben (ANX = 21; IMP = 0, OBS = 8; B = 21, D = 7).

Bei der Patientin wurde zum Zeitpunkt der Nachuntersuchungt keine Querschnittsdiagnose gestellt; sie wies nach dem Urteil des Nachuntersuchers keine Anzeichen für Behandlungsbedürftigkeit auf.

Fallgeschichte Nr. 154: Beispiel eines günstigen Verlaufs

Es handelt sich um einen zum Zeitpunkt der Indexbehandlung 32-jährigen Verwaltungsangstellen. Er war zwischen 1967 und 1972 wegen mehrerer Schübe einer multiplen Sklerose häufig in Behandlung. Wegen der Schwere dieser Erkrankung war der Patient auf die Fürsorge und zum Teil auch auf die krankenpflegerische Unterstützung von seiten seiner Frau angewiesen. Nachdem die Entmarkungskrankheit weitgehend zum Stillstand gekommen war, flackerte 1973 der bereits seit vielen Jahren schwelende Ehekonflikt mit Loslösungstendenzen der Ehefrau voll auf. Nachdem der Patient bereits seit seinem 17. Lebensjahr häufiger unter phobischen und insbesondere sozialphobischen Symptomen gelitten hatte, die allerdings durch seine körperliche Erkrankung wieder in den Hintergrund getreten waren, traten nunmehr in Zusammenhang

Abb. 4.2.13. Schematische Darstellung eines episodisch/günstigen Krankheitsverlaufs

Patient: 197   Entlassungsdiagnose: 300.2   Katamnesediagnose: 300.2

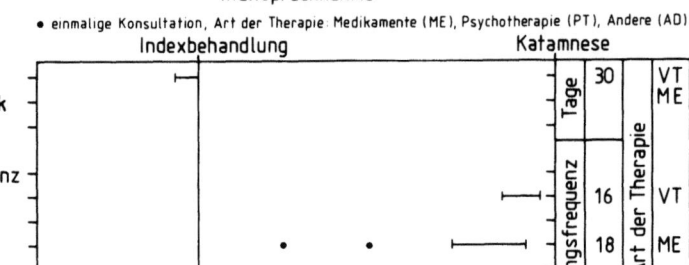

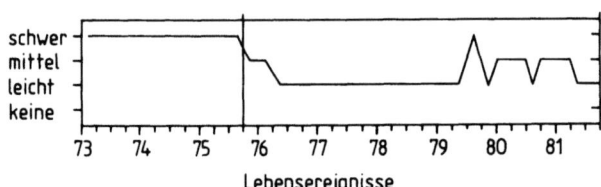

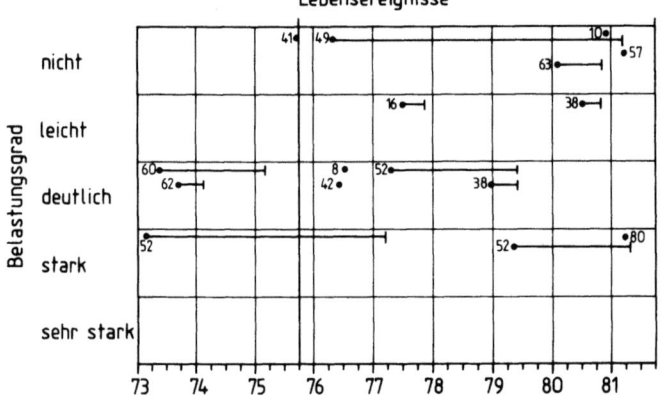

Legende:
- • Ereignis
- ⊢⊣ „chronische" Lebensbedingung

197
- 8: Arbeitsplatz verloren/gekündigt worden
- 10: Aufnahme der Berufstätigkeit nach Pause
- 16: arbeitslos
- 38: Partnerprobleme
- 41: Schwangerschaft
- 42: Geburt
- 49: Freude mit Kindern
- 52: Auseinandersetzung mit (Schwieger)eltern
- 57: Beginn einer Freundschaft
- 60: Einschränkung der Freizeitaktivitäten
- 62: Schwierigkeiten im Freundeskreis
- 63: Kontakte zu Freunden sehr befriedigend
- 80: Krankenhausaufenthalt

Abb. 4.2.14. Schematische Darstellung für einen günstigen Verlauf

Patient: 154   Entlassungsdiagnose: 300.0   Katamnesediagnose: 300.0

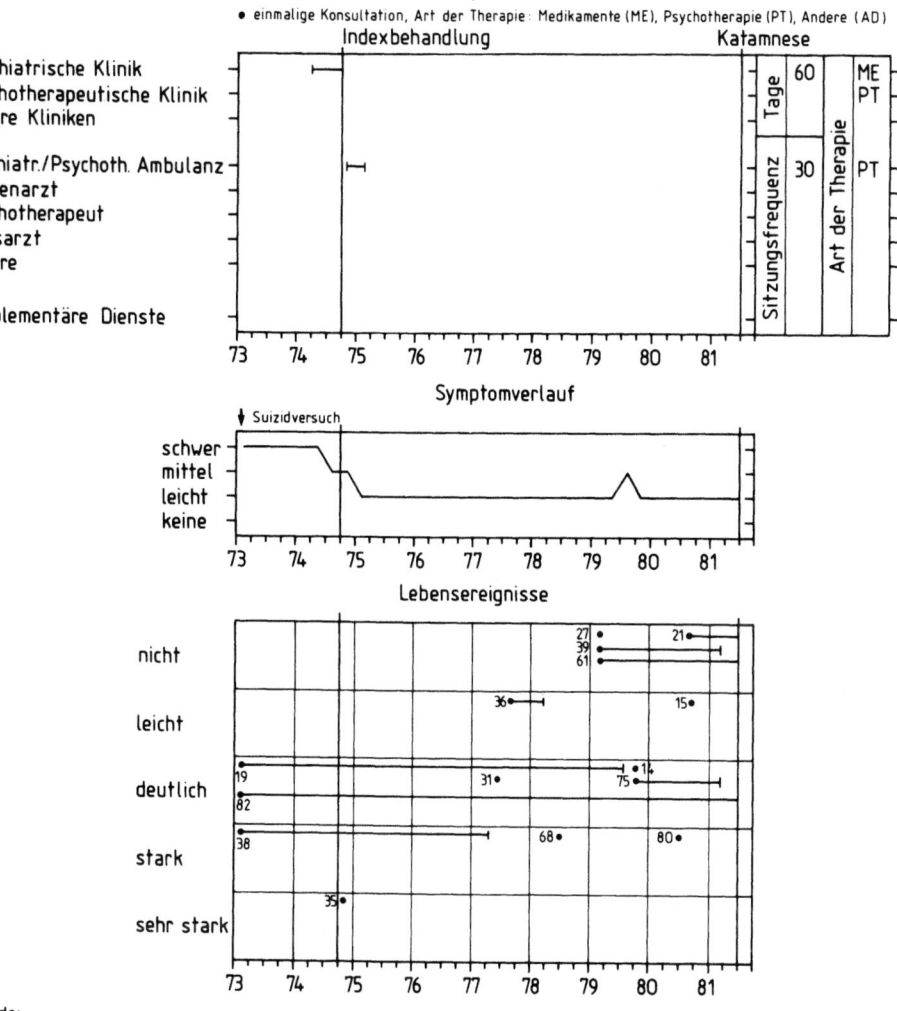

Legende:
- Ereignis
- ┝━┥ „chronische" Lebensbedingung

154
- 14: neue Tätigkeit am Arbeitsplatz
- 15: Veränderung der gewohnten Arbeitsbedingungen
- 19: Auseinandersetzungen am Arbeitsplatz
- 21: Zufriedenheit mit Beruf/Haushalt
- 27: neue Partnerbeziehung
- 31: Scheidung
- 35: zusätzliche sexuelle Beziehung/Partner
- 36: keine feste Partnerbeziehung
- 38: Partnerprobleme
- 39: Zufriedenheit mit Partnerbeziehung
- 61: mehr Freizeitaktivitäten
- 68: Tod eines Freundes oder Verwandten
- 75: finanzielle Schwierigkeiten
- 80: Krankenhausaufenthalt
- 82: ärztliche Behandlung

mit der Ehekrise bei ihm erstmals Angstanfälle mit Atemnot, Herzklopfen sowie Engegefühl und Stechen in der Brust auf. Die Anfälle überwältigten ihn insbesondere dann, wenn er sich von seiner Frau alleingelassen fühlte oder sie das Haus verließ; sie nahmen ab, sobald sich seine Frau wieder um ihn kümmerte.

Die wegen der daraus resultierenden Arbeitsunfähigkeit des Patienten rasch aufgenommenen hausärztlichen Behandlungsversuche mit Benzodiazepinen brachten keinen Erfolg. Aufgrund der zunehmenden Verschlimmerung der Angstanfälle und zunehmenden angstbedingten psychosozialen Einschränkungen kam es 1974 zur Indexbehandlung. Der psychopathologische Aufnahmebefund ließ sowohl eine deutliche Angst- als auch eine depressive Symptomatik erkennen (ANX = 42; IMP = 67; OBS = 62; B = 35; D = 14). Die Behandlung erfolgte mit trizyklischen Antidepressiva und einem verhaltenstherapeutischen Übungsprogramm zur Angstbewältigung. Zusätzlich wurde bereits während des stationären Aufenthaltes eine ambulante Paartherapie eingeleitet. Bei Entlassung nach acht Wochen war nur eine teilweise Besserung des psychopathologischen Befunds zu verzeichnen (ANX = 44; IMP = 33; OBS = 12; B = 29; D = 10) – besonders was die depressive Symptomatik des Patienten betraf. Trotz guter Erfolge in der Angstbewältigungsbehandlung und dem Assertive Training Programm gegen seine sozialen Ängste, fühlte sich der Patient bei der Entlassung noch sehr unsicher und glaubte der Angst „draußen" nicht gewachsen zu sein. Die ambulante Paartherapie brach das Ehepaar im Herbst 1974 nach wenigen Sitzungen ab.

Nach der Entlassung aus der Indexbehandlung traten zwar weiterhin immer wieder Angstzustände auf; diese waren jedoch den Angaben des Patienten zufolge wesentlich geringer ausgeprägt und konnten gut von ihm bewältigt werden. Eine ambulante verhaltenstherapeutische Weiterbehandlung konnte trotz entsprechender Indikation wegen des Fehlens ambulanter Therapiemöglichkeiten nicht angeboten werden. Der Patient berichtete, sobald er das Nahen eines Angstzustandes verspüre, setze er das während der Indexbehandlung erlernte Entspannungstraining ein und könne somit fast immer erfolgreich die Spitzen der Angstattacken entschärfen. Die anhaltenden ehelichen Zwistigkeiten führten schließlich 1977 zur Scheidung. Trotzdem kam es zu keiner Verschlechterung seines Zustandes. Lediglich ein Arbeitsplatzwechsel mit den damit verbundenen Umstellungsschwierigkeiten im Jahre 1979 ließ die Angstsymptomatik noch einmal für mehrere Monate deutlicher auftreten. Das Eingehen einer neuen, ihn sehr zufriedenstellenden Partnerschaft, die damit zusammenhängende Zunahme seiner Freizeitaktivitäten, wie z.B. der Beitritt zu einem Fußballverein, Tischtennis, Radfahren, Schwimmen sowie das Engagement in einer politischen Partei, habe seinem Leben 1979 eine positive Wende gegeben. Seine Angstsymptomatik trat seither nur in leichter Ausprägung und selten auf.

Nach Abbruch der ambulanten Paartherapie 1974 war der Patient bis zum Katamnesezeitpunkt in keiner psychotherapeutischen Behandlung mehr gewesen. Lediglich wegen seiner multiplen Sklerose suchte er regelmäßig seinen Hausarzt auf und mußte 1980 auch einmal stationär behandelt werden. Der psychopathologische Befund des bei der Nachuntersuchung 39-jährigen Patienten bestätigte den günstigen Verlauf, den die Angstneurose nach der verhaltenstherapeutisch orientierten Indexbehandlung genommen hatte (ANX = 14; IMP = 17; OBS = 0; B = 19; D = 6).

4.2.7 Zusammenfassung

Eine zusammenfassende Bewertung des Verlauf und des Outcome der ehemaligen Patienten muß sich in erster Linie an der Zielsetzung der damaligen stationären Interventionen im MPIP orientieren, die primär auf eine Verhinderung der drohenden Chronifizierung, die Aufhebung des erheblichen, angstbedingten Vermeidungsverhaltens und – zur Sicherung einer psychosozialen Reintegration – auf eine Weichenstellung für eine längerfristige ambulante Verhaltenstherapie abzielte.

Aus dieser klinischen Perspektive ist es zunächst positiv zu bewerten, daß
1. bei der überwiegenden Mehrzahl der Patienten keine Verschlechterung der Symptomatik bis hin zu dauerhafter stationärer Behandlungsbedürftigkeit oder gar zum Suizid zu beobachten war,
2. daß mehr als zwei Drittel der Patienten keine gravierenden Einschränkungen der beruflichen Leistungsfähigkeit bzw. der Grundfähigkeit zur selbständigen Lebensführung zeigten.
3. Unter Berücksichtigung der im vorangegangenen Kapitel beschriebenen Schwere der Symptomatik bei der Indexaufnahme sowie des Umstandes, daß ein Großteil der Patienten zum Zeitpunkt der Indexaufnahme ambulant nicht mehr ausreichend versorgt werden konnte, kann auch die bei vielen Patienten zu beobachtende Symptombesserung trotz der beschriebenen psychosozialen Auffälligkeiten und Einschränkungen als klinisch bedeutsam und positiv bezeichnet werden.

In der Mehrzahl der Fälle, die während des Aufenthaltes im MPIP primär verhaltenstherapeutisch behandelt wurden, hat die Indexbehandlung dazugeführt, daß die Patienten zunehmend besser mit ihrer Symptomatik fertig wurden bzw. sie besser bewältigten. Problematisch ist allerdings bei einigen Fällen, daß offensichtlich die verhaltenstherapeutisch orientierte Behandlung vom Patienten nicht akzeptiert wurde und es so zum Abbruch der Behandlung kam.

Massive Mängel wurden bei der ambulanten Weiterbehandlung deutlich, bei der die stationär zum Einsatz gekommenen verhaltenstherapeutischen Methoden ambulant in der Alltagssituation des Patienten fortgesetzt werden sollten. Nur bei fünf Patienten konnte diese Weiterbehandlung vermittelt werden, so daß von einer mangelhaften Kontinuität der Behandlung im ambulanten Bereich sowie einer zumindest zur damaligen Zeit allgemeinen Mangelsituation gesprochen werden kann. Es ist zu vermuten, daß das Fehlen einer solchen fortführenden Therapie im Alltagsleben nach einer stationären Therapie auch ein wesentliches Hindernis für die Reintegration des Patienten in ein normales soziales Leben darstellte. Sowohl die massiven Störungen allgemeiner Sozialkontakte als auch die bei vielen Patienten chronische, zumeist angstbedingte, soziale Isolation wären bei einer intensiveren, direkt an die stationäre Behandlung anschließende Verhaltenstherapie vermutlich häufig vermeidbar gewesen.

Nicht nur an dem vom Kliniker beurteilten Symptomverlauf über den durchschnittlich sieben Jahre langen Beurteilungszeitraum, sondern auch aus der rückwirkenden Therapie- und Versorgungsstrukturbewertung der Patienten können wir ferner schließen, daß die pharmakologische Langzeitbehandlung von Angstpatienten gewöhnlich mehr Nach- als Vorteile mit sich bringt. Anxiolytika scheinen zwar gelegentlich durchaus hilfreich und bei einigen Patienten auch notwendig in der Behandlung hoch akuter Angstzustände zu sein. Ihr langfristiger Einsatz kann aber wegen der Gefahr einer Medikamentenabhängigkeit als auch wegen der Vernachlässigung einer gezielten Therapie des Vermeidungsverhaltens und seiner sozialen Implikationen nicht als eine sinnvolle Behandlungsstrategie angesehen werden. Möglicherweise sind für bestimmte Angststörungen andere Psychopharmaka, wie Antidepressiva und MAO-Hemmer, mit weniger großen Risiken verbunden (GASTPAR 1986).

Hinsichtlich des Symptomverlaufs finden frühere Befunde eine eindrucksvolle Bestätigung, wonach Angststörungen grundsätzlich zur Symptompersistenz neigen und offensichtlich auch beim Einsatz neuerer verhaltenstherapeutischer und psychopharmakologischer Methoden nur in ihrem Ausmaß gemildert werden können. Gerade deshalb ist der Fähigkeit der Patienten, ihre Symptomatik und deren sekundären Folgen besser bewältigen zu können, sowie vor allem ihr Vermeidungsverhalten zu bekämpfen, ein hoher Stellenwert in der Zielsetzung einer Therapie einzuräumen.

Auf die sich aus diesem Ergebnis herleitenden weiterführenden Fragen, z. B. nach dem Zusammenhang der psychosozialen Einschränkungen mit der Symptomatik, zum Einfluß der Behandlung, ihrer Bewertung durch den Patienten sowie der Einflüsse kritischer Lebensereignisse auf den Verlauf und Outcome von Angststörungen wird in den Kapiteln 6.1 und 6.2 genauer eingegangen.

4.3 Verlauf und Outcome depressiver Erkrankungen: Eine vergleichende Analyse

T. BRONISCH, C. CORDING-TÖMMEL, J.-C. KRIEG, H. HECHT und H.-U. WITTCHEN

4.3.1 Einleitung

Trotz der bereits ausführlich im Methodikteil referierten Probleme bezüglich einer verläßlichen Differential-Diagnostik depressiver Störungen haben wir als Einteilungskriterium in die beiden Gruppen das Vorliegen einer als „wahrscheinlich" bzw. „sicher" beurteilten Entlassungsdiagnose (nach der Indexbehandlung) einer Involutions-Depression (ICD 296.0) bzw. unipolaren endogenen Depression (ICD 296.2) (N = 24) oder einer ICD-Diagnose einer neurotischen Depression (ICD 300.4) (N = 37) festgelegt. Dies schien uns auch allein schon deswegen gerechtfertigt, da sich in der im Methodikteil dargestellten Einteilung der Patienten nach DSM-III eine überraschend gute Übereinstimmung der ICD-Diagnosen einer endogenen bzw. neurotischen Depression mit den operationalisierten Diagnosen ergab.

Zu beachten ist, daß sich die 24 Patienten mit endogener Depression in einer Reihe von biosozialen und soziodemographischen Merkmalen von den 37 Patienten mit neurotischer Depression unterscheiden. Endogene Depressionen weisen z. B. ein höheres Durchschnittsalter, einen höheren Anteil von Frauen sowie einen sehr viel höheren Anteil verheirateter Personen auf, der nicht allein mit der von neurotischen Depressionen abweichenden Alters- und Geschlechtsverteilung zu erklären ist. Wegen dieser Stichproben-Unterschiede werden im folgenden einige Auswertungsschritte, sofern sie auf eine statistische Prüfung von Gruppenunterschieden abzielen, zusätzlich zum Gruppenvergleich auch noch für eine hinsichtlich Alter und Geschlecht gematchte Teilgruppe der beiden Diagnosegruppen durchgeführt. Da für einen Patienten mit einer endogenen Depression kein entsprechender „statistischer Zwilling" aus der Gruppe der neurotisch Depressiven gefunden werden konnte, beziehen sich diese Auswertungen auf jeweils 23 Patienten mit einer endogenen bzw. neurotischen Depression.

4.3.2 Die Indexbehandlung: Die Symptomatik der Patienten und ihre Behandlung

Alle Patienten wurden in den Jahren zwischen 1973 und 1976 (Entlassungsdatum) stationär, auf zwei zum Teil therapeutisch unterschiedlich orientierten Stationen behandelt. Die Hälfte der endogen-depressiven Patienten wurde auf der (halb-)geschlossenen, eher pharmakologisch orientierten Station, die verbleibenden ebenso wie die neurotisch depressiven Patienten (mit zwei Ausnahmen) auf der bereits im vorangehenden Kapitel beschriebenen offenen und mehr verhaltenstherapeutisch ausgerichteten Station behandelt.

Typisch ist für die medizinische Versorgung sowohl von endogen als auch von neurotisch Depressiven der häufige Einsatz von Maßnahmen zur Verhütung eines Suizids bzw. zur Minderung des Suizidrisikos. Dadurch ergibt sich zwangsläufig – im Gegensatz zu den Angstpatienten – eine große Heterogenität der therapeutischen Interventionsansätze. Dies gilt insbesondere für die neurotisch depressiven Patienten.

Fast alle 24 endogen depressiven Patienten wurden erwartungsgemäß (mit 3 Ausnahmen) mit Antidepressiva (vor allem Amitriptylin) behandelt. Neun Patienten erhielten außerdem zumeist niedrigpotente Neuroleptika, ein Patient wurde ausschließlich neuroleptisch behandelt. In nur einem Fall wurde ein Tranquilizer verabreicht. Fünf Patienten wurden – überwiegend erstmals – entweder wegen ihrer häufigen depressiven Phasen in der Vorgeschichte oder wegen Zeigen hypomanischer Verstimmungszustände zusätzlich zur antidepressiven Medikation auf Lithium eingestellt. Zwei Patienten mit hochakuten wahnhaften Depressionen bei gleichzeitiger massiver Suizidalität erhielten eine Elektrokrampftherapie, nachdem sich die vorausgegangene Antidepressiva-Behandlung als nicht ausreichend wirksam erwiesen hatte.

Zwei Patienten mit endogenen Depressionen wurden nicht pharmakologisch behandelt; einer hiervon wies eine rasch eintretende, spontane Besserung bereits innerhalb von zwei Wochen auf und konnte relativ bald aus der Indexbehandlung entlassen werden; eine weitere Patientin erhielt wegen deutlich neurotischer (hysterischer) Züge trotz der Diagnose einer endogenen Depression eine psychotherapeutische Einzelbehandlung.

Über die am MPIP üblichen ausführlichen täglichen, mit dem behandelnden Arzt oder Psychologen geführten Gespräche, die milieutherapeutischen und rehabilitativen Maßnahmen hinaus wurden drei Patienten mit endogenen Depressionen spezifisch mit psychologischen Verfahren im engeren Sinne behandelt, zwei davon verhaltenstherapeutisch mit einem Selbstsicherheitstraining in der Gruppe nach dem Assertiveness Training Program von ULRICH und ULRICH DE MUYNCK (1980).

Die Behandlung der 37 Patienten mit einer neurotischen Depression war individuell sehr unterschiedlich. Es unterstreicht die große Heterogenität dieser Gruppe, daß im Gegensatz zu endogen depressiven Patienten keine einheitliche, für alle Patienten gleichermaßen gültige therapeutische Strategie erkennbar wird. Während bei einem Teil der Patienten nur die Verhinderung eines Suizids bzw. die Minderung des Suizidrisikos im Vordergrund stand, auf die dann die Rücküberweisung zum vorbehandelnden Therapeuten erfolgte, lag bei der Mehrzahl der Patienten mit neurotischer Depression der Schwerpunkt auf dem Beginn bzw. auf der Vorbereitung einer ambulant weiterzuführenden pharmakologischen, bzw. bei der Mehrzahl der Patienten, psychotherapeutischen Behandlung.

Aus Abb. 4.3.1 geht hervor, daß bei etwa einem Drittel der neurotisch Depressiven während des Indexaufenthalts eine derartige psychotherapeutische Behandlung erfolgte. Zehn Patienten (27%) wurden verhaltenstherapeutisch, eine Patientin im weitesten Sinne mit tiefenpsychologisch fundierter Psychotherapie und zwei Patienten nur mit ärztlichen Gesprächen behandelt. Vier der psychotherapeutisch behandelten Patienten erhielten therapiebegleitend Psychopharmaka.

Abb. 4.3.1. Behandlung während des Indexaufenthalts

Art der Behandlung[1]	Endogene Depression (N = 24)		Depressive Neurose (N = 37)		Signifikanz (Kontrolliert auf Alter/Geschlecht Exakter Fisher-Test) (N = 23)
ausschließlich stützende Gespräche	1	4 %	14	38 %	p = 0.02
Psychotherapie	3	13 %	13	35 %	p = 0.24
Verhaltenstherapie	2	8 %	10	27 %	
Psychoanalyse	–	–	1	3 %	
andere psychotherap. Verfahren	1	4 %	2	5 %	
Medikamentöse Therapie	22	92 %	13	35 %	
hochpotente Neuroleptika	2	8 %	1	3 %	
niedrigpotente Neuroleptika	10	42 %	3	12 %	
Antidepressiva	21	88 %	8	24 %	p = 0.00
Tranquilizer	–	–	1	3 %	
Kombinationen					
niedrigpotente Neuroleptika + Antidepressiva	4	17 %	2	5 %	
hochpot. Neuroleptika + niedrigpot. Neuroleptika	1	4 %	–	–	
Antidepressiva + Lithium	4	17 %	–	–	
niedrigpot. Neuroleptika + Antidepressiva/hochpot. Neuroleptika + Antidepressiva	–	–	1	3 %	
niedrigpot. Neuroleptika + Antidepressiva + Lithium	1	4 %	–	–	
Antidepressiva + EKT	2	8 %	–	–	

[1] Mehrfachnennung möglich

Neun (24 %) der 37 depressiven Neurosen wurden ausschließlich medikamentös behandelt. Erwartungsgemäß dominierten bei den medikamentös behandelten neurotisch depressiven Patienten Antidepressiva (N = 10), bei drei Patienten in Kombination mit Neuroleptika. Zwei Patienten wurden ausschließlich neuroleptisch behandelt, ein Patient erhielt ein Anxiolytikum. Mehr als die Hälfte der medikamentös behandelten neurotisch Depressiven wurden mit einer reduzierten Erhaltungsdosis entlassen.

Die Gruppenunterschiede in der Behandlungsstrategie erwiesen sich sowohl von biosozialen und soziodemographischen Merkmalen als auch von der Schwere der Symptomatik, beurteilt mit der IMPS, als unabhängig. Neben spezifischen therapeutischen Maßnahmen fanden bei allen Patienten regelmäßig ausführliche Gespräche mit dem behandelnden Arzt bzw. Psychologen statt. Bei diesen „stützenden Gesprächen" ging es z. B. um die Abklärung der Lebenssituation des Patienten, Hilfestellung bei der Bewältigung der vor der Aufnahme aufgetretenen Belastungen sowie der Bewältigung aktueller Krisen (z. B. Vorbereitung auf die Entlassung, wenn notwendig unter Einbeziehung von Angehörigen). Hervorzuheben ist, daß immerhin 38 % der neurotisch Depressiven ausschließlich in dieser Weise mit Gesprächen ohne eine spezifische psychotherapeutische Intervention behandelt wurden. Ferner wurden insgesamt 14 Patienten (9 endogene und 5 neurotisch Depressive) in der Tag- oder Nachtklinik auf ihre Entlassung vorbereitet. Die durchschnittliche Dauer dieser anschließenden teilstationären Behandlung betrug bei endogenen Depressionen 14 Tage, bei neurotischen 9 Tage.

4.3.2.1 Symptomatik bei Aufnahme

In der zum Zeitpunkt der Indexaufnahme vom behandelnden Arzt ausgefüllten IMPS, ergab sich das für depressive Zustandsbilder typische Syndromprofil (MOMBOUR 1974; Abbildung 4.3.2). Es dominierten in beiden Gruppen – allerdings in unterschiedlichem Ausmaß – die sehr hohen Werte für das depressive (ANX) und das Erschöpfungssyndrom (IMP), sowie eine Erhöhung für das apathische Syndrom (RTD). Die Höhe der Säulen für die Syndromskalen in der Abbildung unterstreicht den im Vergleich zu den Angststörungen ausgeprägteren Schweregrad beider Depressionsgruppen.

Zumindest tendenziell sind endogen depressive Patienten schwerer durch ihre Symptomatik, ausgedrückt durch die höheren Werte für das Erschöpfungssyndrom (IMP), das apathische Syndrom und die psychomotorische Hemmung (RTD), beein-

Abb. 4.3.2. Objektiver Befund: IMPS-Syndromprofil (Mittelwerte und Streuung sowie Schweregradverteilung in %) depressiver Patienten bei Aufnahme

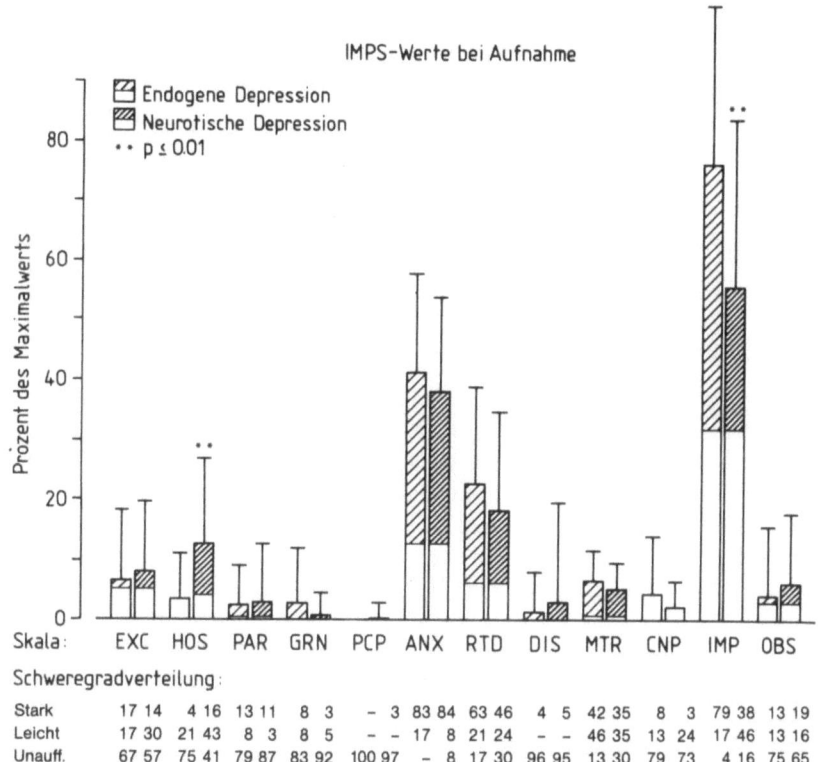

trächtigt und unterscheiden sich ferner signifikant von neurotisch depressiven Patienten durch niedrigere Werte für die aggressive Gereiztheit (HOS). Die erhöhten Werte depressiver Neurosen im Faktor der aggressiven Gereiztheit können im wesentlichen auf Patienten mit eingeschränkter Kooperationswilligkeit nach einem Suizidversuch zurückgeführt werden.

Die im zweiten Teil der Tabelle dargestellte Verteilung gemäß – den an der repräsentativen Bevölkerung – standardisierten Skalenwerten in „nicht" bzw. „leicht" und „stark abnorm" erhöhte IMPS Syndromwerte bestätigt vor allem im Faktor Erschöpfungssyndrom die höhere Anzahl psychopathologisch stark beeinträchtigter Patienten in der Gruppe der endogenen Depressionen. Auf der Ebene der Einzelsymptome – erhoben mit dem an das AMDP-System angelehnten DiaSiKa-Bogen – ergaben sich für endogene Depressionen signifikant häufiger als bei Patienten mit neurotischen Depressionen die Symptome Wahn (29% vs. 0%), Asthenie (67% vs. 20%), innere Unruhe (38% vs. 14%), Affektstarrheit (33% vs. 9%), frühmorgendliches Erwachen (63% vs. 20%), Morgentief (19% vs. 0%), Konzentrationsstörungen (50% vs. 14%), gehemmtes Denken (38% vs. 6%), Schwermut (42% vs. 0%), Gefühllosigkeit (38% vs. 0%), Antriebshemmung (58% vs. 9%). Nicht bedeutsam zwischen beiden Störungsgruppen unterschieden die Items Deprimiertheit, Insuffizienzgefühle, Krankheitsgefühl, Angst, Schuldgefühle und Einschlafstörungen.

In beiden Diagnosegruppen wird zum Zeitpunkt der Indexbehandlung fast die Hälfte der Patienten als akut suizidal beurteilt. Während jedoch nur 26% der endogen depressiven Patienten bereits in der Vorgeschichte einen Suizidversuch aufwiesen, hatten 46% der neurotisch depressiven zumindest einen Suizidversuch, zum Teil jedoch schon mehrere Suzidversuche in ihrer Vorgeschichte angegeben.

Im subjektiven Befund bei der Aufnahme zur Indexbehandlung (Klinische Selbstbeurteilungs-Skalen = KSb-S) – ergaben sich für beide Patientengruppen hoch abnorme und, trotz tendenziell höherer Werte der Neurotiker, nicht signifikant voneinander abweichende – Werte in den Skalen für Depressivität (D) und körperliche Allgemeinbeschwerden (B). Fast alle Patienten klagten neben einem breiten Spektrum körperlicher und sonstiger Allgemeinbeschwerden insbesondere über Störungen der Vitalgefühle. Die Werte der P-Skala, die das Ausmaß paranoider Tendenzen wiedergibt, sind nur leicht erhöht.

4.3.2.2 Verweildauer und Zustand bei Entlassung

Obwohl beide Gruppen eine ähnlich lange durchschnittliche Verweildauer während der Indexbehandlung aufwiesen (44 Tage bei den neurotisch Depressiven bzw. 50 Tage bei den endogen Depressiven), läßt sich aus Abb. 4.3.3 ersehen, daß bei den depressiven Neurosen sowohl der Anteil der Patienten mit einer relativ kurzen (≤ 30 Tage) als auch der mit einer überdurchschnittlich langen Aufenthaltsdauer (> 90 Tage) tendenziell höher liegt als bei den endogenen Depressionen (p = .12). Dies kann als Hinweis auf die größere Heterogenität des Krankheitsbilds neurotisch Depressiver gewertet werden, die häufig das Behandlungsangebot nicht recht annehmen können und insgesamt auch schlechter auf die Therapie ansprechen. Dieser Unterschied in der Verweildauer bestätigt sich auch bei einer statistischen Signifikanzprüfung unter Berücksichtigung der nach Alter und Geschlecht angeglichenen Teilgruppen, sowie bei ausschließlicher Berücksichtigung psychopharmakologisch behandelter Patienten aus beiden Patientengruppen.

Abb. 4.3.3. Verweildauer, Zustand bei Entlassung aus der Indexbehandlung

	Endogene Depression (N = 24)		Depressive Neurose (N = 37)		Signifikanz (kontrolliert bezügl. Alter/Geschlecht) (N = 24)
Verweildauer in Tagen					
≤ 30	7	29%	17	46%	
31–90	15	63%	15	41%	
> 90	2	8%	5	14%	
x̄ s	(49.7)	(27.1)	(43.6)	(33.8)	p = 0.035 (U-Test)
Zustand bei Entlassung					
– gut gebessert	24	100%	26	70%	p = 0.023 (exakter
– wenig gebessert	—	—	10	27%	Fisher-Test)
– unverändert	—	—	1	3%	

Bei der Entlassung ergaben sich für beide Diagnosegruppen stark abweichende Besserungsprozentsätze. Nach der globalen klinischen Beurteilung wurden *alle* Patienten mit einer endogenen Depression als zumindest „gut gebessert", d. h. nahezu symptomfrei beurteilt, aber nur 26 (= 70%) der Patienten mit einer depressiven Neurose; elf Patienten wurden sogar wenig gebessert oder in unverändertem Zustand entlassen (hierzu auch Kap. 4.3.8 zur Diskussion der Suizide).

Abb. 4.3.4. Vergleich der IMPS-Syndromprofile (Mittelwerte und Streuung sowie Schweregradverteilung in %) depressiver Patienten bei Entlassung

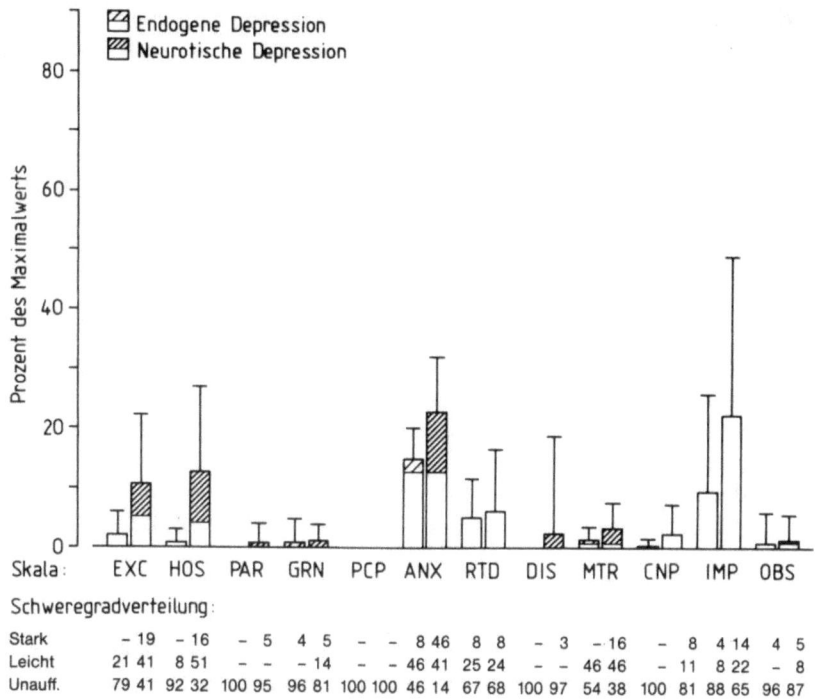

Diese globale, klinisch-psychopathologische Besserungsklassifikation wurde von weitgehend unabhängigen Beurteilern nach Analyse der Krankengeschichtsunterlagen getroffen. Als Global-Beurteilung gehen in sie Daten aus verschiedenen Ebenen (sozialer, psychologischer und psychopathologischer Ebene) ein; sie ist zudem über die Krankengeschichtsangaben möglicherweise auch nicht unbeeinflußt vom Wunschdenken der damaligen Therapeuten. Demgegenüber stellen die standardisierten Beurteilungsverfahren auf der Selbst- und Fremdbeurteilungsebene ein objektiveres und differenzierteres Maß dar.

Abbildung 4.3.4 gibt das *psychopathologische IMPS-Syndromprofil* bei Aufnahme und Entlassung – jeweils getrennt für beide Depressionsgruppen – wieder. Darüber hinaus ist wiederum die Werteverteilung gemäß der Standardisierung an der repräsentativen Bevölkerungsstichprobe im zweiten Teil der Tabelle aufgeführt. Bei neurotischen Depressionen sehen wir eine leichte und, zumindest in den Skalen-Werten für das depressive (ANX) und das Erschöpfungssyndrom (IMP), signifikante Reduktion der Werte von der Aufnahme zur Entlassung. Kein Patient hat sich verschlechtert. Nach wie vor weisen allerdings 46% der neurotischen Patienten stark erhöhte Werte in dem IMPS-Faktor für das depressive Syndrom auf. Dies steht in Übereinstimmung mit der oben angeführten globalen klinischen Beurteilung, bei der sich bei etwa einem Drittel der Patienten mit depressiver Neurose nur leichte Verbesserungen ergeben hatten.

Wesentlich deutlicher und von der Tendenz her auch fast alle Skalen betreffend, fällt die Besserung in der Gruppe der endogenen Depressiven aus. Der IMPS-Gesamtscore liegt mit einem Besserungsprozentsatz von 82% fast signifikant ($p = .06$) über dem Wert der depressiven Neurosen mit 50%. Die detaillierte Betrachtung der Verteilung der Skalenwerte nach ihrem Schweregrad ergibt in Übereinstimmung damit, daß nur noch 8% der Patienten mit endogenen Depressionen im depressiven Syndrom (ANX) und im Erschöpfungssyndrom (IMP) stark auffällige Werte aufweisen. Die entsprechenden Vergleichswerte der neurotischen Depression betragen 46% bzw. 14%.

Dieser Unterschied bestätigt sich, wenn wir nur diejenigen Patienten aus beiden Diagnosegruppen miteinander vergleichen, die eine ähnliche psychopharmakologische Behandlung während des stationären Aufenthalts im MPIP erhielten ($N = 14$; $p < .001$). Das heißt, daß endogen und neurotisch Depressive trotz gleichartiger Behandlung offensichtlich unterschiedlich gut auf die Indexbehandlung angesprochen haben.

Das Bild einer durchgängig stärkeren Besserung endogen depressiver Patienten bei der Indexbehandlung ergibt sich auch in der *Selbstbeurteilung* der Patienten (Abb. 4.3.5). Beide Untersuchungsgruppen zeigen eine hochsignifikante Reduktion ihrer Skalenwerte für depressive Tendenzen sowie körperliche und Allgemeinbeschwerden; jedoch fällt die Besserung der D- und B-Werte – wie auch in der IMPS – bei endogen Depressiven signifikant stärker aus ($p < .01$) als bei Patienten mit depressiver Neurose. Darüber hinaus ist der Mittelwert sowohl für „D" als auch für „B" bei fast der Hälfte der neurotisch Depressiven zum Zeitpunkt der Entlassung noch immer signifikant gegenüber der Durchschnittsbevölkerung erhöht und ist nach wie vor als „abnorm" zu werten.

Es bestätigt sich also im wesentlichen bei der gruppenstatistischen Analyse der Fremd- und Selbstbeurteilungsskalen für den psychopathologischen Befund das Bild

Abb. 4.3.5. Subjektiver Befund: Klinische Selbstbeurteilungs-Skalen, Vergleich von Aufnahme und Entlassung bei neurotischen und endogenen Depressionen

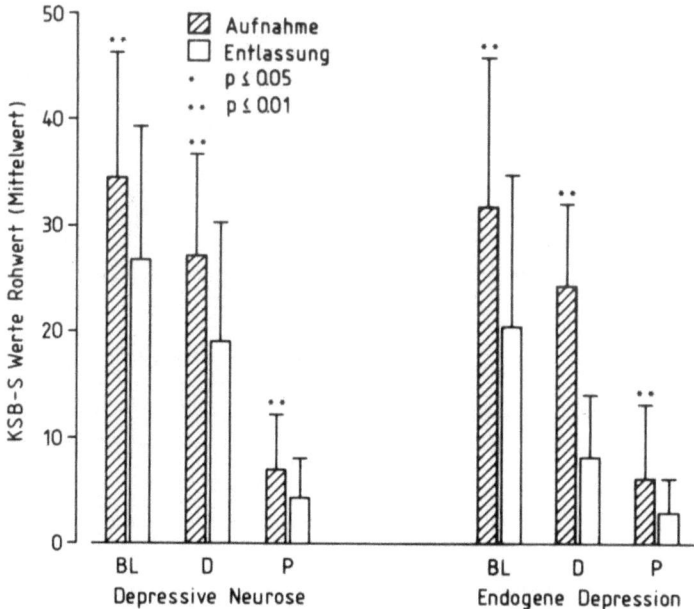

der „globalen" Besserungsbeurteilung: Bei den Diagnosegruppen traten während der Indexbehandlung bedeutsame Besserungen ein, bei endogen Depressiven allerdings wesentlich einheitlicher und stärker als bei neurotisch Depressiven. Letztere zeigen auch zum Zeitpunkt der Entlassung noch zu einem erheblichen Prozentsatz auffällige bis hoch abnorme Werte in der Selbstbeurteilung (51%) sowie deutlich erhöhte Werte im depressiven Syndrom der IMPS (46%).

Erklärungen für das schlechtere Ansprechen neurotisch depressiver Patienten auf die Indexbehandlung lassen sich hier nur im Ansatz diskutieren (s. hierzu die Gesamtdiskussion). Mögliche Erklärungen könnten – abgesehen von der bereits angesprochenen Selektionsproblematik – in der größeren diagnostischen Heterogenität, in den prognostisch ungünstigeren höheren Werten des IMPS-Syndroms „aggressive Gereiztheit" (HOS), dem höheren Anteil neurotisch depressiver Patienten mit einem chronischen Krankheitsverlauf vor der Indexerkrankung oder aber in der möglicherweise unterschiedlichen Krankheitsdynamik bei depressiven Neurosen und endogenen Depressionen liegen. Dem gegenüber scheint der Art der Therapie bei depressiven Neurosen – zumindest bei dem hier geprüften Anteil von Patienten mit einer gleichartigen Behandlung – nur eine untergeordnete Bedeutung zuzukommen.

4.3.3 Klinische und sozialpsychologische Charakteristik der Patienten im weiteren Verlauf

Die Nachuntersuchung der endogenen Depressiven wurde nach durchschnittlich 6,1 Jahren, die der neurotischen Depressiven 6,4 Jahre nach der Entlassung aus der Indexbehandlung durchgeführt. Damit ist der durchschnittliche Beurteilungszeitraum beider Patientengruppen gut vergleichbar. Auf die sechs Patienten, die im Katamnesezeitraum durch Suizid verstorben sind, wird gesondert in Kap. 4.3.7 eingegangen.

Psychopathologie: Verlauf nach der Indexbehandlung

Der Krankheitsverlauf nach der Indexbehandlung wurde – wie bei den Angststörungen – retrospektiv unter Berücksichtigung aller Katamneseinformationen, Krankenhausunterlagen, Arztbriefe (Krankenkassenunterlagen, Befragungen der Patienten und deren Angehörigen), nach einigen wichtigen psychopathologischen Syndromen differenziert, auf einer 4-stufigen Intensitätsskala (von „keine" bis „leicht" über „mittel" zu „schwer") jeweils in Quartalsabständen für jeden Patienten beurteilt. Wegen

Abb. 4.3.6. Vergleich der Symptomverlaufskurven von endogenen und neurotischen Depressionen im Katamnesezeitraum

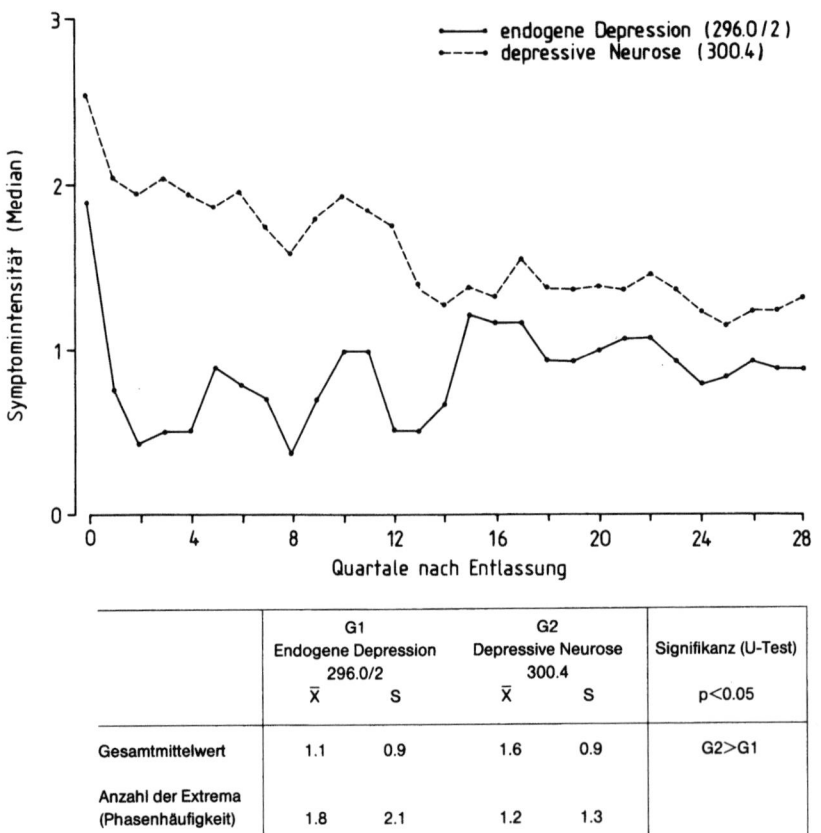

	G1 Endogene Depression 296.0/2		G2 Depressive Neurose 300.4		Signifikanz (U-Test)
	x̄	s	x̄	s	p<0.05
Gesamtmittelwert	1.1	0.9	1.6	0.9	G2>G1
Anzahl der Extrema (Phasenhäufigkeit)	1.8	2.1	1.2	1.3	

der individuell unterschiedlich langen einzelnen Katamnesespannen wurden die Daten aller Patienten auf ein gleichlanges Zeitintervall von 26 Quartalen – einschließlich des Entlassungsquartals – bezogen. Die sich hieraus für jede Person ergebende Verlaufskurve der Symptomatik wurde zunächst – wegen der Schiefe der Wertverteilung – in einem Medianprofil für endogene und für neurotische Depressionen vergleichend analysiert, dann in einem zweiten Schritt – auf der Grundlage einer Clusteranalyse – in Untergruppen differenziert dargestellt.

Das Medianprofil der Symptomschwere in Abbildung 4.3.6 zeigt für endogen Depressive, ausgehend von einem höheren Syndromschwereniveau, einen im ersten Katamnesedrittel deutlichen Abfall auf ein leichtes Schwereniveau. Demgegenüber lassen neurotisch-depressive Patienten einen wesentlich langsameren Abfall der Symptomschwere über den gesamten Beobachtungszeitraum hinweg erkennen. Während sich also die Symptomatik der neurotisch Depressiven über das gesamte Katamneseintervall kontinuierlich mit nur leichten Fluktuationen bessert, lassen endogen Depressive in den ersten 16 Quartalen deutliche Schwankungen sowie in der zweiten Hälfte des Katamnesezeitraums einen leichten Anstieg der mittleren Symptomschwere erkennen. In der zweiten Hälfte des Katamnesezeitraums nähern sich beide Kurven einander an.

Da die Streuung dieser Verläufe sehr ausgeprägt ist, wurde analog zum Vorgehen bei den Angststörungen der Versuch einer Gruppierung in „Typen" nach Verlaufsähnlichkeiten mittels einer Clusteranalyse vorgenommen. Auch hier ergaben sich (nach dem Verfahren von WARD) drei relativ homogene Hauptverlaufstypen, die sich bezüglich der Symptomintensität über den Katamnesezeitraum, bezüglich der mittleren Symptomausprägung im ersten, zweiten und letzten Drittel des Katamnesezeitraums sowie der Anzahl der Symptomintensitätsschwankungen von mehr als zwei Skalenpunkten von einem zum nächsten Quartal unterscheiden.

Bei beiden Diagnosegruppen ergaben sich drei Cluster unterschiedlicher Homogenität (s. Abbildung 4.3.7). Typus 1 kann als „chronisch-schwer und ungünstig" beschrieben werden. Dieser Typus faßt 15 (41%) der neurotisch Depressiven und 4 (17%) der endogen Depressiven zusammen und ist durch die Persistenz schwerer depressiver Symptomatik über den gesamten Katamnesezeitraum gekennzeichnet. Die zum Zeitpunkt der Nachuntersuchung vergebene Abschlußdiagnose, aus der sich der Anteil von Diagnosewechseln erschließen läßt (s. Abbildung 4.3.15), zeigt, daß ein neurotisch- und ein endogen Depressiver des Typus 1 die Diagnose einer schizoaffektiven Psychose erhielt, ein weiterer endogen Depressiver die einer neurasthenischen Neurose.

Der zweite Typus kann durch deutlich abgrenzbare Phasen bzw. depressive Episoden charakterisiert werden. Ihm werden neun (38%) der endogen depressiven Patienten und dreizehn (35%) der depressiven Neurotiker zugeordnet. Charakteristisch für diesen Typus sind das niedrige Symptomniveau zu Beginn, die Tendenz zur Verschlechterung gegen Ende des Katamnesezeitraums und die relativ gute Differenzierbarkeit einzelner Phasen, die trotz der Heterogenität dieses Clusters in Bezug auf die Unterschiedlichkeit des Symptomschwereniveaus für einen relativ einheitlichen Zeitverlauf dieser Störungen spricht. Berücksichtigt man auch hier die Diagnosenwechsel zum Zeitpunkt der Katamnese, so ergibt sich eine drastische Veränderung der Diagnosenverteilung. In fünf der neun Fälle einer ursprünglich als unipolar endogen diagnostizierten Depression wurde vom Untersucher eine Änderung der Diagnose für

Abb. 4.3.7. Clusteranalytische Typisierung des Symptomverlaufs endogener und neurotischer Depressionen (N = 61)

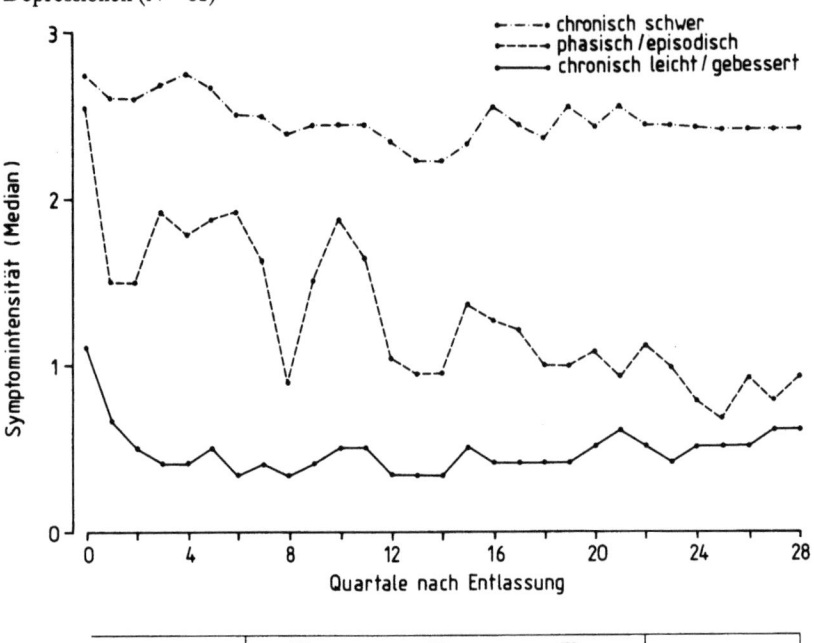

	T1 „chronisch schwer" N=19		T2 „phasisch/episodisch" N=22		T3 „chronisch leicht/ gebessert" N=20		Signifikanz (U-Test) p<0.01
	x̄	s	x̄	s	x̄	s	
Gesamtmittelwert	2.4	0.5	1.4	0.5	0.5	0.5	T1>T2>T3;T2>T3
Mittelwert (Quartale)							
im 1.–3. Jahr	2.5	0.6	1.6	0.8	0.6	0.5	T1>T2>T3;T2>T3
im 4.–5. Jahr	2.4	0.5	1.3	0.7	0.5	0.5	T1>T2>T3;T2>T3
im 6.–7. Jahr	2.4	0.7	1.1	1.0	0.5	0.5	T1>T2>T3
Anzahl der Extrema (Phasenhäufigkeit)	0.4	0.6	3.1	1.7	0.6	0.7	T2<T1>T3
Clustervarianz (Ward-Verfahren)		29.9		73.8		26.4	

notwendig erachtet; in zwei Fällen zur schizoaffektiven Psychose (295.7) und in drei Fällen zu einer zirkulären Verlaufsform (296.3). Bei den neurotischen Depressionen wurde in zwei Fällen ein Diagnosenwechsel zu einer bipolaren, in einem weiteren Fall zu einer unipolaren Verlaufsform einer endogenen Depression für notwendig erachtet.

Der letzte Verlaufstypus, der als „Besserungs"-Cluster charakterisiert werden kann, umfaßt elf (46%) der Patienten mit einer endogenen Depression, aber nur neun (24%) der neurotisch Depressiven. In diesem Cluster finden sich eher günstige Verlaufsformen mit zum Teil vollständiger Remission wieder.

Zusammenfassend zeigt sich, auch unter Berücksichtigung der Diagnosenwechsel, daß Patienten mit einer endogenen Depression häufiger einen günstigen Verlauf (46% gegenüber 24% der neurotisch Depressiven) und seltener einen chronisch-schweren Verlauf aufweisen (17% gegenüber 41%). Die günstigere Verlaufstendenz endogener Depressionen tritt noch deutlicher hervor, wenn wir bei der Beurteilung die Anzahl der Suizide in jeder Gruppe berücksichtigen. Während sechs Patienten mit einer depressiven Neurose im Katamnesezustand durch Suizid verstarben, war bei endogen Depressiven kein Suizid zu verzeichnen. Bemerkenswert ist, daß bei der clusteranalytischen Auswertung nicht die erwartete klarere Differenzierung der endogenen und neurotisch Depressiven durch phasische Verlaufscharakteristika aufzuzeigen ist. Bei beiden diagnostischen Gruppen wurden jeweils etwas mehr als ein Drittel der Patienten dem phasischen bzw. episodischen Verlaufstyp zugeordnet. Eine bessere Differenzierung ist allerdings erreichbar, wenn die *Art der Symptome* und das Kriterium der *vollständigen Remission* zwischen den einzelnen depressiven Episoden einbezogen wird. Während sechs der neun ursprünglich als endogen depressiv beurteilten Patienten depressive *und* (hypo-)manische Phasen aufwiesen sowie – mit zwei Ausnahmen – zumindest in der zweiten Hälfte des Beurteilungszeitraums zwischen den Phasen vollkommen symptomfrei waren, wurden bei den neurotisch Depressiven ausschließlich, zumeist depressive, aber auch Angst-Symptome *ohne* vollkommen symptomfreie Phasen verzeichnet. Im Mittel wiesen Patienten mit einer unipolar endogenen Depression drei depressive Phasen auf. Das höchste Rezidivrisiko nach der Entlassung aus der Indexbehandlung lag bei 18 Monaten.

4.3.4 Behandlungen im Katamnesezeitraum

Nach Entlassung aus der Indexbehandlung wurden – mit Ausnahme von zwei Patienten – alle endogen Depressiven in irgendeiner Form ambulant oder stationär mit allerdings zum Teil sehr großen Zeitabständen von der Entlassung (mindestens mehrere Monate) weiterbehandelt. Während des Beobachtungsintervalls mußten 11 (46%) der endogen und 10 (27%) der neurotisch Depressiven erneut stationär aufgenommen werden. Sechs der endogenen und fünf der neurotisch Depressiven wurden zwischenzeitlich sogar mehrfach stationär behandelt. In beiden Diagnosegruppen fand die stationäre Behandlung überwiegend im MPIP oder in anderen psychiatrischen Kliniken statt. Nur die neurotisch depressiven Patienten wurden auch in psychotherapeutischen Kliniken behandelt. In der Teilgruppe derer, die mehrfach stationär behandelt werden mußten, finden sich u. a. erwartungsgemäß auch alle Patienten mit einem Syndromwandel zur zirkulären Verlaufsform einer affektiven Psychose oder zu einer schizoaffektiven Psychose. Mit Ausnahme von zwei Patienten, die im gesamten Katamnesezeitraum ohne weitere psychiatrische Behandlung blieben, wurden alle *endogen Depressiven* auch über längere Zeiträume des Katamneseintervalls ambulant versorgt, in der Regel durch den Nervenarzt (88%). Mit 83% stand dabei die Antidepressiva-Behandlung eindeutig im Vordergrund. Alle fünf Patienten, die während der Indexbehandlung auf Lithium eingestellt wurden, nahmen nach Entlassung dieses Medikament weiter ein, im Durchschnitt über einen Zeitraum von fünf Jahren. Bei vier weiteren Patienten erschien erst im weiteren Verlauf nach der Indexbehandlung eine Lithiumprophylaxe indiziert. Für die Effektivität dieser Behandlung spricht, daß sich die fünf Patienten, die kontinuierlich über einen längeren Zeitraum (>2,5 Jahre) mit Lithium behandelt wurden, ausnahmslos dem eingangs beschriebenen Clustertypus „gebessert" zuordnen ließen.

Auch hier ergibt sich für die *neurotisch Depressiven* im weiteren Verlauf nach der Indexbehandlung ein heterogenes und insgesamt ungünstigeres Bild. Sieben dieser Patienten (19%) nahmen – trotz der Schwere ihrer Symptomatik und der dringenden Empfehlung des entlassenden Therapeuten im MPIP – im gesamten Katamnesezeitraum keine weiteren psychiatrischen oder psychotherapeutischen Dienste in Anspruch. 46% wurden medikamentös, in der Regel mit mehreren unterschiedlichen Arten von Psychopharmaka behandelt, wobei Präparate aus der Gruppe der Antidepressiva (32%) und Tranquilizer (27%) am häufigsten genannt wurden. Im Vergleich zu den endogen Depressiven wurden auch relativ häufig, jedoch – wie bei den Angstpatienten – weder in dem erforderlichen Umfang noch in der vorgesehenen Art psychotherapeutische Verfahren unterschiedlichster Provenienz angewandt. Mit 27% wurden am häufigsten psychoanalytische Verfahren genannt, gefolgt von Verhaltenstherapie mit nur 11%. Die Vielzahl angewandter Behandlungen einschließlich unspezifischer stützender Gespräche über längere Zeiträume hinweg unterstreicht die schon eingangs vermutete Heterogenität und die Indikationsunsicherheit bei diesem Krankheitsbild. Es wird in der Diskussion auf die Frage zurückzukommen sein, inwieweit eine differenziertere Diagnostik depressiver Störungen mit besseren Indikationsregeln zu einer Veränderung dieser Verhältnisse führen könnte. Unklar bleiben auch zum Teil die Gründe, die dazu führten, daß die aus der stationären Therapie entlassenen Patienten nicht die indizierte ambulante Weiterbehandlung aufnahmen.

Unsere Daten deuten auf eine zunehmende Resignation der Patienten therapeutischen Hilfsangeboten gegenüber hin (vgl. Kapitel 6.3), die sich vielfach in der subjektiven Therapiebewertung der Patienten bestätigen läßt. Während in der ersten Hälfte des Katamnesezeitraums noch 78% der Patienten irgendwelche professionellen Hilfen in Anspruch genommen hatten, waren es in der zweiten Hälfte – trotz häufig persistierender, schwerer depressiver Symptomatik – nur noch 43%. Die rückblickende, subjektive Therapiebeurteilung war bei mehr als einem Drittel dieser Patienten durch negative Aussagen wie „es hilft ja doch nichts", oder „es hat ja doch keinen Sinn" gekennzeichnet. Allerdings ist zu beobachten, daß diese Patienten neben einem Rückzug von der speziellen psychiatrisch/psychotherapeutischen Versorgung zu einer verstärkten Inanspruchnahme allgemeinmedizinischer Dienste tendieren. Es scheint die Vermutung berechtigt, daß diese „resignierten" Patienten Zuflucht bei allgemeinmedizinischen bzw. auch spezialisierteren medizinischen Diensten (Internist, Frauenarzt) suchen, ohne daß wir Anhaltspunkte für eine diesbezüglich bestehende somatische Indikation finden konnten.

Wie aus der Abbildung 4.3.8 erkennbar wird, weisen Patienten mit einer depressiven Neurose für beide Beurteilungszeiträume (die ersten drei Jahre nach Entlassung aus der Indexbehandlung sowie die drei Jahre vor der Katamnese) nicht nur wesentlich höhere Inanspruchnahmeraten allgemeinmedizinischer Dienste als die Kontrollgruppen aus der Durchschnittsbevölkerung auf, sondern lassen darüber hinaus auch einen (allerdings die statistische Signifikanz verfehlenden; U-Test $p<.11$) Anstieg ihrer Arztbesuche im zweiten Katamneseintervall erkennen. Für diese Analyse wurden alle 16 Patienten ausgewählt, die zumindest seit 1977 – trotz Persistenz ihrer Symptome – keine kontinuierliche, d. h. sich über sporadische Besuche hinaus erstreckende psychiatrische oder psychotherapeutische Weiterbehandlung erhalten hatten.

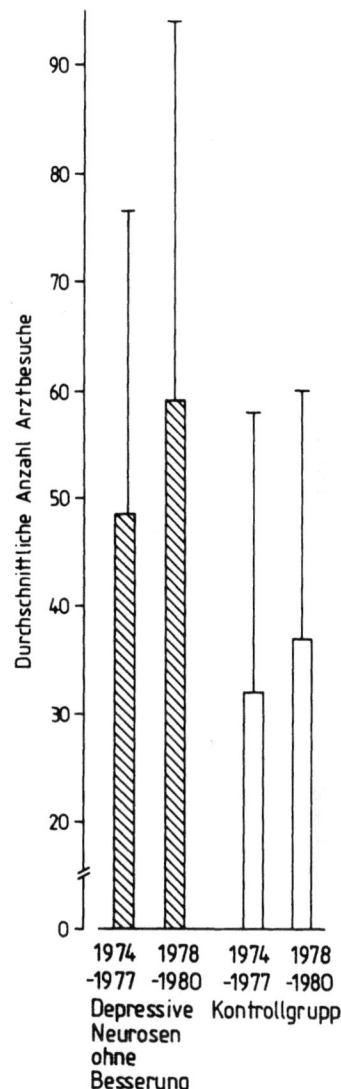

Abb. 4.3.8. Neurotisch depressive Patienten: Inanspruchnahme allgemeinmedizinischer Dienste (N = 16) nicht gebesserter Patienten ohne kontinuierliche psychiatrisch/psychotherapeutische ambulante Behandlung

4.3.5 Soziale Veränderungen und chronisch belastende Lebensbedingungen der Patienten im Katamneseintervall (Life-Events)

In diesem Kapitelabschnitt soll neben einer allgemeineren zusammenfassenden Analyse nach Ereignisarten und deren Bewertung auch eine detailliertere Darstellung typischer Lebensereignisse und Lebensbedingungen einzelner Untersuchungsgruppen gegeben werden. Dabei werden wir Unterschiede zu einer nach Alter, Geschlecht und Familienstand gematchten Kontrollgruppe analysieren und nur in einigen wenigen Aspekten auch Unterschiede zwischen den 23 miteinander vergleichbaren endogen und neurotisch Depressiven auf Signifikanz testen. Berücksichtigt werden dabei neben den „klassischen" Life-Events auch länger andauernde chronische Belastungen sowie deren subjektive und objektivierte Bewertung durch die Patienten bzw. ihre Untersucher.

Bei der getrennt für die Zeit vor der Indexbehandlung sowie die erste Hälfte und die zweite Hälfte des Katamnesezeitraums aufgeschlüsselten Gesamtzahl kritischer Lebensereignisse und chronisch belastender Lebensbedingungen zeigen sich für die Gruppe der neurotischen Depressionen signifikante Abweichungen (Abbildung 4.3.10). Sie weisen *vor* (V.I.) und in den ersten Jahren *nach* der Indexbehandlung (N.I.) signifikant mehr Life-Events und chronisch belastende Bedingungen auf als die entsprechende Kontrollgruppe. Dieser Unterschied bezüglich der Gesamthäufigkeit ist jedoch in der zweiten Hälfte des Nachuntersuchungszeitraum (V.K.) nicht mehr statistisch bedeutsam. Endogen depressive Patienten zeigen weder vor der Indexbehandlung noch im weiteren Katamnesezeitraum signifikante Erhöhungen ihrer Gesamtzahl kritischer Lebensereignisse bzw. Lebensbedingungen (vgl. Abb. 4.3.11).

Abb. 4.3.9. Neurotische Depression: Häufigkeit der Lebensereignisse im Katamnesezeitraum in den sozialen Rollenbereichen (MEL) und Gesamtzahl vor und nach der Indexbehandlung

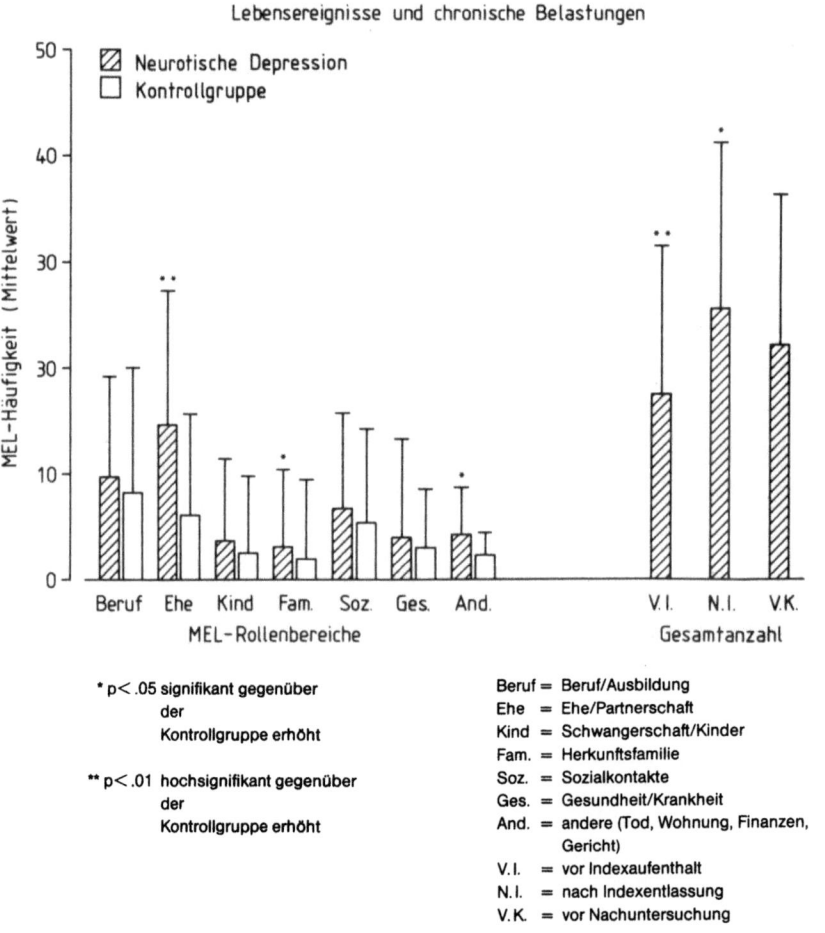

Abb. 4.3.10. Neurotische Depression: Rangreihe der häufigsten MEL Lebensereignisse in Gegenüberstellung zur parallelisierten Kontrollgruppe. Das positive Vorzeichen der Spalte für die Gruppenunterschiede deutet eine Häufung der jeweiligen Ereignisse in der Patientengruppe an

MEL-Itembezeichnung (Nr.)	Patienten $\bar{x}$	Depressionspatienten Rangziffer	Kontrollgruppe Rangziffer	Mittelwertsdifferenzen der beiden Gruppen
Keine feste Partnerbeziehung (>3 Monate) (Nr. 36)	6.611	1	7	+5.36
Zufriedenheit mit Partnerbeziehung (>3 Monate) (Nr. 39)	6.0	3	1	−3.06
Zufriedenheit mit Sohn/Tochter (>3 Monate) (Nr. 49)	4.8333	4	2	−2.27
Zufriedenheit mit Beruf/Haushalt (>3 Monate) (Nr. 21)	4.222	10	3	−2.89
Kein(e) gute(r) Freund(in) (>3 Monate) (Nr. 59)	3.666	2	4	+0.34
Zufriedenheit mit Freundschaften (>3 Monate) (Nr. 63)	3.5	16	5	−2.61
Überforderung durch Beruf/Haushalt (>3 Monate) (Nr. 20)	2.1666	5	36	+1.95
Sehr gute Beziehung zu Eltern (>3 Monate) (Nr. 53)	2.111	6	11	+1.22
Ärztliche Behandlung; Angehöriger (>3 Monate) (Nr. 83)	1.861	13	6	−0.66
Arbeitslosigkeit (>3 Monate) (Nr. 16)	1.777	7	26	+1.45
Leiden unter fehlendem sexuellen Kontakt (>3 Monate) (Nr. 37)	1.777	8	14	+1.06
Spannungen/Streit am Arbeitsplatz (>3 Monate) (Nr. 19)	1.3611	9	41	+1.17
Große finanzielle Schwierigkeiten (>3 Monate) (Nr. 75)	1.25	11	10	−0.36
Neue Wohnung (Nr. 69)	1.1944	12	18	+0.66
Ärztliche Behandlung; Proband (>3 Monate) (Nr. 82)	1.111	14	17	+0.52

Eine detailliertere Analyse ergibt, daß neurotisch depressive Patienten sowohl vor als auch nach der Indexbehandlung eine stark erhöhte Anzahl von Ereignissen im Bereich Ehe/Partnerschaft, Eltern/Familie und „andere" (Tod, Wohnung, Finanzen) aufweisen. Nach der Indexbehandlung kommen zusätzlich auch noch Ereignisse und Lebensbedingungen aus den Bereichen Beruf/Ausbildung hinzu. Die Analyse der häufigsten Einzelereignisse und Lebensbedingungen ergibt ein ähnliches Bild wie bei den Patienten mit Angststörungen.

Die Abb. 4.3.10 zeigt eine im Vergleich zur parallelisierten Kontrollgruppe erhebliche Verschiebung der Rangreihe der häufigsten Lebensereignisse und Lebensbedingungen. Am deutlichsten werden – wiederum wie bei den Angstneurosen und Phobien – die Hinweise auf ein defizientes soziales Stützsystem. Nur 38% der Patienten sind verheiratet, noch weniger als zum Zeitpunkt der Indexbehandlung (43%). Darüber hinaus sind mehr Patienten als bei der Erstuntersuchung geschieden (19%). Die häufigsten belastenden Lebenskonstellationen sind das länger andauernde Leiden unter dem Fehlen einer Partnerbeziehung bzw. dem Fehlen einer sexuellen Partnerbeziehung, die Unzufriedenheit mit einer bestehenden Partnerschaft, das Fehlen verschiedener Freundschaften und das Fehlen bzw. die starke Reduktion positiver Ereignisse in der engeren familiären Bezugsgruppe. Eine Ausnahme ist die im Gegensatz zur Kontrollgruppe erhöhte Zufriedenheit mit den Beziehungen zur Herkunftsfamilie, die offensichtlich bei vielen Patienten noch ein hilfreiches Rückzugsfeld darstellt. Hier muß jedoch berücksichtigt werden, daß dies lediglich für die ersten drei Jahre nach der Indexbehandlung gilt. Nach dieser Zeit sinkt die Nennungshäufigkeit deutlich ab.

Bedeutsam ist ferner – neben der erhöhten Arbeitslosenrate sowie den angezeigten Spannungen und Belastungen am Arbeitsplatz und in der Arbeitsinteraktion – die bedeutsam reduzierte Rate stützender Ereignisse im Beruf, im Haushalt und in dem Kontakt mit Arbeitskollegen. Neben diesen Differenzen in der Ereignishäufigkeit sind ferner erhebliche Unterschiede in der Art und Abfolge einzelner Ereignisse in Betracht zu ziehen. So finden sich unter den 20 häufigsten Lebensereignissen der Patientengruppe nur fünf, die auch in der Kontrollgruppe angegeben werden, so daß

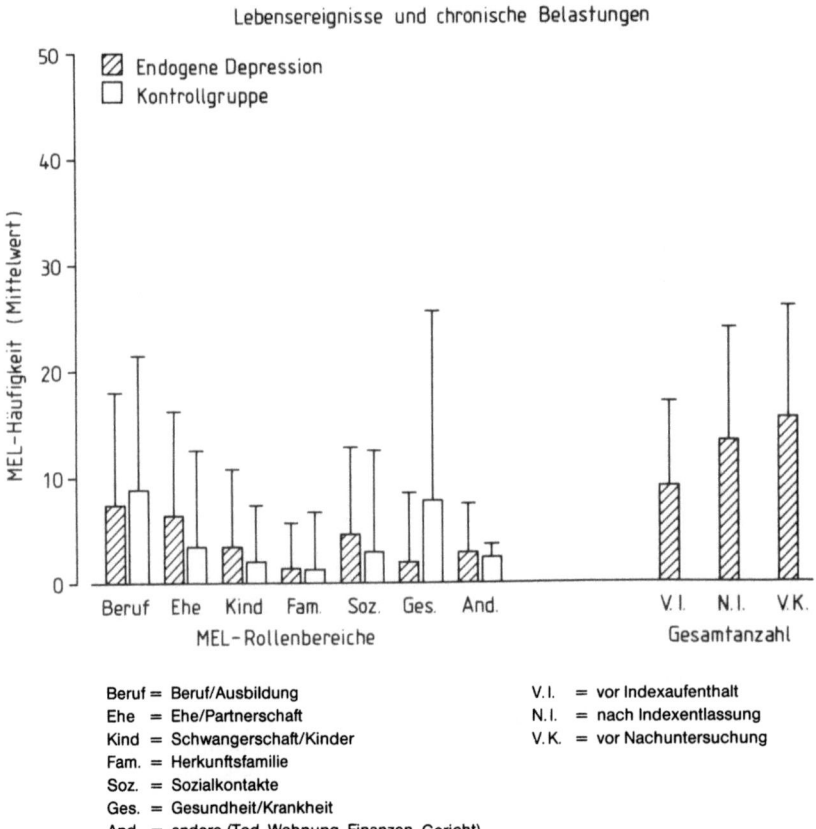

Abb. 4.3.11. Endogene Depression: Häufigkeit von Lebensereignissen im Katamneseintervall in den sozialen Rollenbereichen (MEL) und Gesamtzahl vor und nach der Indexbehandlung

auch hier – wie bei den Angstpatienten – von einem veränderten Lebenszyklus in der Katamnesezeitspanne gesprochen werden kann.

Berücksichtigen wir bei dieser Analyse zusätzlich die *von den Patienten empfundene* Belastung, die durch die jeweiligen Ereignisse und Lebensbedingungen zustande gekommen sind, sowie auch die von den Patienten als *stützend* und wichtig für ihre weitere Entwicklung erlebten Vorkommnisse, so zeigt sich auf dieser Analyseebene auch eine Zunahme positiver Ereignisse nach der Indexbehandlung (im Vergleich zu der Zeit vor der Indexbehandlung und im Vergleich zu der Kontrollgruppe). Gleichzeitig reduziert sich die Anzahl als belastend empfundener Lebensereignisse kontinuierlich vom Intervall vor der Indexbehandlung bis zum ersten Intervall nach der Indexbehandlung.

Endogen Depressive unterscheiden sich bezüglich der Auftretenshäufigkeit im Katamneseintervall in den einzelnen Rollenbereichen nicht signifikant von ihrer Kontrollgruppe. Bei der zeitbezogenen Betrachtung ergeben sich für das erste Intervall nach der Indexbehandlung (NI) signifikant niedrigere Werte als für die Kontrollgruppe, z.B. im Wohnungsbereich sowie im Gesundheits- bzw. Krankheitsbereich naher Angehöriger. In der zweiten Hälfte des Katamneseintervalls (VK) ist allerdings

Abb. 4.3.12. Fremd- und Selbstbewertung von Beurteilungen und Häufigkeit von Lebensereignissen im Katamnesezeitraum im Vergleich zur parallelisierten Kontrollgruppe (Median)

	Endogene Depression 296.0/2 (N = 23) Md	Kontrollgruppe Md	Neurotische Depression 300.4 (N = 36) Md	Kontrollgruppe Md
Ereignisse ku	1.6	2.4	2.3	1.9
Chronische Belastungen ku	0.2	0.2	0.3	0.3
Faktor „unerwünscht"	17.0	5.0	28.0**	8.0
Faktor „unerwünscht" ku	0.6	1.2	0.8	0.9
Faktor „Nicht-Kontrolle"	1.0	2.0	1.8	1.2
Faktor „Nicht-Kontrolle" ku	0.9	1.3	1.0	1.1
Wiederanpassung	93.8	57.0	176,5**	71.5
Wiederanpassung ku	8.0	15.0	20.0	13.0
Gewinnereignisse	3.1	3.3	8.0	5.3
Gewinnereignisse ku	0.9	1.1	1.8	1.5
Verlustereignisse	15.0	6.0	14.5**	5.0
Verlustereignisse ku	0.6	1.2	0.8	0.9
Kontrollierbar	1.6	1.8	3.0	2.6
Kontrollierbar ku	0.2	0.2	0.4	0.4
Subjektiv belastend	4.6	1.8	6.8**	3.8
Subjektiv belastend ku	0.3	0.4	1.0	1.0
Subjektiv positiv	3.4	3.3	10.5**	6.2
Subjektiv positiv ku	0.9	1.0	1.7	1.5

ku = krankheitsunabhängig
* $p < .05$
** $p < .01$

eine leichte, auf dem 5%-Niveau signifikante Zunahme belastender Lebensereignisse für endogen depressive Patienten festzustellen.

Wenden wir die in der kausalorientierten Life-Event-Forschung übliche zusätzliche Beurteilung nach der möglichen *Krankheitsabhängigkeit* der Lebensereignisse und Lebensbedingungen an, so zeigt sich nur für die neurotisch depressiven Patienten in der Zeit vor der Indexbehandlung und tendenziell auch im weiteren Verlauf eine leichte Erhöhung der Raten krankheitsunabhängiger belastender Ereignisse und Lebensbedingungen, die allerdings selbst bei einer für die Life-Event-Forschung untypischen Berücksichtigung aller Ereignisse und Lebensbedingungen – positiver wie negativer Art – die statistische Signifikanz verfehlt (p < .12). Im Einklang mit der Beurteilung von Lebensereignissen und -bedingungen durch die Patienten stehen im wesentlichen auch die Befunde auf der Ebene der objektivierten *Belastungseinschätzung durch den Experten*. Bezogen auf das gesamte Katamneseintervall wird für neurotisch Depressive eine hochsignifikante Häufung unerwünschter und Verlustereignisse, die mit einer erhöhten „Wiederanpassungsleistung" einhergeht, ermittelt, wobei sich zwar auch bei dieser Auswertung die Erhöhung bei ausschließlicher Berücksichtigung krankheitsunabhängiger Ereignisse stark reduziert, jedoch nach wie vor jedenfalls das 10% Niveau erreicht (U-Test p < .08).

Zusammenfassend läßt sich festhalten: (1) Endogen Depressive lassen weder vor ihrem Indexaufenthalt noch im weiteren Verlauf eine Summation kritischer Lebensereignisse, denen nach der Life-Event-Forschung ein pathogener Effekt zugeschrieben wird, erkennen. (2) Neurotisch Depressive hingegen weisen auch nach dem Expertenurteil vor und nach dem Indexaufenthalt höhere Raten kritischer, stark belastender Lebensereignisse und Lebensbedingungen vor allem im interaktionellen Bereich auf. Unklar bleibt jedoch in welchem Ausmaß diese Erhöhung auf gesichert krankheitsunabhängige Lebensereignisse und Bedingungen zurückgeführt werden kann. Wahrscheinlich handelt es sich bei einem hohen Prozentsatz von Patienten mit bereits bei Indexaufnahme chronifizierten Krankheitsverlauf eher um soziale Konsequenzen der Erkrankung, nicht aber um gesicherte psychosoziale Auslösesituationen im engeren Sinne (s. hierzu Kap. 6.2 dieses Buches).

Auch bei diesem Auswertungsschritt bestätigt sich, daß in der zweiten Hälfte des Katamnesezeitraums – parallel zu den eingangs beschriebenen Symptomverbesserungen neurotisch depressiver Patienten – ein Rückgang krankheitsabhängiger, belastender Lebensereignisse zu beobachten ist. Dies steht in Übereinstimmung mit der Beobachtung, daß die jährlichen Arbeitsunfähigkeitszeiten in den ersten Jahren nach der Indexerkrankung deutlich höher lagen als im weiteren Verlauf bis zur katamnestischen Nachuntersuchung.

4.3.6 Der Zustand der Patienten zum Zeitpunkt der Nachuntersuchung – Objektiver (IMPS) und subjektiver (KSb-S) Befund, Diagnosenwechsel und psychosoziale Integration

Bei der Nachuntersuchung ergibt sich sowohl im objektiven (IMPS) als auch im subjektiven (KSb-S) Befund im wesentlichen das gleiche Bild wie zum Zeitpunkt der Entlassung. Allerdings läßt sich – nehmen wir den Besserungsquotienten Aufnahmewert minus Entlassungswert durch Aufnahmewert als Indikator – bei neurotisch Depressi-

Abb. 4.3.13. Objektivierter Befund – Vergleich der IMPS-Skalen zwischen Entlassung und Katamnese

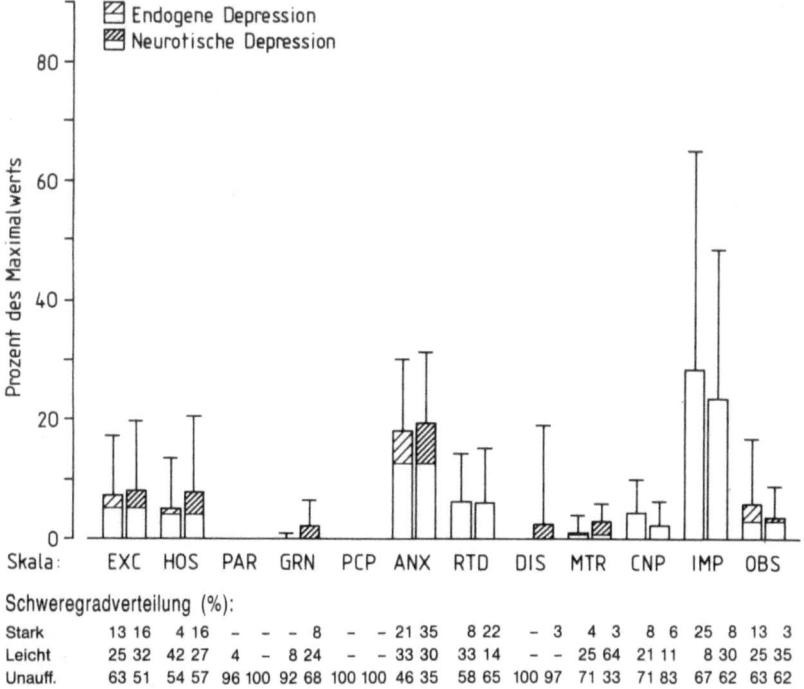

Abb. 4.3.14. Subjektiver Befund, Klinische Selbstbeurteilungs-Skalen – Entlassung vs. Katamnese bei endogen und neurotisch Depressiven

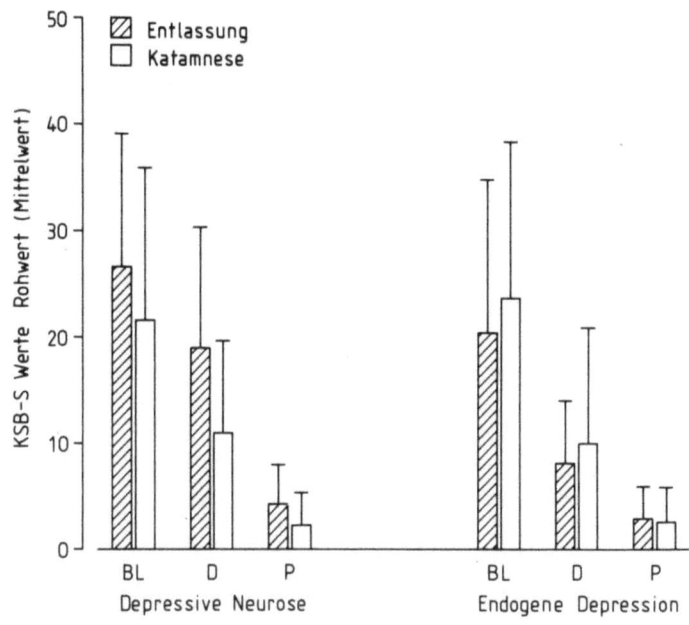

ven eher eine Tendenz zur Besserung feststellen, während endogen depressive Patienten zumindest im Mittel eher eine Tendenz zur leichten Verschlechterung erkennen lassen (p < .06). Zu dieser tendenziellen Verschlechterung tragen allerdings ausschließlich die Patienten mit einem Diagnosenwechsel zur schizoaffektiven oder bipolaren Verlaufsform einer affektiven Psychose bei (s. weiter unten). So sind die Werte für das manische Syndrom (EXC) und für formale Denkstörungen (CNP) bei der Gruppe der endogenen Depressiven signifikant höher als bei Aufnahme und Entlassung und darüber hinaus auch signifikant gegenüber den Werten der neurotisch Depressiven erhöht (p < .06 bzw. p < .02) (Abb. 4.3.13).

Im Einklang mit dem beschriebenen Trend bei der Symptomverlaufskurve können wir im Vergleich zu den Werten bei der Entlassung eine, allerdings nicht signifikante, Tendenz zur Verschlechterung in den Modalwerten der endogen Depressiven bei der D-S und der B-L feststellen. Demgegenüber bleiben die Werte der neurotisch Depressiven im Vergleich zum Entlassungsbefund weitgehend unverändert bzw. zeichnet sich hier eher eine Tendenz zur Besserung ab. Zwischen beiden Diagnosegruppen lassen sich zum Zeitpunkt der Nachuntersuchung keine signifikanten Unterschiede mehr feststellen (Abb. 4.3.14).

4.3.6.1 Diagnosenwechsel – Klassifikation nach ICD-8 und DSM-III

Ein Diagnosenwechsel kann fallweise unterschiedlich determiniert sein. Abgesehen von Veränderungen im Krankheitsbild, wie sie insbesondere bei endogen depressiven Patienten zu erwarten sind (z. B. der Wechsel zum bipolaren Verlaufstyp), bzw. dem Neuauftreten andersartiger Erkrankungen können nachträglich gewonnene Informationen, die bei der Indexaufnahme noch nicht verfügbar waren (wie z. B. Informationen über den weiteren Krankheitsverlauf), eine Modifikation der Diagnose notwendig machen. Zur Prüfung der Diagnosenwechsel wurde – nach Berücksichtigung der Informationen über den weiteren Verlauf nach der Indexbehandlung und den Nachuntersuchungsergebnissen – für alle Patienten eine klinische Abschlußdiagnose gemäß der ICD-8 gestellt; diese wurde dann der Projektdiagnose bei Indexbehandlung gegenübergestellt.

Abbildung 4.3.15 zeigt für neurotische Depressionen mit 83% und Involutionsdepressionen mit 100% eine sehr gute Übereinstimmung der Indexdiagnose mit der Abschlußdiagnose. Demgegenüber ergibt sich bei unipolaren Depressionen im Rahmen einer affektiven Erkrankung (ICD 296.2) erwartungsgemäß eine geringere Übereinstimmung. Drei der zwanzig Fälle wurden als schizoaffektive Psychose, fünf als bipolare Verlaufsform einer affektiven Störung und einer als neurotische Erkrankung eingeordnet. Diese Diagnosenwechsel hatten sich z. T. schon bei der Indexerkrankung angedeutet, bei der insbesondere die Differentialdiagnose zur schizoaffektiven Psychose in allen Fällen, bei denen ein Diagnosenwechsel zu diesen Erkrankungen für notwendig erachtet wurde, bereits erwogen worden war. Darüber hinaus ist zu beachten, daß Wechsel innerhalb der ICD-Nr. 292.2 zu 296.3 u. 4 als Diagnosenwechsel innerhalb des gleichen nosologischen Konzepts anzusehen sind und in erster Linie durch den weiteren Krankheitsverlauf bestimmt werden.

Nach den Ergebnissen des standardisierten Diagnostischen Interviews (DIS) ergibt sich zum Zeitpunkt der Katamnese nach DSM-III folgende Diagnosenverteilung für das 6-Monats-Intervall vor der Nachuntersuchung (Abb. 4.3.16).

Abb. 4.3.15. ICD-8 Diagnosenwechsel nach Klinikerurteil

Katamnesediagnosen	ICD-8-Entlassungsdiagnose						Gesamt
	296.0 Involutionsdepression		296.2 Depression im Rahmen einer manisch-depressiven Psychose		300.4 Neurotische Depression		
295.7 Schizoaffektive Psychose	–	–	3	15 %	1	3 %	4
296.0 Involutionsdepression	4	100 %	—	—	—	—	4
296.2 Depression im Rahmen einer manisch-depressiven Psychose	–	–	10	50 %	1	3 %	11
296.3 Zirkuläre Verlaufsform manisch-depressiver Psychosen	–	–	5	25 %	3	8 %	8
296.4 Andere affektive Psychosen	–	–	1	5 %	—	—	1
300.4 Depressive Neurose	–	–	—	—	31	83 %	31
300.5 Neurasthenie	–	–	1	5 %	—	—	1
309.9 Psychische Störungen bei nicht näher gekennzeichneten körperl. Krankheiten	–	–	—	—	1	3 %	1
	4	100 %	20	100 %	37	100 %	61

Abb. 4.3.16. Klassifikation nach DSM-III (6-Monate-Querschnitt)

DSM-III 6-Monate Diagnose	N = 24 Endogene Depression (296.0/2)	N = 37 Neurotische Depression (300.4)
Bipolare Störung	—	—
Major Depression	6	16
mit psychotischen Merkmalen	1	1
mit Melancholie	4	4
Dysthymie	—	2
Major Depression & Schizophreniforme Störung	2	1
Zwangsstörung	1	—
Panikstörung	—	2
Generalisierte Angststörung	—	—
Agoraphobie	6	5
mit Panikattacken	4	4
Einfache Phobie	—	9
Medikamenten-/Drogenmißbrauch/-abhängigkeit	—	5
Somatisierungsstörung	—	1
Alkoholmißbrauch/-abhängigkeit	5	8
Keine Diagnose	14 (58.3 %)	12 (32.4 %)

In Übereinstimmung mit dem Bild eines relativ günstigen Verlaufs in der clusteranalytischen Auswertung erfüllten im DSM-III-6-Monate-Querschnittsbefund nur zehn der 24 Patienten mit der Indexdiagnose einer endogenen Depression die Kriterien einer DSM-III-Diagnose (siehe Abbildung 4.3.14) bei der Nachuntersuchung. Zwei davon erfüllten gleichzeitig die Kriterien für eine schizophreniforme Störung und Major Depression (einer der beiden Patienten erhielt die Abschlußdiagnose einer schizoaffektiven Psychose 295.7) und sechs die einer Major Depression. Zwei Patienten, die zum Zeitpunkt der Nachuntersuchung wie auch bereits zur Indexbehandlung die Kriterien einer Angststörung erfüllten, wurden zum Zeitpunkt der Nachuntersuchung als nicht behandlungsbedürftige Angststörungen diagnostiziert. Die übrigen DSM-III-Diagnosen gelten als Zusatzdiagnosen ohne Anwendung der Hierarchieregeln nach DSM-III. Bemerkenswert ist im Rahmen dieser Comorbidität der relativ hohe Anteil von Patienten mit Alkoholmißbrauch (N = 5).

Bei neurotischen Depressionen ergab sich erwartungsgemäß auf der diagnostischen Ebene ein ungünstigeres Bild sowohl, was den Anteil der Patienten betrifft, die zum Zeitpunkt der Nachuntersuchung die 6-Monats-Kriterien einer DSM-III-Störung erfüllt, als auch was die Anzahl weiterer Diagnosen (Comorbidität) betrifft. Nur zwölf (32,4%) Patienten erhielten bei der Nachuntersuchung keine DSM-III-Diagnose. Überwiegend wurde wiederum die Diagnose einer Major Depression gestellt. Vier Patienten erhielten nur die Querschnittsdiagnose einer Angststörung (Simple Phobia: 3; Panikstörung: 1; Zwangsstörung: 1), weitere zwei Patienten nur die Diagnose einer Medikamentenabhängigkeit. Einer der drei Patienten mit einem Diagnosenwechsel zu einer bipolaren affektiven Psychose erhielt nach DSM-III die Querschnittsdiagnose Major Depression mit Melancholie; ebenfalls übereinstimmend wurde ein Patient mit einer schizoaffektiven Psychose als „Major Depression" in Verbindung mit einer schizophreniformen Störung im 6-Monate-Querschnittsbefund diagnostiziert.

Hoch liegt auch hier der Anteil der Patienten mit einem Mißbrauch oder einer Abhängigkeit von Medikamenten (N = 5) oder Alkohol (N = 8) sowie der Anteil von Patienten, die gleichzeitig die Kriterien für mehr als eine Diagnose erfüllen (Comorbidität); 16 Patienten erhielten neben ihrer Depressionsdiagnose zumindest eine weitere DSM-III-Diagnose, zumeist die einer Angststörung oder Abhängigkeit. Angesichts des diagnostischen Konzepts zur Dysthymie im US-amerikanischen Raum ist es überraschend, daß nur ein Patient die Kriterien einer Dysthymie nach DSM-III erfüllte, die angesichts der Chronizität der im MPIP behandelter neurotischer Depressionen für einen höheren Prozentsatz der Patienten zu erwarten gewesen wäre.

4.3.6.2 Psychosoziale Integration der Patienten

Die überwiegende Mehrzahl der Patienten mit endogener Depression weist – trotz häufiger und schwerer Krankheitsepisoden, die jedoch zumeist voll remittierten – zur Katamnese eine recht gute soziale Integration auf. Nach der Indexbehandlung haben zwei weitere Patienten geheiratet, kein Patient hat sich scheiden lassen. Obwohl zwei Patienten im Katamnesezeitraum vorzeitig berentet wurden (beide mit einem Diagnosewechsel), ist auch die berufliche Integration angesichts der Geschlechterverteilung unauffällig. Die soziodemographische Charakteristik der endogen Depressiven entspricht weiterhin im wesentlichen der der Durchschnittsbevölkerung.

Patienten mit depressiven Neurosen sind hingegen, wie schon bei der Diskussion der Lebensereignisdaten dargelegt, nach wie vor durch eine schlechte soziale Integration gekennzeichnet. Nur 38% gegenüber 43% bei der Indexbehandlung sind verheiratet, 19% sind zum Zeitpunkt der Nachuntersuchung geschieden. Damit ist der Prozentsatz verheirateter Personen im Vergleich mit der entsprechenden Altersgruppe der repräsentativen Altersgruppe deutlich erniedrigt (38% gegenüber 84%) und gleichzeitig die Quote geschiedener Personen erhöht (19%:7%).

Hinsichtlich der *beruflichen* Integration bzw. der *Arbeitsfähigkeit* zeigen beide Diagnosegruppen Auffälligkeiten; endogen Depressive haben mit durchschnittlich 0,7 Monaten pro Jahr signifikant höhere Arbeitsausfallszeiten als ihre gematchte Kontrollgruppe. Während 87% der Kontrollpersonen keine oder nur sehr geringfügige jährliche Ausfallzeiten (< 14 Tage) aufweisen, liegt der entsprechende Prozentsatz bei den endogen Depressiven mit 57% deutlich höher. 29% der endogen Depressiven waren jährlich durchschnittlich einen Monat arbeitsunfähig, kein Patient jedoch länger als vier Monate. Zwölf der berufstätigen oder den Haushalt allein versorgenden endogen Depressiven waren in ihren beruflichen bzw. hausfraulichen Leistungsfähigkeiten nicht beeinträchtigt, während neun Patienten, zum Teil bedingt durch die größere Akuität und Schwere ihrer Krankheitsphasen und die damit verbundenen Hospitalisierungen, längere Zeit hindurch (im Schnitt jährlich über einen Monat) in ihrer Arbeitsfähigkeit eingeschränkt waren. Ähnliche Ergebnisse ergeben sich mit 0,9 Monaten pro Jahr auch bei den neurotisch Depressiven. Allerdings war ein höherer Anteil neurotisch depressiver Patienten im Vergleich zu den endogen Depressiven *mehrfach und über längere Zeiträume,* zumeist im Zusammenhang mit Aufenthalten in psychotherapeutisch orientierten Kliniken in der beruflichen oder hausfraulichen Leistungsfähigkeit gravierender eingeschränkt; zum Zeitpunkt der Nachuntersuchung waren 11% der Patienten mit depressiver Neurose „vorzeitig berentet".

Der allgemein bessere psychosoziale Querschnittsbefund der endogen Depressiven bestätigt sich auch im GAS-Score, der den 4-Wochen-Querschnittsbefund für die psychosoziale Integration reflektiert. Patienten mit einer endogenen Depression weisen einen signifikant höheren mittleren Score von 74,4 auf, was für eine gute, kaum beeinträchtigte durchschnittliche psychosoziale Integration spricht. Nur bei acht Patienten (überwiegend solchen mit einem Diagnosenwechsel) besteht eine leichte bis schwere Beeinträchtigung des psychosozialen Bereichs. Demgegenüber deutet der erniedrigte, durchschnittliche GAS-Score der Patienten mit depressiver Neurose (66,4), ebenso wie der mit 67% hohe Prozentsatz von Patienten mit deutlichen und schweren Beeinträchtigungen, auf eine wesentlich stärker gestörte psychosoziale Integration hin ($p < .05$).

Aus der differenzierteren Analyse der objektiven Lebensbedingungen, der kognitiven und verhaltensmäßigen Bewältigung alltäglicher Schwierigkeiten und der subjektiven Zufriedenheit mit den sozialen Rollenbereichen ergeben sich – durch den Vergleich mit einer nach Alter und Geschlecht angeglichenen Kontrollgruppe aus der Allgemeinbevölkerung – weitere Aufschlüsse über die zum Zeitpunkt der Nachuntersuchung vorherrschenden Probleme beider Patientengruppen.

Mit Ausnahme der bereits dargestellten drastisch erniedrigten sozialen Support „Ressourcen" neurotisch Depressiver lassen sich im Bereich objektiver sozialer Lebensbedingungen (O-Dimension, SIS) bei der Nachuntersuchung keine statistisch bedeutsamen Auffälligkeiten erkennen. Gravierende Auffälligkeiten bestehen jedoch

Abb. 4.3.17. Social Interview Schedule (SIS) – Vergleich des Anteils von Patienten mit deutlichen bzw. erheblichen Einschränkungen im sozialen Bereich mit der angeglichenen Kontrollgruppe aus der Allgemeinbevölkerung

	N_1/N_2	Objektive Bedingungen (O)				Bewältigung/Zurechtkommen (M)				Zufriedenheit (S)			
		Endogene Depression 296.0/2		Depressive Neurose 300.4		Endogene Depression 296.0/2		Depressive Neurose 300.4		Endogene Depression 296.0/2		Depressive Neurose 300.4	
		N	%	N	%	N	%	N	%	N	%	N	%
Arbeit/Studium	14/28	3	23	9	32	2	14	5	18	3	21	4	14
Arbeitsinteraktion	14/28	3	21	1	4	4	33	6	22	3	25	3	12
Haushalt	17/27	2	11	2	7	–	–	2	7	5	28	5	19
Freizeit	24/37	3	13	7	19	8	23	7	19	7	29	14	39
Soziale Kontakte	24/37	4	17	11	30	2	8	5	14	6	25*	12	33**
Partnerinteressen	21/19	–	–	–	–	3	14	8	42**	4	19*	7	37**
Partnerentscheidungen	21/17	–	–	–	–	–	–	7	41**	–	–	–	–
Sexualität	21/18	1	10	2	17	–	–	–	–	5	24	7	39**
Kinder	10/12	–	(13)	–	(49)*	–	–	3	25	2	20	2	18
Ohne Partner	3/18	–	(4)	–	(35)	–	–	–	–	1	33	7	39
Alleinleben	1/13	–	–	–	49*	–	–	5	39*	–	–	5	39
Verwandte	24/37	5	21	18	49*	3	14	11	32**	4	18	9	27**

* p < 0.05
** p < 0.01
( ) Prozentangaben beziehen sich auf N = 24 (endogene Depr.) bzw. N = 37 (depressive Neurose)
– keine Angaben im SIS
N_1 = Anzahl beurteilter endogen depressiver Patienten
N_2 = Anzahl beurteilter neurotisch depressiver Patienten

Abb. 4.3.18. Vergleich endogen und neurotisch depressiver Patienten hinsichtlich der SIS-Summenscores sowie ihrem Social Support System

	Endogene Depression			Neurotische Depression			Signifikanzprüfung
	Median	Min.	Max.	Median	Min.	Max.	(U-Test)
SIS – O: Objektive soziale Einschränkungen	.46	.00	67.00	14.08	.00	63.00	p = .082
SIS – M: Bewältigungsprobleme	8.25	.00	83.00	16.00	.00	62.00	p = .049
SIS – S: Zufriedenheit	20.00	.00	88.00	27.00	.00	73.00	p = .258
SIS – Gesamtscore	17.00	.00	62.00	21.00	.00	55.00	p = .114
Close Social Support	3.42	.00	7.00	5.00	1.00	9.00	p = .005
Diffuse Social Support	1.78	.00	5.00	2.75	1.00	5.00	p = .004

SIS-Scores: Prozentsatz von Nennungen mit deutlichen und stark ausgeprägten Einschränkungen bezogen auf die Gesamtanzahl von Nennungen pro Dimension hinsichtlich der Bewältigung von Alltagsproblemen beim Alleinleben sowie fast allen sozialen Rollenbereichen, die mit Interaktion verbunden sind (Partner, Verwandte etc.). Besonders auffällig erhöht ist die Rate der mit fast allen sozialen Rollenbereichen *unzufriedenen* neurotisch depressiven Patienten. Selbst die wenigen verheirateten bzw. in einer festen Partnerschaft lebenden Patienten mit einer depressiven Neurose sind deutlich in den SIS-Dimensionen Management und Zufriedenheit gestört.

In Übereinstimmung mit dem GAS-Befund finden wir hingegen bei den endogenen Depressionen nur geringgradige Normabweichungen u. a. in den Bereichen „Sozialkontakte" und „Partnerschaft".

Bei einem direkten zusammenfassenden Vergleich der beiden Diagnosegruppen finden sich folgerichtig sowohl hinsichtlich des SIS-Summenwerts für objektive Einschränkung als auch für das Ausmaß von Bewältigungsproblemen bedeutsame Gruppenunterschiede. Die objektiven psychosozialen Einschränkungen neurotisch depressiver Patienten sind in erster Linie auf den drastisch erhöhten Anteil von Patienten ohne feste Partnerschaft sowie den durch objektive Gründe verminderten Kontakt mit Verwandten zurückzuführen (große geographische Distanz bzw. höherer Prozentsatz verstorbener Verwandter und Angehöriger). Die Schwierigkeiten in der Bewältigung des Alltagslebens ergeben sich primär aus dem Fehlen bzw. Schwierigkeiten beim Aufbau *engerer* Beziehungen („Close Social Support"; SIS-Rollenbereich „Partnerschaft"); nicht so stark gestört ist hingegen – ähnlich wie bei den Angststörungen – die Quantität verfügbarer sozialer Kontakte (Social Support – Freunde; SIS-Rollenbereich „Soziale Kontakte") betroffen. Im einzelnen sind sowohl der erweiterte Sozialkontakt, wie z. B. das Engagement in Vereinen etc. (Diffuse Social Support) als auch die Verfügbarkeit sozialer Unterstützungen im häuslichen Zusammenleben (Social Support-Bereich: „Wohngruppe") eingeschränkt. Die Summe dieser Auffälligkeiten unterstreicht die z. T. gravierende soziale Desintegration vieler neurotisch depressiver Patienten und grenzt damit diese Patientengruppe sehr deutlich von den diesbezüglich unauffälligen Patienten mit endogenen Depressionen ab. Zu ergänzen ist, daß in der Gruppe der endogenen Depressionen drei Patienten mit schwersten sozialen Einschränkungen zu finden sind. Zwei befanden sich noch in der Remissionsphase nach einer neuerlichen schweren, ambulant medikamentös behandelten depressiven Episode, der dritte dieser Patienten erhielt bei der Nachuntersuchung die ICD-Diagnose einer bipolaren Depression und war zum Zeitpunkt der Nachuntersuchung seit 6 Wochen in einer neuerlich schweren, ebenfalls noch unbehandelten depressiven Phase.

4.3.7 Zusammenfassende Outcome- und Verlaufsklassifikation

4.3.7.1 Depressive Neurose

Unter Einschluß der sechs Patienten, die im Katamnesezeitraum durch Suizid verstarben, läßt sich folgende globale Outcome-Beurteilung geben:

Für 16 (43,2%) der persönlich nachuntersuchten Patienten mit einer neurotischen Depression ergibt sich ein relativ günstiger Verlauf und Outcome. Unter Einbeziehung der sechs Suizide reduziert sich allerdings dieser Prozentanteil auf 37,3%. Ein „günstiger" Verlauf und Outcome ist in dieser Gruppe aber nur in wenigen Fällen mit

Abb. 4.3.19. Outcome-Profil endogener bzw. neurotisch depressiver Patienten (alle Symbole deuten einen negativen Outcome in der gekennzeichneten Kategorie an, wobei * neurotisch und o endogen Depressive kennzeichnet)

Outcome	Psychopathologische Outcome-Kriterien		Psychosoziale Outcome-Kriterien			Patienten nach Outcome-Beurteilung (Global)	
	Verlaufstyp	psychopathologische Beeinträchtigung (12 Monate)	berufliche Leistungsfähigkeit (12 Monate)	selbständige Lebensführung (12 Monate)	psychosozialer Funktionsstand (1 Woche)	N = 24 Endogene Depression 296.0/2	N = 37 Neurotische Depression 300.4
günstiger Verlauf und Outcome	leicht	o				9	6
	leicht			*		2	1
	phasisch/epis.					4 N = 17/71 %	9 N = 16/43 %
	phasisch/epis.				o	1	– (37 %)
	schwer					1	–
intermediärer Verlauf und Outcome	leicht	*		*	*	–	1
	leicht	*			*	–	1
	phasisch/epis.	*				–	4
	phasisch/epis.	*	*			1	2 N = 18/49 %
	phasisch/epis.	*o			o	1 N = 4/17 %	1
	schwer	*			*o	2	6 (42 %)
	schwer	*o			o	1	2
	schwer	*		*		–	1
ungünstiger Verlauf und Outcome	phasisch/epis.	*o	*o	o	*o	2 N = 3/13 %	1 N = 3/ 8 %
	schwer	*o	o	*	*o	1	2 (21 %)

* negativer Outcome (Depressive Neurose)   o negativer Outcome (Endogene Depression)   ( ) unter Einbezug der Suizide

einer vollständigen Remission der Beschwerden verbunden. Zumeist sind, ähnlich wie bei den Angststörungen, nach wie vor chronische bzw. episodisch auftretende „leichte" psychopathologische Auffälligkeiten vorhanden, die zwar Auswirkungen auf interaktioneller Ebene haben, jedoch in keinem Fall von gravierenden sozialen Konsequenzen (wie z. B. vorzeitige Berentung, dauerhafte stationäre Versorgung etc.) gefolgt waren.

18 Patienten (48,7 %) – beziehungsweise 41,9 % unter Einbeziehung der Suizidenten – können dem *intermediären* Outcome-Typ zugeordnet werden. Dieser Typus ist in erster Linie durch schwerere, episodisch auftretende depressive Phasen bzw. durch schwerere, chronische depressive Syndrome gekennzeichnet, die zum Nachuntersuchungszeitpunkt mit einem fehlenden oder inadäquaten sozialen Stützsystem, interaktionellen Problemen und Schwierigkeiten bei der Bewältigung alltäglicher Rollenaufgaben einhergehen.

Drei Patienten (8,1 %) – unter Berücksichtigung der sechs Suizidenten neun Patienten (24,3 %) – wiesen einen sehr ungünstigen Verlauf sowie Outcome, der durch ausgeprägte Symptomatik und das Vorliegen massiver psychosozialer Einschränkungen gekennzeichnet ist, auf.

Ein wichtiger Befund ist die auffallend hohe Suizidrate *und* die z. T. auch über die Indexbehandlung hinaus anhaltende hohe Suizidgefährdung neurotisch depressiver Patienten, die sich bereits in der Vorgeschichte der Patienten andeutete und durch den weiteren Verlauf nach der Indexbehandlung bestätigt wird. Bei den drei Patienten mit einem *ungünstigen* Verlauf und Outcome ist ferner bemerkenswert, daß – mit einer Ausnahme – trotz extremer sozialer Einschränkungen und interaktioneller Probleme die berufliche Leistungsfähigkeit, insbesondere die Arbeitsfähigkeit fast über den gesamten Katamnesezeitraum voll erhalten blieb.

4.3.7.2 Endogene Depression

Bei Patienten mit endogenen Depressionen ergab sich ein vergleichsweise günstigeres Bild. Kein Patient war durch Suizid verstorben und nur drei Patienten wiesen einen, allerdings sehr ungünstigen Verlauf und Outcome auf, der in allen drei Fällen nicht nur mit häufiger Hospitalisierung und dem Verlust der Arbeitsfähigkeit, sondern auch mit schwersten Beeinträchtigungen allgemeinerer psychosozialer Art einherging.

Als besonders günstige und relativ häufige Verlaufsform ist die vollständige Remission mit nur geringen Residualsymptomen hervorzuheben. Diese Verlaufsform dominiert bei den Patienten ohne Diagnosewechsel zur bipolaren Verlaufsform einer affektiven Psychose oder zu einer schizoaffektiven Psychose.

Vier Patienten (17 %) wiesen einen *intermediären* Verlauf auf, wobei jedoch in allen Fällen die berufliche und die familiäre Ausgangssituation erhalten blieb und sich lediglich im psychosozialen Querschnittsbefund gravierende Einschränkungen ergaben.

4.3.7.2 Einige Fallbeispiele

Die folgenden drei Fallgeschichten zweier Patienten mit neurotischer Depression und einem mit einer endogenen Depression sollen einige der diskutierten Verlaufs- und Outcomeergebnisse exemplarisch verdeutlichen. Für jede der Fallgeschichten werden darüber hinaus in einer Abbildung der Symptomverlauf, die Art und Zeitdauer verschiedener Behandlungen, Ergebnisse zum Verlauf und Outcome sowie insbesondere über Lebensereignisse und ihre Belastungswirkungen dargestellt.

Fallbeispiel Nr. 216: Günstiger Verlauf eines Patienten mit neurotischer Depression

Ein Beispiel für einen günstigen Verlauf ist der jetzt knapp 32jährige selbständige Kaufmann und Musikpädagoge. Er war im Jahre 1975 als 25jähriger mit der Diagnose einer neurotischen Depression wegen akuter Suizidalität erstmals zur stationären Behandlung ins MPIP aufgenommen worden. Anlaß für die stationäre Aufnahme waren zunehmende quälende Suizidgedanken im Zusammenhang mit dem Ende einer Partnerbeziehung. Der Partner wurde von einem Nervenarzt, an den er sich gewendet hatte, in das MPIP eingewiesen.

Zur Vorgeschichte sind vielfältige Belastungen und Vulnerabilitätsfaktoren zu berichten. Zur Verdeutlichung: Der Vater wurde als sehr autoritär und starrsinnig beschrieben, die Mutter sei depressiv gewesen und habe unter hypochondrischen Ängsten gelitten. Seine Kindheit beschreibt er als sehr unglücklich. Zuhause habe eine unfreundliche Stimmung geherrscht; die Eltern hätten sich oft gestritten. Der Patient ist das vierte von 5 Kindern; eine Schwester habe im Alter von 15 Jahren wegen Schwierigkeiten im Elternhaus drei Selbstmordversuche hintereinander unternommen. Der Patient selbst absolvierte erfolgreich die Volksschule und wurde auf Druck der Eltern in ein naturwissenschaftliches Gymnasium aufgenommen, blieb dort sitzen und kam wiederum auf Druck der Eltern in ein Klosterseminar. Dort sei er das *erste Mal* im Alter von 12 Jahren lange Zeit sehr unglücklich gewesen und habe erstmalig unter konkreten Suizidgedanken gelitten. Nach fünf Jahren wechselte er wegen der im Klosterseminar endgültigen Bedingung, später den Priesterberuf auszuüben, auf ein humanistisches Gymnasium über und bestand dort als mittelmäßiger Schüler das Abitur. Er begann im Anschluß 1969 ein Architektur-Studium und stand zum Zeitpunkt der stationären Aufnahme 1975 im MPIP ein Jahr vor Beendigung des Studiums, das ihn nie recht befriedigt habe. Er habe kaum längere „echte" Freundschaften gehabt und beschreibt insgesamt seine Jugend als unglücklich.

Seine *zweite* schwere, allerdings rasch vorübergehende depressive Verstimmung erlitt der Patient im Alter von 22 Jahren (1973), als er bei seiner ersten Intimfreundin feststellen mußte, daß diese noch andere Beziehungen zu Männern hatte. Er brach deswegen die Beziehung ab, lernte aber bald eine neue Partnerin kennen, mit der er 1973 zusammen in eine Wohngemeinschaft zog. Auch hier mußte er Anfang 1975 wenige Monate vor der Aufnahme im MPIP erfahren, daß seine zweite Freundin neben ihm noch weitere sexuelle Beziehungen hatte. Im Verlaufe der anschließenden Auseinandersetzungen mit der Freundin wurde er zunehmend depressiv und hoffnungslos und wendete sich schließlich an einen Psychologen, weil er keinen anderen Ausweg mehr sah (2 Sitzungen). Nach der kurz darauf folgenden Beendigung der Partnerbeziehung besserte sich sein Zustand kaum, sondern es traten vermehrt wieder konkrete und sehr quälende Suizidgedanken auf, die schließlich nach Aufsuchen eines Nervenarztes zur Aufnahme ins MPIP führten.

Bei der Aufnahme auf die Station im Sommer 1975 war der Patient ausgeprägt ängstlich-depressiv (IMPS-Scores für ANX: 50, IMP: 31) und wies eine Fülle von Allgemeinbeschwerden bei stark ausgeprägter Depressivität auf (B: 41; D: 36). Wegen der sich noch weiter während des Aufenthalts verschlimmernden Suizidalität des Patienten und der Schwere der Depression erhielt er über drei Wochen hinweg Amitriptylin in niedriger Dosierung (25–50mg). Im Rahmen der parallel beginnenden Gesprächstherapie auf der Station wurde vornehmlich auf die Beziehungsproblematik und die Trennung von seinen beiden Freundinnen eingegangen. Wegen der langen belasteten Vorgeschichte, der Fülle belastender Ereignisse in der Kindheit, der mangelnden Abgrenzung in Partnerschaften sowie des mangelnden Selbstwertgefühls und des mangelnden Durchsetzungsvermögens des Patienten wurde der Schwerpunkt der Therapie auf eine Motivierung zu einer länger dauernden stationären, psychoanalytisch orientierten Therapie auf einer Sonderstation des MPIP gelegt. Nach vier Wochen des Zögerns willigte der Patient schließlich ein. Bei Entlassung aus der stationären psychiatrischen Behandlung nach fast neun-wöchigem Aufenthalt hatte sich die depressive Verstimmung deutlich gebessert

(ANX: 0; IMP: 20; B: 36; D: 16). Suizidgedanken waren nicht mehr vorhanden; allerdings persistierten nach wie vor die körperlichen und Allgemeinbeschwerden.

Nach einer mehrmonatigen Wartezeit begann die stationäre vier-monatige analytische Gruppentherapie Anfang 1976. Sie wurde vom Patienten als zwar belastend, aber sehr hilfreich beschrieben. Er habe dabei gelernt, sich besser kennenzulernen, insbesondere Beziehungsprobleme zu verarbeiten. Die stationäre gruppentherapeutische Behandlung wurde ambulant weitergeführt. Der Patient brach jedoch nach zwei Monaten diese ambulante Weiterbehandlung ab, weil er sie nicht mehr für nötig hielt. Gleichzeitig, im Frühsommer 1976 leitete der Patient selbst eine Fülle von Veränderungen in seinem Leben ein. Zunächst lernte er im Sommer 1976 während seiner Gruppentherapie seine spätere Ehefrau kennen, die er noch im gleichen Jahr heiratete. Seine Ehe wird von ihm als sehr harmonisch und glücklich beschrieben. Im gleichen Jahr brach er auch sein Architekturstudium ab und begann eine musikpädagogische Ausbildung, die er als Musikpädagoge erfolgreich abschloß. Er erhielt sofort eine Anstellung und stieg 1980 schließlich zum Leiter der musikpädagogischen Einrichtung auf. Zusätzlich machte er sich Ende 1980 als Kaufmann selbständig. Der Patient berichtet, daß er seit Mitte 1976 nie mehr unter Depressionen gelitten habe und sich sein Gesundheitszustand insgesamt sehr gebessert habe.

Bei der Nachuntersuchung 1981 war der Patient nicht mehr depressiv (ANX: 0; IMP: 0; B-L: 14; D: 1). Die Lebenssituation wird nach wie vor als sehr befriedigend und glücklich beschrieben. Lediglich im SIS ergaben sich Einschränkungen im Kontakt mit anderen Arbeitskollegen, die jedoch angesichts seiner Leitungsposition verständlich erscheinen.

Fallbeispiel Nr. 248: Patientin mit depressiver Neurose, ungünstiger Verlauf und Outcome

Die Patientin ist eine zum Zeitpunkt der Nachuntersuchung 1981 27-jährige, verheiratete Kindergärtnerin, die jetzt zusammen mit ihrem Ehemann außerhalb einer Großstadt wohnt.

Sie ist die jüngste von 3 Kindern. Rückblickend beschreibt sie sich als sehr ängstliches Kind. In der Familie stand sie immer im Mittelpunkt und wurde sehr verwöhnt; ihre Eltern und die ältere Schwester bewunderten sie sehr. Nach der Volksschule 1969 besuchte sie ein Jahr lang eine Haushaltsschule, war von 1970 bis 1972 zwei Jahre als Kindergärtnerin tätig und stand dann zwei Jahre in einer Krankenpflegeausbildung (1972). Nach 3-jähriger Tätigkeit in einem Altersheim arbeitete sie zum Zeitpunkt der Indexaufnahme 1975 und dann weiter bis 1976 als Verkäuferin in einem Geschäft.

Nach dem Verlassen des Elternhauses 1969 kam sie nicht mit dem Alleinsein zurecht und suchte verzweifelt Anschluß an Freunde. Sie litt immer stärker unter seit der Kindheit bestehenden Minderwertigkeitsgefühlen, beständiger Angst, abgelehnt zu werden und unter im häufigeren depressiven Verstimmungen. Bisweilen konnte sie schon als 15-jährige ihre Hemmungen mit Alkohol überwinden, wurde dann aber oft im angetrunkenen Zustand aggressiv. 1969 (15-jährig) nahm sie in suizidaler Absicht zum ersten Mal 30 Tabletten Diazepam ein, weil sie sich von einem Mann, ihrem Arbeitgeber, mit dem sie ein Verhältnis hatte, ausgenutzt und enttäuscht fühlte.

Nachdem sie sich von diesem Erlebnis erholt hatte, folgte 1971 im Zusammenhang mit einer weiteren Beziehung ein zweiter, sehr ernster Selbstmordversuch mit über 100 Tabletten Valium, nachdem sie von ihrem damaligen, verheirateten Partner zur Abtreibung des gemeinsamen Kindes gezwungen worden und mit den daraus resultierenden schweren Schuldgefühlen nicht zurecht gekommen war.

Auch in den weiteren Jahren folgten (von 1971 bis 1975) in immer schnellerer Folge eine Reihe unbefriedigender kurzer Partnerbeziehungen, in deren Verlauf sie immer wieder enttäuscht wurde. Deswegen und aufgrund der Unfähigkeit, mit dem Alleinsein fertig zu werden, nahm die Patientin regelmäßig Tranquilizer ein und hatte zusätzlich gelegentliche Alkoholexzesse, so daß in dieser Zeit auch der Beginn ihrer Medikamenten- und Alkoholabhängigkeit datiert werden kann.

Im April 1975 lernte sie dann in München einen Heroinabhängigen kennen, konnte sich von diesem nach neuerlichen Enttäuschungen nicht mehr lösen und nahm aus lauter Verzweiflung fast täglich größere Mengen an Medikamenten ein. Wegen der quälenden Depressionen begab

Abb. 4.3.20. Verlaufscharakteristik und Inanspruchnahme

Patient: 216 Entlassungsdiagnose: 300.4 Katamnesediagnose: 300.4

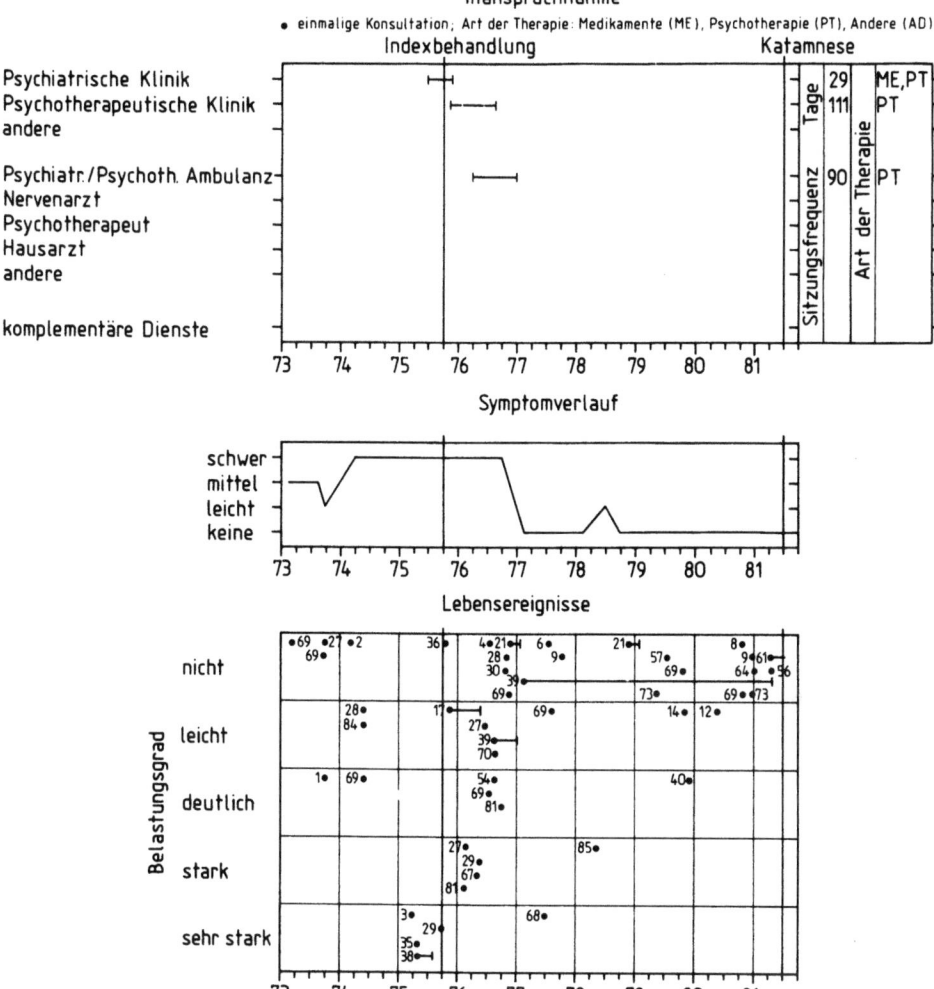

Legende:
- Ereignis
- ⊢⊣ „chronische" Lebensbedingung

216
1: Ausbildung angefangen/wiederaufgenommen
2: Ausbildung abgeschlossen
3: Prüfung nicht bestanden/Ausbildung abgebrochen
4: Ausbildung abgeschlossen; Ehemann
6: anderes Ausbildungsereignis
8: Arbeitsplatz verloren/gekündigt worden
9: Arbeitsplatz selbst gekündigt
12: beruflicher Erfolg
14: neue Tätigkeit am Arbeitsplatz
17: arbeitsunfähig
21: Zufriedenheit mit Beruf/Haushalt
27: neue Partnerbeziehung
28: mit Partner zusammengezogen
29: Partnerbeziehung beendet
30: geheiratet
35: zusätzliche sexuelle Beziehung/Partner
36: keine feste Partnerbeziehung
38: Partnerprobleme

39: Zufriedenheit mit Partnerbeziehung
40: anderes Partnerereignis
54: zurück ins Elternhaus
56: wichtiges Familienereignis
57: Beginn einer Freundschaft
59: kein guter Freund
61: mehr Freizeitaktivitäten
64: Veränderung im Freundeskreis
67: Tod des Vaters/der Mutter
68: Tod eines Freundes oder Verwandten
69: neue Wohnung
70: Haus(um)bau
73: finanzielle Situation verbessert
81: Krankenhaus; Angehöriger
84: Pflege eines Angehörigen
85: anderes gesundheitliches Ereignis

sie sich in ambulante nervenärztliche Behandlung und erhielt nun Antidepressiva und Tranquilizer. Aufgrund des immer stärker werdenden Tablettenabusus wies sie dann der Nervenarzt zum Entzug für einige Tage in ein psychiatrisches Landeskrankenhaus ein. Nach der Entlassung fühlte sie sich jedoch nicht besser, weswegen der Nervenarzt eine ambulante gruppenpsychotherapeutische Behandlung einleitete. Die Patientin wurde in dieser Zeit immer verzweifelter. Sie sammelte heimlich Tabletten und unternahm, als sie keinen Ausweg mehr aus ihrer Situation sah, einen neuerlichen, sehr schweren Selbstmordversuch. Diesem Selbstmordversuch ging die endgültige Entscheidung voraus, sich umzubringen. Zwei Tage nach Einnahme von 120 Tabletten Diazepam wurde sie in tief komatösem Zustand aufgefunden, konnte jedoch durch intensivmedizinische Behandlung gerettet werden und wurde schließlich auf die geschlossene Station des MPIP verlegt.

Bei der Aufnahme im MPIP Ende 1975 war die 21-jährige Patientin schwer depressiv (IMPS: ANX: 50; IMP: 45; RTD: 90) und wirkte sehr selbstunsicher. Sie wies eine Fülle von körperlichen Beschwerden auf, schilderte jedoch ihre eigene Depressivität als nur mäßig ausgeprägt (B: 34; D: 18). Während der stationären Behandlung am MPIP erhielt sie wegen ihrer Abhängigkeit keine Medikamente. Im Rahmen einer psychotherapeutischen Behandlung wurde in Einzelgesprächen vor allem auf ihre Unfähigkeit, allein zu sein eingegangen sowie versucht, die mangelnde Selbstsicherheit im Rahmen gruppentherapeutischer Aktivitäten anzugehen. Desweiteren wurde ein Schwerpunkt darauf gelegt, die Patientin zu der schon vom Nervenarzt eingeleiteten ambulanten Psychotherapie zu motivieren. Die Befindlichkeit der Patientin besserte sich während des vier-wöchigen stationären Aufenthalts deutlich, aber nicht ausreichend. Der Aufenthalt selbst und die Art der Therapie wird rückblickend von der Patientin als sehr hilfreich beschrieben. Obwohl bei der Entlassung keine Suizidideen mehr vorhanden waren, waren nach wie vor das ängstlich depressive Syndrom (ANX: 33) aber auch der Gesamtzustand (IMP: 24; RTD: 4, B: 35; D: 13) nicht befriedigend gebessert.

Direkt nach der Entlassung aus der stationären Behandlung (Jahr) begann die Patientin eine ambulante psychoanalytische Gruppenpsychotherapie. Da weiterhin unrealistische Erwartungen vorherrschten, daß sie jetzt ein ganz anderes Leben führen könnte, andererseits aber sie nach wie vor nicht allein sein konnte, begann sie gleich zu Beginn dieser Behandlung eine Beziehung mit einem Mitglied der Gruppe. Anfang 1977 zog sie mit ihm in eine gemeinsame Wohnung. Wenig später brach sie die Gruppenpsychotherapie ab, weil sie glaubte, „über den Berg zu sein". Im Zusammenhang mit einem Arbeitsplatzwechsel als Verkäuferin fühlte sie sich auch in ihrem Arbeitsbereich sehr wohl. Trotz allem besserte sich ihre depressive Verstimmung keineswegs, so daß ihr bald wieder – 6 Monate nach Ende der Gruppenpsychotherapie – vom Nervenarzt Tabletten (Antidepressiva und Tranquilizer) verschrieben wurden.

1978 schließlich zog sie bei unveränderter Symptomatik aufgrund einer beruflich veranlaßten Versetzung ihres Mannes in die Nähe einer Großstadt, mußte ihre Arbeitsstelle aufgeben und war deswegen viel zu Hause. Ihre Beschwerden verschlechterten sich nach ihren eigenen Aussagen in dieser Zeit erheblich. 1979 wurde sie schließlich auf Wunsch beider Ehepartner schwanger und gebar im November einen gesunden Sohn. Während für die Zeit der Schwangerschaft und des Puerperiums eine Besserung von ihr angegeben wird, nahmen wenige Monate nach der Entbindung ihre Depressionen wieder zu, nachdem sie sich in ihrer Rolle als Hausfrau und Mutter unausgelastet vorkam. Sie begann immer stärker, ihren Mann innerlich abzulehnen, da er ihr zu wenig bot. Die Ehe verschlechterte sich zusehens. Sexualkontakte zwischen den Ehepartnern brachen völlig ab. Nach dem Umzug war es ihr nicht gelungen, Freizeitaktivitäten aufzubauen; auch ein Freundeskreis fehlte. Darüber hinaus erkrankte Ende 1980 ein Elternteil schwer. Zu diesem Zeitpunkt begann die Patientin sich stärker mit dem Gedanken zu beschäftigen, sich scheiden zu lassen, ohne jedoch die Initiative übernehmen zu können. Im Zusammenhang mit den immer stärker werdenden depressiven Verstimmungen und häufigeren Suizidgedanken nahm die Patientin 1980 wieder verstärkt Medikamente (Tranquilizer) zu sich, die sie sich in verschiedenen Apotheken besorgt hatte (Hausarztverschreibung).

Zum Zeitpunkt der Nachuntersuchung wirkte die Patientin deutlich depressiv und war nach Einschätzung des Nachuntersuchers latent suizidal (IMP: 36; RTD: 21; ANX: 50; B: 26; D: 27), so daß im Vergleich zur Entlassung aus der Indexbehandlung eine deutliche Verschlechterung

Abb. 4.3.21. Verlaufscharakteristik und Inanspruchnahme

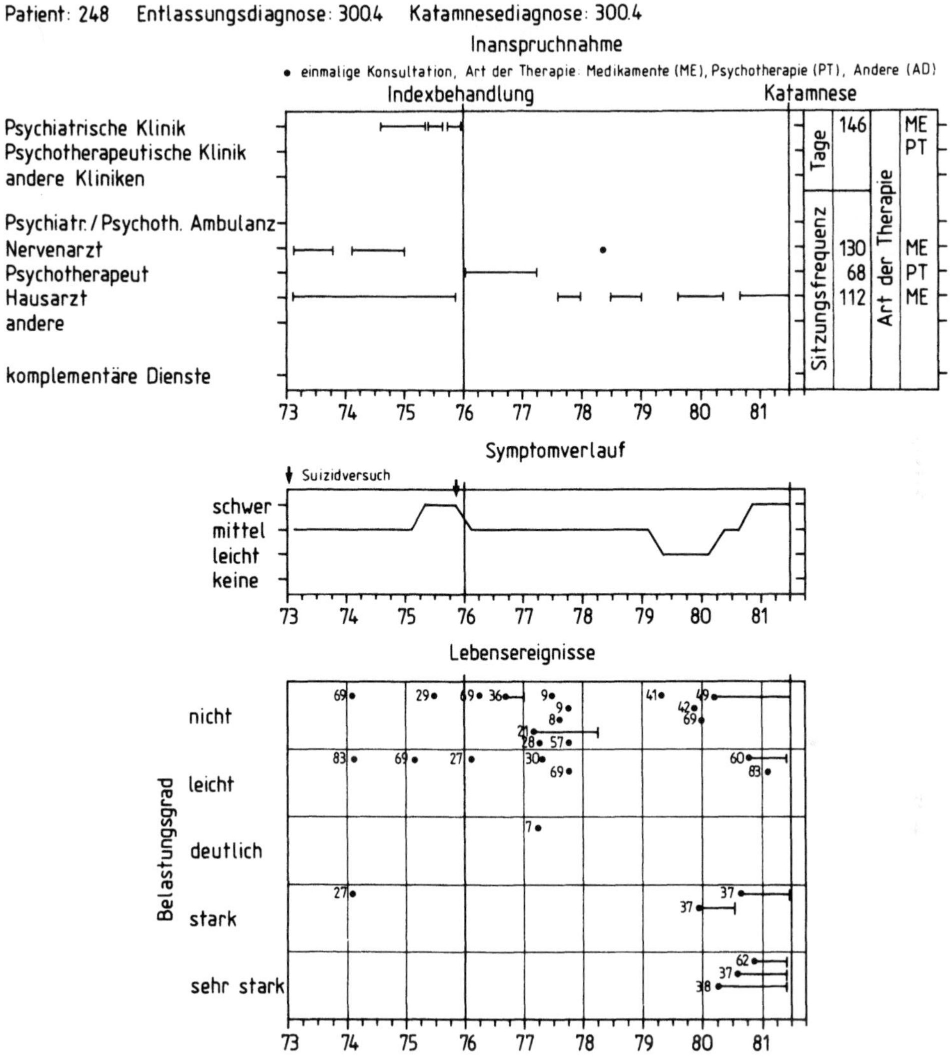

Patient: 248   Entlassungsdiagnose: 300.4   Katamnesediagnose: 300.4

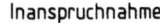

Legende:
- Ereignis
- ⊢⊣ „chronische" Lebensbedingung

248

7: Arbeitsplatz verloren/ gekündigt worden	38: Partnerprobleme
8: Arbeitsplatz selbst gekündigt	41: Schwangerschaft
9: Neue Arbeitsstelle	42: Geburt
21: Zufriedenheit mit Beruf/Haushalt	49: Freude mit Kindern
27: neue Partnerbeziehung	57: Beginn einer Freundschaft
28: mit Partner zusammengezogen	60: Einschränkung der Freizeitaktivitäten
29: Partnerbeziehung beendet	62: Schwierigkeiten im Freundeskreis
30: geheiratet	69: neue Wohnung
36: keine feste Partnerbeziehung	83: Ärztliche Behandlung; Angehöriger
37: Leiden unter fehlendem sexuellen Kontakt	

konstatiert werden mußte und ihr Zustand im wesentlichen dem bei Indexaufnahme ähnelte. Im psychosozialen Bereich waren alle Zeichen einer ausgeprägten sozialen Desintegration zu erkennen. Es gab kaum einen Lebensbereich, in dem die Patientin keine Schwierigkeiten hatte. Auch ihre Unzufriedenheit mit fast allen sozialen Rollenbereichen war markant. Wegen der Situation bei der Nachuntersuchung wurde die Patientin in eine psychotherapeutische ambulante Einzelbehandlung vermittelt.

Retrospektiv gibt die Patientin zu ihrem Lebenslauf seit der Indexbehandlung an, daß die Heirat mit ihrem Ehemann wohl ein entscheidender Fehler gewesen sei. Sie berichtete, daß ihr Ehemann sie zur Heirat gedrängt habe, daß sie ihm gegenüber immer Vorbehalte gehabt habe. Auch die ambulante psychotherapeutische Gruppenbehandlung erwies sich mit Recht als nicht ausreichend; denn die Patientin konnte auch nach einer ambulanten Therapie mit dem Alleinsein nicht fertig werden, ging deswegen überstürzt eine Partnerschaft ein. Auch der 1979 unternommene Versuch der Ehepartner, ihre Ehe durch ein Kind zu stabilisieren, kann als gescheitert angesehen werden. Ein wichtiger pathogenetischer Faktor für die Verschlechterung dürfte auch der Umzug und damit der Abbruch aller sozialen Beziehungen in ihrem alten Bezugskreis gewesen sein. Zum Zeitpunkt der Nachuntersuchung wurden neben der nach wie vor im Vordergrund stehenden Diagnose einer neurotischen Depression, Medikamenten- und Alkoholmißbrauch diagnostiziert.

Fallbeispiel Nr. 120: Patient mit endogener Depression, günstiger Verlauf und Outcome
Der Patient ist ein angestellter Handwerksmeister, der – nach vermutlich drei unerkannten leichteren und unbehandelten depressiven Episoden in der Vorgeschichte – im Alter von 33 Jahren mit einer hochakuten, wahnhaften unipolaren endogenen Depression im Zustand schwerster Suizidalität ins MPIP eingewiesen wurde. Er war damals schon verheiratet und hatte zwei Kinder. Seine berufliche Situation war nach mehrmaligen finanziellen Verbesserungen in den letzten Jahren stabil. Seine Ehe wurde fremdanamnestisch als sehr harmonisch und gut geschildert.

Zur Vorgeschichte: Der Patient hat 1969 seine fünf Jahre jüngere Frau (Beruf Industriekaufmann) kennengelernt und sie dann zwei Jahre später geheiratet. Anderthalb Jahre nach der Heirat wurde das erste (1973), ein Jahr später das zweite Kind (beides Söhne) geboren.

Der Patient ist beruflich sehr gut integriert. Es besteht reger Kontakt mit den Arbeitskollegen. Das Freizeitverhalten ist sehr aktiv. Er ist der Motor aller familiären Aktivitäten; man unternehme häufig Ausflüge. Darüber hinaus ist er auch in einer Reihe von Vereinen aktiv tätig. Vor seiner Aufnahme ins MPIP im Herbst 1975 ist der Patient nie in psychiatrischer Behandlung gewesen. Er berichtet jedoch, daß er in den letzten zwei Jahren immer um die Jahreszeit November/Dezember herum für einige Monate etwas „sauer", weniger leistungsfähig und leicht verstimmt war. Zumal er häufig um diese Zeit auch beruflich nicht beansprucht gewesen sei, sei es ihm um diese Zeit nie gut gegangen. Auch habe er seit Jahren gelegentlich für einige Tage leichte Schuldgefühle und Bedenken wegen kleinerer Ungenauigkeiten bei der Arbeit gehabt. Im Zusammenhang mit diesem Unbefriedigtsein seien auch Rückenschmerzen und ein Druckgefühl im Kopf aufgetreten. Alle diese Erscheinungen waren jedoch milde und kurz andauernd. Die jetzige erste richtige Krankheitsphase begann relativ akut im Oktober im Zusammenhang mit unmotivierten Überlegungen umzuziehen. Der Patient konnte nicht schlafen, hatte Schwierigkeiten, einfachste Entscheidungen zu treffen. Eine Woche später versiegten alle sexuellen Bedürfnisse; außerdem kündigte er überraschend seine feste Anstellung. Der Patient berichtete gleichzeitig zunehmend stärkere Schuldgefühle und glaubte, daß er von allen seinen Arbeitskollegen abgelehnt werde. Die Insuffizienz und Schuldgefühle steigerten sich rapide zu einem Schuld- und Verarmungswahn. Der Patient warf sich länger zurückliegende Bagatellverfehlungen vor und erwartete ohne jeglichen Anlaß ein entsprechendes Gerichtsverfahren, das seine Familie in völlige Armut bringen würde. Er war hochgradig ängstlich, konnte keine Entscheidung mehr fällen und schlief seit Ende Oktober praktisch kaum noch. Darüber hinaus hatte er das Gefühl, daß die Leute ihn merkwürdig ansahen, weil er Schande auf die Gemeinde gebracht habe. Er verließ deswegen kaum noch das Haus und hatte auch das Gefühl, vom Herrgott verlassen zu sein, weil seine Schuld zu schwer geworden sei. Die Symptome ver-

Abb. 4.3.22. Verlaufscharakteristik und Inanspruchnahme

Patient: 120 Entlassungsdiagnose: 296.2 Katamnesediagnose: 296.2

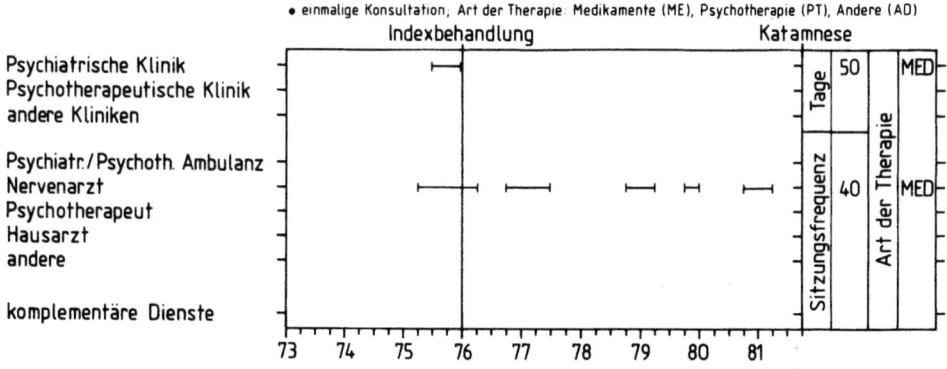

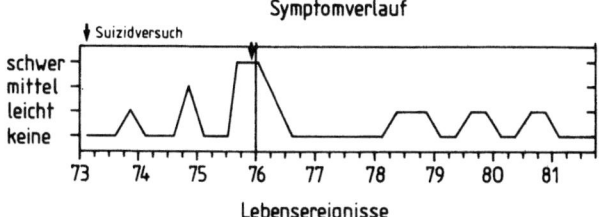

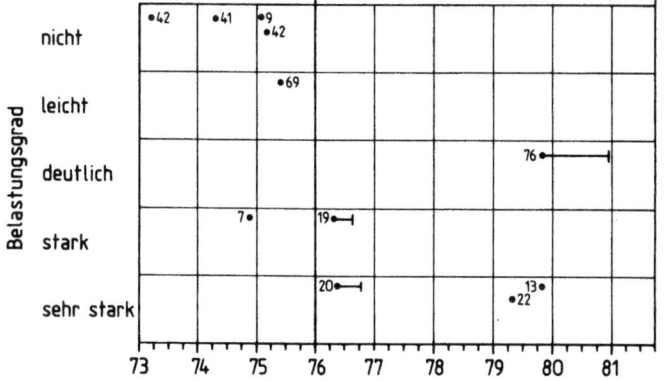

Legende:
- Ereignis
- ⊢⊣ „chronische" Lebensbedingung

120
- 7: Arbeitsplatz verloren/ gekündigt worden
- 9: Arbeitsplatz selbst gekündigt
- 13: beruflicher Abstieg oder Mißerfolg
- 19: Auseinandersetzung am Arbeitsplatz
- 20: Überforderung durch Beruf/ Haushalt
- 22: anderes berufliches Ereignis
- 41: Schwangerschaft
- 42: Geburt
- 69: neue Wohnung
- 76: anderes Ereignis finanzieller Art

ringerten sich auch nicht, wie er und seine Ehefrau hofften, nach einem Gespräch mit einem Pfarrer, der ihm riet einen Arzt aufzusuchen. Er nahm innerhalb einer Woche über 6 kg ab, hatte zwar ständig Hungergefühle, aber keinerlei Appetit mehr. Alles schmeckte ihm gleich, er litt an Durchfällen und Blähungen. Auch die Schlafstörungen wurden immer ausgeprägter. Einige Tage später faßte er die feste Absicht, sich das Leben zu nehmen und hatte sich bereits einen Baum ausgesucht, gegen den er mit dem Auto fahren wollte. Da er seiner Frau gegenüber dieses Vorhaben ankündigte, ging diese sofort mit ihm zu einem Internisten, der ihn an eine Nervenärztin überwies, die ihn ihrerseits umgehend wegen der akuten Suizidalität ins MPIP einwies.

Zum Zeitpunkt der Aufnahme zeigte der Patient eine extrem erhöhte Angst bei depressiver Grundstimmung mit einer Fülle von somatisch und motorischen Auffälligkeiten. Es dominierte die agitiert-ängstliche Komponente (EXC: 40; ANX: 70; IMP: 80; B: 42; D: 39). Er wirkte wie inhaltlich extrem gequält und hoch suizidal. Eine Besserung konnte sich der Patient nicht vorstellen. Trotz ständiger Einzelbetreuung unternahm der Patient nach zwei Tagen einen sehr schweren, ernstgemeinten Suizidversuch, der nur knapp vereitelt werden konnte. Deswegen wurde mit einer Therapie mit Amitriptylin und nach wenigen Tagen – nach weiterer Verschlechterung – eine Elektrokrampfbehandlung durchgeführt. Nach wenigen Heilkrampfbehandlungen ergab sich nach einer Woche eine deutliche Besserung des subjektiven und objektiven Befindens, was bei Weiterführung der medikamentösen Behandlung nach zwei Wochen eine eindrucksvolle Besserung zur Folge hatte. Der Patient konnte nach wenigen Wochen symptomfrei entlassen werden (ANX: 0; IMP: 15).

Nach der Entlassung aus der Indexbehandlung suchte der Patient sofort den ambulant weiterbetreuenden Nervenarzt auf, der die begonnene medikamentöse Behandlung mit Amitriptylin weiterführte. Der Patient zeigte sich überaus dankbar, hielt weiter Kontakt zum behandelnden Arzt in der Klinik und blieb über den gesamten Katamnesezeitraum auch im Kontakt mit dem behandelnden Nervenarzt. Die medikamentöse Behandlung konnte wenige Monate nach der Entlassung abgeschlossen werden. Im weiteren Verlauf (Ende 1977) klagte der Patient bei einem neuerlichen ambulanten Kontrollbesuch wiederum über eine leichte depressive Verstimmung; er hatte eine Vorahnung, daß es wieder losgehen könnte. Ein Anlaß für diese Verschlechterung ließ sich nicht eruieren. Daraufhin wurde die unterbrochene Behandlung mit Amitriptylin wieder aufgenommen. In den folgenden Jahren bis 1981 hielt der Patient durchschnittlich einmal pro Monat die Termine beim behandelnden Nervenarzt aufrecht. Immer wenn er glaubte, erste Depressionssymptome zu entwickeln, konnte dann durch medikamentöse Intervention der Zustand kontrolliert werden.

Zum Zeitpunkt der Nachuntersuchung war der Patient weitgehend symptomfrei. Weder im psychopathologischen noch im psychosozialen Bereich ließen sich bei der Längs- oder Querschnittsbeurteilung Auffälligkeiten erkennen. Er war nach wie vor sehr aktiv und kontaktfreudig und zeigte keinerlei Einschränkungen im beruflichen Bereich. Trotz der dreimaligen, nach der Indexbehandlung aufgetretenen depressiven Phasen und der seit 1977 im Winter begonnenen Dauerbehandlung mit Amitriptylin mußte er nur einmal über einen Zwei-Wochen-Zeitraum krankgeschrieben werden. Eine Verkürzung der symptomfreien Intervalle war nicht festzustellen.

4.3.8 Informationen über die durch Suizid verstorbenen Patienten

Eine stark erhöhte Suizidneigung und eine hohe Zahl von Selbstmordversuchen gehörten *vor* der Zeit und *zur Zeit der Indexaufnahme* ebenso wie *im Katamneseintervall* zu den charakteristischen Merkmalen der untersuchten Patienten mit endogener und vor allen Dingen der Patienten mit neurotischer Depression. Angesichts der sich daraus ergebenden therapeutischen Zielsetzungen – nämlich den drohenden Suizid durch die stationäre Behandlung am MPIP abzuwenden, sowie eine Weichenstellung für eine anschließende längerfristige ambulante Behandlung zur Bearbeitung der neurotischen

Problematik vorzunehmen – kommt einer Beurteilung der möglichen Gründe für die sechs im 7-Jahres-Zeitraum beobachteten Suizide große Bedeutung zu.

Bezogen auf die Gesamtzahl von ursprünglich (Indexaufnahme) 96 Patienten mit einer neurotischen oder endogenen Depression kann die 7-Jahres-Suizidrate von 7,9 % als leicht unter den aus der Literatur entnommenen Erwartungswerten von 10–15 % liegend eingeschätzt werden. Es ist allerdings auffällig, daß im Gegensatz zur allgemeinen Auffassung in der Literatur die für endogene Depressionen ein zumindest gleichhohes, wenn nicht sogar höheres Suizidrisiko konstatiert (MILES 1977), daß alle sechs Patienten (drei Frauen und drei Männer) mit einem gelungenen Suizid der Gruppe der neurotischen Depression zugeordnet waren.

Unter der Annahme, daß es sich hierbei um kein zufälliges Phänomen handelt, sollen im folgenden die Kurzkasuistiken der sechs durch Suizid verstorbenen Patienten dargestellt und diskutiert werden. Nicht in allen Fällen konnten dabei durch Fremdanamnesen hinreichend eindeutig mögliche Ursachen und Umstände des Suizids geklärt werden.

Patientin E.

Frau E. ist zum Zeitpunkt der Indexaufnahme im MPIP im Jahre 1973 (Januar bis März) 53 Jahre alt. Sie erhält trotz diagnostischer Zweifel die Hauptdiagnose einer neurotischen Depression. Allerdings wird die Differentialdiagnose einer endogenen Depression (Involutionsdepression 296.0) erwogen. Es handelt sich um den zweiten stationären Aufenthalt der Patientin im MPIP.

Zur Vorgeschichte: Die Patientin wurde unehelich geboren. Die Geburt war die unerwünschte Folge einer kurzfristigen Liaison der Eltern, die beide später eine andere Ehe eingingen. Zum Vater habe die Patientin keinen Kontakt. Die Mutter verstarb im Alter von 21 Jahren der Patientin an einem Hirntumor. Sie hatte nach Aussagen der Patientin keine affektive Beziehung zu ihr gezeigt. Die Patientin kam gleich nach der Geburt in die Obhut ihrer Pflegeeltern. Die Pflegemutter wurde von der Patientin als Idealmutter dargestellt, der Pflegevater als kühl und geizig geschildert. Die Patientin absolvierte die Volksschule, besuchte anschließend zwei Jahre eine Haushaltsschule und lebte bis zu ihrer ersten Heirat bei den Pflegeeltern.

Sie heiratete erst mit 21 Jahren, nach eigenen Angaben ausschließlich aus Angst vor dem Alleinsein, ihren mehrjährigen Freund, mit dem sie bereits zu diesem Zeitpunkt zwei uneheliche Kinder hatte. In der 9-jährigen Ehe bekam sie noch ein drittes Kind und ließ sich dann nach zunehmenden Schwierigkeiten und Auseinandersetzungen in der Ehe (der Ehemann war Alkoholiker und schlug sie häufig) scheiden. Sieben Jahre nach der Scheidung im Alter von 39 Jahren heiratete sie dann ihren zweiten, um 14 Jahre jüngeren Ehemann. Nach anfänglich wohl sehr harmonischer Zeit, in der sie nach zwei Jahren ein weiteres Kind zur Welt brachte, ergaben sich aber auch in dieser Ehe zunehmend häufiger Probleme. Darüber hinaus schildert sie, daß sie eifersüchtig auf ihren Ehemann und vor allen Dingen auf ihren Sohn wurde, der sich mehr und mehr dem Ehemann und nicht ihr zuwendete. Belastend kam 1966 hinzu, daß die Tochter aus der ersten Ehe der Patientin ein uneheliches Kind zur Welt brachte. Diese Tochter der Patientin, die sich vom Vater wieder getrennt hatte, wollte das Kind nicht versorgen und gab es deswegen ihrer Mutter zur Pflege.

Angesichts dieser Entwicklung wurde die Patientin immer unglücklicher und immer häufiger sehr niedergeschlagen. Obwohl sie bis zum Jahre 1967 körperlich und psychisch weitgehend unauffällig gewesen sei, litt sie ab 1968 immer häufiger unter verschiedenen somatischen Beschwerden wie Oberbauchschmerzen, innerem Zittern, Schlaflosigkeit und Brechreiz. In zunehmender Weise war sie außerdem weder der Erziehung ihres eigenen noch des Pflegekindes gewachsen und konnte auch eine zwei Jahre vorher angenommene Hausmeisterstelle nicht mehr wahrnehmen. Ab Mai 1968 wurde sie erstmals – und von da an immer häufiger – in stationäre Behandlung (innere Medizin) aufgenommen. Durch ihre ständigen Krankenhausaufenthalte bedingt mußte sie dann Ende 1968 ihre Hausmeisterstelle ganz aufgeben und auch beide Kinder in einem Kinderheim unterbringen. Da jeweils bei den internistischen stationären Aufenthalten keinerlei pathologische Befunde erhoben werden konnten, wurde die Patientin erstmalig im Alter von 48 Jahren 1969 ins MPIP eingewiesen. 1969 wurde die Verdachtsdiagnose einer Involutionsdepression (ICD 8, 296.0) gestellt; differentialdiagnostisch wurde eine neurotische Depression erwogen. Die Patientin wurde während des stationären Aufenthaltes mit Amitriptylin bis zu 3x75 mg täglich behandelt. Unter dieser Therapie kam es nach kurzer Zeit zum Verschwinden der depressiven Symptomatik. Gelegentlich wieder auftretende, häufig wechselnde somatische Beschwerden konnten allerdings auch hier organisch nicht verifiziert werden, verloren sich jedoch ohne spezifische Behandlung im Verlauf der zweimonatigen Behandlung. Bei der Entlassung war die Patientin weitgehend beschwerdefrei (ANX: 15; IMP: 20) und wurde mit 3x25 mg Amitriptylin in die Weiterbehandlung eines Nervenarztes vermittelt. Der Zustand der Patientin besserte sich in der Folgezeit leicht, jedoch nicht vollständig; sie konnte jedoch wenig später ihre Berufstätigkeit als Hausmeisterin wieder aufnehmen. Als Hauptsymptom nach der Entlassung klagte sie lediglich über „leichte Herzanfälle" mit Schmerzen, Atemnot und Extrasystolen. Die Medikamente konnten in dieser Zeit bald abgesetzt werden. Der Arzt hielt zwar keine Behandlung mehr für nötig, gab aber angesichts der nach wie vor bestehenden Niedergeschlagenheit der Patientin als Abschlußdiagnose die einer neurotischen Depression an und empfahl eine Weiterbehandlung durch einen Psychotherapeuten.

Im Mai 1972 lebte sie dann längere Zeit allein zu Hause, da ihr Ehemann eine Kur in Norddeutschland machte. Die Patientin war in dieser Zeit allein zu Hause und hatte wiederum beide Kinder zu versorgen. In dieser Zeit fühlte sie sich plötzlich wieder vollkommen überfordert. Nach eigenen Aussagen habe sie sich mehr und mehr gehen lassen und mußte häufig weinen, habe den Haushalt vernachlässigt, sei interessenlos geworden und klagte über fortwährende Angstgefühle sowie Schlaflosigkeit. Nachdem dieser Zustand durch die ambulante nervenärztliche Behandlung nicht weiter gebessert werden konnte, wurde sie dann 1972 kurz stationär psychiatrisch, dann jeweils nach kurzen Entlassungszeiten wiederum dreimal in einer Nervenklinik behandelt, wobei jeweils nur über minimale Erfolge berichtet wurde. Deswegen kam die Patientin 1973 ein zweites Mal über einen Nervenarzt zu einer stationären Behandlung ins MPIP.

Bei dieser Indexaufnahme stand die Patientin unter erheblichem Leidensdruck, litt unter Angst, Spannungsgefühl, Niedergeschlagenheit, Insuffizienzgefühlen. Neben dem Gefühl des Nichtkönnens stand im Vordergrund ihrer Klagen und Sorgen die Befürchtung, ihr Mann könne ihr untreu sein oder werden. Die Patientin war affektiv schwingungsfähig, mäßig depressiv, jammerig und dysphorisch. Es wurde die Differentialdiagnose einer zweiten Phase einer endogenen Depression gegenüber einer neurotischen Depression erwogen. Während des stationären Aufenthaltes wurde auch die Eifersuchtsproblematik wieder akut, wobei der Ehemann zum ersten Mal zugab, daß er sich für eine jüngere Partnerin entschieden habe und sich von seiner Frau endgültig trennen wollte. Während eines Wochenendurlaubes unternahm die Patientin einen Versuch, vom Balkon zu springen. Angesichts der Gesamtproblematik (Suizid und Scheidung) entschloß sich der Ehemann daraufhin wieder für ein Zusammenleben mit seiner Frau und gab das Verhältnis zu seiner Freundin auf. Es erfolgt eine wesentliche Besserung der Patientin, die mit der während des ganzen Aufenthaltes gegebenen Medikation von 3x25 mg Amitriptylin entlassen wurde.

Die Entlassungsdiagnose lautete „neurotische Depression", jedoch wurde wiederum die Differentialdiagnose einer zweiten Phase einer endogenen Depression erwogen. Die Patientin wurde von ihrem einweisenden Nervenarzt weiterbehandelt und im Mai von ihm zuletzt gesehen. Der Nervenarzt berichtete, daß sie nach der Entlassung aus dem MPIP regelmäßig zu ihm in die ambulante Behandlung gekommen sei. Sie habe jedoch von Anfang an wieder deutlich ängstlich-depressive Züge gezeigt, habe der Zukunft pessimistisch gegenübergestanden und zu Hause nichts mehr leisten können. Der Ehemann habe sich wenige Wochen nach Entlassung aus dem MPIP dann doch scheiden lassen wollen. Die Patientin nahm an Gewicht ab, litt unter multiplen körperlichen Beschwerden und verfiel im September des selben Jahres für anderthalb Tage in tiefen Schlaf (Tablettenintoxikation?). Im Oktober 1973 lernte die Patientin einen

Freund kennen, mit dem sie auch sexuellen Kontakt hatte. Die Depression blieb jedoch offensichtlich unverändert. Darüber hinaus litt die Patientin unter der Angst, daß der Ehemann keinen Unterhalt mehr für sie zahlen würde und sie dann mittellos dastünde. 1974 trat eine Verschlechterung des Zustandes ein, mit multiplen körperlichen Beschwerden ohne organischen Befund. Vom Ehemann hörte die Patientin nichts mehr. 1975 wurde vom Nervenarzt ein Kurantrag für eine psychosomatische Klinik gestellt, denn die Patientin litt weiterhin unter Depressionen. 1976 kamen hypochondrische Beschwerden dazu, die Patientin ging zur vorgeschlagenen Kur. Der Nervenarzt konnte jedoch keine Besserung feststellen und berichtete über eine inzwischen vollkommene Isolation der Patientin, was Kontakte mit Freunden, Bekannten und ihr Freizeitverhalten angeht. Die medikamentöse Behandlung in den letzten Jahren erfolgte mit Ludiomil und Tavor. Die Patientin war seit der Entlassung aus dem MPIP 1973 insgesamt 79 mal in ambulanter Behandlung.

Am 25.10.1976 erfolgt drei Jahre nach Entlassung aus der Indexbehandlung der Tod der Patientin durch Tablettenintoxikation. Weder die Umstände des Suizids noch die letzten Wochen der Patientin konnten genauer fremdanamnestisch geklärt werden.

Patient H.

Der Patient H. war zum Zeitpunkt der Indexbehandlung 1975 44 Jahre alt, geschieden und lebt alleine. Nach einer Auseinandersetzung mit seiner geschiedenen Frau habe er sich „vollkommen betrunken". Am nächsten Morgen wurde bei ihm bei einer Fahrzeugkontrolle ein Restalkohol von 1,9 Promille festgestellt. Der Führerschein wurde deswegen entzogen. Der Patient wurde auf Veranlassung seiner Schwester und in ihrer Begleitung in das MPIP eingewiesen (s. u.). Obwohl der Patient selbst bei der stationären Aufnahme einen aufgesetzten, fröhlich aktiven Eindruck machte, wurde unter der Oberfläche ein schwer depressives Bild mit ausgeprägter Suizidalität sichtbar. Die Schwester berichtet, daß der Patient bereits vor einem Jahr mehrere schwere Suizidversuche gemacht habe. Auch jetzt spreche er andauernd von Selbstmord, wolle Schlaftabletten nehmen bzw. sich in eine Gletscherspalte stürzen.

Zur Vorgeschichte: Der Patient hat zwei Geschwister einen älteren Bruder und eine ältere Schwester, die beide gesund sind. Der Patient verlor im Alter von 15 Jahren seinen Vater und hatte immer ein sehr inniges Verhältnis zu seiner Mutter. Seine Kindheit wird als unauffällig geschildert. Trotz der schwierigen finanziellen Verhältnisse seiner Eltern absolvierte der Patient nach Abschluß seiner Schulausbildung eine Ausbildung zum Ingenieur und arbeitete erfolgreich bei einer Firma. Mit dieser Arbeit sei er jedoch nie zufrieden gewesen und habe sich in seinem Beruf und insgesamt in seinem Leben eigentlich immer überfordert gefühlt. Im Verlauf seiner Ausbildung habe er mit 21 Jahren aus Liebeskummer bereits seinen ersten Selbstmordversuch gemacht. Er leidet seit dem 20. Lebensjahr an gastritischen Beschwerden und entwickelte auch später ein Ulcus duodeni. 1959 heiratete er – 29-jährig – seine Frau. Die Ehe sei anfangs sehr glücklich gewesen, aber in Verbindung mit seiner Unzufriedenheit im Beruf steigerte sich in den folgenden Jahren der Alkoholmißbrauch erheblich und führte dann Mitte der 60er-Jahre auch zu einer längeren Entziehungskur an einer Universitätsklinik. Im Zusammenhang mit seinem Alkoholkonsum kam es immer häufiger zu schweren Auseinandersetzungen mit seiner Frau, die ihn deswegen im Juli 1974 verließ und die Scheidung einreichte. Der Patient reagierte mit einem massiven Selbstmordversuch: Er drehte in seinem Wochenendhaus die Gasleitung auf, verschüttete Benzin und zündete es an. Durch die erfolgende Explosion wurde er zum Fenster hinausgeschleudert. Nachdem er sich die brennenden Kleider heruntergerissen hatte, versuchte er, sich mit einer Säge die Pulsader an der rechten Hand zu öffnen; anschließend wollte er sich mit Hilfe eines Hammers einen Schraubenzieher ins Herz treiben und versuchte zuletzt, sich an einer Drahtschlinge zu erhängen. Der Patient wurde anschließend mehrere Wochen, bis kurz vor dem Scheidungstermin, in einer Nervenklinik behandelt. Um zu seiner Frau, die sich offenbar ambivalent verhielt, zurückkehren zu können, hörte der Patient auf, zu trinken und zu rauchen. Zwei Tage nach der Scheidung fing er jedoch das Trinken nach einer Auseinandersetzung mit seiner geschiedenen Frau wieder an, woraufhin ihm (s.o.) wegen Alkohol am Steuer der Führerschein entzogen wurde.

Wegen massiver Selbstmorddrohungen wurde er von seiner Schwester zur Behandlung ins MPIP gebracht. Bei der stationären Aufnahme im Juli 1974 war er bei ausgeprägter Suizidalität motorisch ausgesprochen unruhig, dem Untersucher gegenüber aber affektiv sehr aufgeschlossen. Er zeigte bereits nach zwei Tagen deutliche Entzugserscheinungen. Während des 4-wöchigen stationären Aufenthalts wurde der Patient zu einer weiterführenden Psychotherapie in einer psychosomatischen Klinik motiviert, wohin er direkt nach seiner Entlassung aus dem MPIP verlegt wurde. Nach sechs Wochen stationärer Psychotherapie, die eine leichte Besserung seines Zustands bewirkt habe, brach er jedoch die Therapie gegen den Rat seiner Therapeutin ab. Etwa 14 Tage danach dekompensierte er erneut im Zusammenhang mit seinen Steuerschulden, dem Verhandlungstermin wegen seines Führerscheinentzugs, Arbeitsplatzbelastung sowie anläßlich der Tatsache, daß seine Freundin ihren geschiedenen Ehemann wieder heiratete. Er betrank sich, nahm gleichzeitig eine unbekannte Menge von Tabletten ein und schlief mit Unterbrechungen fast zwei Tage durch. Seine Schwester bewirkte daraufhin im gleichen Jahr (1975) erneut seine stationäre Aufnahme im MPIP.

Hier war der Patient äußerst unruhig und gespannt. Seine Stimmungslage war schwer depressiv; er äußerte wiederum Suizidgedanken aber auch Schuldgefühle und Minderwertigkeitsgefühle. Der Patient wurde mit 250 mg Taxilan und 150 mg Saroten sowie abends 1–2 Adumbran Suppositorien behandelt. Unter der Medikation besserte sich sein Zustand erheblich. Seine Stimmung stabilisierte sich nach anderthalb Wochen etwas, und er erklärte sich auch zu einer Operation seines erneuten floriden Magenulcus bereit. Der Patient wurde daraufhin nach sechs-wöchiger Behandlung zunächst in eine internistische Abteilung überwiesen. Das Angebot, ins MPIP zurückzukehren, um die Behandlung fortzusetzen, nahm er jedoch nicht mehr wahr. Kurz nach seiner Operation nahm er wieder seine alte Arbeit auf und begann wenige Wochen später auch eine Beziehung zu einer neuen Freundin. Mit ihr, deren Tochter und Schwiegersohn wollte er im Juli 1976 in Urlaub fahren. Seine Alkoholprobleme waren zu diesem Zeitpunkt wieder deutlich in den Vordergrund getreten und hatten bereits auch diese neue Beziehung stark belastet. Da er direkt vor der Abfahrt wieder Alkohol trank, entschieden sich die Freundin und deren Verwandtschaft, ihn nicht in den Urlaub mitzunehmen. Obwohl er dies zunächst akzeptieren konnte, dekompensierte er nach der Rückkehr seiner Freundin wiederum, weil er es nicht ertragen konnte, daß der Urlaub auch ohne ihn sehr schön gewesen sei. Er faßte zwar aus Trotz den Entschluß, selber allein Urlaub zu machen, stürzte sich dann aber im Sommer 1976 während seiner Urlaubsvorbereitungen – ein Jahr nach der Entlassung aus der Indexbehandlung – vom achten Stock seines Wohnhauses, in die Tiefe.

Patientin K.

Die zur Zeit der Indexbehandlung Ende 1974 34jährige Patientin wurde mit der Diagnose einer neurotischen Depression nach einem Suizidversuch mit Medikamenten und starker Suizidgefährdung von der Intensivstation eines Allgemeinkrankenhauses ins MPIP übernommen.

Zur Vorgeschichte: Die Familienanamnese ist unauffällig. Die Patientin ist das einzige Kind aus der ersten Ehe der Eltern. Der Vater der Patientin heiratete 1954 wieder. Die Patientin selbst ist das einzige Kind aus der ersten Ehe. Die Patientin wuchs in Polen auf, absolvierte dort die Volksschule und ging bis zur 10. Klasse ins Gymnasium. 1958 siedelte die 18jährige Patientin mit der Großmutter und deren Schwester im Rahmen der Familienzusammenführung in die Bundesrepublik über, während die Mutter mit den beiden Kindern aus der ersten Ehe in Polen blieb. Die Patientin absolvierte das Abitur in der Bundesrepublik und fing das Studium der Statistik an, wechselte dann zum Studium der Volkswirtschaft über, welches sie nach acht Semestern 1966 abbrach und begann in der Werbebranche zu arbeiten. Parallel dazu ließ sie sich in Abendkursen zur Werbeassistentin ausbilden und schloß diese Ausbildung 1968 erfolgreich ab.

Trotz dieses Erfolges schildert sie diese Zeit als sehr belastend. Sie habe häufig unter Depressionen zu leiden gehabt und habe allgemeinen Weltschmerz empfunden. Sie sei häufig zu ihrem Hausarzt gegangen, der sie manchmal auch medikamentös mit Beruhigungs- und

Schlafmittel behandelt habe. 1969 erfolgte der erste Selbstmordversuch, nachdem sich ihr langjähriger Freund nach der Abtreibung eines gemeinsamen Kindes von ihr getrennt hatte. Der Selbstmordversuch mit Medikamenten sei lediglich vom Hausarzt behandelt worden. Nachdem sich – trotz mehrfacher neuerlicher, jedoch unglücklicher, Beziehungen – ihr Zustand nicht besserte und sich die Depressivität immer mehr verstärkte, begab sich die Patientin dann ein Jahr vor der Indexaufnahme in nervenärztliche Behandlung. Dabei wurde die Diagnose einer neurotischen Depression gestellt. Trotz verschiedener psychotherapeutischer und medikamentöser Behandlungsversuche verschlechterte sich ihr Zustand zusehens. Sie litt immer häufiger unter dem Alleinsein und versucht krampfhaft, immer neue Beziehungen aufzunehmen. Ein Jahr vor der Indexaufnahme 1974 begann sie eine Beziehung mit einem verheirateten Mann. Diese Beziehung schildert sie als sehr belastend, weil er sich nicht zu einer Scheidung von seiner Frau drängen ließ. Im Zuge dieser Auseinandersetzungen wurde die Patientin immer depressiver, grübelte sehr viel, litt stark unter Einschlafstörungen und nahm die vom Nervenarzt verschriebenen Schlaftabletten immer häufiger und in größerer Dosierung ein. Erstmalig wurde sie auch mehrere Wochen arbeitsunfähig und bekam deswegen Schwierigkeiten an der Arbeitsstelle. Nach einer letztmaligen, schärferen Auseinandersetzung mit dem Freund nahm die Patientin dann in suizidaler Absicht 80 Tabletten ein, hauptsächlich Diazepam und einem Kombinationspräparat von Amitriptylin und Chlordiazeptoxid.

Nach der intensiv-medizinischen Versorgung wurde die Patientin schließlich Ende 1974 unter der Diagnose einer neurotischen Depression im MPIP aufgenommen. Bei ihrer Aufnahme wirkte sie immer noch stark emotional labil, weinte bei jedem kleinen Anlaß, behauptete aber trotzdem, keine suizidalen Absichten mehr zu haben und bereute ihre vorangegangenen Selbstmordversuche. In der sechs-wöchigen Behandlung gelang es nicht, ihre Stimmung wesentlich zu verändern, auch gelang keine Aufarbeitung ihrer Beziehungsschwierigkeiten. Die Patientin wurde täglich mit 200 mg Thioridazim behandelt und schließlich zu einer weiterführenden ambulanten Psychotherapie motiviert.

Nach ihrer Entlassung suchte die Patientin jedoch nicht den vorgesehenen Psychotherapeuten auf. Sie begann zwar wieder ihre Berufstätigkeit in der Werbebranche, hielt jedoch auch keinen Kontakt mehr mit dem MPIP.

Informationen über den Zeitraum nach dieser Indexbehandlung bis zu ihrem Suizid im Sommer 1976 (fast zwei Jahre nach der Indexbehandlung) konnten trotz intensiver Bemühungen nicht gewonnen werden.

Patientin A.

Frau A. ist eine zum Zeitpunkt der Indexaufnahme im Dezember 1973, 46-jährige verheiratete Patientin, die wegen ihrer schweren depressiven Verstimmungszustände zu einer stationären psychiatrischen Behandlung ins MPIP eingewiesen wurde. Die Einweisungsdiagnose ihres Nervenarztes ist die einer neurotischen Depression mit hypochondrischen Zügen. Frau A. war 1970 an einem Diskusprolaps operiert worden und hatte seit dieser Zeit – bis auf einen kurzen Arbeitsversuch im Anschluß an die Operation – nicht mehr gearbeitet. Sie hatte wegen ihrer Beschwerden 1971 einen Rentenantrag gestellt.

Zur Vorgeschichte: Beide Eltern der Patientin sind mittlerweile verstorben. Der Vater wird als ruhig und verschlossen beschrieben, die Mutter sei eine lustige und gesellige Frau gewesen. Die Patientin hat drei Geschwister, zwei Schwestern und einen Bruder, der im Alter von fünf Jahren an Tuberkulose verstorben ist; ein Bruder des Vaters habe sich erhängt. Die Patientin erzählte, daß sie eine unglückliche Kindheit und Jugend gehabt habe, zumal der Vater ausgesprochen streng gewesen sei. Mit ihrem Ehemann sei sie fünf Jahre lang befreundet gewesen, bevor sie ihn schließlich 1953, 26-jährig heiratete. (Zu diesem Zeitpunkt war sie bereits schwanger.) Er habe sehr an ihr gehangen, sei ihr aber nicht gewachsen gewesen. Sie habe oft versucht, sich von ihm zu trennen; er hatte es jedoch durch Suiziddrohungen immer wieder fertig gebracht, daß sie ihre Absichten nie ausführte. Die Ehe sei nie besonders glücklich gewesen. Sie sei jedoch bis zu ihrer Erkrankung (1970) trotz der unglücklichen Ehe ein aktiver Mensch gewesen, gesellig und sportlich.

Zur jetzigen Erkrankung: Etwa im Jahre 1970 seien Rückenschmerzen und in das rechte Bein ausstrahlende Schmerzen aufgetreten. Man habe einen Diskusprolaps diagnostiziert; im Oktober 1970 wurde die Patientin operiert. Nach der Operation sei sie zunächst vier bis sechs Wochen zu Hause gewesen; anschließend habe sie wieder zu arbeiten begonnen. Nach einigen Monaten jedoch hätten die Schmerzen wieder begonnen; sie hätte ihre Arbeit aufgeben müssen. Sie sei zuerst krankgeschrieben gewesen und später von ihrer Krankenkasse ausgesteuert worden. Seit dieser Zeit habe sie nicht mehr gearbeitet, habe unter Rückenschmerzen gelitten und unter Schmerzen, die in die Beine und Arme ausstrahlten. Diese Schmerzen hätten ihr ihr Leben zur „Hölle" gemacht; belastet habe sie vor allen Dingen, daß sie sich aus allen sportlichen und damit auch für sie wichtigen sozialen Aktivitäten habe zurückziehen müssen. Zusammen damit seien immer häufiger Angstzustände und Phasen tiefer Depression mit nächtlichem Schwitzen aufgetreten. Im Herbst 1971 sei sie über ihren Zustand so verzweifelt gewesen, daß sie einen Suizidversuch mit Tabletten unternommen habe, der allerdings nicht glückte und unentdeckt blieb. Ihr Zustand blieb im wesentlichen bis zur Indexaufnahme im MPIP unverändert. Sie ging kaum mehr aus dem Haus, versorgte aber zu Hause noch ihren Haushalt, isolierte sich jedoch immer mehr von der Umwelt. Dabei klagte sie immer mehr über multiple Schmerzen, fühlte sich nervös, gereizt, leicht aufgebracht, unruhig, unkonzentriert und konnte nur noch mit Tranquilizern schlafen. Sie stellte einen Rentenantrag und wurde deswegen verschiedentlich begutachtet. In nervenärztlichen Gutachten wurde eine klimakterische Depression diagnostiziert und eine stationäre Beobachtung und Behandlung in einer psychiatrischen Klinik empfohlen. Aus diesem Grund und wegen ihrer neuerlich starken Verzweiflung und Suizidneigung wurde die Patientin schließlich im Dezember 1973 von ihrem Nervenarzt ins MPIP eingewiesen.

Bei der Aufnahme wirkte die Patienten gespannt, Mimik und Gestik waren jedoch lebhaft und der affektive Kontakt von Anfang an gut. Sie gab eine starke Niedergeschlagenheit an und berichtete, zunehmend verzweifelt, lang und ausführlich über ihre körperlichen Symptome.

Die Patientin wurde – neben einer ausführlichen Einzel- und Gruppen-Psychotherapie – mit 150 mg Amitriptylin pro Tag behandelt, worauf sich die depressive Verstimmung und die hypochondrischen Beschwerden deutlich besserten. Ein Absetzversuch brachte allerdings eine deutliche Verschlechterung der Symptomatik. Vor der Entlassung, fast 4 Monate später (im Frühjahr 1974), wurde die Dosis auf 75 mg Amitriptylin reduziert. Durch die Gruppentherapie und die psychotherapeutischen Einzelgespräche gelang es, die Patientin teilweise aus ihrer Isolation herauszubringen und sie zu veranlassen, vermehrt Sozialkontakte aufzunehmen. Des weiteren wurde eine krankengymnastische Behandlung durchgeführt und zur Fortführung empfohlen. Die Patientin wurde in ambulante nervenärztliche Behandlung vermittelt. Sie besorgte sich auch während des stationären Aufenthalts noch eine Halbtagsstelle in ihrer alten Firma, die sie sofort nach Entlassung anzutreten beabsichtigte.

Nach Auskunft der Tochter hat sich Frau A. im August 1980 (6 Jahre nach der Entlassung) das Leben durch Stromschlag genommen. Es war leider nicht möglich, die Angehörigen (Tochter und Ehemann) bezüglich des weiteren Verlaufs zu befragen. Beide verweigerten die Auskunft. Es stellte sich aber heraus, daß die empfohlene nervenärztliche Behandlung nie aufgenommen worden war.

Patient W.

Herr W. wurde 1976 als 47-jähriger verheirateter Beamter von seiner Ehefrau und seinem psychotherapeutisch orientierten Nervenarzt zur erstmaligen stationären Behandlung ins MPIP gebracht. Der Nervenarzt bat um eine Krisenintervention bei akuter Suizidalität; außerdem sollte der Patient für etwa 3 Wochen ohne Alkohol und Medikamente gehalten werden, bis die ausführliche psychotherapeutische ambulante Behandlung bei ihm beginnen könnte.

Zur Vorgeschichte: Zu psychiatrischen Erkrankungen in der Familie wurde lediglich berichtet, daß die Mutter verschiedentlich unter Depressionen gelitten habe. Der Patient war nach seiner Schilderung als Kind ängstlich, unruhig und unsicher. Er absolvierte die Volksschule, anschließend ging er für zwei Jahre an die Akademie für Tonkunst in München und arbeitete in den folgenden Jahren als Musiker in verschiedenen Tanzorchestern. 1953 heiratete er seine zwölf Jahre ältere Frau. Von 1964 bis zu seiner letzten Behandlung war der Patient Angestellter bzw. Beamter. Durch seinen Beruf bedingt begann er im 17. Lebensjahr, vermehrt Alkohol zu konsumieren. Er litt stark unter Lampenfieber und Streß bei Auftritten und nahm deswegen auch jahrelang rezeptfreie Beruhigungsmittel ein. Obwohl der Streß mit dem Berufswechsel zum Angestellten bzw. Beamten wesentlich abnahm, wurde der Alkohol- und Medikamentenmißbrauch weiter beibehalten. Bei Absetzversuchen seien vermehrt Angstgefühle und Schlafstörungen aufgetreten. Zunehmend schlich sich beim Patienten eine Unzufriedenheit im Beruf ein, und er nahm immer mehr wahr, daß seine Frau wesentlich älter war und wahrscheinlich vor ihm ableben würde. Die Tatsache, irgendwann seine Frau zu verlieren, sowie die Tatsache, daß ein ihm sehr vertrauter Onkel verstarb, hätten dann 1971 zum ersten Mal zu depressiven Verstimmungen geführt, die chronifizierten. Er sei deswegen bei verschiedenen Nervenärzten zur Behandlung gewesen und nehme seither verschiedene Psychopharmaka ein, so z. B. Amitriptylin, Diazepam und Chlordiazeptoxid ohne daß irgendein entscheidender Fortschritt erzielt wurde. Dieser Zustand zog sich bis wenige Monate vor der Indexaufnahme ins MPIP mit immer häufigeren nervenärztlichen Behandlungen hin. 1975, wenige Monate vor der Indexaufnahme, kam es zu einem ersten Suizidversuch mit anschließender Behandlung in einer Nervenklinik. Ohne große Besserung wurde er dann zu einem niedergelassenen Psychotherapeuten überwiesen, der erfolglos 15 psychoanalytisch orientierte Behandlungssitzungen durchführte. Dabei stieg parallel zu immer tieferen Depressionen der Konsum von Psychopharmaka und vor allen Dingen von Alkohol stetig an. Drei Wochen vor der Indexaufnahme unternahm der Patient einen medikamentösen Suizidversuch, der dann zur Betreuung durch den einweisenden Nervenarzt führte.

Bei der Aufnahme im Herbst 1975 war der Patient depressiv, ängstlich und unsicher und auf Medikamenteneinnahme fixiert. Auf der Station wurde der Patient frei von Alkohol und Medikamenten gehalten; außerhalb der Klinik stand er diesbezüglich unter strenger Kontrolle. Das Durchhaltevermögen und die Motivation bezüglich der konsequenten Einhaltung der Abmachung (Alkohol- und Medikamentenabstinenz) waren beim Patienten sehr wechselnd. Es traten vorübergehend leichte Abstinenzerscheinungen auf. Bei Intensivierung des psychotherapeutischen Behandlungsprogramms und der Vorbereitung auf eine Verhaltenstherapie klagte der Patient immer stärker über eine Verschlechterung seines Zustandes und verlangte drangselig seine Entlassung. Er wurde immer feindseliger, konnte nach 23 Tagen Aufenthalt auf der Station nicht länger gehalten werden und verließ gegen ärztlichen Rat die stationäre Behandlung. Der Patient nahm zwar sofort die nervenärztliche Behandlung ambulant wieder auf, jedoch verschlechterte sich sein Zustand weiter. Es stellten sich massive Depressionen und ein erneut polytoxikomanes Suchtverhalten ein. Wenige Wochen nach Entlassung unternahm der Patient einen weiteren ernsten Suizidversuch. Er wurde eingewiesen und auf eine geschlossene Abteilung eines anderen psychiatrischen Krankenhauses verlegt.

Nach kurzfristiger Besserung, drei Wochen nach dem neuerlichen stationären Aufenthalt, erfolgte die Verlegung des Patienten auf eine offene Station. Der Patient war weiterhin schwer depressiv und suizidierte sich während eines Ausgangs (1974), in dem er sich von einem Zug überfahren ließ.

Patient F.

Herr F. ist zum Zeitpunkt der Indexbehandlung Ende 1974 ein 43-jähriger, lediger Elektroingenieur, der bereits im Jahre 1969 in stationärer Behandlung des MPIP gewesen war. Seine Einweisungsdiagnose ist neurotische Depression. Die Differentialdiagnose einer endogenen Depression wird erwogen.

Zur Vorgeschichte: Eine familiäre Belastung mit – wahrscheinlich endogenen – Psychosen liegt vor: Die Schwester der Mutter, die in der Kindheit eine Meningitis durchgemacht hatte, hatte eine produktive paranoid-halluzinatorische Psychose; sie wurde von 1947–63 in einem Nervenkrankenhaus unter der Diagnose einer endogenen Psychose behandelt. Die ängstliche und übergewissenhafte Mutter war zeitweise depressiv, wobei nicht geklärt werden konnte, ob es sich um eine neurotische oder endogene Depression handelte. Die Schwester des Vaters suizidierte sich ein halbes Jahr nach dem tödlichen Herzinfarkt ihres Ehemannes.

Der Patient wurde als erstes und einziges Kind nach vierjähriger Ehe geboren. Nach der sehr schweren Entbindung war die Mutter ein halbes Jahr hindurch sehr schwer krank, dann jahrelang kränklich. Der Patient besuchte die Volksschule, anschließend ein Gymnasium, das er nach der sechsten Klasse verließ, um sich als Elektroingenieur ausbilden zu lassen. Nach Abschluß des Studiums wurde er bei einer Firma angestellt, bei der er seither (15 Jahre) arbeitete.

Nach einer von ihm als glücklich geschilderten, fast 14 Jahre langen Lebensphase beschreibt der Patient einen belastenden Lebenseinschnitt. Im Alter von 29 Jahren erlitt er als Spätfolge eines Radfahrunfalles eine schwere körperliche Einschränkung durch ein Schlotterknie. Damit verbunden war ein striktes Sportverbot, das von ihm nicht verkraftet wurde. Er beschreibt Sport als die einzige Möglichkeit, sich auszuleben und Anerkennung zu finden. Da er als Kind und in der Jugend immer schwächlich gewesen sei und unter Akne gelitten habe, sei das für ihn die einzige Bestätigungsmöglichkeit gewesen. Der Patient zog sich mehr und mehr von seinen schon immer spärlichen Sozialkontakten zurück und wurde zusehens niedergeschlagen und hoffnungslos. Schließlich mußte er mit seiner ersten depressiven Verstimmung in eine psychiatrische Klinik eingewiesen werden. Nach einer Tiefschlafbehandlung zeigte er zwar eine deutliche Besserung seiner depressiven Verstimmung; jedoch ist er nach eigenen Aussagen nie wieder wie früher gewesen. Fünf Jahre später (1967) – im Alter von 35 Jahren – machte er eine zweite Phase tiefer Niedergeschlagenheit durch, im Anschluß an eine von ihm ausgehende Trennung von einem Mädchen. Diese depressive Phase wurde von einem Hausarzt medikamentös behandelt. 1969 verschlechterte sich schließlich sein Zustand so sehr, daß er zunächst ambulant, dann stationär ins MPIP wegen akuter Suizidalität aufgenommen werden mußte. Auch hier ging wieder eine Beziehungsproblematik mit einer Freundin voraus. Bei dieser erstmaligen Behandlung im MPIP konnte mit Antidepressiva-Behandlung nur eine leichte Besserung erzielt werden; jedoch war der Patient so weit stabilisiert, daß er wieder an seinen Arbeitsplatz zurückkehren konnte und bis 1973, auch ambulant nervenärztlich betreut, keine weiteren Einbrüche erfuhr.

Ab 1973 verschlechterte sich aber sein Zustand dramatisch im Zusammenhang mit zunehmenden Verlassenheitsgefühlen, der Unfähigkeit allein zu sein und der Sehnsucht nach einer Frau. Vielfältige ambulante Behandlungsversuche sowie eine kurze stationäre Psychotherapie brachten keinerlei Veränderung. Deswegen wurde der Patient, allerdings erst nach anderthalb Jahren, im Zusammenhang mit einer akuten Suizidgefährdung wieder ins MPIP eingewiesen. Bei der Aufnahme war der Patient deutlich depressiv, gespannt und unruhig. Er zeigte stark verlangsamte Psychomotorik, neigte zum Weinen und hatte ausgeprägte Suizidgedanken. Wegen der langen chronischen Entwicklung und der Vielfalt reaktiver Einflüsse auf seinen Zustand der Niedergeschlagenheit wurde wiederum die Diagnose einer neurotischen Depression, allerdings auch mit der Differentialdiagnose einer endogenen Depression, gestellt. Behandlungsversuche mit Antidepressiva und Lithium blieben, wie in der vorausgegangenen Zeit, ohne jeden Besserungseffekt. Nach einer fast fünfmonatigen Behandlung mit verschiedenen medikamentösen und psychotherapeutischen Maßnahmen neben der Standardbehandlung wurde der Patient – nur unwesentlich gebessert – schließlich in ambulante psychotherapeutische und nervenärztliche Behandlung mit einer Entlassungsmedikation von 4x50mg Maprotilen und 50mg Thioridazim entlassen.

Bei der bereits während der stationären Behandlung begonnenen psychotherapeutischen Behandlung erfuhr der Patient eine leichte Besserung seines Antriebs, aber keine wesentliche Besserung seiner Stimmung. Seine Arbeitsfähigkeit war deutlich reduziert. Nach 4-monatiger intensiver ambulanter Psychotherapie zeigte er, aus Sicht seines Psychotherapeuten unverständlich, eine deutliche Besserung. Nachdem er noch im Mai 1976 in der Klinik anrief und sich ausgesprochen optimistisch zeigte und sichtbar gelöst war, verschlechterte sich nach Aussagen seines Psychotherapeuten dann die Stimmung in den folgenden 14 Tagen zunehmend. Eines Morgens fand man ihn in seiner Wohnung tot auf. Eine Obduktion ergab eine Tablettenintoxikation mit tödlichem Ausgang.

Natürlich ermöglichen die sechs Suizide keine differenziertere quantitative Analyse der zum Suizid führenden Einflußfaktoren. Jedoch fallen bei der Suche nach Gemeinsamkeiten in den Krankengeschichten dieser sechs Patienten folgende Aspekte auf:

Alle Patienten wiesen zumeist gleichzeitig mehrere Faktoren auf, die allgemein in der Suizidforschung als Risikofaktoren für Suizid angegeben werden. Hierzu gehören neben dem höheren Alter zumindest bei vier Patienten die differentialdiagnostisch erwogene Diagnose einer endogenen Depression, die häufigen, bereits vor der Indexbehandlung durchgeführten, Suizidversuche, die bei drei der männlichen Patienten vorliegende Alkoholabhängigkeit sowie die bei vier der sechs Patienten bereits in der Vorgeschichte zu beobachtende, starke und jahrelang bestehende, weitgehende soziale Desintegration oder sogar Isolation.

Während allerdings die Mehrzahl dieser Risikofaktoren – wenn auch mit wenigen Ausnahmen nicht in derartiger Häufung – auch für den Großteil der nachuntersuchten neurotisch depressiven Patienten aufgefunden werden konnten, die keine weiteren Suizidversuche aufwiesen, zeigen sich darüber hinaus nachfolgende Besonderheiten, denen möglicherweise in den beschriebenen Fällen eine spezifischere Bedeutung zuzusprechen ist:

(1) Zunächst ist auffallend, daß vier der sechs Patienten einen vergleichsweise späten Krankheitsbeginn aufwiesen, der zudem bei drei Patienten an ein einschneidendes Lebensereignis mit langfristigen, belastenden Folgen gebunden war (körperliche Erkrankung).

(2) Des weiteren hatten – mit Ausnahme einer Patientin – zum Zeitpunkt der Indexaufnahme alle Patienten deutlich erhöhte Werte im IMPS-Faktor "Feindseligkeit" (HOS = aggressive Gereiztheit), der sich im Gegensatz zu fast allen anderen neurotisch-depressiven Patienten während der Indexbehandlung nicht besserte bzw. bei vier der Suizidenten sogar noch anstieg. Diese erhöhte, in der Indexbehandlung nicht erfolgreich behandelte, Feindseligkeit scheint ein wichtiges psychopathologisches Merkmal darzustellen, dem auch in der Literatur wiederholt große Bedeutung zugesprochen wurde (PAYKEL und DIENELT 1971; WEISSMAN et al. 1973; CLAYTON 1986; ANGST 1986). Auf der Verhaltensebene schlägt vor allem die Feindseligkeit als mangelnde Compliance der Patienten bei der Indexbehandlung sowie bei der Befolgung der Indikation zur ambulanten Weiterbehandlung zu Buche.

(3) Schließlich ist bei allen Suizidenten eine überproportional schlechte Besserung der Symptomatik bei der Indexbehandlung zu konstatieren. Inwieweit diese mangelnde Besserung wesentlich im Zusammenhang mit der Feindseligkeit bzw. der mangelnden Compliance der Patienten zu sehen ist, kann natürlich retrospektiv nicht weiter geklärt werden.

(4) Darüber hinaus ist anzumerken, daß bei vier der Suizidenten gravierende Mängel beim Übergang von der stationären zur ambulanten Versorgung eine wesentliche Rolle gespielt haben könnten. Zum einen wurde entweder die indizierte ambulante Behandlung nicht in der vorgesehenen Form durchgeführt, zum anderen scheint nur eine geringe Kommunikation zwischen dem aus der stationären Behandlung entlassenden Therapeuten und der Nachsorgeinstitution bestanden zu haben. Dadurch entstehen offensichtlich bei suizidgefährdeten Patienten gravierende Behandlungslücken, die wesentlich zur Chronifizierung und zur Erhöhung des Suizidrisikos beigetragen haben könnten.

4.3.9 Abschließende Stellungnahme

Für diese kurze zusammenfassende Zwischenbilanz sollen angesichts der ausführlichen Abschlußdiskussion nur vier Aspekte herausgegriffen werden.

Ausgehend von der traditionellen klinisch-psychiatrischen Differenzierung in endogene und neurotische Depressionen ergaben sich aus dem Vergleich beider Diagnosegruppen in der Mehrzahl der untersuchten Merkmalsbereiche von der Vorgeschichte über die Querschnittsbefunde der Indexerkrankung und den weiteren Verlauf bis zum Outcome eine Reihe von diagnosenspezifischen Unterschieden, die den Wert dieser diagnostischen Differenzierung zumindest für die hier untersuchten, schwer erkrankten, hospitalisierungsbedürftigen endogenen und neurotischen Depressionen unterstreichen. Danach weisen neurotisch Depressive – auch unter Berücksichtigung der unterschiedlichen Ausgangscharakteristika im biosozialen und psychosozialen Bereich – gegenüber endogen Depressiven eine schlechtere Ansprechbarkeit auf therapeutische Maßnahmen, eine höhere Suizidalität, eine stärkere Tendenz zur Chronifizierung auf fast allen Analyseebenen der Psychopathologie und sozialen Integration und einen schlechteren Gesamt-Outcome auf. Zumindest in bezug auf die bei der Indexbehandlung gleichartig behandelten Fälle kann darüber hinaus für fast die Hälfte der Patienten ausgeschlossen werden, daß dieses unterschiedliche Ergebnis auf Unterschiede der Indexbehandlung (Pharmakotherapie versus andere Therapieverfahren) zurückzuführen ist. Ein weiterer wesentlicher, diagnosenspezifischer Unterschied betrifft die Homogenität der beiden Untersuchungsgruppen. Endogen Depressive waren sowohl bezüglich der psychopathologischen Merkmale als auch der durchgeführten Therapie, dem Ansprechen darauf und ihrem Inanspruchnahmeverhalten – wesentlich „homogener" als neurotisch Depressive; deren Behandlungsspektrum ist sowohl zur Indexbehandlung als auch im weiteren Verlauf als sehr heterogen und in fast der Hälfte der Fälle als ineffizient einzustufen.

Die Suche nach möglichen Ursachen für diesen Befund kann bei der geringen Fallzahl und der eingeschränkten Repräsentativität unserer Patientengruppe natürlich nur explorativen Charakter haben. Wahrscheinlich müssen aber mehrere, ineinander greifende Gesichtspunkte bei der Erklärung dieser Befunde Berücksichtigung finden.

(1) Die Diagnose einer neurotischen Depression scheint grundsätzlich zu allgemein und zu unspezifisch zu sein und einer zusätzlichen Differenzierung zu bedürfen. Die untersuchten Patienten mit einer sicheren oder wahrscheinlichen Diagnose einer neurotischen Depression weisen in fast allen untersuchten Variablenbereichen eine derart große Heterogenität auf, daß eine Subklassifikation der Gruppe sogenannter neurotischer Depressionen dringend notwendig erscheint. Vorschläge hierfür wurden bereits vielfach diskutiert (s. hierzu AKISKAL 1978; KLERMAN 1976; DSM-III 1980). Dabei ist allerdings anzumerken, daß die Diagnose Dysthymie nach DSM-III kaum als eine hilfreiche Ergänzung angesehen werden kann. Wichtiger erscheint für die von uns hier untersuchten Patienten eine Berücksichtigung der „chronischen" Merkmale, die am besten im Begriff der „chronischen Major Depression" (sensus DSM-III) beschrieben werden können. Es ist zu hoffen, daß eine bessere und verläßlichere diagnostische Differenzierung dieser Störungsgruppe eine genauere Indikation adäquater bzw. effizienterer Versorgungsstrategien ermöglicht.

(2) Wesentlich zur Erklärung des relativ ungünstigen Verlaufs neurotischer Depressionen scheint auch die Chronizität der Störung vor der Indexaufnahme zu sein,

wie sie sich bei einem Großteil der Patienten durch die sehr lange – zumeist seit dem frühen Erwachsenenalter – dokumentierte Krankengeschichte ausdrückt. Die lange Leidensgeschichte der Patienten mit einer großen Zahl zum Teil inadäquater, unklarer bzw. skurriler Therapieversuche scheint wesentlich zu der beobachteten Chronifizierung sowohl auf der Symptom- als auch auf der psychosozialen Ebene beigetragen zu haben. Inadäquate bzw. nicht erfolgreiche Vorbehandlungen stärken vermutlich die Vorbehalte der Patienten bzw. ihre mangelnde Compliance bei einer neuerlichen Behandlung. Eine frühere, differenziertere psychotherapeutische bzw. im engeren Sinne verhaltenstherapeutische Behandlung wird, wie neuere experimentelle Therapiestudien erkennen lassen (NIMH-Studie zur Psychotherapie der Depression; ELKIN et al. 1986), mit einiger Wahrscheinlichkeit eine geringere Häufigkeit derart ungünstiger Verläufe zur Folge haben, wie wir sie in unserer Studie aufzeigen konnten.

(3) Nur bei einer verschwindend kleinen Anzahl von Patienten war eine hinreichende Kontinuität der Behandlungsmaßnahmen gesichert, d. h. konnte nach Beendigung der stationären Therapie im MPIP eine ähnliche, und vom Therapeuten indizierte, weiterführende differenzierte ambulante Therapie vermittelt werden (siehe hierzu Kap. 6.3).

(4) Im Hinblick auf die beobachteten, zum Großteil gravierenden psychosozialen Einschränkungen bei der Mehrzahl der Patienten scheint auch die allgemeine negative Einstellung und ausgeprägte Unzufriedenheit der Mehrzahl depressiv-neurotischer Patienten eine entscheidende Rolle für die ungünstige Verlaufsentwicklung zu spielen. Die Analyse-Ergebnisse deuten auf eine enge Beziehung zwischen Symptomatik, sozialen Problemen und kognitiv-bewertenden Aspekten des Patienten hin, die einer genaueren Aufklärung bedürfen.

4.4 Zur Prognostik depressiver und Angstsyndrome

H.-U. WITTCHEN, R. LÄSSLE, T. BRONISCH, J.-C. KRIEG,
C. CORDING-TÖMMEL und D. v. ZERSSEN

In den beiden vorangehenden Kapiteln wurde die unterschiedliche therapeutische Effektivität sowohl der Akutbehandlung als auch der längerfristigen Versorgung verschiedener Formen affektiver Störungen dargestellt. Während die überwiegende Mehrzahl der Patienten mit endogenen Depressionen – wenn auch nicht alle – offensichtlich hinsichtlich fast aller untersuchten Aspekte von der pharmakologischen Behandlung und der stationären und ambulanten Versorgungsangebote im psychiatrischen Bereich profitierten, ergab sich für depressive Neurosen, zumindest hinsichtlich einiger der diskutierten Outcome-Aspekte aber auch für die untersuchten Angststörungen ein ungünstigeres Bild. Die Gründe für das relativ häufig unbefriedigende Ansprechen der beiden Formen neurotischer Störungen sowohl auf die Akutbehandlung als auch auf die ambulante bzw. teilweise auch stationäre Nachbetreuung dürfte zumindest in wesentlichen Aspekten unterschiedlich begründet sein. Während die Akutbehandlung von Angstzuständen nicht nur im Rahmen von klinisch-experimentellen (MARKS 1969, 1975, 1981; BUTOLLO 1982), sondern auch in Follow-up-Untersuchungen (MARKS 1985; HAND et al. 1986) als theoretisch und empirisch gut belegt gelten kann, ist die Problematik einer effektiven Standardbehandlung bei depressiven Neurosen nach wie vor als ungelöst zu bezeichnen (s. hierzu Kapitel 2.6). Unterschiede im Schweregrade der akuten depressiven Episode und der Zeitdauer der Erkrankung in der Einstellung der Patienten gegenüber der Behandlung und in sozialpsychologischen Rahmenbedingungen machen nicht nur zum Zeitpunkt der Indexbehandlung, sondern auch im weiteren Verlauf eine stark individualisierte, auf den einzelnen Patienten zugeschnittene Therapie erforderlich. Es ist ersichtlich, daß eine derart komplexe Entscheidungs- und Behandlungsstruktur mehr Varianz hinsichtlich des Therapie-Outcomes zur Folge hat als die standardisierte Expositionsbehandlung, die in der Regel bei Angststörungen indiziert ist.

Aus dieser Situation ergibt sich im besonderen Maß die Notwendigkeit, neben den Bemühungen um eine Verbesserung der Therapie als solcher, auch nach den Faktoren zu suchen, die eine Vorhersage erlauben, welche Patienten bzw. welche Problembereiche der Patienten gut auf die verschiedenen Behandlungsstrategien ansprechen und welche nicht.

Leider finden sich für die untersuchten Patientengruppen in der Literatur hinsichtlich dieser prognostischen Frage – mit Ausnahme einiger relativ allgemeiner Hinweise, z. B. auf die prognostische Bedeutung der Krankheitsdauer und der negativen prognostischen Bedeutung eines schleichenden Krankheitsbeginns – keine verwertbaren Ansatzpunkte für eine spezifische, hypothesengeleitete Vorgehensweise. Die große Zahl theoretischer und empirischer Studien zur Prädiktion des Behandlungserfolgs bei Neurosen bieten zwar eine Fülle von möglichen Einflußvariablen an, jedoch sind die Befunde widersprüchlich oder der aufgezeigte prognostische Wert der jeweiligen Variablen muß als marginal bezeichnet werden.

Die Gründe für diesen wenig befriedigenden wissenschaftlichen Erkenntnisstand auf dem Gebiet der Prognostik sind vielfältig. Sie beginnen mit der schon ausführlich beschriebenen und diskutierten Schwierigkeit der Auswahl und der Operationalisierung der Untersuchungsvariablen und dem Fehlen adäquater Modelle, die die komplexen Interaktionen verschiedener Einflußvariablen in ihrer zeitlichen Dimension beschreiben (einschließlich der Frage, ob eine Prognose hinsichtlich Remission oder Rückfall gestellt werden soll), der Wahl eines adäquaten Designs und Zeitrasters für die Verlaufs- und Outcomemessung und reichen bis zur Wahl und Quantifizierung geeigneter mehrdimensionaler Outcomemaße sowie der Anwendung angemessener statistischer multivariater Verfahren. Zur Verdeutlichung einige Beispiele:

Weder bei so allgemeinen Konzepten wie „broken home" oder „soziale Schicht" noch bei spezifischen psychopathologischen Variablen besteht Einigkeit darüber, wie sie für eine Prädiktoranalyse zu bestimmen sind. Während einige Untersucher die zum Teil hohen Interkorrelationen zwischen verschiedenen Variablen berücksichtigen und faktorenanalytisch gewonnene Dimensionen als Prädiktoren verwenden (zum Beispiel die Ausprägung des Faktors „Endogenität" depressiver Störungen (PAYKEL et al. 1974)), geben andere eine große Anzahl recht spezifischer Einzelvariablen an (zum Beispiel zur Charakterisierung der sozialen Schicht, die Variablen „Schulbildung", „Ausbildung", „Beruf" etc. (KERR et al. 1972)). Diese unterschiedlichen Vorgehensweisen erschweren die Vergleichbarkeit und führen offensichtlich wegen der unterschiedlichen Skalierung der untersuchten Variablen auch zu verschiedenen Ergebnissen des durch die Prädiktoren erklärten Varianzanteils der Kriterien.

Angesichts dieser Situation und unter Berücksichtigung der Besonderheiten, die sich bei einer 7-jährigen Follow-up-Studie ergeben, bietet sich für das vorliegende Kapitel zur Prognostik lediglich eine explorative Strategie an, d. h. es wird in erster

Linie über eine genauere Introspektion der Daten versucht, Einsicht in die Struktur und die Art der Zusammenhänge der verschiedenen möglichen Einflußgrößen zu gewinnen und dann über einen schrittweisen Ausschluß der nicht oder nur wenig relevanten Variablen zu einer Eingrenzung der möglicherweise bedeutsam Prädiktorvariablen zu kommen. Darauf aufbauend wird explorativ der Versuch unternommen, den prädiktiven Wert einzelner Variablen in quantitativer Weise zu prüfen.

Eine Besonderheit des vorliegenden Ansatzes – im Gegensatz zu allen anderen bisherigen Untersuchungen zu dieser Problematik – stellt der Versuch dar, auf der letzten modellgeleiteten Analyseebene die Bedeutung der verlaufsmodifizierenden Faktoren (Life-Events und Behandlungsvariablen im 7-Jahres-Katamnesezeitraum) genauer in einem Mehrebenen-Prädiktionsmodell zu untersuchen.

Zum Vorgehen

Im folgenden wird über eine Prädiktoranalyse unserer Daten berichtet, in der versucht wurde, die Mängel bisheriger Untersuchungen zur Langzeitprognostik depressiver und Angststörungen soweit, wie es auf der Basis der zugrundeliegenden Erhebung möglich war, zu vermeiden. Inhaltlicher Bezugspunkt der Analse ist ein Mehrebenen-Modell sowohl bezüglich der Prädiktoren als auch der Kriterien, dem methodisch ein multimethodales und multidimensionales Gesamtkonzept verschiedener Variablen entspricht. Für die statistische Auswertung wurde ein mehrstufiges Vorgehen gewählt:

Ausgehend von einer explorativen univariaten Korrelationsanalyse und einer Inspektion der möglichen prädiktiven Variablen bei gebesserten und nicht gebesserten Patienten wird zunächst sowohl die Anzahl der Prädiktoren als auch der Kriteriumsvariablen reduziert, um dann in weiteren Auswertungsschritten mit multiplen Regressionsanalysen dem prognostischen Wert einzelner Prädiktorvariablen und deren Kombinationen auf Teilaspekte des Outcome nachzugehen. Diese Variablenreduktion ist wegen der kleinen Fallzahlen Grundvoraussetzung für die eingesetzten uni- und multivariaten statistischen Analyseverfahren.

4.4.1 Erster Analyseschritt: Auswahl und Beschreibung der Prädiktor- und Kriteriumsvariablen

Die Grundauswahl der Variablen war primär an den in der Literatur berichteten Ergebnissen unter Berücksichtigung unserer in Kapitel 4.1 bis 4.3 erhaltenen Hinweise orientiert. Im folgenden sollen die Prädiktor- und Kriteriumsvariablen sowie ihre Reduktion im ersten Analyseschritt kurz skizziert werden. Für diese Analyse wurden die Daten von 103 Patienten verwendet. Ausgeschlossen wurden alle Patienten mit einem Diagnosenwechsel zu einer sicheren oder wahrscheinlichen schizoaffektiven Psychose (N = 4). Einbezogen hingegen wurden alle sechs Patienten, die sich im Katamnesezeitraum suizidiert haben. Ihr Outcome wurde in den einzelnen Outcome-Kriterien mit den jeweils schlechtesten Werten beurteilt.

Kriteriumsvariablen

Die Kriteriumsvariablen wurden getrennt auf der psychopathologischen und der psychosozialen Ebene operationalisiert. Dabei wurden auf der Grundlage inhaltlicher

Abb. 4.4.1. Prädiktoren, Kriteriumsvariablen und Auswertungsstrategien

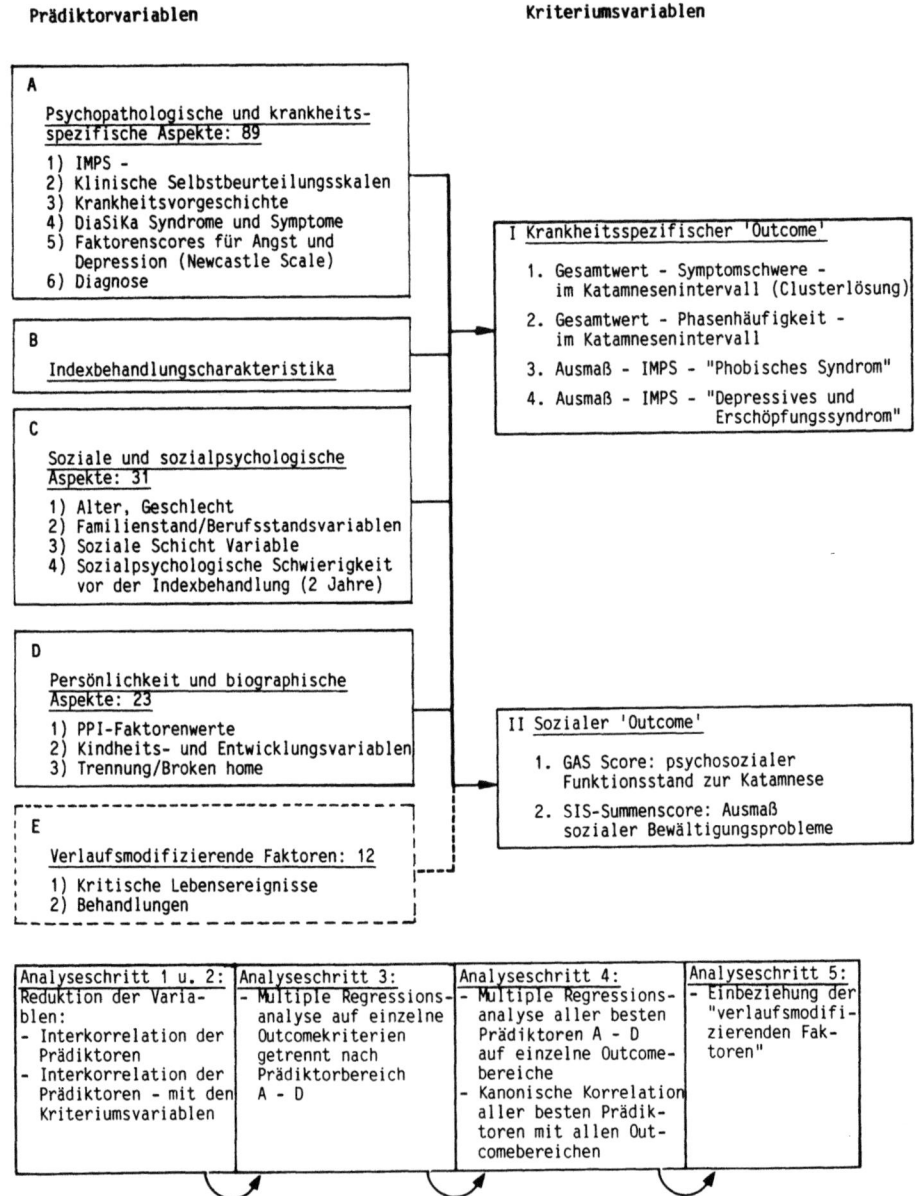

Überlegungen und korrelationsstatistischer Datenanalysen vier psychopathologische, krankheitsbezogene Outcome-Maße und zwei eher psychosoziale Kriteriumsvariablen gewählt. Diese Variablen repräsentieren auch die in das globale Outcomemaß eingehenden Beurteilungsgesichtspunkte. Das mehrdimensionale Outcome-Maß selbst wurde lediglich zu einer grob orientierenden Gesamtbeurteilung herangezogen.

Die *krankheitsbezogenen* „Outcome"-Variablen sind:
a) *Schweregrad der Symptomatik*
Auf der Grundlage der in den vorangehenden Kapiteln beschriebenen Symptomverlaufskurven der Patienten von der Entlassung aus der Indexbehandlung bis zur Nachuntersuchung wurde ein Gesamtmaß für die Symptomschwere gebildet. Es charakterisiert die Dauer und Schwere der Symptomatik im Katamnesezeitraum und trennt hochsignifikant und (mit zwei Ausnahmen) überschneidungsfrei die Clustergruppen (a) „geheilt", (b) „chronisch-leicht" und (c) „chronisch-schwer". Die Gruppe der phasischen Verläufe (d) unterscheidet sich dabei nicht signifikant von der Gruppe der „chronisch-leichten" Verläufe einerseits und der „chronisch-schweren" andererseits.
b) *Phasenhäufigkeit*
Um die qualitativ unterschiedlichen Komponenten des phasischen Verlaufs darzustellen, wurde als zweites Outcome-Maß die Anzahl ausgeprägter Symptomfluktuationen im Katamnesezeitraum gewählt. Diese wurden definiert als „Symptomänderungen von mehr als zwei Symptomschweregraden innerhalb eines Quartals", z.B. von „leicht" (1), auf „sehr schwer" (3), bzw. von „keine Symptomatik" (0) auf „schwere Symptomatik" (2). Die Werteverteilung dieses Maßes weicht stark von einer Normalverteilung ab, so daß bei der Interpretation statistischer Signifikanzen Vorsicht angezeigt ist. Ein inhaltlich ähnliches bedeutsames, alternatives Maß mit besseren Verteilungsvoraussetzungen konnte jedoch mit den vorliegenden Daten nicht gebildet werden.
c) *Psychopathologische Syndromwerte (IMPS)*
Aus den zwölf IMPS-Syndromwerten wurden die zwei wichtigsten Aspekte des psychopathologischen Querschnittsbefunds zum Zeitpunkt der Katamnese berücksichtigt: der Faktorwert für das „phobische Syndrom" sowie ein kombinierter Faktorwert, der die Ausprägung des „depressiven Syndroms" und des „Erschöpfungssyndroms" zusammenfaßt. Diese Maße repräsentieren unterschiedliche Aspekte des psychopathologischen Querschnittsbefunds und sind geringer miteinander korreliert als die meisten anderen IMPS-Syndromwerte.

Kriteriumsmaße auf der psychosozialen Ebene sind:
a) der GAS-Score als Globalmaß für den psychosozialen Funktionsstand zum Zeitpunkt der Katamnese,

Abb. 4.4.2. Interkorrelationen der Kriteriumsvariablen

	Symptom-schwere	Phasen-Häufigkeit	IMPS: Depressives Syndrom	IMPS: Angst-Syndrom	GAS-Score
Phasenhäufigkeit	.03	—	—	—	—
IMPS: Depressives Syndrom	.50***	.37**	—	—	—
IMPS: Angst-Syndrom	.46***	.09	.52***	—	—
GAS-Score	−.28**	.03	−.75***	−.48***	—
SIS-Bewältigungs-problem	.38***	.38***	.72***	.48***	−.69***

** $p < .01$ *** $p < .001$

b) der SIS-Summenscore für „Management" als Globalmaß für Häufigkeit und Ausmaß von Problemen in der Bewältigung verschiedener alltäglicher sozialer Rollenaufgaben

Wie schon ausführlich in den Kapiteln 4.2 und 4.3 diskutiert, wurden diese verschiedenartigen Outcome-Maße gewählt, um eine möglichst umfassende Darstellung des Ausgangs der Erkrankungen und der spezifischen prognostischen Bedeutung bestimmter Prädiktorvariablen zu ermöglichen. Die Interkorrelationsmatrix zeigt, daß diese Kriteriumsvariablen mit wenigen Ausnahmen zwar signifikant, aber insgesamt nur mäßig hoch untereinander korreliert sind und somit offensichtlich auch in unterschiedlichem Ausmaß auch verschiedene Aspekte des Outcome erfassen. Zu berücksichtigen ist, daß der Wert für den GAS-Score umgepolt ist (d. h. ein hoher GAS-Wert bedeutet einen guten psychosozialen Funktionsstand).

Prädiktorvariablen

Der Prädiktorvariablen wurde in vier Gruppen aufgeteilt, die unterschiedlichen Manifestations- bzw. Beschreibungsebenen entsprechen. Nach der Auswahl dieser Variablen bestand der erste explorative Analyseschritt in der Bildung einer einfachen Korrelationsmatrix aller Prädiktoren und Kriterien. Vor Beginn der Analyse wurden alle Variablen auf ihre Verteilungseigenschaften geprüft. Da bei den hier vorliegenden kleinen Fallzahlen massive Verletzungen der Verteilungsvoraussetzungen die Interpretation statistischer Signifikanzen der multivariaten Verfahren in Frage stellen, wurden Variablen mit signifikanten Abweichungen von der Normalverteilung dann aus der Analyse ausgeschlossen, wenn nicht durch logarithmische Transformationen eine Näherung an die Normalverteilung erzielt werden konnte oder inhaltlich gewichtige Gründe für das Beibehalten des Prädiktors sprachen. Bei den z. T. in der Analyse verbliebenen problematischen Variablen wird jeweils ein entsprechender Hinweis gegeben.

a) Krankheitsspezifische Prädiktoren

In dieser Prädiktorengruppe wurden die Daten zur Krankheitsvorgeschichte, wie Krankheitsbeginn, Zeitdauer vom ersten Auftreten der Erkrankung bis zur Indexbehandlung, Art des Verlaufs vor der Indexbehandlung und Daten zur Indexbehandlung zusammengefaßt. Letztere umfassen Aufnahme- und Entlassungsbefund (IMPS und Klinische Selbstbeurteilungs-Skalen), Variablen zur Art der Behandlung und zum Ansprechen auf verschiedene Behandlungsmaßnahmen, Zustand bei Entlassung sowie weitere, aufgrund der Literatur zur Prognostik als relevant erachtete Symptom-Scores und Syndromfaktorenwerte. Hierfür werden Merkmale des am AMDP-System orientierten DiaSiKa-Bogens zur Erfassung der Querschnittssymptomatik verwendet. Da viele dieser Variablen gleiche oder zumindest ähnliche Sachverhalte aus unterschiedlichen Blickwinkeln mit unterschiedlicher Methodik erfassen (z. B. selbst- und fremdbeurteilte Angstsymptomatik), wurden die so gewonnenen 89 Variablen auf ihre Interkorrelationen geprüft. Ausgewählt wurden bei hoher Interkorrelation zwischen inhaltlich ähnlichen Variablen diejenigen, die bessere Skaleneigenschaften aufwiesen und zumindest näherungsweise normal verteilt waren. Insgesamt wurden von den 89 Variablen in der ersten explorativen Interkorrelationsanalyse 51 ausgeschlossen. Für die weiteren Analysen wurden nur noch folgende Variablenbereiche verwendet:

a) einzelne IMPS-Faktoren, jeweils mit ihren Aufnahme- und Besserungswerten, b) die Werte der Klinischen Selbstbeurteilungs-Skalen, jeweils wieder getrennt für Aufnahme- und Besserungswerte, c) die Dauer ambulanter und die Dauer stationärer Vorbehandlungen, d) die Verweildauer bei der Indexerkrankung, e) die Erkrankungsdauer vor der Indexbehandlung, f) der Zustand bei Entlassung, g) die Diagnose, h) der Endogenitätsfaktor aus der Newcastle-Skala und i) die klinische Einstufung der Adäquatheit der Indexbehandlung. Diese psychopathologischen und krankheitsbezogenen Variablen wurden durch weitere Einzelmerkmale aus der DiaSiKa ergänzt und für die erste Analyse in zwei Untergruppen unterteilt, von denen die eine die Daten der klinischen Charakteristika aus der Vorgeschichte sowie zur Indexaufnahme zusammenfaßte, die zweite Gruppe die Daten zum Behandlungsverlauf und zum Zustand der Patienten bei Entlassung (Besserungs-Scores).

b) Biosoziale, sozialpsychologische und demographische Variablen
Neben den Variablen „Alter", „Geschlecht", „Familienstand" und „Beruf" wurden Daten zur sozialen Schicht – (Prestige-Score von TREIMAN (1979), der Index von MOORE und KLEINING (1960) und der HOLLINGSHEAD und REDLICH Index (1958) – berücksichtigt. Außerdem wurden die Ergebnisse der retrospektiven SIS-Beurteilung über die psychosoziale Integration der Patienten während der zwei Jahre vor der Indexbehandlung (Partnerbeziehung, Probleme im Arbeitsbereich, Sozialkontakte, Freizeit) einbezogen.

c) Aspekte der Persönlichkeit und biographische Aspekte
Neben den Faktoren des PPI (Extraversion, Schizoidie, Frustrationsintoleranz, Selbstunsicherheit, Ordentlichkeit) wurden die Variablen „broken home" und „Trennung von einem oder beiden Elternteilen in den ersten zehn Lebensjahren" verwendet. Ferner wurden zwei globalere „Maße", nämlich das Ausmaß „frühkindlicher Auffälligkeiten" und einer „gestörten Familiensituation in der Kindheit des Patienten", in diese Variablengruppe aufgenommen.

d) Verlaufsmodifizierende Faktoren
Die vierte und letzte Gruppe umfaßt Daten zum Verlauf nach der Indexbehandlung. Diese sollten – zunächst getrennt von der prognostischen Frage – die Bearbeitung der Frage nach dem Beitrag kritischer Lebensereignisse zur Verlaufsmodifikation ermöglichen. Dabei wurden einige der in den Kapiteln 4.2 und 4.3 diskutierten subjektiven und objektivierten Variablen des Konzepts „kritische Lebensereignisse und Lebensbedingungen" berücksichtigt. Als verlaufsmodifizierende Faktoren wurden neben Lebensereignissen und Lebensveränderungen auch Art und Dauer ambulanter und stationärer Behandlungen im Katamnesezeitraum untersucht.

4.4.2 Zweiter Analyseschritt: Bestimmung der besten Einzelprädiktoren – Univariate Korrelationsanalysen

Zur Bestimmung der besten Einzelprädiktoren wurden im zweiten Analyseschritt alle noch verbliebenen 72 Prädiktorvariablen mit den 6 Outcomevariablen korreliert. Mit wenigen theoretisch begründeten Ausnahmen (s. u.) wurden dann für die weiteren

Abb. 4.4.3A. Multiple Regressionsanalyse: Übersicht über die besten Prädiktorvariablen und den dur

	Symptomschwere	Phasenhäufigkeit	Phobisches Syndrom (IMPS)
Rangreihe der besten Prädiktoren	Erkrankungsdauer** .29[a] 8.4%[b] .29[c]	Zwanghaft phobisches Syndrom bei Aufnahme** −.30[a] 9.0%[b] −.26[c]	Diagnose 300.4** .31[a] 9.6%[b] −.20[c]
	Morgendliches Tief −.22 4.8% −.29	Antriebsarmut* −.22 4.8% −.22	Depressives Syndrom bei Aufnahme** −.30 9.0% −.17
	Frühmorgendliches Erwachen −.18 3.2% −.30	Dauer ambul. Behandlungen vor Indexaufnahme* .21 4.4% .18	Antriebsarmut** .29 8.4% .11
		Erkrankungsdauer .19 3.6% .15	Zwanghaft phob. Syndrom bei Aufnahme* .26 6.8% .39
			Newcastle-Score −.26 6.8% −.30
			Dauer ambul. Behandlungen vor Indexaufn. .26 6.8% .24
Durch Linearkombination der besten Prädiktoren erklärte Varianz	20%	18%	45%
alle Prädiktoren	29%	27%	48%
Residualanalyse	+	+−	+

[a] partielle Korrelation
[b] Varianzanteil
[c] einfache Korrelation

[d] Residuen normal verteilt und unabhängig
[e] Residuen annähernd normal verteilt u. unabhängig
[f] Resdiuen nicht normal verteilt

g weitere nicht-signifikante Prädiktoren

| Dauer stat. Behandlg. vor Indexaufnahme | .25
 .21 | 6.3% | Morgendliches Tief | .22
 .20 | 4.8 |
| Frühmorgendl. Erwachen | −.20
 −.32 | 4.0% | Erschöpfungssyndrom (IMPS) bei Aufnahme | .20
 .02 | 4.0 |

* p ≤ .05; ** p ≤ .01; *** p ≤ .001

erklärten Varianzanteil

epressives ndrom (IMPS)		Psychosozialer Funktionsstand		Bewältigungsprobleme	
krankungsdauer***		Newcastle-Score**		Antriebsarmut**	
45[a]	20.2 %[b]	.33[a]	10.9 %[b]	.33[a]	10.9 %[b]
37[c]		.34[c]		.30[c]	
epressivität (D-Score) Aufnahme**		Antriebsarmut**		Newcastle-Score**	
34	11.6 %	−.31	9.6 %	−.28	7.8 %
23		−.23		−.29	
ggressive Gereiztheit i Aufnahme**		Erkrankungsdauer**		Dauer ambul. Behandlungen vor Indexaufn.*	
29	8.4 %	−.28	7.8 %	.26	6.8 %
05		−.31		.21	
ntriebsarmut		Dauer amb. Behandlungen vor Indexaufn.*			
21	4.4 %	−.26	6.8 %		
22		−.22			
ewcastle-Score		Aggressive Gereiztheit (IMPS) bei Aufnahme*			
19	3.6 %	.25	6.3 %		
20		.03			
		Dauer stat. Behandlungen vor Indexaufn.*			
		−.24	5.8 %		
		−.24			
	32 %		34 %		22 %
	42 %		40 %		33 %
	+		+		+

Abb. 4.4.3B. Multiple Regressionsanalyse: Beste Prädiktoren aus dem Bereich Behandlungsverl[auf]

	Symptomschwere	Phasenhäufigkeit	Phobisches Syndrom (IMPS)
Rangreihe der besten Prädiktoren	Besserung der Depressivität (D-Score)*** $-.37^a$ 13.7 % ^{b} $-.43^c$	Behandlung adäquat** $-.30^a$ 9.0 % ^{b} $-.30^c$	Besserung des depressive[n] Syndroms** $-.29^a$ 8.4 % ^{b} $-.25^c$
	Zwanghaft phob. Syndrom (IMPS) bei Entlassung .19 3.6 % .29		Behandlung adäquat* .22 4.8 % .19
	Aggressive Gereiztheit (IMPS) bei Entlassung .18 3.2 % .29		
Durch Linearkombination der besten Prädiktoren erklärte Varianz	24 %	9 %	11 %
alle Prädiktoren	26 %	14 %	14 %
Residualanalyse	+^{d}	–^{d}	+–

Erklärung der Fußnoten s. Abb. 4.4.3A

Analysen nur diejenigen Prädiktoren ausgewählt, die auf dem 1%-Signifikanzniveau zumindest mit einer der Kriteriumsvariablen korrelierten. Bei dieser umfangreichen Analyse, deren Ergebnisse hier nicht detailliert in Tabellenform wiedergegeben sind, ergaben sich zumeist nur relativ niedrige bis mittelhohe Korrelationen. Die höchsten von ihnen (zwischen 0,35 und 0,43) bezogen sich auf folgende Prädiktorvariablen, die zumeist auch mit mehreren der Kriteriumsvariablen korrelierten: Erkrankungsdauer vor der Indexbehandlung, Diagnose einer Angstneurose/Phobie, Ausmaß des phobischen Syndroms (IMPS) bei Aufnahme, Ausmaß der Besserung der Depressivität (D-S) und des depressiven Syndroms (IMPS); Höhe des Faktorenwerts für endogene Depression (Newcastle-Skala), Adäquatheit der Behandlung, Ausmaß des Syndroms aggressive Gereiztheit (IMPS).

Nur schwache Zusammenhänge ergaben sich für alle biographischen Items aus Kindheit und Jugend sowie biosoziale und Persönlichkeitsvariablen.

Keine signifikanten Korrelationen mit den Kriteriumsvariablen ergaben sich für insgesamt 38 Variablen, von denen 24 auch aus inhaltlichen Gründen verzichtbar erschienen. Dies betraf insbesondere psychopathologische Einzelmerkmale (15 Variablen) wie Einschlafstörungen, Suizidtendenzen, Derealisationserlebnisse, Ängste spezifischer Art, aber auch biosoziale und soziodemographische sowie entwicklungsbezogene Variablen (Geschlecht, soziale Schicht, Aspekte der Berufstätigkeit, „broken home", Psychische Störungen in Kindheit und Pubertät, genetische Belastung durch psychische Störungen).

Entlassung

Depressives Syndrom (IMPS)	Psychosozialer Funktionsstand	Bewältigungsprobleme
Erschöpfungssyndrom bei Entlassung** .28[a] 7.6 %[b] .28[c]	Besserung des depressiven Syndroms (IMPS)** .30[a] 9.0 %[b] .32[c]	Aggressive Gereiztheit (IMPS) bei Entlassung*** .34[a] 11.6 %[b] .37[c]
	Aggressive Gereiztheit (IMPS) bei Entlassung −.20 4.0 % −.24	Erschöpfungssyndrom (IMPS) bei Entlassung* .23 9.3 % .27
8 %	14 %	18 %
12 %	14 %	22 %
+−	+	+−[e]

Während auf diese 24 Variablen zum Teil aus theoretischen und statistischen Überlegungen verzichtet werden konnte, ließen insbesondere die theoretisch recht gut fundierten Persönlichkeitsvariablen trotz fehlender signifikanter Korrelationen mit den Kriteriumsmaßen erwarten, daß bei multivariaten Strategien ein positives Ergebnis (z. B. im Sinne von Moderator- oder Suppressor-Effekten) resultieren könnte.

4.4.3 Dritter Analyseschritt: Ermittlung der besten Einzelprädiktorengruppen für die fünf Kriteriumsbereiche

Um die Zusammenhänge zwischen den einzelnen Prädiktorvariablen zu berücksichtigen und durch Bildung von Linearkombinationen die erklärte Varianz zu maximieren, wurden nun mit Hilfe der multiplen Regressionsanalyse (MRA) mehrere Prädiktorengruppen gleichzeitig auf ihre Beziehungen zu den einzelnen Kriteriumsvariablen untersucht. Angesichts der kleinen Fallzahl wurden zunächst folgende Variablengruppen getrennt in ihrer Beziehung zu den Kriteriumsvariablen analysiert:

Gruppe A – Psychopathologische Merkmale vor der Indexbehandlung und bei Aufnahme zur Indexbehandlung
Gruppe B – Psychopathologische Merkmale im Behandlungsverlauf und bei Entlassung
Gruppe C – Biosoziale und sozialpsychologische Merkmale
Gruppe D – Persönlichkeits- u. a. Risikovariablen

4.4.3.1 Gruppe A und B: Psychopathologische Merkmale

Für die beiden Variablengruppen A und B zusammen lassen sich in den jeweiligen Outcome-Maßen signifikante Prädiktorkombinationen finden, die in Abb. 4.4.3 dargestellt sind. Mit Interpretationseinschränkungen bei der Kriteriumsvariablen „Phasenhäufigkeit" finden sich für alle Outcome-Variablen hochsignifikante Prädiktoren bei gleichzeitiger Berücksichtigung der Charakteristika der Aufnahme und der Krankheitsvorgeschichte. Der erklärte Varianzanteil durch die jeweils zumindest annähernd signifikanten ($p < .10$) Prädiktoren liegt für das Symptom-Schweremaß, die Phasenhäufigkeit und die Bewältigungsprobleme vergleichsweise niedrig; für das depressive Syndrom mit 32%, das phobische Syndrom mit 45% und für den globalen psychosozialen Funktionsstand (GAS-Score) mit 34% aber deutlich höher. Durch die zusätzliche Berücksichtigung weiterer Prädiktoren läßt sich die erklärte Gesamtvarianz nur noch um wenige Prozentpunkte verbessern.

Die wichtigsten und auch in verschiedenen Outcome-Maßen vorkommenden Prädiktoren für einen günstigen Verlauf und Outcome sind: 1. niedrige Erkrankungsdauer vor der Indexbehandlung, 2. ein hoher Score auf der Newcastle-Skala für endogene Depression, 3. eine niedrige Ausprägung auf der Variable „Antriebsarmut bei Aufnahme zur Indexbehandlung", 4. eine niedrige Ausprägung auf dem IMPS-Faktor für aggressive Gereiztheit (s. a. mangelnde Compliance und Suizidneigung) sowie die für endogene Depressionen typischen Merkmale „Morgentief" und „frühmorgendliches Erwachen".

Analysieren wir unabhängig von diesen Aufnahmecharakteristika (Teil A der Abb. 4.4.3) die Merkmale aus dem Verlauf während der Indexbehandlung (Teil B der Abbildung) bis zur Entlassung, ergeben sich aus dem Besserungsverlauf bei der Indexbehandlung überraschenderweise keine so guten Prädiktoren wie in der Variablengruppe A. Allerdings sollten die Ergebnisse hier zumindest bei drei der Kriterien mit Vorsicht interpretiert werden, da möglicherweise Voraussetzungen des regressionsanalytischen Modells nicht ausreichend erfüllt sind. Bei einem insgesamt relativ niedrigen Anteil erklärter Gesamtvarianz werden die höchsten Varianzanteile durch die Ausprägungen der Entlassungswerte, nicht jedoch die eigentlichen Besserungswerte (Aufnahme minus Entlassungswert) erzielt. So ist eine hohe Ausprägung des IMPS-Faktors für aggressive Gereiztheit bei Entlassung ein guter Prädiktor für das Ausmaß der Probleme der Patienten in der Bewältigung sozialer Rollenaufgaben und eine schlechte psychosoziale Integration bei der Nachuntersuchung. Darüber hinaus sagt eine hohe Ausprägung des phobischen und des Erschöpfungssyndroms bei Entlassung einen schlechten weiteren Verlauf auf der Symptomebene und der psychosozialen Ebene voraus.

Als beste Prädiktoren ergeben sich das Ausmaß der Besserung depressiver Merkmale während der Indexbehandlung sowohl in der Selbst- (D-S) als auch in der Fremdbeurteilung (IMPS). Allerdings ist ihr erklärter Varianzanteil mit 8 bzw. 9,0% im Vergleich zu den einzelnen Variablen bei Gruppe A gering. Auch überrascht, daß eine so häufig in der Literatur hervorgehobene Variable wie „Zustand bei Entlassung" keine signifikante Vorhersage des Outcome ermöglicht.

Als guter Prädiktor für eine niedrige Phasenhäufigkeit und eine niedrige Ausprägung des phobischen Syndroms ergibt sich ferner die Adäquatheit der Behandlung – eine Variable, die angibt, in welchem Ausmaß die für die einzelnen Diagnosegruppen optimalen Therapien bei der Indexbehandlung tatsächlich angewendet wurden.

Der Gesamtanteil erklärter Varianz in Gruppe B, d. h. der signifikanten Behandlungsverlaufs- und Entlassungsprädiktoren, liegt mit maximal 24 % für die Symptomebene und 18 % für die psychosozialen Outcome-Kriterien deutlich niedriger als für die Merkmale der Gruppe A (psychopathologischer Aufnahmebefund und psychopathologischer Vorgeschichtsdaten.

4.4.3.2 Biosoziale, soziodemographische und Persönlichkeitsvariablen

Nur wenige der untersuchten biosozialen, soziodemographischen, Risiko- und Persönlichkeitsvariablen erwiesen sich als bedeutsame Pradiktoren für eine der Outcome-Ebenen. Mit einer Ausnahme ergaben sich für keine der Variablengruppen C und D hoch signifikante Prädiktorenkombinationen. Nur drei der psychosozialen Variablen aus der Zeit vor der Indexbehandlung sind zu nennen. So erweist sich das Bestehen einer formal stabilen Partnerbeziehung im Jahr vor der Indexerkrankung als guter (wenn auch sehr schwacher) Prädiktor für eine niedrige Symptomschwere im weiteren Verlauf; gleiches gilt für das Bestehen einer stabilen Berufstätigkeit vor der Indexaufnahme, die zumindest mit einer niedrigeren Phasenhäufigkeit im weiteren Verlauf zusammenhängt. Das Ausmaß von Bewältigungsproblemen bei der Nachuntersuchung wird nur durch das Ausmaß bereits vor der Indexbehandlung bestehender psychosozialer Schwierigkeiten in signifikantem Ausmaß vorhergesagt.

Insgesamt erklären die Prädiktoren aus dieser Gruppe – jeweils weniger als 10 % der Varianz aller Outcome-Kriterien und sind deshalb – für sich genommen als prognostische Faktoren von nur geringem Wert.

Ähnlich negativ verlief die Analyse der prognostischen Bedeutung der Persönlichkeitsvariablen, einschließlich von Items aus der Kindheit. Die beste Linearkombination aus diesem Bereich erklärt – ebenso wie biosoziale und soziodemographische Variablen – deutlich weniger als 10 % der Varianz der Outcome-Variablen. Signifikante Einzelprädiktoren konnten ebensowenig identifiziert werden.

4.4.4 Vierter Ananlyseschritt: Multiple Regressionsanalyse der besten Prädiktoren

Für den nächsten Analyseschritt wurden nur noch die signifikanten Prädiktoren der vorangegangenen Regressionsanalysen aus den Gruppen A bis D verwendet. Zusätzlich zu diesen 18 Variablen haben wir noch drei Variablen aus dem Bereich der prämorbiden Persönlichkeit (Selbstunsicherheit, Extraversion, Frustrationsintoleranz) als hypothetische Suppressor- und Moderator-Effekte einbezogen. Die multiple Regressionsanalyse dieser 21 Variablen auf jedes einzelne Outcome-Maß erbrachte das in Abbildung 4.4.4 dargestellte Ergebnis für die Gesamtgruppe der 103 Patienten.

Insgesamt konnte durch die gleichzeitige Berücksichtigung der besten Prädiktoren aller Bereiche A bis D der erklärte Varianzanteil durch die Linearkombination erheblich in fast allen Kriteriumsvariablen gesteigert werden.

Im wesentlichen bestätigt sich hierbei der Befund der getrennten, für die Einzelbereiche dargestellten multiplen Regressionsanalyse. Auch bei einer gemeinsamen Analyse aller Prädiktorvariablen erweisen sich psychopathologische Merkmale des Aufnahmebefunds und der Krankheitsvorgeschichte als die stärksten und stabilsten Prädiktoren. Zwei Drittel aller signifikanten Prädiktoren in dieser Übersicht sind diesem

Abb. 4.4.4. Übersicht über die besten Prädiktoren bei Zusammenfassung der Variablen-Gruppen A, B, C und D

	Symptomschwere	Phasenhäufigkeit	Phobisches Syndrom (IMPS)	Depressives Syndrom (IMPS)	Psychosozialer Funktionsstand	Bewältigungsprobleme (SIS)
Rahngreihe der besten Prädiktoren	Besserung der Depressivität (D-Score)* −.33^a 10.9%^{b} −.43^c	Dauer ambul. Behandlungen vor Indexaufn.* .25^a 6.3%^{b} .18^c	Dauer ambul. Behandl. vor Indexaufn.** .29^a 8.4%^{b} .24^c	Erkrankungsdauer*** .47^a 22.1%^{b} .37^c	Dauer ambul. Behandlungen vor Indexaufn.** −.32^a 10.2%^{b} −.22^c	Aggressive Gereiztheit (IMPS) bei Entlassung** .28^a 7.8%^{b} .37^c
	Frustrationsintoleranz** (PPI) .27 7.3% .00	Behandlung adäquat* −.22 4.8% −.30	Antriebsarmut** .29 8.4% .11	Besserung der Depressivität (D-Score)*** .42 17.6% .23	Erkrankungsdauer** −.32 10.2% −.31	Antriebsarmut** .27 7.3% .30
	Extraversion (PPI) −.27 7.3% −.17	Antriebsarmut* .21 4.4% .22	Diagnose 300.4** −.28 7.8% −.20	Aggressive Gereiztheit bei Aufnahme** −.28 7.8% −.04	Aggressive Gereiztheit (IMPS) bei Aufnahme** .31 9.6% .03	Dauer ambul. Behandlungen vor Indexaufnahme .26 6.8% .21
	Dauer stat. Behandlungen vor Indexaufn.* .23 5.3% .12	Zwanghaft phob. Syndrom (IMPS) bei Aufnahme* −.20 4.0% −.26	Dauer stat. Behandlungen vor Indexaufn.* .26 6.8% .21	Besserung der Depressivität (D-Score)* −.26 6.8% −.17	Newcastle-Score** .30 9.0% .34	Newcastle-Score* −.24 5.8% −.29
	Erkrankungsdauer* .22 4.8% .29	Beruf −.19 3.6% −.22	Zwanghaft phob. Syndrom bei Aufnahme .25 6.3% .38	Selbstunsicherheit (PPI)* .24 5.8% .06	Antriebsarmut* −.27 7.3% −.23	
	keine Partnerbeziehung* −.21 4.4% −.28		Depressives Syndrom bei Aufnahme* −.21 4.4% −.17	Antriebsarmut .20 4.0% .22	Aggressive Gereiztheit (IMPS) bei Entlassung* −.26 6.8% −.24	

	Aggressive Gereiztheit (IMPS) bei Entl.		Depressives Syndrom (IMPS)		Newcastle-Score		Dauer stat. Behandlungen vor Indexaufn. *	
	.21[a]	4.4%[b]	-.18[a]	3.2%[b]	-.20[a]	4.0%[b]	-.25[a]	6.3%[b]
	.20[c]		-.37[c]		-.30[c]		-.24[c]	
Durch Linearkombination der besten Prädiktoren erklärte								
Varianz	41%		23%		38%		37%	
							46%	
alle Prädiktoren	47%		32%		44%		44%	
							49%	
							28%	
							38%	
Residualanalyse	+[d]		+−[e]		+		+	

* p ≤ .05; ** p ≤ .01; *** p ≤ .001
[a] partielle Korrelation
[b] Varianzanteil
[c] einfache Korrelation
[d] Residuen normal verteilt und unabhängig
[e] Residuen annähernd normal verteilt und unabhängig

Bereich zugeordnet. Als stärkste Prädiktoren ergaben sich im einzelnen: die Erkrankungsdauer, die Dauer ambulanter Vorbehandlungen, das Ausmaß der Depressivität und ihrer Besserung während der Indexbehandlung, die Variable „Antriebsarmut" sowie die IMPS-Faktoren „aggressive Gereiztheit", „Zwänge und Phobien" und – allerdings wesentlich schlechter als bei der Einzelanalyse – der Newcastle-Score für endogene Depression. Letzterer sagt in dieser Analyse ein niedriges Ausmaß phobisch-zwanghafter Symptome, einen guten GAS-Wert sowie einen niedrigen Anteil an Bewältigungsproblemen (SIS) voraus.

Als auffälliger Befund kann das Ergebnis zur prognostischen Bedeutung der prämorbiden Persönlichkeitsfaktoren „Frustrationsintoleranz", „Selbstunsicherheit" und „Extraversion" hervorgehoben werden. So sagt der Frustrationsintoleranz-Score eine persistierende Symptomatik im weiteren Verlauf sowie einen schlechten GAS-Wert voraus, Selbstunsicherheit vor allem einen hohen Symptomwert im Hinblick auf die depressive Symptomatik bei der Nachuntersuchung (siehe Kap. 6.1).

Überraschend ist auch an dem Ergebnis dieser Auswertung, daß die wenigen in der Analyse verbliebenen psychosozialen und soziodemographischen Merkmale weder bei den psychopathologischen noch bei den psychosozialen Outcome-Kriterien eine signifikante Gewichtung erhalten. Lediglich das Bestehen einer festen Partnerschaft vor Aufnahme zur Indexbehandlung und eine stabile Berufstätigkeit vor der Indexbehandlung scheinen einen gewissen positiven Einfluß auf den weiteren Krankheitsverlauf zu besitzen.

4.4.5 Kanonische Korrelationsanalyse

Mit Hilfe dieses multivariaten Verfahrens wird der Zusammenhang der besten Prädiktoren mit allen Outcome-Kriterien simultan untersucht. Aus dieser Analyse resultieren drei signifikante kanonische Korrelationen mit Beiträgen von 0,76, 0,74 bzw. 0,62. Die verbleibende gemeinsame Varianz zwischen den Prädiktoren und Kriterien ist nach Extraktion der ersten drei kanonischen Variablen statistisch nicht mehr bedeutsam. Die maximale kanonische Korrelation (0,76) wird auf der Prädiktorenseite vor allem durch das depressive Syndrom (IMPS) und die Ausprägung auf der Newcastle-Skala bei Aufnahme, durch die Besserung der Depressivität (D-S) sowie die Variable „aggressive Gereiztheit" (IMPS) bei Entlassung getragen.

Auf der Ebene der Kriterien werden alle Outcome-Variablen mit Ausnahme der Phasenhäufigkeit erfaßt. Dabei ergibt sich, daß, je höher die Depressivität bei Aufnahme, je höher der Wert auf der Newcastle-Skala und je größer die Besserung der Depressivität während der Indexbehandlung ausfällt, desto günstiger der Outcome sowohl im psychopathologischen als auch im sozialen Bereich ist. Weiterhin gilt: je höher die aggressive Gereiztheit bei Entlassung, desto ungünstiger der Outcome. Insgesamt wird der mit dem ersten Kriteriumsfaktor erfaßte Outcome zu 41,5 % durch die erste kanonische Variable der Prädiktoren vorhergesagt.

Die mit der zweiten kanonischen Korrelation (0,74) aufgeklärte Varianz, die von der ersten unabhängig ist, besagt, daß das depressive Syndrom, aber auch die Symptomschwere im Katamnesezeitraum und der psychosoziale Funktionszustand (GAS-Score) vor allem mit der Erkrankungsdauer vor der Indexbehandlung zusammenhängen. Eine längere Erkrankungsdauer prädiziert eine hohe Ausprägung des depressi-

Abb. 4.4.5. Ergebnis der kanonischen Korrelationsanalyse

Kanonische Korrelation	$R_1 = .76$***	$R_2 = .74$***	$R_3 = .62$*
		Kanonische Variablen	
Prädiktoren			
Erkrankungsdauer	0.28	0.45	− 0.08
Depressivität (D-Wert) Aufnahme	− 0.12	0.34	0.27
Aggressive Gereiztheit Aufnahme	0.17	− 0.30	0.29
Dauer ambulante Behandlungen	0.36	− 0.17	− 0.01
Antriebsarmut	0.29	0.03	0.33
Depressive Neurose	0.18	0.06	0.70
Dauer stationärer Behandlung vor Index	0.30	0.04	− 0.05
Zwanghaft phobisches Syndrom Aufnahme	0.14	− 0.06	0.77
Depressives Syndrom Aufnahme	− 0.40	0.14	0.04
Newcastle Score	− 0.58	− 0.01	0.12
Besserung Depressivität (D-Wert)	− 0.51	− 0.20	0.03
Aggressive Gereiztheit Entlassung	0.42	− 0.08	0.40
Behandlung adäquat	− 0.07	− 0.21	− 0.56
Partnerbeziehung	− 0.29	0.01	0.02
Selbstunsicherheit	− 0.16	− 0.08	0.09
Extraversion	− 0.09	− 0.10	0.19
Frustrationsintoleranz	− 0.05	− 0.07	0.13
Kriterien			
Depressives Syndrom	0.47	0.69	0.10
Phobisches Syndrom	0.64	0.06	− 0.58
Symptomschwere	0.79	0.39	0.07
Phasenhäufigkeit	0.27	0.04	0.50
Psychosozialer Funktionsstand	− 0.84	− 0.40	− 0.16
Bewältigungsprobleme	0.68	0.10	0.38
Redundanz des Kriteriumsfaktors ($\triangleq$ erklärte Varianz)	41.5 %	13.4 %	12.9 %

ven Syndroms, eine schwerere Symptomatik und einem schlechteren psychosozialen Funktionsstand. Die mit dem zweiten Kriteriumsfaktor erfaßte Varianz der Outcome-Variablen ist zu 13,4 % aus den zweiten kanonischen Variablen der Prädiktoren vorhersagbar. Nicht gut vorhersagbar durch die Erkrankungsdauer sind das phobische Syndrom, die Phasenhäufigkeit sowie Bewältigungsprobleme bei der Nachuntersuchung.

Diese beiden Outcome-Merkmale gehen jedoch in die dritte kanonische Korrelation (0,62) ein. Beste Prädiktoren sind die Zugehörigkeit zur Gruppe der depressiven Neurosen, die Ausprägung des phobischen Syndroms bei Index-Aufnahme sowie die Adäquatheit der Index-Behandlung, die den größten Teil der erklärten Kriteriumsvarianz (12,9 %) ausmachen. Patienten mit der Diagnose „depressive Neurose" zeigen bei Katamnese eine geringe Ausprägung des phobischen Syndroms, aber eine größere Phasenhäufigkeit als Patienten aus anderen Untersuchungsgruppen. Umgekehrt steht eine hohe Ausprägung des phobischen Syndroms bei Index-Aufnahme in Zusammenhang mit phobischen Symptomen bei Katamnese und einer niedrigen Phasenhäufigkeit.

Zusammengenommen können durch die drei signifikanten kanonischen Korrelationen 67,8% der Kriteriumsvarianz durch die Prädiktoren vorhergesagt werden. Innerhalb dieses multivariaten Modells am besten vorhersagbar sind der psychosoziale Funktionsstand bei Katamnese und die Symptomschwere im Katamnesezeitraum. Weniger gut gelingt die Prädiktion der Phasenhäufigkeit. Auf der Prädiktorenseite leisten Variablen zur Inanspruchnahme vor der Indexbehandlung, das Merkmal „Antriebsarmut" bei der Aufnahme, aber insbesondere auch Merkmale der prämorbiden Persönlichkeit zumindest keinen zusätzlichen Beitrag zur Erklärung des Outcome.

Dieses Ergebnis unterstreicht, daß mit relativ wenigen Merkmalen des psychopathologischen Aufnahmebefunds und der sozialpsychologischen Situation des Patienten vor der Indexaufnahme sowie einigen Indikatoren über den Besserungsverlauf während der Behandlung eine recht gute Prognose des weiteren Krankheitsverlaufs bei neurotisch und endogen depressiven Patienten möglich erscheint. Überraschend ist an diesem Befund – zumindest bei Berücksichtigung der älteren Literatur – die vermutlich nur untergeordnete Bedeutung von Variablen der frühkindlichen Sozialisation und der prämorbiden Persönlichkeit.

Inwieweit bezüglich dieser Aussage diagnosenspezifische Gewichtungen vorgenommen werden müssen, läßt sich wegen der geringen Fallzahlen der einzelnen Diagnosegruppen nicht schlüssig beantworten. Zumindestens einige Anhaltspunkte lassen sich allerdings aus der im folgenden dargestellten explorativen diagnosenspezifischen Prädiktoranalyse entnehmen.

4.4.6 Diagnosenspezifische Prädiktoranalyse

Bei einer differenzierteren Analyse der einzelnen Diagnosegruppen, die allerdings insbesondere bei Patienten mit endogenen Depressionen wegen der niedrigen Fallzahl nur als grob orientierend angesehen werden kann, ergeben sich für Angststörungen und depressive Neurosen deutlich unterschiedliche Ergebnisse. So lassen sich aufgrund der Regressionsanalyse für *Angstneurosen* und *Phobien* nur das Ausmaß der Bewältigungsprobleme und das depressive Syndrom zur Zeit der Nachuntersuchung vorhersagen. Als bedeutsame Prädiktoren ergeben sich übereinstimmend mit der Gesamtanalyse folgende Zusammenhänge: ein hoher Depressivitätswert (D-S) bei Aufnahme (36%), eine lange Erkrankungsdauer (25%) vor der Indexerkrankung sowie die Ausprägung der IMPS-Syndrome (12%) erklären 46% der Gesamtvarianz der depressiven Symptomatik bei der Nachuntersuchung. Die „aggressive Gereiztheit" (Feindseligkeit) bei Entlassung (32%) und das Ausmaß der „Antriebsarmut" (18%) erklären 41% der Gesamtvarianz bei den Bewältigungsproblemen.

Bei den *depressiven Neurosen* ergeben sich als wichtigste Prädiktoren, wie in der Gesamtanalyse, daß der Outcome um so günstiger ist, je niedriger die Dauer ambulanter Behandlung vor der Indexerkrankung und je niedriger die Gesamterkrankungsdauer vor der Indexerkrankung war, je niedriger das Merkmal Antriebsarmut bei Aufnahme zur Indexbehandlung ausgeprägt war, je niedriger das Syndrom „aggressive Gereiztheit" sowohl bei Aufnahme als auch bei Entlassung war und je deutlicher sich die subjektiv beurteilte Depressivität während der Indexbehandlung besserte. Signifikant trägt ferner eine niedrige Ausprägung auf der Newcastle-Skala (d. h. ein deutliches Überwiegen des neurotischen Anteils der Störung) zur Vorhersage einer hohen Symptomausprägung im weiteren Verlauf bei.

Durch diese Variablen kann zwischen 30 und 42 % der Varianz der verschiedenen Outcome-Kriterien erklärt werden. Auch hier ist allerdings überraschend, daß für die Vorhersage des psychosozialen Outcome primär psychopathologische Merkmale relevant sind. Ferner fällt auf, daß die Persönlichkeitsmerkmale keine entscheidende und gut interpretierbare Bedeutung für den Verlauf und Ausgang bei dieser Patientengruppe besitzen.

4.4.7 Zusammenfassende Analyse der Prädiktoren und verlaufsmodifizierenden Faktoren

Es ist naheliegend, anzunehmen, daß die Vorhersage insbesondere des Langzeitverlaufs über fast sieben Jahre nicht nur durch die vor der Erkrankung bzw. vor der Indexbehandlung vorhandenen Merkmale sowie die Schwere und Dauer der Symptomatik und den Behandlungsverlauf, sondern auch durch die nach der Behandlung auftretenden kritischen Lebensereignisse (Life Events) und sozialen Lebensbedingungen sowie Einflußgrößen aus weiteren Behandlungen ermöglicht wird. Jedoch ergibt sich bei der Untersuchung dieser verlaufsmodifizierenden Faktoren die Problematik einer Trennung kausaler von rein indikativen Zusammenhängen. So korrelieren zum Beispiel die vermeintlich verlaufsmodifizierenden Faktoren „Dauer", „Häufigkeit" und „Art psychotherapeutischer und somatischer Behandlungen" bei gruppenstatistischer Analyse nur sehr hoch mit einem ungünstigen Krankheitsverlauf bzw. einem signifikant erhöhten Syndromwert zum Zeitpunkt der Nachuntersuchung. Keine der untersuchten Behandlungsvariablen (Art, Dauer, Häufigkeit) im Katamnesezeitraum war mit gutem Ausgang korreliert. Dies deutet daraufhin, daß möglicherweise Behandlungsvariablen rein indikativ zu interpretieren sind: Patienten mit einem ungünstigen Krankheitsverlauf werden häufiger und länger psychotherapeutisch und pharmakologisch behandelt als gebesserte Patienten.

Eine ähnliche Problematik stellt sich bei der Interpretation der kritischen Lebensereignisse. Allerdings weisen die Items der Münchner Ereignisliste (MEL) Zusammenhänge unterschiedlicher Stärke und Richtung mit den verschiedenen Kriteriumsvariablen auf, so daß die Annahme berechtigt erscheint, daß sich in bestimmten Lebensereignisarten spezifischere Aspekte des Outcome und des Verlaufs widerspiegeln.

Einen im strengen Sinne verlaufsmodifizierenden Einfluß kritischer Lebensereignisse und chronischer Lebensbedingungen lassen in erster Linie nur die vom Experten als „krankheitsunabhängig" eingeschätzten Ereignisse und Lebensbedingungen erwarten. Ausgehend von den in den Kapiteln 4.2 und 4.3 als relevant erkannten Lebensereignisarten sowie ihren subjektiven und objektivierten Bewertungen haben wir in der zusammenfassenden multiplen Regressionsanalyse (MRA) – neben den bereits als bedeutsam erkannten psychopathologischen, bio- und psychosozialen Prädiktoren – noch sechs Life-Event-Variablen zusätzlich aufgenommen. Diese Variablen waren a) die Häufigkeit chronischer Lebensbelastungen, b) die Häufigkeit subjektiv positiver beurteilter Ereignisse und c) die Häufigkeit unerwünschter Ereignisse. Diese drei Variablen wurden durch die vom Untersucher für den Katamnesezeitraum auf der Grundlage der Häufigkeit und die vom Experten eingeschätzte individuelle Belastungswirkung errechnete gesamte Wiederanpassungsleistung als traditionelles

Gesamtmaß für die Streßbelastung einer Person ergänzt. Alle Variablen wurden jeweils sowohl unter Berücksichtigung krankheitsunabhängiger als auch der Gesamtzahl der Ereignisse verrechnet. Um den Effekt der verlaufsmodifizierenden Faktoren beurteilen zu können, haben wir die über den gleichen Zeitraum erhobenen Outcome-Maße „Syndromschwere" und „Phasenhäufigkeit" bei dieser Analyse nicht berücksichtigt.

Bei dieser über die Gesamtgruppe durchgeführten multiplen Regressionsanalyse ändert sich, wie Abbildung 4.4.6 zeigt, trotz Beibehaltung der gleichen 18 besten, zumeist psychopathologischen Prädiktoren und der gleichzeitigen Berücksichtigung verlaufsmodifizierender Faktoren die Rangreihe der besten signifikanten Prädiktoren, zumindest in den Outcome-Maßen „Ausmaß des zwanghaft-phobischen Syndroms" und „Ausmaß des depressiven und Erschöpfungssyndroms" erheblich, *ohne* jedoch den Gesamtanteil erklärter Varianz insgesamt bedeutsam steigern zu können. Dabei erwiesen sich die Häufigkeit krankheitsunabhängiger chronischer Lebensbedingungen, die Anzahl unerwartet krankheitsunabhängiger Ereignisse und das Ausmaß der durch die krankheitsunabhängigen Ereignisse und Lebensbedingungen erforderlichen individuellen Wiederanpassungsleistung als wichtigste verlaufsmodifizierende Einflüsse. Sie können vor allem zu einer erheblich besseren Vorhersage der psychosozialen Outcome-Kriterien beitragen, während bei psychopathologischen Kriterien keine Verbesserung der Voraussage sichtbar wird.

Die deutliche Verschiebung in der Rangreihe der besten Prädiktoren kann am ehesten durch die großen, diagnosenspezifischen Unterschiede in der Bedeutung der kritischen Lebensereignisse gesehen werden.

Die diagnosenspezifische Analyse ergibt für beide Neurosegruppen einen erklärten Varianzanteil von 65 % beim psychosozialen Funktionsstand, bis 71 % beim phobischen Syndrom. Dies bedeutet, daß insgesamt durch die Einbeziehung der Life Event-Informationen der erklärte Varianzanteil fast verdoppelt werden kann. Dies gilt auch für die Ergebnisse bei den Angstneurosen und Phobien, bei denen durch die krankheitsunabhängigen chronischen Belastungen und das Ausmaß unerwünschter Ereignisse die erklärte Gesamtvarianz erheblich – allerdings im Ausmaß weniger kraß als bei den depressiven Neurosen – gesteigert werden kann. Als interessantes Ergebnis ist hervorzuheben, daß sich auch in dieser prognostisch orientierten Analyse subjektiv positiv beurteilte Ereignisse und Lebensbedingungen als stützende, günstig wirkende verlaufsmodifizierende Einflußgrößen nachweisen lassen. Ferner ist darauf hinzuweisen, daß bei Angstneurosen und Phobien ein ähnlich hoher Varianzanteil der wichtigsten psychopathologischen Kriterien erklärt wird.

Die Analyse unter Einbeziehung verlaufsmodifizierender Faktoren ergibt bei endogenen Depressionen ein deutlich abweichendes Bild, dessen Aussagekraft allerdings durch die geringe Fallzahl eingeschränkt wird. Bei einer explorativen Analyse zeigte sich weder für das Gesamtmodell noch für einzelne Outcome-Bereiche eine Steigerung des prädiktiven Werts der Vorhersage durch Einbeziehung der verlaufsmodifizierenden Variablen. Offensichtlich kommt also sowohl krankheitsunabhängigen als auch krankheitsabhängigen Variablen bei endogenen Depressionen eine geringere Bedeutung für den Krankheitsverlauf zu als bei den untersuchten Neurosegruppen. Bei neurotischen Depressionen scheinen dabei Lebensereignisse und Lebensbedingungen und vor allem chronische Belastungen den weiteren Krankheitsverlauf stärker und wesentlich nachhaltiger zu beeinflussen als bei Angststörungen.

Abb. 4.4.6. Prognostische Relevanz der verlaufsmodifizierenden Faktoren

	Symptomschwere	Phasenhäufigkeit	Phobisches Syndrom (IMPS)	Depressives Syndrom (IMPS)	Psychosozialer Funktionsstand	Bewältigungsprobleme
Erklärte Gesamtvarianz durch beste Prädiktoren	41%	23%	38%	37%	46%	28%
Zusätzlich erklärte Varianz durch Verlaufsmodifizierende Faktoren	15%	5%	13%	10%	14%	18%
Signifikanz der Varianzänderung	$p \leq .01$	n.s.	$p \leq .01$	$p \leq .05$	$p \leq .01$	$p \leq .001$
Rangreihe der verlaufsmodifizierenden Faktoren	Häufigkeit chronischer Ereignisse krankheitsunabhängig $.27^a$ / $.29^c$ — $7.3\%^b$		Ausmaß Wiederanpassungsleistung $-.17^a$ / $.41^c$ — $3\%^b$	Anzahl subjektiv positiv erlebter Ereignisse $-.12^a$ / $-.04^c$ — $1.4\%^b$	Ausmaß Wiederanpassungsleistung krankheitsunabhängig $.26^a$ / $-.14^c$ — $6.8\%^b$	Häufigkeit chronischer Ereignisse $.13^a$ / $.46^c$ — $1.7\%^b$
	Ausmaß Wiederanpassungsleistung krankheitsunabhängig $-.22$ / $.19$ — 4.8%		Häufigkeit chronischer Ereignisse $.14$ / $.44$ — 2%	Häufigkeit chronischer Ereignisse $.07$ / $.40$ — (0.5%)	Häufigkeit chronischer Ereignisse krankheitsunabhängig $-.25$ / $-.29$ — 6.3%	Ausmaß Wiederanpassungsleistung $-.09$ / $.48$ — 1%
	Anzahl unerwünschter Ereignisse $.15$ / $.45$ — 2.3%		Anzahl unerwünschter Ereignisse $.10$ / $.44$ — 1%	Ausmaß Wiederanpassungsleistung krankheitsunabhängig $.07$ / $.28$ — (0.5%)	Anzahl unerwünschter Ereignisse $-.14$ / $-.33$ — 2%	Anzahl unerwünschter Ereignisse $.07$ / $.50$ — 0.5%

^{a} partielle Korrelation ^{b} Varianzanteil ^{c} einfache Korrelation

5 Ergebnisse der Feldstudie

5.1 Häufigkeit und Schwere psychischer Störungen in der Bevölkerung – Eine epidemiologische Feldstudie

H.U. WITTCHEN, H. HECHT, M. ZAUDIG, G. VOGL, G. SEMLER und H. PFISTER

5.1.1 Vorbemerkung

Klinisch-psychiatrische Untersuchungsergebnisse, die an nach bestimmten Gesichtspunkten ausgewählten Patientengruppen gewonnen werden, haben immer nur eine beschränkte Aussagekraft. Es mangelt ihnen zumeist an Repräsentativität bezüglich der Probanden sowie der untersuchten therapeutischen Interventionen. Diese Einwände lassen sich zum Teil auch gegen die im klinischen Ergebnisteil beschriebenen Daten bei den untersuchten Patientengruppen vorbringen; jedoch können wir mit einiger Sicherheit davon ausgehen, daß die von uns analysierten Patienten dem Klientel anderer Universitätskliniken recht ähnlich sind.

Ähnliche Einschränkungen könnten auch für die Indextherapie der Angststörungen gemacht werden, die mit zum Untersuchungszeitpunkt (1973–1975) noch keineswegs allgemein eingeführten bzw. standardmäßig in der Versorgung verfügbaren verhaltenstherapeutischen Programmen behandelt wurden. Ferner muß auch berücksichtigt werden, daß das von uns untersuchte Patientengut in der Mehrzahl aus schwerer gestörten Patienten mit oft schon chronifizierten Störungen zusammengesetzt war und somit auch nicht repräsentativ für die Gesamtheit aller Patienten mit Angststörungen oder Depressionen, die stationär oder ambulant behandelt wurden, sein kann.

Die möglicherweise mangelnde Repräsentativität der Patientengruppen hat uns in besonderem Maße angeregt, dem epidemiologischen Untersuchungsteil der Münchner Follow-up-Studie nicht nur in Bezug auf die klassischen epidemiologischen Kennziffern (z. B. Prävalenz etc.), sondern auch hinsichtlich verschiedener ergänzender klinisch-psychiatrischer und klinisch-psychologischer Gesichtspunkte größere Beachtung zu schenken. Die notwendigen Voraussetzungen hierfür waren einerseits wegen der prospektiven Anlage der repräsentativen Feldstudie und andererseits durch die Möglichkeit, die Probanden aus der Feldstudie mit den im wesentlichen gleichen klinischen Verfahren durch die gleichen, klinisch erfahrenen Projektmitarbeiter (Psychiater und Psychologen) untersuchen zu lassen, besonders günstig. Auf diesen Überlegungen aufbauend wird zunächst in Kapitel 5.1 eine kurze epidemiologisch orientierte Ergebnisübersicht über unsere repräsentativen Feldstudienergebnisse gegeben. Dabei wird neben den Prävalenzraten auch die Bedeutung einzelner psychosozialer Risikofaktoren untersucht, der Anteil zwar behandlungsbedürftiger, aber psychiatrisch weitgehend unbehandelter Fälle bestimmt sowie die Übereinstimmung bzw. die Abweichung der Prävalenzraten nach der ICD-9 und DSM-III untersucht.

Dieses Kapitel legt die Grundlage für die differenziertere Beurteilung des Verlaufs und Outcomes weitgehend unbehandelt gebliebener Fälle mit Angststörungen und Depressionen in Kapitel 5.2, in dem geprüft werden soll, ob die wesentlichen Ergebnisse ehemals stationär behandelter Patienten, jedenfalls der Tendenz nach, auch bei den Störungsgruppen aus der Feldstudie Bestätigung finden. Hierzu gehört z. B. die Prüfung der Frage, ob sich die in der Patientengruppe aufgefundene Persistenz von Angstsymptomen auch in der Feldstudie finden läßt.

5.1.2 Zielsetzung

Obwohl sich in den letzten Jahren auf der Grundlage verbesserter epidemiologischer Methoden der Fallidentifikation größere Klarheit über Prävalenz und Inzidenz psychischer Störungen abzeichnet, ist, wie im Theorieteil ausführlich dargestellt wurde, die Abschätzung der Häufigkeit *verschiedener Formen* von Angststörungen und Depression nach wie vor problematisch. Relativ gute Übereinstimmung findet sich in den verschiedenen epidemiologischen Feldstudien nur für eine undifferenzierte Angabe der Gruppe sog. neurotischer Störungen, während die Aufschlüsselung nach Untergruppen wegen der mangelnden Differenziertheit der ICD-Klassifikation zumeist ganz unterbleibt, oder in den wenigen Fällen, wo sie durchgeführt wurde, zu sehr divergenten Prävalenzaussagen führt. Dieses Problem scheint durch die neuere Klassifikation nach DSM-III einer Lösung nähergerückt zu sein. Hierauf lassen zumindest die bereits angesprochenen Befunde des ECA-Programmes (REGIER et al. 1985) schließen, die in verschiedenen Regionen der USA – mit einer Ausnahme – eine recht gute übereinstimmende Abschätzung der Häufigkeit verschiedener Angststörungen und Depressionen nach DSM-III angeben.

Da das primäre Interesse der MFS auf eine diagnostisch differenzierende Klassifikation von Angststörungen und Depressionen und die Untersuchung ihres Langzeitverlaufs gerichtet ist, haben wir uns entschlossen, bei der Fallbestimmung zusätzlich zu der groben klinischen Beurteilung auf der Grundlage der ICD eine ähnliche Erhebungsmethodik wie im ECA-Projekt anzuwenden. Dabei wird in zwei voneinander unabhängigen klinischen Untersuchungsschritten jeder Proband der Feldstudie sowohl klinisch-psychiatrisch nach ICD-9 als auch mittels des Diagnostic Interview Schedule (DIS) nach DSM-III klassifiziert. Da der Schwerpunkt dieses Buches auf der Beurteilung von Verlaufsaspekten von Angststörungen und Depressionen sowie deren Verlauf mit und ohne Behandlung liegt, werden in dem vorliegenden Kapitel 5.1 nur die Hauptbefunde dieses zweistufigen, polydiagnostischen Ansatzes überblicksartig dargestellt. Eine ausführliche Diskussion der Befunde findet sich bei WITTCHEN und BURKE (in Vorb.) und WITTCHEN et al. (1985).

Die Ziele dieses Kapitels sind somit:
1) die Beschreibung der ermittelten MFS-Prävalenzraten spezifischer psychischer Störungen nach ICD-9 und DSM-III,
2) ihr Vergleich mit den epidemiologischen Feldstudienergebnissen von DILLING und WEYERER (1984) für ausgesuchte Gemeinden Oberbayerns (nur nach ICD) und den Ergebnissen des Epidemiological Catchment Area Programs (ECA) in den USA (nach ICD-9 und DSM-III) sowie

Abb. 5.1.1. MFS: Diagnosenverteilung und hochgerechnete Prävalenz (ICD-9 Hauptdiagnosen) für den 6-Monatezeitraum vor der Untersuchung und die gesamte Lebensspanne (lifetime). In der Berechnung der 6-Monate- und lifetime-Prävalenz geht jeder Fall nur mit einer, der Hauptdiagnose ein. In den beiden letzten Spalten „Gesamt-lifetime" werden alle Diagnosen, d.h. auch Nebendiagnosen berücksichtigt

ICD-9 Nummer und Diagnose	6-Monate Rate %	Rate s	lifetime Rate %	Rate s	Gesamt-lifetime N	Rate %
Schizophrenie und verwandte Psychosen (295., 297., 298.)	.48	.22	.72	.30	4	.72
Affektive Psychosen (296.)	.59	.24	.59	.24	(4)	.59
– monopolar (296.1)	.48	.22	.48	.22	3	.48
– bipolar (296.3)	.12	.07	.12	.07	1	.12
Neurosen (300.)	11.55	1.11	13.93	1.23	(94)	15.01
– Angstneurose (300.0)	1.31	.38	2.26	.55	14	2.50
– Phobie (300.2)	4.77	.79	5.24	.83	33	6.43
– Zwangsneurose (300.3)	.48	.22	.71	.30	7	1.07
– Neurotische Depression (300.4)	4.28	.66	5.00	.72	35	6.07
– andere (300.5 – .9)	.71	.30	.71	.30	5	.83
Persönlichkeitsstörungen (301.)	1.67	.46	1.67	.46	14	2.14
Sexuelle Störungen (302.)	–	–	–	–	2	.24
Alkoholabhängigkeit (303.)	–	–	–	–	6	.95
Medikamenten-/Drogenabh. und Mißbrauch (304., 305.)	.12	.07	.48	.22	11	2.12
Körperliche Funktionsstörungen psychischen Ursprungs (306.) und Psychosomatische Störungen (316.)	2.48	.56	1.27	.53	35	5.01
Spezielle Syndrome (307.)	.60	.29	.60	.29	10	1.67
Psychogene Reaktionen (308., 309.)	1.19	.37	2.26	.55	14	2.50
andere	2.27	.59	1.79	.53	11	2.27
Gesamtprävalenz	20.96[1]	1.47	24.30[2]	1.57	205[3]	

[1] Gesamt-N = 115
[2] Gesamt-N = 131
[3] Gesamtzahl aller Diagnosen einschließlich Nebendiagnosen

3) die Ermittlung diagnosenspezifischer Besonderheiten hinsichtlich psychosozialer Risikofaktoren, Schwere der Erkrankung und Behandlungsbedürftigkeit.

4) Darüber hinaus wird besondere Aufmerksamkeit auch dem Aspekt der Komorbidität geschenkt, d.h. dem gleichzeitigen Auftreten verschiedener psychischer Störungen bei ein und derselben Person. Das DIS ermöglicht über spezielle Zusatzfragen nicht nur die Beurteilung, ob eine bestimmte psychische Störung im Querschnitt vorliegt, sondern auch die Bestimmung anderer möglicher spezifischer Störungen, deren zeitlicher Beziehung zueinander, sowie ihrer Zeitdauer und Phasenhäufigkeit. Damit geht das DIS über die in üblichen klinischen Verfahren gewonnenen diagnostischen Kennwerte hinaus.

Die Methodik der MFS-Feldstudie wurde ausführlich bereits im Methodikbereich beschrieben. Die zweistufig gewonnenen diagnostischen Ergebnisse (zunächst Anwendung des DIS), dann nach wenigen Tagen eine erneute klinisch-psychiatrische Nachbeurteilung durch den Projektpsychiater zur Bestimmung einer ICD-Diagnose) wurden dem geschichteten Stichprobenverfahren entsprechend gewichtet und auf die Grundgesamtheit von 1.366 Personen hochgerechnet (s. hierzu Kap. 3). Die Prävalenz wird als Prozentrate für jede einzelne der untersuchten Diagnosen angegeben. Für die Ergebnisse nach ICD und nach DSM-III werden jeweils eine 6-Monate-Querschnittsdiagnose sowie eine Lifetime-Diagnose angegeben; nur für einzelne Auswertungsschritte bei der DSM-III-Klassifikation werden auch 4-Wochen-Querschnittsdiagnosen berichtet. Die Lifetime-Prävalenz gibt an, welcher Anteil der Bevölkerung aus der Feldstudie überhaupt bis zum Erhebungszeitpunkt an einer bzw. mehreren psychiatrischen Störungen erkrankte. Die Querschnittsdiagnosen nach ICD wurden auf einen 6-Monate-Querschnitt bezogen, um einerseits den Effekt zufälliger Symptomschwankungen bzw. Symptombesserungen zum Zeitpunkt der Befragung selbst minimal zu halten und andererseits auch eine größere Vergleichbarkeit mit anderen epidemiologischen Untersuchungen, insbesondere dem ECA-Programm, zu erzielen.

5.1.3 Die Prävalenz psychischer Störungen in der MFS nach ICD

Abbildung 5.1.1 gibt die diagnostische Verteilung, getrennt für die Lifetime- und Querschnittsdiagnosen nach ICD-9, an. In die Berechnung der Prävalenz wurde jeweils nur die Hauptdiagnose nach dem Klinikerurteil aufgenommen; d.h. in die Ergebnisdarstellung für die 6-Monate- und Lifetime-Prävalenz geht jeder Fall nur einmal ein. Zweit- und Drittdiagnosen werden in der Rubrik Gesamtprävalenz (lifetime) aufgeführt. Die Prävalenz wird in den diagnostischen Obergruppen jeweils ergänzt durch die Angaben des 5%igen Vertrauensintervalls.

Die Analyse der Lifetime-Diagnosen ergibt erwartungsgemäß ein Überwiegen neurotischer Störungen mit einer Prävalenz von 13,9% (N = 78) und – unter Berücksichtigung der Nebendiagnosen – verschiedener Formen sogenannter psychosomatischer Störungen mit 5,0% (N = 35). Unter den Neurosen überwiegen als Hauptdiagnosen Angststörungen mit 7,5% – zumeist in Form von Phobien (5,2%). Es folgen depressive Neurosen mit 5.0%, die unter Einbeziehung der Nebendiagnosen die am häufigsten diagnostizierte Störung darstellen (N = 35). Unter den „psychosomatischen Störungen" werden, ebenfalls unter Einschluß der Nebendiagnosen, am häufigsten Kopfschmerzsyndrome diagnostiziert.

Wie in fast allen epidemiologischen Untersuchungen, ergibt sich auch in der vorliegenden Fallstudie, daß Schizophrenien bzw. verwandte Psychosen mit einer Lifetime Prävalenz von .72 in der Durchschnittsbevölkerung relativ selten sind. Eine ähnlich niedrige Prävalenz von weniger als 1 % ergibt sich auch für affektive Psychosen monopolaren (ICD 296.1) und bipolaren Verlaufs (296.3).

Vermutlich durch die Ausschlußkriterien der MFS bedingt (IQ<85 und Alter⩾65) wurde nur eine Probandin identifiziert, die die Diagnose einer organischen Psychose erhielt. Darüber hinaus wurde – angesichts des IQ-Kriteriums überraschenderweise – auch ein Patient identifiziert, der die Diagnose einer milden Form einer Oligophrenie erhielt.

Alkoholismus mit einer unerwartet niedrigen Prävalenz von 1,0 % und Drogenbzw. Medikamentenabhängigkeit/-mißbrauch mit 2,1 % (11) machen zusammen – unter Berücksichtigung der Nebendiagnosen – mit 3,1 % die dritthäufigste Störungsgruppe aus. Auffällig ist dabei, daß die jeweiligen Diagnosen vom Kliniker mit einer Ausnahme als Nebendiagnosen vergeben wurden. Dies kann sowohl auf Besonderheiten des diagnostischen Vorgehens der untersuchenden Psychiater hinweisen als auch als Indiz dafür gewertet werden, daß Alkohol- und Medikamentenabhängigkeiten entweder im späteren Verlauf durch das Auftreten anderer psychischer Störungen (z. B. Depression) kompliziert werden oder vice versa (siehe hierzu 5.2).

Fassen wir die Störungshäufigkeiten nach Syndromen zusammen, so ergibt sich ein Überwiegen von Patienten mit depressiven Störungen (296./300.4./308./309.) von 7,85 % gegenüber Angststörungen mit 7,5 % und psychosomatisch geprägten Bildern (5,01 %).

Überraschenderweise ergibt sich bei der Klassifikation nach der ICD-9 – im Gegensatz zu der weiter unten diskutierten nach DSM-III – in den meisten diagnostischen Kategorien kein großer Unterschied zwischen der Lifetime- und der 6-Monate-Diagnose. Die ICD-lifetimeprävalenz liegt mit 24,3 % nur unwesentlich über der Querschnittsdiagnosen-Rate von 21,0 %. Bei Anwendung eines 5-%igen Konfidenzintervalls können wir also annehmen, daß die „wahre" Prävalenz der angeführten psychischen Störungen nach ICD-9 in der erwachsenen Durchschnittsbevölkerung (Alter 25–64) zwischen 19,4 % und 29,2 % liegt. Dies bedeutet, daß im Laufe ihres Lebens mindestens 19,4 % der erwachsenen Durchschnittsbevölkerung bis zu ihrem 65. Lebensjahr zumindest an einer der aufgeführten psychiatrischen Störungen erkrankt ist. Bei Berücksichtigung des 4-Wochen-Querschnittsbefundes sinkt die Rate auf etwa 16 % ab, d. h. daß nach der ICD-9-Klassifikation ca. 16 % der Bevölkerung zum Untersuchungszeitpunkt zumindest an einer der genannten Störungsformen leiden.

5.1.3.1 Differentielle, biosoziale und soziodemographische Risikofaktoren für psychische Störungen

Für Frauen ergibt sich erwartungsgemäß sowohl bei der Berücksichtigung der Lifetime- als auch der 6-Monate-Querschnittsdiagnose ein höheres Morbiditätsrisiko als für Männer. Die höhere Prävalenz für Frauen ist in erster Linie auf häufiger diagnostizierte neurotische Störungen, insbesondere depressive Syndrome und psychosomatische Erkrankungen zurückzuführen (s. Abb. 5.1.2). Die Lifetime- als auch die Querschnittsdiagnosen-Raten ergeben ferner ein erhöhtes Morbiditätsrisiko für ältere Frauen (über 44 Jahre). Ihre Lifetime-Prävalenz mit 37,2 % und die Querschnittsrate mit 30,9 % liegen sehr deutlich über den entsprechenden Werten für Männer dieser Altersklasse, für die eine Lifetime-Prävalenz von 15,2 % und eine Querschnittsprävalenz von 13,2 % ermittelt wurde.

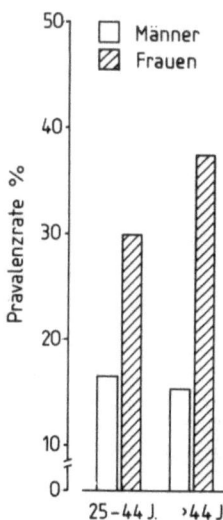

Abb. 5.1.2. ICD-9-„Lifetime"-Prävalenzraten nach Altersgruppen und Geschlecht

Die höhere Prävalenz psychischer Störungen bei Frauen über 44 Jahren verteilt sich auf ein relativ breites Spektrum verschiedener Störungsformen; eine leichte, altersbezogene Zunahme zeigt sich bei „anderen" Neurosen, Persönlichkeitsstörungen, Alkoholismus und Medikamentenabhängigkeit sowie psychosomatischen Erkrankungen, jedoch muß dieser Befund wegen der geringen Stichprobengröße und den daraus resultierenden weiten Fehlergrenzen mit größter Vorsicht interpretiert werden.

Sowohl die geschlechtsspezifischen Befunde als auch die Altersgruppenunterschiede stimmen mit geringen, weiter unten diskutierten Abweichungen mit den Befunden von DILLING et al. (1984) überein und werden mit Ausnahme der altersspezifischen Zunahme von der Tendenz her zumindest für affektive Störungen auch in den neueren US-amerikanischen Untersuchungen im Rahmen des ECA-Programms unter Bezug auf DSM-III Diagnosen bestätigt (ROBINS et al. 1984).

Auch bei einer Aufschlüsselung der ICD-9-Diagnosen nach Familienstand und Geschlecht zeigen sich die nach der Literaturübersicht erwarteten deutlichen Prävalenz-Unterschiede. Ledige, verheiratete, verwitwete, getrennt lebende sowie geschiedene Frauen weisen wesentlich höhere Raten als Männer des jeweils gleichen Familienstandes auf. Für verheiratete Männer wurde eine Lifetime-Prävalenz von 14,8 %, für verheiratete Frauen jedoch eine fast doppelt so hohe von 29,1 % ermittelt. Ähnlich ist das Verhältnis bei der Lifetime-Prävalenz für ledige Männer mit 19,7 % gegenüber 36,9 % für ledige Frauen. Drastisch erhöht ist ferner die Prävalenz bei Männern *und* Frauen, die verwitwet, getrennt oder geschieden sind. Fast ein Drittel der Männer und beinahe die Hälfte aller untersuchten Probandinnen in dieser Untergruppe haben zumindest einmal im Laufe ihres Lebens an einer der genannten psychiatrischen Störungen, vor allem depressiven Syndromen, gelitten.

Damit bestätigt sich für Frauen, die in der Literatur (z. B. ROBINS et al. 1985) häufig replizierte sowie auch im Ergebnisteil der ehemals stationär behandelten Patienten hervorgehobene, möglicherweise ätiologische Bedeutung einer „unvollständigen"

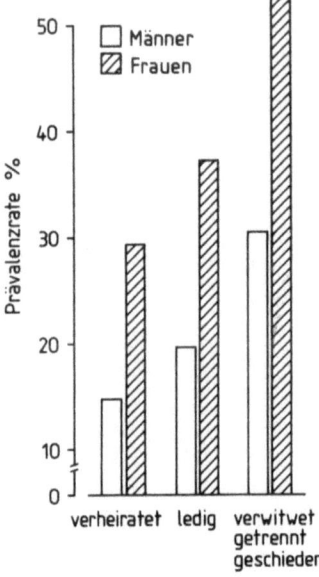

Abb. 5.1.3. ICD-9-„Lifetime"-Diagnosen nach Geschlecht und Familienstand

Familie bzw. einer zerbrochenen Partnerschaft. Bedeutsame geschlechtsspezifische Unterschiede werden vor allem bei der Diagnose einer „depressiven Neurose" sichtbar. Während verheiratete mit 4,6% und getrennt lebende/geschiedene Frauen mit 18,8% hier eine deutlich gegenüber den Männern erhöhte Rate aufweisen, ist dieses Verhältnis bei Ledigen umgekehrt (7,3% der Männer vs 0,0% bei Frauen).

5.1.4 Zur Schwere psychischer Störungen in der Bevölkerung – Ein Vergleich mit der Traunstein-Studie

Ein entscheidender Aspekt bei der inhaltlichen Interpretation von Ergebnissen epidemiologischer Feldstudien ist die Beurteilung der Schwere der Erkrankung bei den aufgefundenen Fällen. Hinsichtlich der Schwerebeurteilung lassen sich in der Literatur verschiedene Ansätze finden. Sie reichen von einer globalen Beurteilung der Intensität der Symptome, über Globalbeurteilungen der störungskorrelierten psychosozialen Schwierigkeiten bis hin zu nicht weiter operationalisierten Einschätzungen der vermuteten psychiatrischen Behandlungsbedürftigkeit eines Patienten. Wir haben uns aus Gründen der Interrater-Zuverlässigkeit sowie aus inhaltlichen Gründen für die Verwendung der Global Assessment-Skala (GAS) als Instrument zur Schweregradsbeurteilung der Störung bei der Nachuntersuchung entschieden. Ausschlaggebend dafür war, daß die GAS relativ gut operationalisierte Kriterien der störungsbedingten psychosozialen Funktionseinschränkungen angibt, die auf einer Dimension von „gutem" pschosozialen Funktionsstand zu extrem schlechten psychosozialen Funktionsstand (Notwendigkeit der Hospitalisierung) reichen. Als „Cut-off"-Wert für eine zumindest ambulante Behandlungsbedürftigkeit kann ein GAS-Wert von <70 angenommen werden, „leichtere" störungsbedingte Einschränkungen sind im Bereich 70–80 zu

Abb. 5.1.4 Schweregrad der Störung – Vergleich der ICD-9 (6-Monate) – Querschnittsdiagnosen mit den Ergebnissen von Dilling et al.

	Dilling et al.		MFS				
	Prävalenzrate % Gesamt	Schwere- grad ≥ 2	Prävalenz %-Rate Gesamt	Global Assessment Scale (GAS) % Verteilung nach Schweregrad			Mittelwert
				<70	70–80	>80	
Schizophrenie	0.4	0.4	0.5	100 %	–	–	53.0
Affektive Psychose	1.4	1.2	0.6	75 %	–	25.0%	51.0
Angstneurose/Phobie	2.1	0.7	6.1	26.5%	26.5%	44.1%	73.3
Depressive Neurose	12.8	6.3 ⎱ 9.5	4.3 ⎱ 11.6	66.7%	22.2%	11.1%	64.0
andere Neurosen	5.7	2.5 ⎰	1.9 ⎰	57.1%	14.3%	28.6%	66.2
Persönlichkeitsstörung	3.5	0.7	1.7	45.6%	11.1%	33.3%	72.0
Psychosomatische Erkrankungen	4.6	1.3	5.0	22.2%	22.2%	55.6%	78.7
Depr. Anpassungsstörungen	0.2	–	1.2	42.9%	14.3%	42.9%	75.4
Andere (Alkoholismus, Demenz etc.)	10.2	5.5	0.6	–	–	–	–
Gesamtrate	40.9	18.6	21.0	68.1%		31.9%	69.3

kodieren, während eine gute psychosoziale Integration mit Werten über 80 charakterisiert wird. In Abb. 5.1.4 sind – getrennt nach den Hauptdiagnose-Gruppen – die GAS-Werte nach dieser Grobeinteilung zu finden.

Psychosen werden fast ohne Ausnahme als dringend behandlungsbedürftig eingestuft und weisen dementsprechend den niedrigsten mittleren GAS-Wert auf. Deutlich eingeschränkt sind in unserer Untersuchung auch zum Zeitpunkt der Nachuntersuchung die Fälle mit depressiven Neurosen, die mit wenigen Ausnahmen als zumindest ambulant behandlungsbedürftig eingeschätzt wurden. Angststörungen hingegen – ebenso wie Persönlichkeitsstörungen und psychosomatische Störungen – lassen zumindest, was den psychosozialen Funktionsstand bei der Nachuntersuchung angeht, seltener Hinweise auf gravierende psychosoziale Einschränkungen erkennen. Mit vier Ausnahmen weisen die meisten Patienten einen psychosozialen Funktionsstand auf, der allenfalls „leichte" Beeinträchtigungen im Alltagsleben erkennen läßt.

Vergleichen wir die MFS-Prävalenzergebnisse mit denen von DILLING et al. (1984) in der sog. Traunstein-Studie, so ergeben sich neben einer Reihe von Gemeinsamkeiten, so z. B. hinsichtlich der Prävalenzraten für Schizophrenie, für affektive Psychosen und für psychosomatische Erkrankungen auch eine Reihe von zum Teil gravierenden Unterschieden. Abgesehen davon, daß sich diese Unterschiede möglicherweise zum Teil dadurch erklären lassen, daß die Untersuchung von DILLING et al. in einer umschriebenen, eher ländlichen oberbayerischen Region durchgeführt wurde, während unsere Ergebnisse auf einer nicht-gebietsbezogenen zwar kleineren, aber repräsentativen Bevölkerungsstichprobe (mit engeren Altersgrenzen 25–65 Jahre) der BRD basieren, die einen höheren Anteil von Probanden aus großstädtischen Regionen enthält, lassen sich wohl in erster Linie Unterschiede in der Schweregradsbeurteilung als Erklärung heranziehen. In der Traunstein-Studie basiert die Schwerebeurteilung auf einer relativ groben, klinisch-psychiatrischen Beurteilung nach der eingeschätzten ambulanten bzw. stationären Behandlungsbedürftigkeit der Patienten. Dabei wird die ambulante Behandlungsbedürftigkeit differenzierter in zumindest zwei Stufen gegliedert: a) leichtere Störungen, die durch den Hausarzt behandelt werden können, und b) schwerere Störungen, die eine fachspezifische Versorgung durch den Nervenarzt oder einen Psychotherapeuten erfordern. Versuchen wir, bezugnehmend auf die Traunsteinkriterien, eine Vergleichbarkeit unserer MFS-Studie mit der von DILLING et al. herzustellen, so kann ein GAS-Wert von unter 70 als äquivalent zu einer Schweregradsbeurteilung von >2 (ambulante fachspezifische Behandlungsbedürftigkeit) angesehen werden.

Die Abb. 5.1.4 zeigt, daß bei Berücksichtigung *aller Schweregrade* zwischen beiden Untersuchungen erhebliche Unterschiede bestehen. DILLING et al. (1984) berichten über eine fast doppelt so hohe Gesamtprävalenz von 40,9% (unter Ausschluß der Störungen im Kinder- und Jugendlichenalter) gegenüber 21,0% in unserer Studie. Dieser Unterschied resultiert in erster Linie aus sehr viel häufiger diagnostizierten depressiven Neurosen in der Untersuchung von DILLING et al. (1984) von 12,8% vs. 4,3% in unserer Untersuchung, „anderer" Neurosen (5,7% vs. 1,9%) und Persönlichkeitsstörungen (3,5% vs. 1,7%). Psychosen, mit Ausnahme organischer Psychosen, psychosomatische Störungen und Anpassungsstörungen wurden jedoch gleich häufig diagnostiziert. Unterschiedlich häufig wurden auch Angststörungen mit 2,1% in der Untersuchung von DILLING et al. und 6,1% in unserer Studie festgestellt.

Es kann vermutet werden, daß diese Unterschiede primär auf die unterschiedlichen Kriterien in der Schweregradbeurteilung in beiden Studien zurückführbar sind, da die Prävalenz bei ausschließlicher Berücksichtigung schwerer beeinträchtigter Fälle in der Traunstein-Studie wiederum der MFS sehr ähnlich ist; so schmilzt der relativ große Unterschied bei ausschließlicher Berücksichtigung behandlungsbedürftiger Störungen von fast 20 % auf 3,4 %. Dieser geringe Unterschied kann darüber hinaus gut durch die Häufigkeit von Störungen erklärt werden, die wegen der Ausschlußkriterien in unserer Feldstudie nicht berücksichtigt wurden. Das bedeutet, daß offensichtlich die Prävalenzbestimmung der oberbayerischen Feldstudie sehr viel häufiger auch Probanden mit leichteren Auffälligkeiten, die in unserer Studie nicht als „Fall" bezeichnet wurden, einschließt. Hervorzuheben ist ferner, daß Dilling et al. häufiger depressive Erkrankungen und seltener Angststörungen diagnostiziert haben. Dieser Unterschied scheint durch unterschiedliche Anwendung der kaum spezifisch operationalisierten ICD-Kriterien für beide Störungsbilder erklärbar zu sein; während in der Traunstein-Studie möglicherweise stark beeinträchtigte, niedergeschlagene Patienten mit einer Angststörung eher dem Spektrum neurotischer Depressionen zugeordnet wurden, haben solche Fälle in der MFS häufiger die Hauptdiagnose einer Angstneurose oder Phobie und allenfalls die Differentialdiagnose einer neurotischen Depression erhalten.

Die Gesamtrate „neurotischer Erkrankungen schwerer Art" ist hingegen in beiden Untersuchungen mit 11,6 % in der MFS gegenüber 9,5 % in der Studie von Dilling et al. wieder recht ähnlich.

Es läßt sich zusammenfassend feststellen, daß trotz der Stichprobenunterschiede beider Untersuchungen schwerere psychische Störungen in beiden Untersuchungen mit ähnlichen Häufigkeiten in den Kategorien Schizophrenie, affektive Psychosen, Neurosen, psychosomatische Störungen und Persönlichkeitsstörungen diagnostiziert wurden. Wie aufgrund der einführenden Überlegungen zu erwarten war, ergeben sich allerdings bei der Unterteilung neurotischer Erkrankungen – ebenso wie bei der Beurteilung der Häufigkeit „leichterer" psychischer Störungen – voneinander abweichende Ergebnisse.

Eine relativ gute Übereinstimmung ergibt sich ferner hinsichtlich der Rangreihe in der Schweregrad-Beurteilung der einzelnen Störungen in beiden Studien. Psychosen wurden fast ohne Ausnahme als dringend behandlungsbedürftig eingestuft und weisen insgesamt den niedrigsten psychosozialen Funktionsstand – gemessen mit dem GAS-Score – auf. Deutlich eingeschränkt sind in unserer Untersuchung auch depressive Neurosen, die mit wenigen Ausnahmen zum Zeitpunkt der Nachuntersuchung behandlungsbedürftig waren und mit einem mittleren GAS-Wert von 64 Hinweise auf deutliche psychosoziale Einschränkungen erkennen ließen.

Angststörungen hingegen, ebenso wie Persönlichkeitsstörungen und psychosomatische Störungen wurden zum Zeitpunkt der Nachuntersuchung seltener als behandlungsbedürftig eingeschätzt und wiesen allgemein nur leichte symptombedingte psychosoziale Einschränkungen auf.

Abb. 5.1.5. ICD „Lifetime"-Diagnosen und psychiatrische Behandlung

ICD Diagnosen		keine psychiatrische Behandlung	Behandlung durch Hausarzt	Kontakt mit psychiatrischen/ psychotherapeutischen Institutionen	Fälle Gesamt N
295.3/292.9	Schizophrenie oder verwandte Psychosen	1	—	3	4
296.0/2	Affektive Psychose	1	—	3	4
300.0	Angstneurose	5 (41,7 %)	3 (25,0 %)	4 (33,3 %)	12
300.2	Phobie	19 (70,4 %)	5 (18,5 %)	3 (11,1 %)	27
300.3	Zwangsneurose	—	4 (100 %)	—	4
300.4	Depressive Neurose[1]	14 (46,7 %)	4 (13,3 %)	12 (40,0 %)	30
300.x	andere Neurosen	—	1	3	4
301.x	Persönlichkeitsstörungen[1]	4 (50,0 %)	2 (25,0 %)	2 (25,0 %)	8
304.	Drogen/Medikamentenabhängigkeit	1	2	—	3
305.x	Psychosomatische Störungen	9	3	3	15
	Andere	11	4	3	18
Gesamt		65 (50,4 %)	28 (21,7 %)	36 (27,9 %)	129

[1] ein Fall war nicht beurteilbar

5.1.5 Behandelte und unbehandelte psychische Störungen

Eines der wichtigsten Anliegen epidemiologischer Studien ist die Feststellung des nicht abgedeckten Bedarfs an institutioneller Versorgung bzw. Behandlungsverfahren. Angesichts der relativ hohen Raten behandlungsbedürftiger psychischer Störungen ist von Interesse, wieviele der diagnostizierten Fälle und insbesondere, wieviele der diagnostizierten dringend behandlungsbedürftigen Fälle, überhaupt im Beurteilungszeitraum von 1974 bis 1981 keine Behandlung erhalten haben. Dabei kann wegen grundlegender Definitionsschwierigkeiten, was überhaupt als Behandlung anzusehen ist, hier nur eine grobe Charakteristik erfolgen, die unter anderem die Frage unberücksichtigt läßt, ob auch eine „adäquate" therapeutische Intervention erfolgt ist.

Wir unterscheiden in unserer Studie zwischen zwei Stufen von „Behandlung":
- Die Intervention durch den Hausarzt (H). Dabei wurde berücksichtigt, ob der entsprechende Proband zumindest *einmal* durch den Hausarzt in irgendeiner Form psychopharmakologisch oder psychologisch behandelt wurde. Zur Beurteilung dieser Intervention waren wir weitgehend auf die Angaben der Probanden selbst angewiesen und konnten nur in wenigen Flllen durch Anschreiben der behandelnden Hausärzte gesicherte Informationen einholen. Wir haben uns entschlossen, bereits bei Vorliegen schwacher Hinweise auf eine psychologische oder pharmakologische Intervention diese in der Abb. 5.1.5 zu berücksichtigen.
- Als psychiatrische Inanspruchnahme im engeren Sinne wurden alle Kontakte mit Psychiatern, Psychotherapeuten bzw. Psychologen oder Behandlungen in stationären oder ambulanten Institutionen mit entsprechenden Funktionen gezählt. Auch hierbei wurde nicht die Intensität und Häufigkeit berücksichtigt und bereits einmalige Kontakte als Inanspruchnahme gewertet.

Bei Berücksichtigung der oben angeführten weiten Inanspruchnahme-Definitionen ergibt sich, daß weniger als die Hälfte der Probanden mit psychischen Störungen während der letzten sieben Jahre mindestens einmal professionell in irgendeiner Weise versorgt wurde. Den höchsten Anteil an spezifischen psychiatrisch/psychotherapeutischen Vorbehandlungen wiesen die Fälle mit einer Schizophrenie bzw. affektiven Psychose auf, gefolgt von den Fällen mit depressiven Neurosen, Angstneurosen bzw. Persönlichkeitsstörungen. Demgegenüber wurden vier Zwangsneurotiker ebenso wie jeweils drei (25%) der Angstneurotiker und zwei (25%) Patienten mit einer Persönlichkeitsstörung zumeist sporadisch ausschließlich psychopharmakologisch durch den Hausarzt versorgt. Probanden mit Phobien hingegen wurden im Vergleich zu anderen Probanden mit Neurosen selten, und wenn, ausschließlich durch den Hausarzt behandelt.

Eine detailliertere Betrachtung der psychiatrisch/psychotherapeutischen Vorbehandlung und ihre retrospektive Bewertung durch den nachuntersuchenden Psychiater ergibt, daß nur 12 der 36 Probanden mit Kontakten zu psychiatrischen/psychotherapeutischen Fachinstitutionen auch tatsächlich eine kontinuierliche, d.h. über eine einmalige bzw. sporadische Behandlung hinausgehende Therapie erhalten hatten. Die Mehrzahl der 24 nicht kontinuierlich behandelten Probanden, die in ihrer überwiegenden Mehrzahl zum Zeitpunkt der Nachuntersuchung deutlich psychosozial beeinträchtigt waren (GAS-Werte unter 70), gaben bei der Befragung als Begründung der eher sporadischen Inanspruchnahme an, daß sie die spezifischen Eigenheiten einer psychiatrisch/psychotherapeutischer Behandlung ablehnten (48%) und lieber mit ihren psychiatrischen Auffälligkeiten weiterlebten, als eine spezifische Fachbehandlung anzunehmen (52%). Als besonders störend und belastend wurde von ihnen die Überweisungsmodalität vom „normalen" Arzt zum Psychiater oder Psychotherapeuten beschrieben; weiterhin störend wurde bei den psychiatrischen und psychotherapeutischen Kontakten die für sie unübliche Form der therapeutischen Interaktion empfunden.

Ähnlich kann für die Mehrzahl der 28 durch den Hausarzt behandelten Fälle kaum von einer Behandlung im engeren Sinne gesprochen werden. Bei 15 der 28 hausärztlich behandelten Fälle kam der nachuntersuchende Projektpsychiater zu dem Ergebnis, daß die Behandlung kaum adäquat gewesen sei. Mit einer Ausnahme bestand die hausärztliche Intervention ausschließlich in der Verschreibung von Tranquilizern, Schlafmitteln bzw. in drei Fällen Antidepressiva, ohne daß weitere Kontakte vereinbart wurden oder es zu einer, zumindest für den betroffenen Patienten erinnerlichen, Aufklärung über den Zweck oder die Rahmenbedingungen der Intervention kam. Obwohl natürlich eine derartige retrospektive Bewertung einer Behandlung nach oft mehrjährigen Zeitspannen nicht unproblematisch ist, wird diese Einschätzung zumindest durch die subjektive retrospektive Beurteilung der Patienten weitgehend gestützt; 16 der vom Hausarzt behandelten Patienten kamen zu einer weitgehend negativen bzw. ablehnenden Bewertung ihrer Behandlung.

Nur bei 13 der Probanden, überwiegend Fälle mit depressiven Neurosen, wurde eine kontinuierliche und in der überwiegenden Zahl auch im weitesten Sinne „adäquate hausärztliche" Behandlung beurteilt. Diese bestand zumeist aus einer Kombination von Gesprächen und Medikamenten, die sich in den meisten Fällen über einige Wochen, in drei Fällen aber auch mit regelmäßigen Kontakten über mehr als ein Jahr hinzog. Diese 13 Fälle bewerteten die Gespräche mit dem Hausarzt sogar als die wichtigste und die hilfreichste Intervention.

Bei den fachspezifisch psychiatrisch-psychotherapeutisch und hausärztlich behandelten Fällen handelt es sich zwar in der Mehrzahl um Probanden, die auch bei der Nachuntersuchung störungsbedingte schwerere Einschränkungen in der GAS aufwiesen. Jedoch muß darauf hingewiesen werden, daß unter den 65 Fällen, die in den letzten sieben Jahren ohne jedwede Behandlung waren, 28 zu finden sind, die einen GAS-Wert zwischen 60 und 70, und weitere 14, die einen GAS-Wert von unter 60 aufwiesen. In diesem Ergebnis deutet sich eine Unterversorgung spezifischer Patienten-Gruppen an. Da die Mehrzahl dieser Probanden aus der Gruppe der depressiven und Angststörungen kommt, wird auf diese Problematik in Kap. 5.2 genauer eingegangen werden.

5.1.6 Diagnostische Klassifikation der Probanden aus der Feldstudie nach DSM-III

Eine Eigenart der vorliegenden Feldstudie ist es, daß im Unterschied zu allen bisherigen epidemiologischen Studien ein vollstandardisiertes diagnostisches Instrument, das DIS, zur Fallfindung und diagnostischen Klassifikation sowie zur Beschreibung der Verlaufs- und Querschnittscharakteristika verwendet wurde. Damit eröffnet sich die Möglichkeit, die Prävalenzraten der MFS direkt mit denen des ECA-Programms zu vergleichen (WITTCHEN und BURKE in Vorb.).

Neben dieser interessanten, transkulturellen Problemstellung ist aber für die Zielsetzung unserer Studie besonders die Beantwortung folgender Fragen relevant:

Abb. 5.1.6. DIS/DSM-III – Prävalenz für „Lifetime"-, 6-Monate- und 4-Wochen-Querschnitts-Diagnosen

DSM-III Diagnose	MFS „Lifetime" N	Rate %	MFS Querschnitt 6 – Monate N	Rate %	MFS Querschnitt 4 – Wochen N	Rate %	ECA* „Lifetime" Rate %
Schizophrene Störungen	4	.72	—	—	—	—	1.59
schizphreniforme	1	.12	—	—	—	—	.11
Schizophrenie	3	.60	—	—	—	—	1.48
Affektive Störungen	75	12.90	41	6.93	32	5.62	9.86
Major Depression	54	8.96	20	2.98	11	1.67	7.29
Dysthymie	21	3.95	21	3.95	21	3.95	1.23
Manie	1	.24	1	.24	—	—	0.89
Angststörungen	77	13.87	45	8.13	39	7.17	15.09
Panikstörung	14	2.39	6	1.08	5	0.96	2.05
Einfache Phobie	45	8.01	24	4.06	21	3.71	9.34
Agoraphobie	31	5.74	19	3.59	15	2.87	4.83
Zwangsstörung	12	2.03	10	1.79	8	1.43	3.05
Somatisierungsstörung	5	.84	5	.84	5	.84	.09
Abhängigkeiten	(73)	(13.51)	(10)	(1.55)	(8)	(1.31)	16.69
Alkoholismus	(67)	(13.04)	(7)	(1.15)	(5)	(.89)	13.72
Medikamenten-abhängigkeit	10	1.79	4	.60	4	.60	5.57
Gesamt-Prävalenzrate**	(171)	(32.06)	79	14.6	68	12.8	31.35
Gesamt-Prävalenz ohne Abhängigkeiten	121	22.61					

* Die Daten wurden vom NIMH-Division of Biometry and Epidemiology, (Director: Dr. Jack D. Burke) zur Verfügung gestellt. Vom Originaldatensatz wurden nur weiße Probanden im Alter von 25–64 einbezogen. Die Stichprobengröße beträgt N = 5529. Die Raten wurden gewichtet (siehe hierzu WITTCHEN und BURKE in Vorber.).

** ohne Berücksichtigung der Mehrfachdiagnosen

( ) Die Alkoholismusraten für „Lifetime" wurden in modifizierter Form erhoben und entsprechen nicht dem Original DIS. Deswegen sind die Daten mit Vorsicht zu interpretieren. Details finden sich bei WITTCHEN und BRONISCH (in press).

1. Inwieweit stimmen die mittels des DIS festgestellten Raten psychischer Störungen mit der Prävalenz entsprechender Störungsformen nach ICD überein?
2. Kommt die DIS/DSM-III-Klassifikation bei den von uns untersuchten Probanden zu ähnlichen Prävalenzraten für Angststörungen und Depression?
3. Wie hoch ist die diagnostische Übereinstimmung beider Klassifikationssysteme (ICD und DSM-III) auf der Einzelfallebene; diese Fragestellung ist von entscheidender Bedeutung für die Bildung der in Kap. 5.2 besprochenen Untersuchungsgruppen unbehandelter Angststörungen und Depressionen sowie die Verallgemeinerungsfähigkeit unserer Befunde.

Bei diesem Vergleich ist zu beachten, daß das DIS nicht alle möglichen ICD-Diagnosen abdeckt. So ist z.B. zu erwarten, daß bei einem Vergleich von ICD mit DSM-III das DIS mehr „falsch-negative" Fälle aufweist, da wegen nicht vorhandener diagnostischer Algorithmen bestimmte Krankheitsformen (z.B. Persönlichkeitsstörungen oder Anpassungsstörungen) nicht diagnostiziert werden können.

5.1.6.1 Prävalenz nach DSM-III

Abbildung 5.1.6 gibt die Aufschlüsselung der DSM-III-Diagnoseraten wieder. Dabei ist – im Gegensatz zur ICD-Diagnostik – eine nach strikten Kriterien gestellte 4-Wochen-Diagnose möglich, die zusätzlich zur 6-Monate-Querschnitt- und Lifetime-Prävalenz angegeben ist. Zu beachten ist, daß sowohl die personenbezogenen Raten ausgewertet wurden (Gesamtraten) als auch die Raten, die Mehrfachdiagnosen einschließen. Da das DIS/DSM-III ausdrücklich die Verwendung multipler Diagnosen ohne Hierarchieregeln, vor allen Dingen bei Lifetime-Diagnosen empfiehlt, können auf der Lifetime-Diagnoseebene keine verläßlichen Hauptdiagnosen angegeben werden. Deswegen werden in der Abbildung 5.1.7 noch einmal differenzierter die personenbezogenen Raten bestimmter Kombinationen psychischer Störungen angegeben. Im Vergleich mit den „Lifetime"-Ergebnissen des ECA-Programms ergibt sich eine recht gute Übereinstimmung in den wichtigsten diagnostischen DSM-III-Kategorien. Im Hinblick auf den Vergleich zur ICD-9 muß beachtet werden, daß auf eine Anwendung der DSM-III-Hierarchieregeln für den 4-Wochen-Querschnittsbefund im Hinblick auf die detailliertere Darstellung bei den Fallgruppen mit Angststörungen und Depressionen verzichtet wurde.

Die Lifetime-Prävalenz nach DSM-III entspricht – nach Ausschluß der Diagnosen für Substanzmißbrauch- und Abhängigkeit – fast der Rate nach ICD-9 (24,30%; Abb. 5.1.1). Allerdings ergeben sich bei der differenzierteren Betrachtung der Diagnosen neben überraschenden Gemeinsamkeiten auch eine Reihe bedeutsamer Unterschiede:
1. Die Rate für depressive Erkrankungen ist mit 12,9% leicht gegenüber den entsprechenden Raten nach ICD-9 erhöht. Als mit der DSM-III-Diagnose „Major Depression" korrespondierende Kategorien der ICD-9 lassen sich neben der affektiven Psychose die neurotische Depression (300.4), schwere depressive Anpassungsstörungen (308.0, 309.0/1) und schwere zyklothyme Persönlichkeitsstörungen (301.1) ansehen. Diese zusammengenommen, ergeben eine Gesamtprävalenz von 11,6%.
2. Wesentlich deutlicher ist das Überwiegen von DSM-III-Angststörungen mit 13,9% gegenüber 8,6% bei der ICD-8. Dieser deutliche Unterschied ist in erster Linie auf

die höhere Anzahl diagnostizierter Phobien im standardisierten diagnostischen Interview zurückzuführen. Eine genauere Analyse zeigt, daß nach ICD vornehmlich schwerere Phobien, die zu wesentlichen Einschnitten längerer Zeitdauer in der Alltagsroutine eines Probanden geführt haben, als krankhafte Störungen diagnostiziert worden sind, während nach den DIS/DSM-III Kriterien auch leichtere Phobien mit nur kurzzeitigen psychosozialen Einschränkungen bzw. einer kurzfristigen Behandlungsbedürftigkeit, erfaßt werden.
3. Ein weiterer wichtiger Unterschied bezieht sich auf die stark voneinander abweichende Prävalenz von DSM-III und ICD bei den 6-Monate- und noch stärker bei den 4-Wochen-Querschnittsdiagnosen. Während die Rate bei der ICD-Querschnittsdiagnose für einen 6-Monate-Zeitraum nur wenig von 24,3% (bei der Lifetime-Diagnose) auf 21,0% absinkt, ist der Prävalenzabfall bei DSM-III wesentlich ausgeprägter. Die Gründe hierfür lassen sich in den sehr strikten Zeit- und Symptomschwerekriterien des DIS vermuten, die eine eindeutige Entscheidung über die notwendigen Kriterien für eine Diagnose ermöglichen. Der Kliniker neigt eher dazu, auch bei einer temporären Besserung des Symptombildes noch die Diagnose zu verwenden, wenn er erwartet, daß in naher Zukunft wieder eine Verschlechterung des Symptombildes eintreten könnte.
4. Am auffälligsten ist jedoch die enorme Ergebnisdivergenz bezüglich der „lifetime"-Raten für Alkoholmißbrauch und -abhängigkeit. Die extrem hohen Raten nach DSM-III müssen vom Standpunkt des Verständnisses unserer untersuchenden Psychiater als fragwürdig angesehen werden. Selbst nach einem nochmaligen Beurteilungsdurchgang der Personen in der Feldstudie, die nach DSM-III die Kriterien für Alkoholmißbrauch oder -abhängigkeit erfüllten, kamen sie zu dem Schluß, daß selbst nach breitester Auslegung ihres klinischen ICD-Konzepts von alkoholbedingten Störungen nur in wenigen Ausnahmefällen (N = 6) eine Änderung ihrer diagnostischen Entscheidung in Betracht zu ziehen sein könnte. Eine solche Änderung würde die ICD-Prävalenzrate allerdings lediglich auf 2,6% erhöhen.

Dieser Unterschied kann nur zum Teil durch das Erfassungsinstrument erklärt werden (siehe dazu WITTCHEN und BRONISCH, in Druck). Es reflektiert vielmehr eher das unterschiedliche Verständnis von Alkoholmißbrauch und -abhängigkeit des DSM-III; danach erhält ein Patient bereits eine Diagnose, wenn wenige psychosoziale Kriterien zeitweilig erfüllt sind, die nach europäischem Verständnis nicht eine klinische Diagnose rechtfertigen. Darüber hinaus spricht die tendenziell bessere Übereinstimmung der DSM-III-4 Wochen Querschnittsdiagnose mit dem Klinikerurteil dafür, daß Kliniker primär den Querschnittsbefund hochgewichten und möglicherweise weiter zurückliegende Symptome vernachlässigen.

Der Vergleich mit den kürzlich vorgestellten Befunden des ECA-Programms (REGIER et al. 1984) ergibt jedoch für DSM-III zusammenfassend mit Ausnahme der Raten für Dysthymie, Somatisierung und Drogen-/Medikamentenmißbrauch/-abhängigkeit eine fast perfekte Übereinstimmung. Psychotische, affektive- und Angststörungen werden unter Beachtung der Signifikanzgrenzen mit einer übereinstimmenden Prävalenz beurteilt (siehe hierzu WITTCHEN und BURKE in Vorbereitung).

Die Analyse der *Comorbidität* ergibt bei einer groben Zusammenfassung in diagnostische Hauptgruppen, daß mehr als ein Drittel aller Fälle mehr als eine Lifetime-DSM-III-Diagnose erhalten. Am häufigsten ist die Kombination einer Angststörung und einer affektiven (depressiven) Störung; 10% aller Fälle erfüllen sogar bei der 4

Abb. 5.1.7. Häufige DIS/DSM-III-Diagnosen Kombinationen in der Feldstudie (N = 133)

DSM-III Diagnosen Kombinationen	Lifetime Diagnosen		6 Monate-Querschnitts-Diagnosen		4 Wochen-Querschnitts-Diagnosen	
	N	%	N	%	N	%
Angststörungen	37	27.8	31	39.2	28	41.2
Affektive Störungen (Major Depression oder Dysthymie)	36	27.0	26	32.9	20	29.4
Affektive- & Angststörungen	26	19.5	7	8.9	7	10.3
Alkohol/Medikamentenabhängigkeit	12	9.0	3	3.8	3	4.4
Angst- & Affektive Störungen Alk./Medikamentenabhängigkeit	6	4.5	4	5.1	2	2.9
Angst- & Alkohol/Medikamentenabhängigkeit	4	3.0	1	1.3	1	1.5
Affektive Störungen & Alkohol/Medikamentenabhängigkeit	3	2.3	2	2.5	2	2.9
Somatisierungsstörungen	2	1.5	3	3.8	4	5.9
Somatisierungsstörungen & Angst- & Affektive Störungen	2	1.5	2	2.5	1	1.5
Schizophrenie/schizophreniforme Störungen	2	1.5	—	—	—	—
Angststörungen & Somatisierungsstörungen	1	0.8	—	—	—	—
Schizophrenie & Affektive Störungen	1	0.8	—	—	—	—
Schizophrenie & Affektive & Angststörungen	1	0.8	—	—	—	—
Gesamt	133	98.5	79	100.0	68	99.0

Wochen Querschnittsdiagnose die Kriterien für beide DSM-III Diagnosen. Im Zusammenhang mit der modifizierten DIS/DSM-III Diagnose für Alkoholmißbrauch und -abhängigkeit haben wir nur die 12 auch durch den Kliniker für wahrscheinlich erachteten lifetime Diagnosen aufgeführt und die verbleibende Mehrzahl unberücksichtigt gelassen. Danach ergeben sich für die Angststörungen und Depressive Störungen gleich hohe Comorbiditätsraten mit Abhängigkeiten. Hierbei sei insbesondere auf die häufige Komplikation einer DSM-III-Angststörung mit einer darauffolgenden Abhängigkeitsentwicklung hingewiesen, der in Kap. 5.2 weiter nachgegangen wird.

Der Befund eines relativ hohen Anteils von Fällen mit mehr als einer Diagnose unterstreicht den z. T. gravierenden Schweregrad der identifizierten Fälle in der Feldstudie und deutet ferner auf eine enge Beziehung zwischen Angststörung und Depression hin. Es muß vermerkt werden, daß DSM-III grundsätzlich die Möglichkeit bietet, über Hierarchieregeln zu einer Hauptdiagnose zu kommen, die die Anzahl der gleichzeitig auftretenden Diagnosen erheblich reduzieren würde. Wir haben auf eine Anwendung der Hierarchieregeln aus konzeptionellen Gründen sowie auf der Grundlage der empirischen Befunde von BOYD et al. (1985) verzichtet, die auf die klinischinhaltliche Bedeutung des gleichzeitigen bzw. aufeinanderfolgenden Vorkommens verschiedener DSM-III Diagnosen eindrücklich hingewiesen haben.

Abb. 5.1.8. Übereinstimmungsrate der ICD Hauptdiagnose mit der DIS (DSM-III)-„Lifetime"-Diagnose für korrespondierende diagnostische Kategorien (N = 117)

ICD-Hauptdiagnose		N	korrespondierende DIS/DSM-III Diagnose	N DSM-III	Kappa DSM-III	Sensibilität DSM-III	Spezifität DSM-III
295.	Schizophrenie/verwandte Psychosen	3	Schizophrenieforme Störung/ Schizophrenie	2	-.006*	66.7%	94.9%
296.1	Endogene Depression	3	Major Depression	3	.78***	100.0%	92.3%
296.3	Bipolare Affektive Psychose	1	Bipolare Störung/Manie	—	-.03	—	97.4%
300.0	Angstneurose	12	Panikstörung	4	.30*	33.0%	92.3%
300.2	Phobie	27	Phobien (Agoraphobie: 12 Einfache Phobie: 16)	27	.88***	100.0%	89.7%
300.3	Zwangsneurose	4	Zwangsstörung	4	.88***	100.0%	97.4%
300.4	Depressive Neurose	33	Major Depression (Dysthymie)	25 (7)	.71***	71.0%	94.9%
301.1	Zyklothyme Persönlichkeitsstörung	7	Dysthymie	4	.50**	57.1%	92.3%
303.[1]	Alkoholismus	14	Alkoholismus	12	.71***	85.7%	89.7%
304.	Drogen-, Medikamentenabhängigkeit	3	Drogen-, Medikamentenabhängigkeit	3	.84***	100.0%	97.4%
309.0/1	Anpassungsstörungen	10	Major Depression	10	.87***	100.0%	88.0%
		117[2]					

[1] in der ICD-(-Beurteilung nur als Zweitdiagnose genannt
[2] nicht berücksichtigte ICD-Diagnosen (N = 14)
* p < .10; ** p < .05; *** p < .01

5.1.6.2 Übereinstimmung der ICD-Kliniker-Diagnose mit der DIS/DSM-III-Diagnose (Lifetime) – Festlegung der Probandengruppen mit Angststörungen und Depressionen für die Verlaufsuntersuchung

Die quantitative Bestimmung der Übereinstimmung der diagnostischen Vorgehensweisen nach ICD und DSM-III ergab auf der Lifetime-Diagnosenebene zusammenfassend ein sehr positives Bild. Dieses wird nur teilweise dadurch begünstigt, daß lediglich die Übereinstimmung hinsichtlich korrespondierender Diagnosen berücksichtigt wurde, d. h. daß möglicherweise stärker abweichende Nebendiagnosen nicht zu Buche schlagen konnten. Die Gesamtübereinstimmung zwischen der Klinikerentscheidung, ob ein Proband ein „Fall" ist, mit der DIS/DSM-III-Diagnosenentscheidung, ergab eine prozentuale Gesamtübereinstimmung von 85,4 %. Dies entspricht einem gewichteten Kappa von 0,63 (p < .001) und kann als sehr befriedigend angesehen werden. Dabei ist allerdings zu beachten, daß das DIS/DSM-III häufiger Angststörungen als der Kliniker diagnostiziert, so daß die Spezifität (d. h. das Ausmaß, in dem das DIS/DSM-III einen möglicherweise gesunden Probanden als „Fall", also zumeist als Angststörung klassifiziert) nur 64,1 % beträgt.

Auf der Ebene der Einzeldiagnosen, für die in Abb. 5.1.8 pro korrespondierende Diagnosekategorie die zufallskorrigierte Übereinstimmung Kappa, die Sensibilität und die Spezifität angegeben sind, ergibt sich – mit Ausnahme der Kategorien Schizophrenie, bipolare Affektive Psychosen und „Panikstörung" (Angstneurose) – eine als gut zu bezeichnende Übereinstimmung. Hervorzuheben ist, daß Psychosen wesentlich schlechter als die übrigen Störungen vom DIS/DSM-III erkannt werden. Auf diese Schwäche des Instruments wurde bereits hingewiesen (WITTCHEN et al. 1985); sie wird im Detail an anderer Stelle (SPENGLER und WITTCHEN, im Druck) diskutiert.

Vor allem im Hinblick auf die angesprochenen definitorischen Schwächen der ICD bei der Klassifikation verschiedener Angststörungen und Depression ist zu berücksichtigen, daß zumindest alle nach ICD diagnostizierten Phobien, die überwiegende Mehrzahl der neurotisch-depressiven und alle ICD-Anpassungsstörungen depressiver Prägung auch die Kriterien der entsprechenden DIS/DSM-III Diagnose erfüllten. Eine ähnlich gute Übereinstimmung ergab sich für Abhängigkeiten (Alkohol- und Medikamentenabhängigkeit). Lediglich die Übereinstimmung zwischen Angstneurose und Panikstörung ist unbefriedigend zu nennen. Eine genauere Untersuchung der möglichen Gründe hierfür ergibt, daß mit einer Ausnahme alle nicht als Panikstörung klassifizierten Angstneurosen entweder die Diagnose einer Agoraphobie und/oder einer Simple Phobie erfüllten und somit ebenfalls als Angststörung eingeordnet wurden. Dies entspricht auch weitgehend dem Konzept der ICD Diagnose einer Angstneurose, für die empfohlen wird, bei vorliegender multipler Phobie die Diagnose einer Angstneurose zu erwägen. Der eine verbleibende diskonkordante Fall erhält nach DSM-III die Diagnose einer Major Depression, einer Somatisierungsstörung und einer – allerdings unterschwelligen – Agoraphobie. Es ist zu vermuten, daß dieser nicht übereinstimmende Fall primär dadurch bedingt ist, daß das DIS zum damaligen Zeitpunkt noch nicht die Kriterien für eine Generalisierte Angststörung enthielt.

5.1.7 Zusammenfassung

Das Hauptziel der Feldstudie, die Identifikation einer möglichst großen Zahl unbehandelter Fälle mit Angst und Depression wurde, wie diese Daten zeigen, erreicht. Darüber hinaus ergaben sich aus methodischer Sicht zwei – vom Ausmaß her – unerwartete Ergebnisse: einerseits die gute Übereinstimmung des Fallfindungsinstruments DIS mit dem Klinikerurteil, andererseits die – trotz der eingeschränkten Gruppengröße und Repräsentativität – mit wenigen Ausnahmen gute Übereinstimmung mit den Prävalenzbefunden anderer Feldstudien.

Das zweite Ergebnis spricht indirekt auch für die Güte der Klinischen Selbstbeurteilungs-Skalen und deren „cut-off" Werte als Grobscreening-Ansatz für die Identifikation möglicherweise psychiatrisch auffälliger Probanden in der Erstuntersuchung. Bei 87% der anhand der „B"-, „D"- und „P"-Scores als symptomatisch auffällig klassifizierten Probanden der Erstuntersuchung wurde in der Zweituntersuchung mit dem DIS eine Lifetime-Diagnose einer psychiatrischen Störung gestellt. Wir können somit den im Methodikteil beschriebenen Ansatz eines geschichteten Stichprobenverfahrens als adäquat und von den Ergebnissen her als erfolgreich bewerten.

Auf inhaltlicher Seite sind folgende Befunde hervorzuheben:
(1) Die Gesamtprävalenz („lifetime") von im weitesten Sinne behandlungsbedürftigen psychischen Störungen wird übereinstimmend sowohl nach unseren Befunden, den Ergebnissen von DILLING et al. (1984) und der mit unserer Studie wohl am besten vergleichbaren ECA-Studie ähnlich eingeschätzt. Sie liegt etwas unter 20% der erwachsenen Durchschnittsbevölkerung. Allerdings ergeben sich zwischen der Studie von DILLING et al. und unserer Studie bei der Differentialdiagnose neurotischer und anderer Störungen erhebliche Unterschiede, die jedoch bei ausschließlicher Berücksichtigung schwerer gestörter Fälle zurücktreten.
(2) Es überwiegen „leichtere" Erkrankungen wie Angststörungen und psychosomatische Störungen, während „schwerere" Depressionen und Psychosen in der unbehandelten Durchschnittsbevölkerung vergleichsweise selten sind.
(3) Die Prävalenzziffern ergeben erheblich höhere Raten für Abhängigkeiten, als dies in früheren Studien vermutet wurde. Dabei fällt in unserer Studie auf, daß die Diagnosen einer Alkohol- bzw. einer Medikamenten- oder Drogenabhängigkeit vom nachuntersuchenden Psychiater in der Regel als Zweit- oder Drittdiagnose angeführt wurde, während Patienten mit ausschließlicher Abhängigkeit die Ausnahme waren. Erhöht war ferner, wie die Comorbiditätsanalyse zeigte, die Prävalenz von Medikamentenabhängigkeiten bei Patienten mit Angststörungen, wobei ein Zusammenhang mit inadäquater ärztlicher Betreuung angedeutet wird.
(4) Deutliche Hinweise ergaben sich auf eine Unterversorgung mit fachpsychiatrischen/psychotherapeutischen Diensten bei mehr als der Hälfte der Fälle. Berücksichtigt man dabei den Schweregrad und die Dringlichkeit der klinisch-psychiatrisch beurteilten Notwendigkeit einer solchen Behandlung bei der Nachuntersuchung, so zeigt sich darüberhinaus auch bei den Fällen mit einer Behandlung durch den Hausarzt bzw. Kontakten mit Psychiatern oder Psychologen, daß nur ein verschwindend kleiner Prozentsatz „adäquat" versorgt wurde. Die „Unterversorgung" gilt vor allen Dingen für Patienten mit depressiven Störungen bzw. Angststörungen sowie bei Komplikationen andersartiger psychischer Störungen mit sekundärer Abhängigkeitsproblematik und/oder der Entwicklung einer Depression.
(5) Auffällig war an unseren Befunden auch, daß ein hoher Anteil von psychiatrischen Fällen zwar zum Teil mehrfach den Hausarzt aufgesucht hatte, dieser aber offensichtlich weder eigene therapeutische Konsequenzen aus dem Beschwerdebild des Patienten gezogen, noch eine entsprechende Überweisung in fachpsychiatrische bzw. psychotherapeutische Behandlung vorgenommen hat. Leider ist aus unseren Daten keine Begründung für dieses Verhalten abzuleiten.
(6) Trotz der zu beachtenden relativ großen statistischen Fehlergrenzen (aufgrund der relativ kleinen Bevölkerungsstichprobe), bestätigt sich in Übereinstimmung mit der neueren psychiatrisch-epidemiologischen Literatur doch wiederum eindrucksvoll auch die höhere Prävalenz psychischer Störungen bei Frauen sowie das drastisch erhöhte Risiko alleinstehender, geschiedener, verwitweter oder getrennt lebender Personen.

5.2 Zum Spontanverlauf unbehandelter Fälle mit Angststörungen bzw. Depressionen

H.-U. WITTCHEN

5.2.1 Einleitung

Ein bedeutsamer, aber in der neueren Literatur über die klinische und epidemiologische Verlaufsforschung nach wie vor uneinheitlich bzw. sogar widersprüchlich beurteilter Aspekt, betrifft den *Spontanverlauf* psychischer Störungen, vor allem den Anteil sogenannter „spontaner Remissionen" bei Angststörungen und depressiven Störungen. Dabei stehen auf der einen Seite Beurteilungen, die sich im weitesten Sinne an den provozierenden Aussagen EYSENCKS (1952) orientieren, daß fast zwei Drittel aller neurotischen Störungen spontan im Verlauf von zwei Jahren voll remittieren; auf der anderen Seite finden wir Arbeiten, die primär auf die relativ hohe Persistenz neurotischer Störungen abheben und daraus oft gleichzeitig die Notwendigkeit eines höheren Angebots an Behandlungseinrichtungen ableiten. Die Beurteilungsgrundlage für beide Auffassungen kann als mager bezeichnet werden; es fehlen mit wenigen Ausnahmen, wie z.B. der Studie von AGRAS et al. (1972), differenziertere Langzeituntersuchungen, die eine methodisch annähernd adäquate Beantwortung dieser Frage ermöglichen. Indirekt erlauben wohl die wenigen größeren epidemiologische Longitudinal-Studien noch am ehesten eine einigermaßen befriedigende Antwort. JABLENSKY und HUGLER (1982) kommen in ihrer Übersichtsarbeit über epidemiologische Untersuchungen zu diesem Problem zu dem Ergebnis, daß mehr als ein Drittel aller Neurosen von begrenzter Dauer (bis zu 4 Monaten) sind – ungeachtet eventueller Interventionen. Darüber hinaus schätzen sie anhand der vorhandenen älteren Literatur, daß weniger als ein Drittel der sogenannten neurotischen Erkrankungen länger als drei Jahre persistieren. Ein stimmiges Bild läßt sich aber aus dieser Übersichtsarbeit, allein wegen der Diskrepanz zu den Ergebnissen vieler klinisch-psychiatrischer und psychotherapeutischer Studien, schwerlich ableiten. So stellen JABLENSKY und HUGLER auch abschließend fest, daß wegen der Heterogenität der Fallidentifikationsmethoden, der diagnostischen Gepflogenheiten, dem Mangel an standardisierten, reliablen Erfassungs- und Beurteilungsinstrumenten und dem Fehlen gemeinsam angewandter analytischer Techniken kaum gesicherte Aussagen gemacht werden können.

Gemeinsam ist fast allen bisher publizierten Studien zu dieser Frage darüber hinaus auch der Mangel an diagnostischer Differenziertheit innerhalb der Gruppe der Neurosen, da fast ausschließlich über Spontanremissionsraten für die Gesamtgruppe der Neurosen, nicht aber getrennt für verschiedene Formen – wie Angststörungen und Depressionen – berichtet wird.

Die methodischen Eigenheiten der MFS erlauben diesbezüglich eine wesentlich differenziertere und methodisch auch fundiertere Untersuchung der Problematik. Dabei werden folgende Fragestellungen im Vordergrund stehen:

5.2.2 Zielsetzung und methodisches Vorgehen

1. Wie ist der Spontanverlauf bei weitgehend unbehandelten Fällen mit depressiven oder Angststörungen?
2. Wieviele Fälle mit Angststörungen oder Depressionen remittieren ohne fachspezifische (psychiatrisch-psychotherapeutische) Behandlung?
3. Unterscheiden sich die Verlaufscharakteristika weitgehend unbehandelt gebliebener Angststörungen von denen depressiver Störungen?
4. Sind Angststörungen und Depressionen in der Bevölkerung mit ähnlichen psychosozialen Auffälligkeiten assoziiert, wie wir sie in der von uns untersuchten Patientenstichprobe gefunden haben?

Zur Untersuchung dieser Fragen haben wir mit wenigen Ausnahmen alle Probanden der Feldstudie herangezogen, die sowohl nach Klinikerurteil als auch nach dem standardisierten Interview DIS eine als „sicher" oder „wahrscheinlich" beurteilte psychiatrische Diagnose einer Angstneurose (ICD 300.0), Phobie (ICD 300.2) oder Depression (ICD 296.1/3; 300.4, 309.0/1) erhalten hatten. Die detaillierten diagnostischen Differenzierungen wurden im Rahmen der klinisch-psychiatrischen Nachuntersuchung und – soweit es retrospektiv erhobene Daten betraf – vor allem mit Hilfe des DIS vorgenommen. Aus der Erstuntersuchung selbst war nur eine relativ grobe Fallbeurteilung anhand auffälliger Werte in den Klinischen Selbstbeurteilungs-Skalen sowie sekundären Krankheitsvariablen, wie der Inanspruchnahme von Gesundheitsdiensten und Medikamentenkonsum, möglich. Da aus der Erstuntersuchung 1974 für die Fälle kein objektiver psychiatrischer Befund vorlag, blieben die Daten zur Psychopathologie für die Erstuntersuchung in erster Linie auf den subjektiven Befund, d. h. die Ergebnisse der Klinischen Selbstbeurteilungs-Skalen (bezgl. Depressivität, paranoiden Tendenzen, Alkoholmißbrauch sowie körperlichen und Allgemeinbeschwerden) beschränkt. Darüber hinaus wurden allerdings aus dem retrospektiven Teil des DIS krankheitsbezogene Angaben über frühere Krankheitsepisoden herangezogen.

Auf der Grundlage der zweistufigen Falldefinition (Interview mit dem DIS und Nachuntersuchung durch den Psychiater) wurden 38 Probanden mit einer sicheren oder wahrscheinlichen ICD-Diagnose einer Angstneurose oder Phobie der Gruppe der Angstfälle zugeordnet, 46 Probanden mit einer sicheren oder wahrscheinlichen Diagnose einer unipolar depressiven affektiven Psychose, einer neurotischen Depression oder einer depressiven Anpassungsstörung der Gruppe der depressiven Fälle. Ein Proband, der nicht übereinstimmend nach DSM-III und ICD diagnostiziert wurde und der zudem eine Störung lange vor der Erstuntersuchung aufwies, wurde ebenso wie zwei Probanden, die zwar die Diagnose einer depressiven Anpassungsstörung erhalten hatten, jedoch nicht die Depressionskriterien nach DSM-III erfüllten, von der im folgenden dargestellten Datenanalyse ausgeschlossen.

Zusammenfassend erfüllten also alle 38 Angst- und 46 Depressionsfälle – zumindest einmal im Beurteilungszeitraum nach der Indexbehandlung – die Kriterien einer Angststörung oder Depression im oben angegebenen Sinne. Wegen der relativ geringen Gruppengröße muß der Schwerpunkt dieses Kapitels auf der Deskription der Ergebnisse liegen. Deswegen wird auch eine tabellarische Gesamtübersicht über die Untersuchungsergebnisse aller 38 Angst- und 46 Depressionsfälle hinsichtlich ausgewählter klinischer, psychosozialer und versorgungsbezogener Variablen gegeben.

5.2.3 Einige Daten zu den biosozialen und soziodemographischen Merkmalen der Angst- und Depressionsfälle

Beide Fallgruppen weisen eine ähnliche Alters- und Geschlechtsverteilung auf. Es überwiegen in beiden Gruppen Frauen mit 65,8 % bei den Angstfällen und mit 73,9 % bei den Depressionsfällen. Die Altersverteilung (zum Zeitpunkt der Nachuntersuchung) zeigt mit einem Median von 43,7 Jahren bei den Angstfällen und 45,4 Jahren bei den Depressionsfällen ein leichtes Überwiegen höherer Altersstufen.

Zum Zeitpunkt der Erstuntersuchung (1974) (Abbildung 5.2.1) waren 73 % der Angstfälle und fast 90 % der Depressionsfälle verheiratet. Bei der Nachuntersuchung kehrt sich dieses Verhältnis um. Nun sind mehr Angst- als Depressionsfälle verheiratet; fünf (10,9 %) der Depressionsfälle sind bei der Katamnese – vier Probanden mehr als bei der Erstuntersuchung – geschieden und weitere fünf Probanden haben im Katamneseintervall durch Tod ihren Ehepartner verloren.

Ferner sind in der Depressionsgruppe bei der Erstuntersuchung (1974) mehr Frauen berufstätig, obwohl der Gesamtanteil Berufstätiger niedriger als in der Angstgruppe lag. Zur Nachuntersuchung kann allerdings kein bedeutsamer Unterschied mehr aufgezeigt werden; in beiden Gruppen nimmt der Anteil berufstätiger Hausfrauen signifikant zu. Im Vergleich zu den altersbezogenen Erwartungswerten der Allgemeinbevölkerung (2,1 %) wurde in beiden Gruppen ein erhöhter Prozentsatz von Probanden vorzeitig berentet. Eine Rente bezogen zum Zeitpunkt der Nachuntersuchung drei der Angstfälle und fünf der Depressionsfälle.

Abb. 5.2.1. Biosoziale und soziodemographische Charakteristik der Angst- und Depressionsfälle bei der Erst- und Zweituntersuchung

	Angstfälle (N = 38)				Depressionsfälle (N = 46)			
	Erstuntersuchung (1974)		Zweituntersuchung (1981)		Erstuntersuchung (1974)		Zweituntersuchung (1981)	
Familienstand								
ledig	7	18.4 %	3	7.9 %	4	8.7 %	2	4.3 %
verheiratet	28	73.7 %	31	81.6 %	41	89.1 %	33	71.7 %
getrennt	—	—	—	—	—	—	1	2.2 %
verwitwet	2	5.3 %	2	5.3 %	—	—	5	10.9 %
geschieden	1	2.6 %	2	5.3 %	1	2.2 %	5	10.9 %
Berufstätigkeit								
voll berufstätig	18	47.4 %	11	28.9 %	15	32.6 %	14	30.4 %
teilzeit berufstätig	6	15.8 %	2	5.3 %	8	17.4 %	2	4.3 %
Hausfrau/mit Berufst.	2	5.3 %	10	26.3 %	2	4.3 %	13	28.3 %
Hausfrau/ohne Berufst.	9	23.7 %	8	21.0 %	19	41.3 %	11	23.9 %
arbeitslos	1	2.6 %	2	5.3 %	—	—	—	—
arbeitsunfähig	—	—	2	5.3 %	—	—	—	—
berentet	—	—	—	—	—	—	1	2.2 %
vorzeitig berentet	—	—	3	7.9 %	—	—	4	8.7 %
Ausbildung	2	5.3 %	—	—	2	4.3 %	1	2.2 %
		100.1 %		100.0 %		99.9 %		100.0 %

5.2.4 Diagnostische und psychopathologische Charakteristik der Angst- und Depressionsfälle

Die Fälle sind sowohl hinsichtlich biosozialer als auch störungsspezifischer Variablen so heterogen, daß der Schwerpunkt der folgenden Darstellung zunächst auf eine genaue Deskription zu legen ist.

Angstfälle

Aus der Analyse der DIS/DSM-III-Diagnosen geht hervor, daß bei der „lifetime"-/und bei der 6-Monate Querschnittsbetrachtung die Mehrzahl der Fälle die Kriterien für mehr als eine DSM-III-Diagnose erfüllen. Am häufigsten wurden dabei erwartungsgemäß einfache Phobien (68,4% lifetime bzw. 39,5% im 6-Monate-Querschnitt der Fälle) und agoraphobe Zustände diagnostiziert. Deutlich gegenüber den Erwartungswerten (Kap. 5.1) ist ferner das Vorkommen von Abhängigkeiten vom Tranquilizer- und Babiturat-Typ sowie -Alkohol (26,3%) und von Major Depression (21,1%) sowohl bei der „Lifetime" Betrachtung als auch im 6-Monate Querschnittsbefund erhöht. 9 (23,7%) der 38 Angstfälle erfüllten zum Zeitpunkt der Nachuntersuchung (4 Wochen Querschnitt) nicht die Kriterien für eine DSM-III-Diagnose.

Eine genauere Aufschlüsselung der Lifetime-Comorbidität unter Einbeziehung des GAS-Werts für die psychosoziale Integration bei der Nachuntersuchung und der Inanspruchnahme (differenziert nach Intervention durch den Hausarzt und Kontakt mit psychiatrisch-psychotherapeutischen Diensten) ergibt, daß nur 13 Fälle ausschließlich eine Diagnose, nämlich die einer Agoraphobie oder Simple Phobie erhielten; alle fünf Fälle mit einer Panikstörung hatten weitere Diagnosen.

Unter den Phobien dominierten neben agoraphoben Zuständen (N = 21) soziale Phobien (N = 16), Klaustrophobien (N = 6), Angst vor großen Höhen (N = 8), Tierphobien (N = 4) und andere Phobien (N = 9). Zehn der Fälle von Phobie konnten als multiple Phobien, in drei Fällen sehr diffuser und generalisierter Art, charakterisiert werden. Die letztgenannten drei Fälle erhielten die ICD-Diagnose einer Angstneurose (300.0).

Abb. 5.2.2. Diagnostische Charakteristik der Angstfälle (N = 38) nach DSM-III („Lifetime" und Sechs-Monate-Diagnose)

Häufigkeit der DIS/DSM-III Diagnosen	Lifetime N	%	6-Monate Querschnitt N	%
Einfache Phobien (SP)	26	68.4	15	39.5
Agoraphobie (AG)	21	55.3	15	39.5
Panikstörung (PA)	5	13.2	2	5.3
Zwangsstörung (OBS)	2	5.3	1	2.6
Major Depression (MD)	8	21.1	3	7.9
Dysthymie (Dyst)	3	7.9	3	7.9
Abhängigkeit (AB)	10	26.3	6	15.8
Gesamtzahl: Diagnosen	75		45	
(Keine Diagnose)	—		(9)	(23.7%)

Abb. 5.2.3. Comorbidität, Psychosozialer Querschnittsbefund und Inanspruchnahme der Angstfälle (N = 38)

DSM-III Diagnosen	Lifetime-Diagnosen	GAS-Wert (Median)	Inanspruchnahme psych./psychoth.	Hausarzt
Einfache Phobien (SP)	9	76	1	1
SP, Abhängigkeit (AB)	5	82	–	3
SP, Dysthymic (Dyst)	1	88	–	1
SP, Dyst, Zwangst.	1	73	1	–
SP, Major Depression (MD)	1	61	–	–
Agoraphobie (AG)	4	81	1	–
AG, SP	5	85	–	–
AG, MD	2	58	–	–
AG, Dyst	1	63	–	(H)
AG, MD, SP, AB	1	44	–	(H)
AG, MD, SP	1	70	1	–
AG, AB	1	70	–	–
AG, Zwang	1	80	–	–
Panikstörung (PA)	—	—	–	–
PA, AG	1	61	1	–
PA, AG, AB	1	63	–	(H)
PA, MD, SP, AB	1	72	–	–
PA, MD, AG, SP, AB	1	35	–	(H)
PA, MD, AG, SP	1	50	1	–
	38	71	6 (15.8%)	9 (23.7%)

Obwohl nur 19 der 38 Angstfälle bei der Nachuntersuchung anhand des GAS-Wertes (<80) als beeinträchtigt und nur elf als behandlungsbedürftig eingestuft wurden, hatten die Phobien kriteriumsgemäß (DIS) doch in allen Fällen zumindest zeitweilig gravierend in das Leben der Probanden eingegriffen, zu einer Veränderung der Lebensroutine geführt, deutlich ausgeprägte Vermeidungsreaktion hervorgerufen und/oder zur mehrmaligen Einnahme von Medikamenten geführt (s. hierzu die Diagnosen-Kriterien des DSM-III/DIS).

Aus der Abb. 5.2.3 ist an den GAS-Werten abzulesen, daß – im Gegensatz zu den „einfachen" Phobien, die mit wenigen Ausnahmen bei der Nachuntersuchung kaum beeinträchtigt waren – Agoraphobien, vor allem wenn sie verbunden mit einer affektiven Störung und/oder einer Abhängigkeit auftreten, sowie Panikstörungen als schwerer beeinträchtigt und häufiger behandlungsbedürftig beurteilt wurden.

Bei der beurteilten Behandlungsbedürftigkeit sind die Diagnosekriterien einer „Panic Disorder" besonders zu beachten. Nach DSM-III ist diese Erkrankung durch zeitweilige, plötzlich auftretende Angstattacken definiert, die nicht durch angstauslösende Situationen oder körperliche Funktionsstörungen erklärbar sind. Derartige Angstattacken müssen kriteriumsgemäß mehr als dreimal in drei verschiedenen Wochen des Lebens aufgetreten sein und darüber hinaus gleichzeitig mit einer Reihe von körperlichen Symptomen – wie z. B. Schwindel, Herzklopfen, Kurzatmigkeit, Schwierigkeiten durchzuatmen, Schweißausbrüchen, Kälteschauer – verbunden sein.

Die oft ausgeprägte Dramatik des akuten Symptombildes der Panic Disorder und die erhöhte Rate sekundärer, d. h. später zusätzlich auftretender psychiatrisch relevanter Störungen mag erklären, warum diese Fälle sowohl im Querschnitt als auch retrospektiv als stark auffällig eingestuft wurden. Dies wird letztendlich auch dadurch unterstrichen, daß mit einer Ausnahme alle Fälle mit einer Panikstörung eine im weitesten Sinne fachspezifische, d. h. psychopharmakologische Behandlung erhielten.

Besondere Beachtung ist in der zusammenfassenden Abb. 5.2.4 dem Aspekt der Comorbidität, d. h. dem gleichzeitigen oder aufeinanderfolgenden Auftreten verschiedener Krankheitsbilder, zu schenken. Die Tabelle faßt – fallweise geordnet und nach dem psychosozialen Schweregrad von „nicht beeinträchtigt" (Fall 1–19) bis „stärker beeinträchtigt" (Fall 38) abgestuft – einige psychopathologische Verlaufs- und Querschnittsergebnisse sowie den Behandlungsstatus und den psychosozialen Outcome zusammen.

Dabei sind neben den bereits besprochenen Diagnosenkombinationen vor allem zwei Befunde auffällig:

1) die Häufung affektiver Störungen. Elf der 38 Angstfälle erhielten die Diagnose einer affektiven Störung (Dysthymie oder Major Depression), die in acht Fällen sekundär, d. h. zeitlich nach dem Auftreten der ersten Panikattacken oder Phobien auftrat (siehe hierzu Spalte Alter, MD oder Dyst; bei der Erstmanifestation oder im weiteren Verlauf). Fünf der sechs Fälle, die über eine fachspezifische Inanspruchnahme im Katamneseintervall berichteten, sind der Gruppe Angst *und* Major Depression/Dysthymie zugeordnet. Es kann somit vermutet werden, daß Angststörungen erst nach dem Auftreten affektiver Störungen eine fachspezifische Behandlung erfahren.

Hierzu ist zu ergänzen, daß Fälle mit einer Major Depressive Disorder (lifetime), auch wenn diese Störung zum Zeitpunkt der Nachuntersuchung remittiert war, deutlichere psychosoziale Beeinträchtigung als Fälle ohne depressive Episoden erkennen ließen ($p<0.5$).

2) Im Vergleich zur weiter unten diskutierten depressiven Fallgruppe ist bei Berücksichtigung der Nebendiagnosen weiterhin ein erheblicher Anteil von Fällen zu erkennen, die eine Abhängigkeit vom Medikamententypus, in fünf Fällen verbunden mit einem Alkoholabusus, entwickelten. Acht der 38 Angstfälle nahmen zum Teil kontinuierlich über mehrere Jahre hinweg bis zur Zweituntersuchung regelmäßig mehr als die ärztlich verordneten Medikamente ein, entwickelten sekundäre Probleme wie Entzugserscheinungen, wiesen eine Dosissteigerung bei der Einnahme der Medikamente vom Barbiturat- oder Tranquilizer-Typus auf und erfüllten so die Kriterien einer Diagnose nach DSM-III. Mit einer Ausnahme berichteten alle Probanden, daß sie wegen ihrer zwar seltenen, aber belastenden phobischen Zustände den Hausarzt aufgesucht hatten und daraufhin eine psychopharmakologische Behandlung erhalten hat. Auf die sich hier andeutende Problematik einer psychopharmakologischen Angstbehandlung durch den Hausarzt soll in der Diskussion gesondert eingegangen werden.

Als *ein* grobes Maß für die Spontanremissionsrate lassen sich angesichts der relativen Persistenz von Angststörungen auch die 6-Monate-DSM-III-Kriterien für eine Diagnose ansehen. Danach können Fälle, die in den letzten 6 Monaten vor der Nachuntersuchung nicht mehr die Diagnosekriterien erfüllt haben, als *remittiert* angesehen werden. Bei dieser Beurteilungsgrundlage ist eine sehr niedrige Spontanremissionsrate von nur 23,7 % festzustellen. Nur neun der 38 Patienten erfüllten bei der Nachuntersuchung nicht mehr die DIS-Kriterien für eine psychiatrische Diagnose nach DSM-

258

Abb. 5.2.4. Klinische und psychopathologische Charakteristika der 38 Angstfälle

				Vor und bei Erstuntersuchung (1974)					weiterer Verlauf (1974–1981)						Bei der Nachuntersuchung (1981)				
Nr.	Ge-schl.	Alter	Familien-stand	BL	D	Diagnosen Art	Alt[1]	Dep N[2]	Dep t[3]	IA N[4]	Psy	Diagnosen Art	Alt	Diagnosen Art	BL	D	SIS	GAS
1	W	40	verh.	–		SP	19	1	>52	44	N	AG	42	AG			+	+
2	M	37	verh.			SP	10			62	N						+	+
3	M	38	verh.			SP	10			72	N						+	+
4	M	34	and.			AG	10			14	N			AG	–		+	+
5	W	31	verh.			SP	10			44	N						+	+
6	W	43	verh.	–		MD	37	6		56	J							+
						SP	37											
						AG	37											
7	W	27	verh.			SP	10			56	N			SP	–		+	+
						AG	10											
8	W	26	verh.	–		SP	18			87	(J)	AB	31	AB		–	+	+
9	M	35	verh.	–		SP	30			21	N	AB	37	SP		+	+	+
10	W	32	verh.	–	–	SP	10			75	N			SP		+	+	+
						AG	10											
11	M	37	and.			SP	10			159	J			AG	–		+	+
						AG	10							SP				
12	W	38	led.	–	–	SP	13	1	>52	59	N	DYST.		AG	–	–	+	+
														DYST.				
13	M	24	led.	–	–	DYST.	19			72	J			SP	–	–	–	+
						SP	10							DYST.				
						OBS	16											
14	W	24	led.	–	–	SP	10			29	N			SP			+	+
15	M	35	verh.			SP	10			36	N			AG			+	+
						AG	10							SP				
16	W	31	verh.			SP	10	1	3	26	N			SP	–		+	+
						MD	19											
17	W	24	led.			SP	19			64	J				–		+	+
						AG	19											
						PA	19											
18	W	42	verh.	–		AG	29	1	30	88	N			AG	–		+	+

#	Sex	Age				Type	Age				Type	Age				
19	M	46	verh.	–	–	SP	17					108	N	SP	–	+	+
20	W	33	verh.	–	–	AG	28					51	N	AG	–	+	=
21	W	48	verh.			SP	41					46	N	OBS	–	+	=
22	M	56	verh.			AG	25					240	J	SP	–	+	=
23	W	20	led.	–							OBS	61					
24	M	35	verh.	–		SP	19					221	N	AG	–	+	=
25	W	26	led.	–		AG	19							OBS			
26	M	40	verh.	–		MD	20	10	3		SP	64	(J)	SP		+	
						AB	22					39					
											SP	28	N	AG		+	
											PA	28		SP		–	
											AB			MD			
27	W	41	verh.	–		SP	10	2	12		AB	29	N	AB	–	+	
						AB	37										
28	M	34	verh.	–		AG	41					80	(J)	AG		–	
						PA	41										
29	W	55	verh.	–	–	SP	29	2	12		AG	80	(J)	AG		+	–
30	W	32	led.	–	–	AG	30				AB	87	N	AB	–	+	–
31	M	49	verh.	–		SP	11				AB	56	N	SP	–	–	–
											MD	33	(J)	AG			
											AB	52		SP			
														AB			
32	W	47	verh.	–		AG	17	4	15		DYST.	150	J	AG	+	–	–
														DYST.			
33	W	46	verh.	–	–	MD	45				SP	142	J	SP	+	–	–
34	W	24	verh.	–	–	SP	10					29	N	SP		–	–
35	M	52	verh.	–		AG	16					137	(J)	AG	–	–	–
														PA			
36	W	47	verh.	–	–	MD	12	10	>52		PA	79	N			–	–
						AG	10				AB	56					
						MD	24					56					
						SP	18										
37	W	40	verh.	–	–			3	2	240	(J)	AG	42	MD	–	–	–
												AB	43	AG			
														AB			

Abb. 5.2.4. (Fortsetzung)

				Vor und bei Erstuntersuchung (1974)					weiterer Verlauf (1974–1981)						Bei der Nachuntersuchung (1981)				
Nr.	Ge-schl.	Alter	Familien-stand	BL	D	Diagnosen Art	Alt[1]		Dep N[2]	Dep t[3]	IA N[4]	Psy	Diagnosen Art	Alt	Diagnosen Art	BL	D	SIS	GAS
38	W	25	and.		–				1	>52	155	J	MD SP AG PA AB	27 27 27 27 31	MD SP AG PA AB	--	--	--	--

[1] Alter bei Beginn der Störung (10 entspricht ≤ 10)
[2] Häufigkeit depressiver Phasen
[3] Dauer der längsten depressiven Phase in Wochen
[4] Anzahl der Arztbesuche in dem Beobachtungszeitraum

Psychiatrischer oder psychotherapeutischer Kontakt: N = Nein
                                           J = Ja

Diagnosen: AG = Agoraphobie
               SP = Einfache Phobie
               OBS = Zwangsstörung
               MD = Major Depression
               PA = Panikstörung
               AB = Medikamenten/Alkohol-
                         abusus (-abhängigkeit)
              DYST. = Dysthymie

Geschlecht: W = weiblich
                M = männlich
BL-Werte: – = leicht
             – – = stark
D-Werte: – = leicht
           – – = stark
SIS-Werte: + = unauffällig
               – = leicht
               – – = mittelschwer
GAS-Werte: + = unauffällig
                 – = leicht
                 = = mittelschwer
                 – – = schwer

III. Allerdings ist unter Bezugnahme auf das Urteil des nachuntersuchenden Psychiaters eher davon auszugehen, daß die „wahre" Remissionsrate noch niedriger liegt; denn bei drei der neun Fälle stellte der Psychiater eine behandlungsbedürftige psychosomatische Störung fest (die nicht mit Hilfe des DIS ermittelt werden kann) und kommt zu dem Schluß, daß eine vollständige Remission nur bei vier der verbleibenden Fälle festzustellen sei. Bei den übrigen Fällen kommt er zu dem Urteil, daß bei verstärkten psychosozialen Belastungen ein Wiederaufbrechen der Symptomatik wahrscheinlich sei. Allerdings wird keiner der Fälle als akut behandlungsbedürftig eingeschätzt.

Dies deckt sich im wesentlichen mit den Ergebnissen, die ohne Anwendung des strikten Zeitkriteriums nach DSM-III erhalten wurden. Nehmen wir als Bezugszeitraum für eine derzeitige Störung nicht die 6-Monate-Kriterien, sondern die 12-Monate-Kriterien nach DSM-III, so sinkt die Remissionsrate von 23,7 % auf 7,6 % ab, d. h. zusammenfassend, daß eine vollständige Spontanremission von Phobien und anderen Angstzuständen offensichtlich sehr selten ist. Besonders selten remittieren Fälle mit Agoraphobie und Panikstörungen; sie weisen auch ein hohes „Risiko" sekundärer Komplikationen auf, wie z. B. die Entwicklung von Abhängigkeit oder depressiven Störungen. Dies ist besonders deutlich an den mit AB in Abb. 5.2.4 gekennzeichneten Diagnosen in der Spalte „Diagnosen im weiteren Verlauf" abzulesen.

Weder die Fälle, die mit dem Hausarzt Kontakt aufgenommen hatten, noch die sieben Fälle mit einem Kontakt bei psychiatrisch/psychotherapeutischen Institutionen ließen einen erhöhten Anteil von Remissionen oder psychosozialer Besserung erkennen (GAS-Wert). Weder die Art der Therapie noch die Anzahl der Sitzungen oder deren Kontinuität wurde allerdings vom Forschungspsychiater auch als hinreichend adäquat beurteilt.

Depressionsfälle

Die häufigste Diagnose bei den Depressionsfällen war die einer Major Depression (80,4 %), mit zwei Ausnahmen ohne psychotische Zeichen oder „Melancholie" (sensu

Abb. 5.2.5. Diagnostische Charakteristik der Depressionsfälle nach DSM-III (N = 46)

Häufigkeit der DIS/DSM-III Diagnosen	Lifetime (N = 46)		6-Monate Querschnitt (N = 46)	
	N	%	N	%
Major Depression (MD)	37	80.4	17	37.0
Dysthymie (Dyst)	9	19.6	7	15.2
Einfache Phobie (SP)	11	23.9	7	15.2
Agoraphobie (AG)	5	10.9	3	6.5
Panikstörung (PA)	6	13.0	2	4.4
Zwangsstörung (OBS)	4	8.7	3	6.5
Med./Alkoholabhängigkeit (AB)	11	23.9	4	8.7
Gesamtzahl der Diagnosen:	83		43	
(Keine Diagnose)			(19)	(41.3 %)

Abb. 5.2.6. Comorbidität, psychosozialer Querschnittsbefund und Inanspruchnahme der Depressionsfälle

DSM-III Diagnosen	Lifetime-Diagnosen	GAS-Wert (Median)	Inanspruchnahme psych./psychoth.	Hausarzt
Major Depression (MD)	17	65	6	2
MD, Angst	10	62	4	1
MD, Angst, Abhängigk. (AB)	5	59	3	2
MD, AB	3	72	2	–
MD, Angst, Somatisierung, AB	1	52	1	–
MD, Angst, Somatisierung	1	57	1	–
Dysthymie	4	64	–	–
Dysthymie, AB	3	56	–	1
Dysthymie, Angst	2	45	1	1
	46	60	18 (39.1 %)	7 (15.2 %)

DSM-III), gefolgt von der Diagnose Dysthymie in neun Fällen (Abb. 5.2.5). Auffällig ist – ähnlich wie bei der Angstgruppe – die hohe Anzahl von Probanden mit mehr als einer DIS-/DSM-III-Diagnose. 17 erfüllten neben den Kriterien einer Major Depression auch die Lifetime-Kriterien einer Angststörung, zumeist die einer „Einfachen Phobie" (N = 11), einer Panikstörung (N = 6) oder einer Abhängigkeit vom Alkoholtyp. Nur zwei Fälle erfüllen die Kriterien für eine Medikamentenabhängigkeit. Die schwersten, anhand des GAS-Wertes beurteilten, Beeinträchtigungen fanden sich bei Probanden mit mehreren Lifetime-DSM-III-Diagnosen, insbesondere die mit einer Major Depression mit „Melancholie", einer Dysthymie sowie den Fällen, die zusätzlich ein Somatisierungssyndrom aufwiesen.

Zwei Fälle, die der nachuntersuchende Psychiater als endogene Depression (ICD 296.1) klassifizierte und das DIS als wiederkehrende Major Depression, wurden neben häufigeren ambulanten Behandlungen beim Nervenarzt – zumindest einmal – stationär aufgenommen. 16 weitere Fälle, acht mit einer Major Depression, acht der Fälle mit einer Major Depression *und* einer Angststörung sowie einer der Fälle mit einer Dysthymie hatten im Katamneseintervall therapeutische Kontakte mit einem Nervenarzt oder einem Psychotherapeuten (N = 12) oder wurden sporadisch (zumindest einmal), von ihrem Hausarzt psychopharmakologisch behandelt – überraschenderweise gleich häufig mit Tranquilizern, Antidepressiva und Barbituraten. Nur sieben dieser 16 Fälle erhielten aber in dieser Gruppe tatsächlich eine *kontinuierliche* psychiatrisch/psychotherapeutische Behandlung. Auch hier war eine ähnliche Begründung wie bei den Angststörungen zu erhalten; fast alle Fälle suchten vermehrt Hilfe bei ihrem Allgemeinarzt oder anderen Fachärzten (Gynäkologen, Internisten), um die von ihnen als ausgesprochen unangenehm und nicht hilfreich empfundene psychiatrische oder psychotherapeutische Fachbehandlung zu umgehen. Dies wird durch die Befunde zur allgemeinärztlichen Inanspruchnahme deutlich (Abb. 5.2.7, Spalte Inanspruchnahme). 16 der Depressionsfälle zeigen eine drastisch erhöhte Inanspruchnahme allgemeinärztlicher Dienste mit mehr als 100 Behandlungsepisoden (Erwartungswert: 72 Kontakte; 5 %iges Vertrauensintervall +/- 21).

Abb. 5.2.7. Klinische und psychopathologische Charakteristika der 46 Depressionsfälle

Nr.	Ge-schl.	Vor und bei Erstuntersuchung (1974)						weiterer Verlauf (1974–1981)						Bei der Nachuntersuchung (1981)				
		Alter	Familien-stand	BL	D	Diagnosen Art	Alt[1]	Dep N[2]	Dep t[3]	IA N[4]	Psy	Diagnosen Art	Alt	Diagnosen Art	BL	D	SIS	GAS
1	W	48	verh.	––				3	24	240	N	MD	50		––	––	+	+
2	W	36	verh.					1	25	56	N	MD	38				–	+
												AG	38					
3	W	29	verh.			MD	17	12	3	72	N			MD	––		+	+
4	W	47	verh.	––		AG	32	1	4	127	J				––		+	+
						MD	35											
5	M	34	verh.	–		PA	34	1	2	73	(J)	MD	37				+	+
						AB	16											
6	M	38	verh.	––	––	MD	15	20	12	4	N			MD	––	––	–	+
						PA	15											
7	W	36	verh.	–		MD	21	10	220	46	N						–	+
8	M	30	verh.			DYST.	26	8	2	19	N						+	+
						AB	21											
9	W	41	verh.	––		AB	35	2	30	21	N	MD	45			–	+	+
10	W	34	verh.			MD	22	10	250	103	N						+	+
						SP	12											
						PA	31											
11	M	24	verh.	–				1	26	49	N	MD	30	MD	––		–	+
12	W	28	verh.	–				2	4		J	MD	31	MD	––		–	+
13	W	28	verh.			MD	26	2	3	41	(J)	MD	33	AB		–	+	=
14	W	38	verh.	––	–	SP	10	4	82	72	(J)					–	+	=
						AB	24											
						MD	35											
15	W	42	verh.	–	––			2	104	165	J	DYST.		DYST			+	=
16	M	45	verh.							72		SP	29	MD	––	–	––	=
17	M	27	led.	––		MD	14	40	40	80	J	AB		MD	––	–	+	–
18	W	33	verh.		–	MD	18	3	85	34	J			SP			–	–
						SP	25							AG				
						AG	25							SOM.				
						SOM.	14											

263

Abb. 5.2.7. (Fortsetzung)

Nr.	Ge-schl.	Alter	Familienstand	BL	D	Diagnosen Art	Alt¹	Dep N²	Dep t³	IA N⁴	Psy	Diagnosen Art	Alt	Diagnosen Art	BL	D	SIS	GAS
						Vor und bei Erstuntersuchung (1974)				weiterer Verlauf (1974–1981)				Bei der Nachuntersuchung (1981)				
19	M	23	led.			DYST.	20	3	105	8	N	AB		DYST.			–	–
20	W	40	verh.	–		DYST.	40	1	26	120	N	AB		DYST.			+	–
21	W	39	verh.					2	26	31	J	MD	42			– –	+	–
22	W	51	verh.	– –		MD	18	10	16	120	N				– –	– –	+	–
23	W	50	verh.	– –	–	PA	24	1	3	58	N	MD	56	PA	–		+	–
24	W	37	verh.			DYST.	31	1	14	328	(J)			DYST.			– –	–
25	W	22	verh.					10	26	54	N	MD	26	MD			–	–
26	W	29	verh.			MD	43	1	4	36	J	MD	34				–	–
27	W	50	verh.		– –	OBS	43	1	8	56	(J)	AB					–	–
28	W	34	verh.	– –	– –	MD	21	8	4	105	N			MD / MD / AB	– –	– –	–	–
29	W	48	verh.	– –	– –	MD	44	5	4	21	J	AB	53		– –	– –	–	–
30	M	35	verh.	– –		MD	18	4	3	54	N			MD / AG	– –	–	–	–
31	W	35	verh.			MD	32	4	14	56	(J)	MD	38				– –	– –
32	W	36	verh.	– –	– –	AG	29	8	8	56	J	AB					+	– –
33	W	48	verh.			MD / SP	38 / 10	3	52	187	J							
34	W	44	verh.	– –	– –	MD / SP / SOM.	30 / 15 / 18	2	19	56	J	MD	48	MD / MD / SP / SOM. / SP / OBS	– –	– –	+	– –
35	W	35	verh.	– –	– –	MD / SP / OBS	18 / 18 / 18	40	16	160	N				– –	– –	–	– –
36	M	28	led.	– –	– –	MD		4	3	104	N				– –	– –	–	–
37	W	54	verh.	– –	– –			25	250	240	N			MD	– –	–	–	– –
38	M	55	verh.	–	– –			1	12	328	N	MD	61	DYST.		– –	–	– –
39	M	56	verh.			DYST.	45	15	44	120	N			DYST.			+	– –
40	W	47	and.	–		DYST.	44	1	400	72	J	MD	29	MD	–	– –	–	–
41	M	27	led.					3	28		N	AB	29	AB			–	– –

Nr.	Geschlecht	Alter	Familienstand	Häufigkeit depressiver Phasen²	BL-Werte	D-Werte	SIS-Werte	GAS-Werte	Diagnosen	Alter bei Beginn¹	Dauer längste depressive Phase³	Anzahl Arztbesuche⁴	Psych./psychotherap. Kontakt	Neue Diagnosen
42	W	55	verh.	--	--	--	+	--	DYST. / SP / AG	28 / 28 / 28	5	112	56	(J)	
43	W	40	verh.	-	--	-	-	--	MD / SP / OBS	27 / 21 / 27	1	450	87	N	
44	W	36	verh.	-	--	--	+	--	MD / SP / PA / OBS / AB	18 / 30 / 32 / 30 / 34	10	2	72	J	AB 37
45	W	40	verh.	--	--	--	--	--	MD / PA	38 / 38	22	6	165	J	
46	W	32	verh.	--	--	--	-	--	SP	10	1	200	153	J	DYST. / SP

¹ Alter bei Beginn der Störung (10 entspricht ≤ 10)
² Häufigkeit depressiver Phasen
³ Dauer der längsten depressiven Phase in Wochen
⁴ Anzahl der Arztbesuche in dem Beobachtungszeitraum

Geschlecht: W = weiblich
             M = männlich

BL-Werte: - = leicht
            -- = stark

D-Werte: - = leicht
            -- = stark

SIS-Werte: + = unauffällig
            - = leicht
            -- = mittelschwer

GAS-Werte: + = unauffällig
            = = leicht
            - = mittelschwer
            -- = schwer

Psychiatrischer oder psychotherapeutischer Kontakt: N = Nein
                         J = Ja

Diagnosen: AG   = Agoraphobie
            SP   = Einfache Phobie
            OBS   = Zwangsstörung
            MD   = Major Depression
            PA   = Panikstörung
            AB   = Medikamenten/Alkohol-
                    abusus (-abhängigkeit)
            DYST. = Dysthymie

Neben diesen im weitesten Sinne vorbehandelten Fällen verbleiben 14 Fälle, die trotz zum Teil erheblicher symptombedingter Beeinträchtigungen (GAS-Wert) noch nie eine Behandlung fachspezifischer Art erhalten hatten.

Der Vergleich der Lifetime-Diagnose mit der 6-Monate-Diagnose läßt mit 36,9% bei der Nachuntersuchung einen im Vergleich zu den Angststörungen höheren Anteil remittierter, d.h. in den letzten 6 Monaten diagnosefreier Patienten, erkennen. Die höchste Remissionsrate ergibt sich dabei für Probanden mit einer einfachen Major Depression ohne Zusatzdiagnose; nur noch 17 der ursprünglich 37 Fälle mit einer Major Depression erhielten auch zum Zeitpunkt der Zweituntersuchung wiederum eine Diagnose.

In Übereinstimmung mit den Befunden bei den Angststörungen ergeben sich für Patienten mit Major Depression *und* Angststörungen etwas niedrigere Remissionsraten. Von den ursprünglich 19 Patienten dieser Gruppe erhielten bei der Katamnese drei unverändert die Diagnosenkombination Angststörung und Major Depression, zwei ausschließlich die Diagnose einer Major Depression, zwei die einer Major Depression mit Abhängigkeit, zwei die Diagnose einer Einfachen Phobie und/oder Agoraphobie, zwei die einer Dysthymie, einer die einer Panic Disorder sowie jeweils ein Patient die Diagnose einer Zwangsstörung und einer Medikamentenabhängigkeit. Die stärkste Persistenz, bei deutlichen psychosozialen Einschränkungen, ergibt sich für die neun Fälle mit einer Dysthymie, von denen sieben aufgrund des GAS-Wertes auch bei der Nachuntersuchung psychosozial auffällig und – mit nur einer Ausnahme – dringend behandlungsbedürftig waren.

Im Gegensatz zu den Angststörungen zeigt sich bei der Depressionsgruppe keine ausgeprägte Zunahme an zusätzlichen Störungen. Deutlich erhöht ist allerdings die Prävalenz für Alkoholmißbrauch/-abhängigkeit. Fast ein Viertel der Probanden erfüllten sowohl im MALT die Kriterien für Alkoholgefährdung als auch im DIS die Kriterien für Alkoholabhängigkeit oder -mißbrauch.

Erstmanifestation und Krankheitsdauer der Depressions- und Angstfälle

Die Analyse des Krankheitsbeginns von Angststörungen und Depressionen ergibt – in Übereinstimmung mit den Befunden in den entsprechenden Patientengruppen – ein niedrigeres Ersterkrankungsalter für *Angststörungen*. Nach der retrospektiven DIS-Diagnostik gaben mehr als die Hälfte der Patienten mit Einfacher Phobie an, erstmalig in der frühen Adoleszenz die Symptomatik entwickelt zu haben. Agoraphobien treten demgegenüber deutlich später, im Mittel um das 23. Lebensjahr herum, auf. Nur wenige Fälle – zumeist solche mit einer Panikstörung – erkranken erstmalig nach dem 30. Lebensjahr. Diese Befunde hinsichtlich des Krankheitsbeginns von Angststörungen gelten nicht nur für die Angstfälle, sondern auch für diejenigen Depressionsfälle, die außerdem die Kriterien einer Angststörung erfüllten.

Nehmen wir die Zeitdifferenz zwischen der Erstmanifestation und dem Zeitpunkt des letzten Auftretens einer kriteriengemäßen Angststörung als Maßstab für die Gesamtkrankheitsdauer, so ergibt sich für phobische Patienten eine relativ lange, durchschnittliche Krankheitsdauer von 21 Jahren. Für die drei Fälle mit einer Panikstörung liegt die Krankheitsdauer mit durchschnittlich vier Jahren deutlich niedriger.

Für die in der neueren Angstforschung (z.B. KLEIN 1981; HAND und WITTCHEN 1986) vertretene Auffassung, wonach den Angstattacken eine zentrale ätiologische

Abb. 5.2.8. Charakteristik der „Fälle" – Krankheitsgeschichte anhand der DIS-Daten

		Angstfälle (N = 38)			Depressionsfälle (N = 46)		
		N	X̄	S	N	X̄	S
Einfache Phobien	Alter bei Erstmanifestation	26	16.6	14.8	11	17.2	10.5
	Erkrankungsdauer[1]	26	21.9	14.8	11	24.6	11.9
Agoraphobien	Alter bei Erstmanifestation	21	23.1	15.1	5	30.4	4.9
	Erkrankungsdauer[1]	21	19.6	15.4	5	13.2	13.3
Panikstörungen	Alter bei Erstmanifestation	5	34.2	14.5	2	(29.0)[2]	
	Erkrankungsdauer[1]	5	(4)[2]		2	()[3]	
Depression	Alter bei Erstmanifestation	11	28.1	11.3	46	31.4	11.8
	Erkrankungsdauer[1]	11	9.8	10.8	46	20.4	13.5
Abhängigkeit	Alter bei Erstmanifestation	10	33.1	6.3	11	32.0	7.8
	Erkrankungsdauer[1]	10	3.0	2.7	11	8.4	5.7

[1] Zeitraum zwischen dem ersten und letzten Auftreten in Jahren
[2] Median
[3] in einem Fall betrug die Erkrankungsdauer 3, in dem zweiten Fall 26 Jahre

Rolle für die Entwicklung fast aller Angstzustände zukommt, findet sich kaum Evidenz. Zwei der fünf Fälle mit einer Panikstörung hatten bereits *vor* der Erstmanifestation einer Panikattacke eine Agoraphobie. Bei einem Fall konnte diese Frage nicht eindeutig geklärt werden und in den verbleibenden zwei Fällen wurde der Krankheitsbeginn der Panikattacken und der agoraphoben Auffälligkeiten zeitgleich, d. h. für das gleiche Jahr, berichtet (s. WITTCHEN 1986).

Andere psychische Störungen, insbesondere depressive Episoden und Abhängigkeiten, treten fast ausnahmslos sekundär, d. h. erstmals mehrere Jahre nach dem Auftreten von Angststörungen auf. Angstfälle mit einer derartigen Major Depression weisen häufig mehrere Episoden auf, die jedoch nur in drei Fällen auch länger andauerten (s. Abb. 5.2.9).

Die *Depressionsfälle* erkrankten mit Ausnahme derjenigen Fälle, die auch die Kriterien einer – zumeist leichteren – Phobie aufwiesen, wesentlich später. Das Durchschnittsalter bei der Erstmanifestation betrug 31,4 Jahre. Die Angaben zur Erkrankungsdauer sind hier insofern problematisch, als sie lediglich die Gesamtzeitdauer vom Anfang der ersten bis zum Ende der letzten Phase angeben und somit symptomfreie Intervalle nicht angemessen berücksichtigen. Die Abb. 5.2.9 zeigt an, daß unter Einschluß der chronischen Dysthymie-Fälle die Mehrzahl der Fälle in der Depressionsgruppe mehrere und z. T. lange depressive Episoden durchgemacht haben. 13 (28,3%) können aufgrund der Phasenhäufigkeit und der Phasenlänge sowie dem Fehlen vollkommen symptomfreier Phasen als nicht remittierte chronische Depressionen bezeichnet werden. Sechs davon erhielten auch die Diagnose einer Dysthymie. Weitere acht (17,4%) der Fälle waren zumindest die meiste Zeit des Katamneseintervalls depressiv, auch wenn sie vollkommen symptomfreie Intervalle im Verlauf oder kurz vor der Nachuntersuchung aufwiesen.

Dieser schwer beeinträchtigten „chronischen Gruppe" von 21 Fällen steht eine kleinere Gruppe gegenüber (N = 13, 28,3%), die nur eine Episode angab bzw. wenige, relativ kurze (2–15 Wochen lange) depressive Phasen hatte (N = 7).

Abb. 5.2.9. Häufigkeit depressiver Episoden und ihre Zeitdauer

		Angstfälle (N = 38)		Depressionsfälle (N = 46)	
		N	%	N	%
Phasenhäufigkeit:	1	3	30	13	28.3
	2	2	20	6	13.0
	3	1	10	4	8.7
	4	1	10	4	8.7
	5	—	—	2	4.4
	> 5	3	30	14	30.4
	unklar	—	—	3	6.5
	Gesamt:	10	100	46	100
Phasenlänge:	2 – 4	3	30	13	28.3
(längste Phase	5 – 15	3	30	6	13.0
in Wochen)	16 – 30	1	10	11	23.9
	31 – 45	—	—	2	4.4
	> 45	3	30	11	23.9
	unklar	—	—	3	6.5
	Gesamt:	10	100	46	100.0
Dysthymie:		(N = 3)		(N = 9)[1]	

[1] einige Patienten hatten sowohl eine „Major Depression" als auch eine Dysthymie

5.2.5 Die Befunde zum Zeitpunkt der Nachuntersuchung

5.2.5.1 Zusammenfassende Betrachtung der Verlaufstypen

Die Abbildungen 5.2.4 und 5.2.7 zeigen, daß Angststörungen gegenüber depressiven Fällen einen etwas höheren Anteil „chronischer" und einen niedrigeren Anteil „neuer Fälle" aufweisen. So fallen 60,5% aller Angstfälle – gegenüber 45,7% in der Depressionsgruppe – in die Probandengruppe, die sowohl 1974 bei Erstuntersuchung als auch 1981 die Fallkriterien erfüllte; nur vier (10,5%) der Angstfälle wurden als „neue Fälle" definiert. Umgekehrt zeigt sich bei den Depressionsfällen erwartungsgemäß – neben einem etwas höheren Prozentsatz neuerer Fälle (13%) – auch ein relativ hoher Prozentsatz sogenannter Intervallfälle (10,9%), die weder zur Erstuntersuchung noch zur Nachuntersuchung, sondern nach dem DIS ausschließlich im Katamneseintervall die Fallkriterien erfüllten. Insgesamt ist also die Remissionsrate der depressiven Fallgruppe mit 36,9% gegenüber der Angststörungsgruppe mit 23,7% leicht erhöht. Schließen wir aus der Depressionsgruppe alle jene Fälle aus, die vor ihrer Depression die Kriterien einer Angststörung erfüllten, sinkt der Anteil chronischer Patienten auf 33,3% ab, bei einem zusätzlichen Ausschluß aller als Dysthymie beurteilten Fälle sogar auf 18,2%.

Dies bedeutet, daß Fälle, die *nur* die Kriterien einer DSM-III Major Depression erfüllen, überwiegend der Gruppe der Intervall-Fälle, remittierter Fälle oder neu erkrankter Fälle (jeweils N = 6), selten jedoch der chronischen Verlaufsgruppe zuzuordnen sind (N = 4; 18,2%).

An der Anzahl und an der Länge der depressiven Episoden gemessen kann bei 12 (26,1%) der Depressionsfälle von einem sehr günstigen Verlauf gesprochen werden, da sie – mit Ausnahme seltener oder extrem kurzer depressiver Episoden – die überwiegende Zeit des Katamnesezeitraums unauffällig waren. Im Gegensatz zu den Angstfällen, die häufig im weiteren Krankheitsverlauf zusätzliche Störungen entwickelten, finden sich bei den Depressionsfällen darauf keine Hinweise. Auffällig ist lediglich der im Gegensatz zur Erstuntersuchung 1974 deutlich angestiegene Anteil von Patienten mit einer Alkoholabhängigkeit (N = 8).

Diese Befunde auf der Grundlage der retrospektiven DIS-Daten bestätigen sich auch bei der Analyse mittels der Klinischen Selbstbeurteilungs-Skalen zum Zeitpunkt der Indexerkrankung. Angst- und Depressionsfälle, die nach den DIS-Diagnosekriterien bereits 1974 das „Fall"-Kriterium erfüllten, weisen sowohl im Vergleich zu einer angeglichenen Kontrollgruppe psychisch gesunder Probanden als auch zu den 1974 als psychiatrisch unauffällig beurteilten Fällen signifikant erhöhte Werte in der Beschwerden-Liste und der Depressivitäts-Skala auf. Unter Beachtung der Werteverteilung für B-L *und* D-S – d.h. den Grenzen für „leicht" und „stark" abnorme Werte – lassen sich 78,2% der Angstfälle und 87,3% der depressiven Fälle, die retrospektiv (1974) als „alte Fälle" klassifiziert wurden, als zumindest leicht auffällig in den entsprechenden Skalen beurteilen. Angstfälle weisen primär abnorme Erhöhungen in der B-L und depressive Fälle in der D-S und der B-L auf. Demgegenüber zeigten nur zwei der 16 „neuen" Fälle 1974 schon abnorme Skalenwerterhöhungen.

Dieser Befund unterstreicht eindrucksvoll sowohl die Eignung der Klinischen Selbstbeurteilungs-Skalen als Fallfindungsinstrumente als auch die Güte der retrospektiven DIS-Diagnostik.

Psychopathologischer Outcome

Der „objektive" psychopathologische Querschnittsbefund beider Fallgruppen zur Nachuntersuchung ist mit Ausnahme von leichten Erhöhungen im depressiven (ANX)

Abb. 5.2.10. Klinische Selbstbeurteilungs-Skalen: Vergleich der Angst- und Depressionsfälle zum Zeitpunkt der Erst- (1974) und Zweituntersuchung (1981)

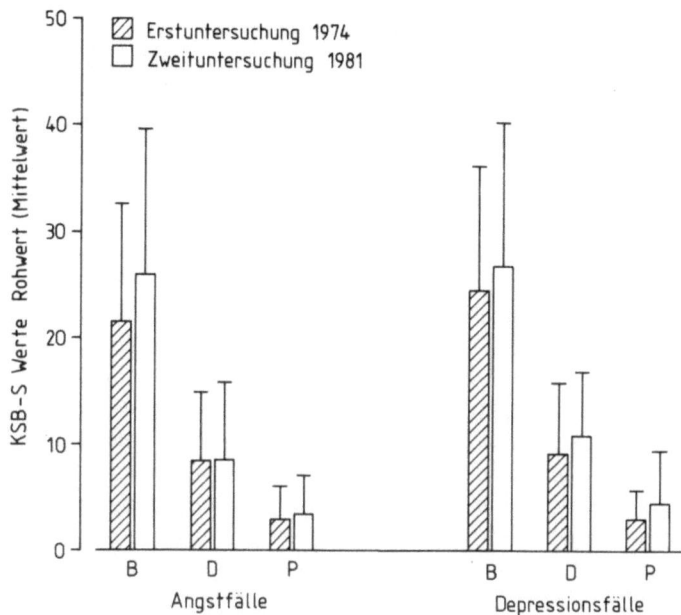

und Erschöpfungssyndrom (IMP) der IMPS bei beiden Gruppen weitgehend unauffällig. Nur 44,3 % der 46 Depressionsfälle und 34,2 % der 38 Angstfälle weisen zumindest in einem der beiden IMPS-Syndrome ‚leicht abnorme' Werte auf. Der Anteil ‚stark abnormer' Werte liegt mit 13,2 % bei den Angstfällen und 11,1 % der Depressionsfälle in beiden Gruppen ähnlich hoch. Die genauere Analyse zeigt, daß lediglich jene Angst- und Depressionsfälle, die zum Zeitpunkt der Nachuntersuchung die DSM-III-6-Monate-Kriterien einer Depressions- oder Panikstörung erfüllen, deutliche bzw. stark auffällige Erhöhungen in diesen beiden Skalen aufweisen.

Im subjektiven Befund auf der Grundlage der Klinischen Selbstbeurteilungsskalen ergeben sich jedoch auch unabhängig von dieser querschnittsbezogenen Differenzierung wesentlich stärkere Auffälligkeiten. Depressionsfälle weisen auch hier tendenziell höhere Werte als Angstfälle auf. Von besonderem Interesse ist dabei die Frage, ob sich im Vergleich zur Erstuntersuchung (1974) Veränderungen ergeben haben. Der Mittelwertsvergleich (vs. Abb. 5.2.10) deutet hier zwar eine leichte Erhöhung der B-L sowie der D-S-Werte bei den depressiven Fällen an, jedoch sind diese vermutlich auf eine altersbedingte Zunahme von Beschwerden zurückzuführen.

Erst die differenziertere Analyse der Veränderungen der B-L- und D-S-Werte von der Erstuntersuchung zur Zweituntersuchung sieben Jahre später ergibt unter Berücksichtigung des Grades der Normabweichung das in Abb. 5.2.11 dargestellte aufschlußreiche Bild. Angstfälle werden, obwohl bei ihrer Zweituntersuchung ein höherer Anteil von Patienten mit deutlich abnormen Werten festgestellt wurde (21,1 % vs. 7,9 % bei der Erstuntersuchung), im wesentlichen unverändert beurteilt. In der Diagonale finden sich 63,1 % aller Probanden; 7,9 % sind bei der Erst- und Zweituntersuchung unauffällig, 52,6 % leicht und ein Fall deutlich auffällig. Dieses Ergebnis stimmt recht gut mit der Verlaufstypisierung und den Befunden zur Behandlungsbedürftigkeit überein, bei deren Interpretation auf die Persistenz der Angstsymptomatik ohne eine ausgeprägte Tendenz zur Verschlechterung hingewiesen wurde. Demgegenüber ist das Bild bei den Depressionsfällen etwas uneinheitlicher.

Neben einer starken Zunahme an deutlich abnormen Werten (von 11,4 % der Fälle auf 29,5 %) bessern und verschlechtern sich ungefähr gleichviel Patienten, so daß der Anteil unauffälliger Probanden im wesentlichen gleich bleibt (29,5 % gegenüber 27,3 %). Die Stabilität (siehe Diagonale unter Berücksichtigung der Schweregradsbeurteilung) liegt mit 54,5 % etwas niedriger als in der Angstgruppe.

Global beurteilter psychosozialer Outcome (GAS-Score)

Hinsichtlich des global beurteilten psychosozialen Funktionszustands (GAS) ergeben sich für die Angst- und Depressionsfälle recht deutliche Unterschiede zwischen den oben anhand der Diagnosekriterien angeführten vier Verlaufsformen. „Chronische" wie „gebesserte" Angstfälle sind zum Zeitpunkt der Nachuntersuchung nur selten psychosozial gravierend beeinträchtigt. Nur *fünf* der Angstfälle weisen massive, weitere *sechs* nur leichtere psychosoziale Auffälligkeiten auf, die alle in einem direkten Zusammenhang mit ausgeprägtem Angst-Vermeidungsverhalten stehen. Die auf der Symptomebene vorgenommene Differenzierung in chronische und gebesserte Patienten ergibt keine entsprechenden Unterschiede in der Schwere des GAS-Score (s. Abb. 5.2.12).

Abb. 5.2.11. Stabilität und Veränderungsprozentsätze der B-L- und D-S-Werte von der Erstuntersuchung (1974) zur Nachuntersuchung (1981)

	Angstfälle (N = 38)				
	D- und BL-Werte: Zweituntersuchung			Gesamt	
	nicht auffällig	leicht abnorm	deutlich abnorm	N	%
D- und BL-Werte: Erstuntersuchung					
nicht auffällig	3 (7.9%)	2 (5.3%)	—	5	13.2
leicht abnorm	3 (7.9%)	20 (52.6%)	7 (18.4%)	30	78.9
deutlich abnorm	1 (2.6%)	1 (2.6%)	1 (2.6%)	3	7.9
N (%)	7 (18.4%)	23 (60.5%)	8 (21.1%)	38	(100)
	Depressionsfälle (N = 44)[1]				
	D- und BL-Werte: Zweituntersuchung			Gesamt	
	nicht auffällig	leicht abnorm	deutlich abnorm	N	%
D- und BL-Werte: Erstuntersuchung					
nicht auffällig	7 (15.9%)	5 (11.4%)	1 (2.3%)	13	29.5
leicht abnorm	5 (11.4%)	13 (29.5%)	8 (18.2%)	26	59.1
deutlich abnorm	—	1 (2.3%)	4 (9.1%)	5	11.4
N (%)	12 (27.3%)	19 (43.2%)	13 (29.5%)	44	(100)

[1] 2 Probanden füllten die KSB-S nicht adäquat aus und wurden ausgeschlossen

Dies bestätigt nochmals, daß auch chronische Angststörungen nur selten mittelfristig mit einem erhöhten Risiko gravierender psychosozialer Einschränkungen verbunden sind. Demgegenüber zeigen die Depressionsfälle häufiger Hinweise auf zum Teil massive Einschränkungen im psychosozialen Bereich. Nur fünf der 26 zum Zeitpunkt der Nachuntersuchung symptomatisch auffälligen Probanden wurden mit einem GAS-Score von >70 beurteilt. Hingegen wurden 17 Probanden als gravierend psychosozial beeinträchtigt und behandlungsbedürftig eingeschätzt. Selbst unter den symptomatisch gebesserten Fällen, die zum Zeitpunkt der Nachuntersuchung nicht mehr die Kriterien einer Major Depression erfüllten, findet sich nach wie vor ein deutlich erhöhter Prozentsatz von Patienten mit Auffälligkeiten. Die vorbehandelten Depressionsfälle verteilen sich ebenso wie die Angstfälle gleichmäßig über alle Verlaufstypen. Drei der Vorbehandelten wurden der stärksten, die übrigen nur der mittleren Beeinträchtigungsstufe zugeordnet.

Damit bietet sich für depressive Fälle im wesentlichen ein ähnliches Beeinträchtigungsbild, wie es bereits für die Gruppe der ehemaligen Patienten mit depressiven Neurosen beschrieben wurde. Angststörungen in der Bevölkerung hingegen können – im Unterschied zu einem erheblichen Anteil klinisch behandelter Angstsyndrome – allgemein als wenig beeinträchtigend eingestuft werden.

Abb. 5.2.12. Psychosozialer Funktionsstand in den vier Wochen vor der Nachuntersuchung: Vergleich der Symptomverlaufstypen in der Angst- und Depressionsgruppe

DSM-III – Verlaufstypus	Angstfälle (N = 38) GAS-Score				
	< 61	61–70	> 70	N	%
Fall 1974 – Fall 1981 („chronisch")	3 (13%)	4 (17%)	16 (70%)	23	100
Kein Fall 1974 – Fall 1981 („neuerkrankt")	1 (25%)	1 (25%)	2 (50%)	4	100
Fall 1974 – Kein Fall 1981 („gebessert")	1 (10%)	1 (10%)	8 (80%)	10	100
Intervall-Fälle (Kein Fall 1981)	—	—	1 (—)	1	—
	5	6	27	38	

DSM-III – Verlaufstypus	Depressionsfälle (N = 46) GAS-Score				
	< 61	61–70	> 70	N	%
Fall 1974 – Fall 1981 („chronisch")	13 (62%)	5 (24%)	3 (14%)	21	100
Kein Fall 1974 – Fall 1981 („neuerkrankt")	3 (50%)	1 (17%)	2 (33%)	6	100
Fall 1974 – Kein Fall 1981 („gebessert")	1 (7%)	5 (36%)	8 (57%)	14	100
Intervall-Fälle (Kein Fall 1981)	—	2 (40%)	3 (60%)	5	100
	17	13	16	46	

5.2.6 Soziale Veränderungen (Life-Events) und chronische soziale Belastungen im Katamnesezeitraum

5.2.6.1 Vorbemerkung

Die Darstellung der Lebensereignisse und Lebensbedingungen in den Fallgruppen ist mit einer Ausnahme in gleicher Weise wie bei den Patientengruppen (Kap. 4.2 und Kap. 4.3) gegliedert. Auf die getrennte Analyse der MEL-Ergebnisse vor der Erstuntersuchung wurde wegen der zufälligen Auswahl des Zeitpunkts der Erstuntersuchung in den Fallgruppen verzichtet, so daß hier nur eine getrennte Auswertung für das erste (1974–1977) und das zweite (1978–1981) Katamneseintervall vorgenommen wurde.

Im 7jährigen Beurteilungszeitraum weisen die *depressiven Fälle* – sowohl im ersten als auch im zweiten Katamneseabschnitt hochsignifikant mehr Lebensereignisse und chronische Belastungen auf als ihre Kontrollgruppe; mit Ausnahme des Lebensbereiches „Schwangerschaft/Kinder" sind die Ereignishäufigkeiten in allen MEL-Bereichen

Abb. 5.2.13. Depressionsfälle: Lebensereignisse und chronische Belastungen im Katamnesezeitraum

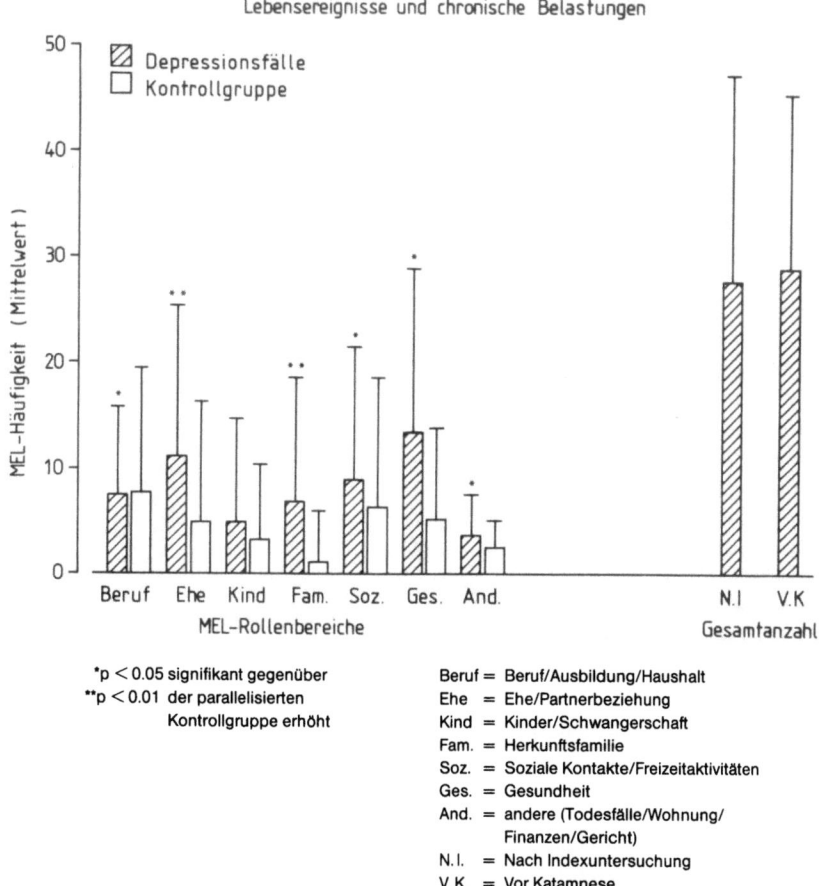

bedeutsam erhöht. Die Rangreihung der häufigsten Lebensereignisse und Lebensbedingungen, positiver wie negativer Art, in Gegenüberstellung zur Kontrollgruppe ergibt deutliche Unterschiede (Abb. 5.2.14). Die Depressionsfälle erlebten in den vergangenen 7 Jahren vor der Nachuntersuchung wesentlich häufiger stationäre Aufenthalte im Krankenhaus wegen ernsthafter körperlicher (nicht-psychiatrischer) Erkrankungen, hatten weniger häufig feste, länger andauernde Partnerbeziehungen sexueller wie nicht sexueller Art, weniger enge Freunde, mit denen sie Probleme besprechen konnten und litten häufiger, auch langfristig, unter diesen Umständen. Ferner wiesen sie in fast allen Bereichen eine verstärkte, länger andauernde Unzufriedenheit mit ihren Sozialkontakten sowohl im engeren als auch im weiteren „Social Support"-System auf. Für 37% aller Fälle wurde ferner eine Überforderung durch Aufgaben im Beruf und/oder Haushalt angegeben sowie insgesamt auch deutlich seltener Zufriedenheit mit diesen Bereichen. Dabei muß berücksichtigt werden, daß Zufriedenheit mit dem Beruf und Haushalt in der gematchten Kontrollgruppe am häufigsten angegeben wurden.

Abb. 5.2.14. Depressionsfälle: Rangreihe der häufigsten MEL-Lebensereignisse und Lebensbedingungen in Gegenüberstellung zur Kontrollgruppe

MEL-Itembezeichnung (Nr.)	X̄	Depressionsfälle Rangziffer	Kontrollgruppe Rangziffer	Mittelwertsdifferenzen der beiden Gruppen
Ärztliche Behandlung; Proband (> 3 Monate) (Nr. 82)	6.3488	1	6	+ 4.23
Kein(e) gute(r) Freund(in) (> 3 Monate) (Nr. 59)	4.3256	2	3	+ 1.82
Leiden unter fehlendem sexuellen Kontakt (> 3 Monate) (Nr. 37)	3.3256	3	19	+ 2.91
Zufriedenheit mit Partnerbeziehung (> 3 Monate) (Nr. 39)	3.1860	12	1	− 1.74
Zufriedenheit mit Beruf/Haushalt (> 3 Monate) (Nr. 21)	2.9767	22	2	− 2.44
Streitigkeiten mit Eltern (> 3 Monate) (Nr. 52)	2.9070	4	—	+ 2.91
Überforderung durch Beruf/Haushalt (> 3 Monate) (Nr. 20)	2.8140	5	15	+ 2.32
Keine feste Partnerbeziehung (> 3 Monate) (Nr. 36)	2.744	6	8	− 1.51
Sehr gute Beziehung zu Eltern (> 3 Monate) (Nr. 53)	2.55	7	7	+ 1.13
Zufriedenheit mit Sohn/Tochter (> 3 Monate) (Nr. 49)	2.5116	9	4	− 0.32
Ärztliche Behandlung, Angehöriger (> 3 Monate) (Nr. 83)	2.1860	8	16	+ 1.72
Zufriedenheit mit Freundschaften (> 3 Monate) (Nr. 63)	2.1860	10	5	− 0.37
Belastung durch Pflege eines Angehörigen (> 3 Monate) (Nr. 84)	1.4884	11	9	− 0.7
Streitigkeiten mit Sohn/Tochter (> 3 Monate) (Nr. 48)	1.1395	13	11	− 0.49
Eigene schwere körperliche Erkrankung/Unfall (> 3 Monate) (Nr. 80)	0.8372	14	21	+ 0.34

Im Vergleich zu den ehemaligen Patienten mit neurotischer Depression scheinen körperliche Erkrankungen bei den Depressionsfällen aus der Bevölkerungsstichprobe eine wesentlich größere Rolle zu spielen. Drei der häufigsten Ereignisse in der Rangreihe (Abb. 5.2.14) betreffen entweder eigene Erkrankungen oder die eines nahestehenden Angehörigen. Gemeinsam ist sowohl den ehemaligen Patienten als auch den Depressionsfällen die Häufigkeit chronischer, belastender Lebensbedingungen, das gestörte „Social Support"-System, die erhöhte Rate unzufriedener Probanden sowie die größere Anzahl belastender Ereignisse und Lebensbedingungen im Beruf und Haushalt.

Abb. 5.2.15. Angstfälle: Lebensereignisse und Lebensbedingungen im Katamnesezeitraum

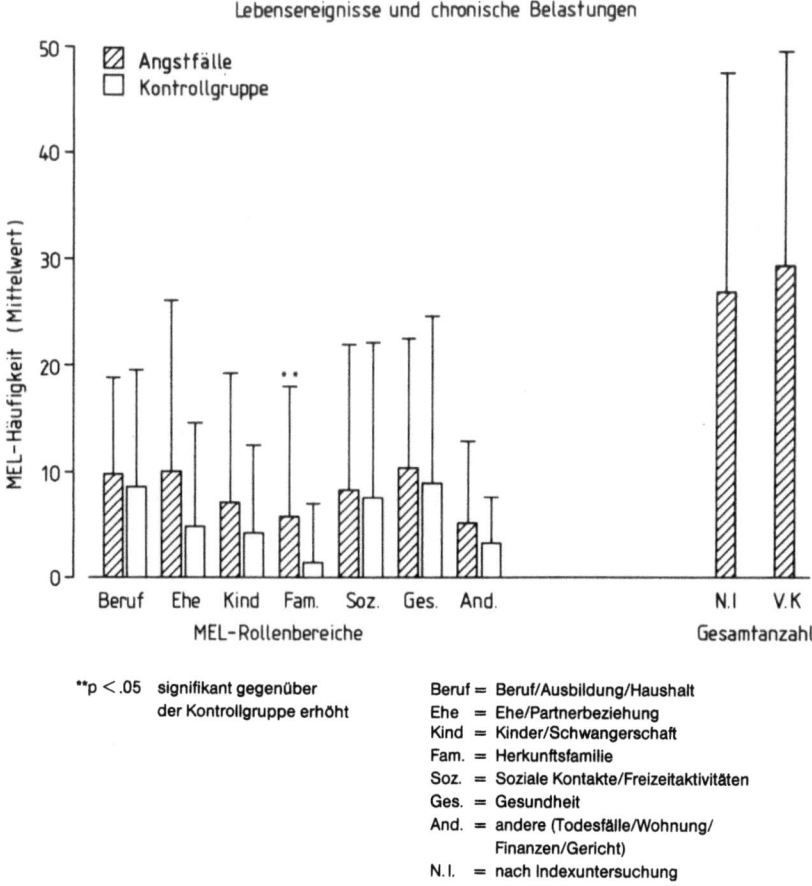

Berücksichtigen wir bei dieser Analyse nur die krankheitsunabhängigen Ereignisse und Lebensbedingungen (Abb. 5.2.17), so nivellieren sich zwar weitgehend die Unterschiede zur Kontrollgruppe; jedoch bleibt die krankheitsunabhängige Gesamtbelastung, ausgedrückt im Wiederanpassungswert (auch bei Berücksichtigung der Kontrollvariable) erhöht. Dieses Ergebnis bestätigt sich auch bei der objektivierten Bewertung durch den Untersucher. Depressionsfälle weisen zwar bedeutsam mehr unerwünschte, nicht kontrollierbare und Verlustereignisse auf, jedoch scheinen diese spezifischen Erhöhungen, da sie bei Berücksichtigung der Variable „krankheitsunabhängig" nicht mehr bedeutsam sind, eher auf die Symptomatik rückführbar zu sein.

Neben diesen „negativen" Auffälligkeiten kann gruppenstatistisch eine bedeutsame Häufung krankheitsunabhängiger Gewinnereignisse, wie z. B. die Zunahme von Freizeit und Freundeskontakten, beobachtet werden. Diese Erhöhung kann auf die zum Zeitpunkt der Nachuntersuchung als „gebessert" klassifizierten Fälle zurückge-

Abb. 5.2.16. Angstfälle: Rangreihe der häufigsten Lebensereignisse und -bedingungen in Gegenüberstellung zur parallelisierten Kontrollgruppe

MEL-Itembezeichnung (Nr.)	X̄	Angstfälle Rangziffer	Kontrollgruppe Rangziffer	Mittelwertsdifferenzen der beiden Gruppen
Zufriedenheit mit Sohn/Tochter (> 3 Monate) (Nr. 49)	4.111	1	7	+ 2.54
Kein(e) gute(r) Freund(in) (> 3 Monate) (Nr. 59)	3.75	4	1	− 0.92
Ärztliche Behandlung, Angehöriger (> 3 Monate) (Nr. 83)	3.666	8	2	− 1.53
Zufriedenheit mit Beruf/Haushalt (> 3 Monate) (Nr. 21)	3.444	10	3	− 1.57
Zufriedenheit mit Partnerbeziehung (> 3 Monate) (Nr. 39)	3.2777	2	16	+ 2.75
Zufriedenheit mit Freundschaften (> 3 Monate) (Nr. 63)	2.888	3	24	+ 2.52
Ärztliche Behandlung; Proband (> 3 Monate) (Nr. 82)	2.75	5	9	+ 1.54
Keine feste Partnerbeziehung (> 3 Monate) (Nr. 36)	2.611	6	5	− 0.14
Belastung durch Pflege eines Angehörigen (> 3 Monate) (Nr. 84)	2.5278	9	4	− 0.56
Sehr gute Beziehung zu Eltern (> 3 Monate) (Nr. 53)	2.5	7	13	+ 1.61
Streitigkeiten mit Eltern (> 3 Monate) (Nr. 52)	1.944	11	—	+ 1.94
Partnerprobleme (> 3 Monate) (Nr. 38)	1.666	18	6	− 0.89
Überforderung durch Beruf/Haushalt (> 3 Monate) (Nr. 20)	1.5833	12	22	+ 1.13

führt werden. Die chronischen Fälle lassen demgegenüber eine bedeutsame Zunahme belastender Lebensereignisse über den gesamten Beurteilungszeitraum erkennen.

Bei den *Angstfällen* (Abb. 5.2.15) zeigt sich – trotz einer gegenüber der parallelisierten Kontrollgruppe signifikant erhöhten Gesamtrate von Lebensereignissen und chronischen belastenden Lebensbedingungen – ein relativ unauffälliges Bild. Ausschließlich im Lebensbereich Familie findet sich bei den Angstfällen eine bedeutsame Erhöhung. Diese relative Unauffälligkeit der äußeren Lebensumstände im Katamneseintervall hebt die Angstfälle deutlich von den ehemaligen Angstpatienten ab, bei denen z. T. extrem erhöhte Raten in beinahe allen MEL-Lebensbereichen zu verzeichnen waren.

Die Analyse der Häufigkeit einzelner Ereignisse zeigt bei den Angstfällen – im Gegensatz zu allen anderen Patienten- und Fallgruppen – eine überdurchschnittliche gute soziale Integration, was den Partner- und Familienbereich angeht. Das heißt,

Abb. 5.2.17. Objektivierte und subjektive Bewertung der Lebensereignisse und chronisch belastenden Lebensbedingungen (Median)

MEL – subjektive und ‚objektivierte' Beurteilungsdimensionen	Depressionsfälle 300.4 (N = 46) MD	‚gematchte' Kontrollgruppe (N = 46) MD	Angstfälle 300.0/2 (N = 38) MD	‚gematchte' Kontrollgruppe (N = 38) MD
Lebensereignisse (ku)	3.1	2.2	3.2	2.9
Chronische Belastungen (ku)	1.3	0.3	1.0*	0.2
Faktor „unerwünscht"	38.0**	10.0	23.0	17.0
Faktor „unerwünscht" (ku)	2.0	1.6	1.5	1.1
Faktor „Nichtkontrolle"	4.1*	2.1	3.2	2.0
Faktor „Nichtkontrolle" (ku)	2.3	1.6	1.6	1.3
Wiederanpassung	215.0**	93.0	154.5	101.0
Wiederanpassung (ku)	20.8	16.5	24.5	13.0
Gewinnereignisse	6.6	2.6	6.8	4.5
Gewinnereignisse (ku)	2.3*	0.6	2.1	1.4
Verlustereignisse	30.0**	6.3	13.5	10.0
Verlustereignisse (ku)	2.0	1.6	1.5	1.1
Kontrollierbar	1.7	1.4	2.8	2.0
Kontrollierbar (ku)	0.4	0.2	0.5	0.3
Subjektiv belastend	11.0**	3.7	9.0**	5.0
Subjektiv belastend ku	1.9	1.2	1.7	1.0
Subjektiv positiv	6.7	3.6	9.3	6.2
Subjektiv positiv ku	1.8	0.8	2.3	1.6

ku = krankheitsunabhängig
* = < .05 im Vergleich zur Kontrollgruppe
** = < .01 signifikant erhöht (U-Test)

auch die beobachtete Erhöhung der Lebensereignisrate im Familienbereich geht primär auf positive Ereignisse wie z. B. eine länger andauernde gute Beziehung zu den Eltern, zurück. Der Partner- und Freundesbereich ist weitgehend unauffällig; eine bedeutsame Erhöhung belastender Lebensereignisse ergibt sich lediglich für Ereignisse wie Überforderung in Beruf und Haushalt und ärztliche Behandlungen wegen ernsthafter körperlicher Erkrankungen sowie Streitigkeiten mit den Eltern (Abb. 5.2.16).

Eine genauere Analyse der Ereignisse nach Belastungsart ergibt für die Angstfälle, daß nur die Häufigkeit der subjektiven empfundenen chronischen Belastungen erhöht ist. Diese Erhöhung geht primär auf chronische Schwierigkeiten in Beruf und Haushalt zurück (Abb. 5.2.17).

Zusammenfassend zeigt sich also im weiteren Lebensverlauf nach der Erstuntersuchung bei den Depressionsfällen ein auffälliges und den Depressionspatienten relativ ähnliches Bild, während die Angstfälle in der Mehrzahl unauffällig erscheinen. Dieses Ergebnis steht in Übereinstimmung mit den Befunden bezüglich der unterschiedlichen *Schwere* der Symptomatik bei Angst- und Depressionsfällen, nicht jedoch bezüglich der beschriebenen ausgeprägteren *Chronizität von Angststörungen*. Auf die sich hierin andeutende möglicherweise unterschiedliche Bedeutung von Lebensereignissen den weiteren Krankheitsverlauf wird im Kapitel 6.2 näher eingegangen.

5.2.7 Zur sozialen Situation der Fallgruppen bei der Nachuntersuchung – SIS

Auch hier zeigt sich bei den *Depressionsfällen* ein tendenziell ähnliches Bild wie bei den ehemals stationär behandelten Depressionspatienten zum Zeitpunkt der Katamnese. In fast allen sozialen Rollenbereichen der Dimension „Zurechtkommen" und „Bewältigungsprobleme" und dem „Ausmaß der Unzufriedenheit" ist der Anteil der Personen mit deutlichen und sehr starken Problemen signifikant gegenüber der Kontrollgruppe erhöht. Als besonders problematisch treten dabei die Problembereiche „Arbeit", „Beruf", „Haushalt" und „Partnerbeziehung" sowie in geringerem Umfang als bei der Patientengruppe „Schwierigkeiten mit dem Alleinleben" hervor. Ohne Partner lebende ebenso wie alleinlebende Fälle geben größere Probleme in der Bewältigung fast aller sozialer Rollenbereiche (Haushalt, Einkommen, Interaktion etc.) an und äußern eine stärkere Unzufriedenheit mit ihrer Gesamtlebenssituation als verheiratete bzw. mit einem Partner lebende.

Die SIS-Summenscores für „objektive" soziale Einschränkungen, Bewältigungsprobleme und Unzufriedenheit zeigen in allen drei Dimensionen und in allen SIS-Rollenbereichen, insbesondere im Ausmaß der Bewältigungsprobleme und der Unzufriedenheit, hoch abnorme Werte (Abb. 5.2.18). Im Gegensatz zu den Patientengruppen ergeben sich jedoch im Vergleich zur parallelisierten Kontrollgruppe keine Unterschiede bezüglich des *engeren* sozialen Stützsystems. Die Gesamtzahl und die Qualität engerer sozialer Beziehungen (siehe „Close Social Support"-Index) kann für die Depressionsfälle als unauffällig erachtet werden. Nur der „Diffuse Social-Support"-

Abb. 5.2.18. Sozialer Querschnittsbefund (SIS) der Angst- und Depressionsfälle im Vergleich zur parallelisierten Kontrollgruppe

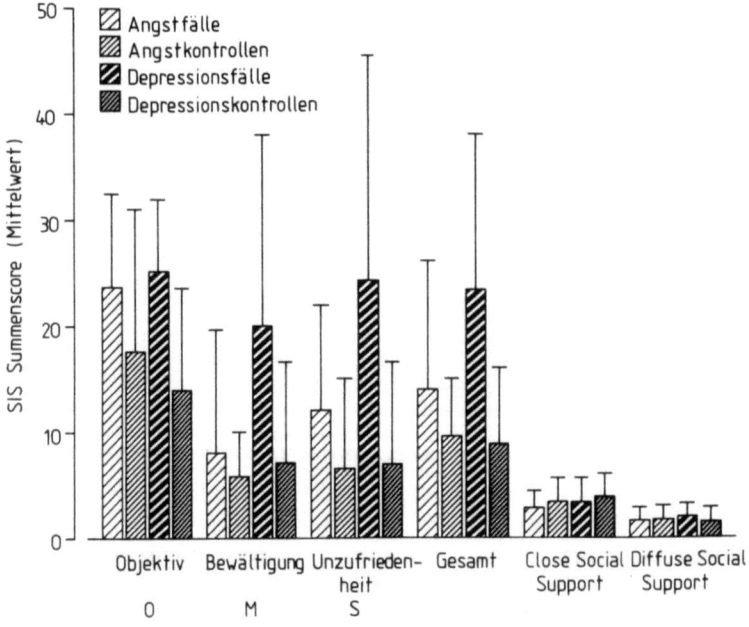

Index, der die Verfügbarkeit eines diffusen sozialen „Social Support"-Systems, z. B. über die Mitgliedschaft in Vereinen, die Anzahl oberflächlicher sozialer Kontakte etc., beurteilt, weicht bedeutsam von den entsprchenden Werten der Kontrollgruppe ab.

Die *Angstfälle* lassen auch hier – wie bei der Beurteilung der MEL-Ergebnisse – trotz zum Teil stark ausgeprägten Vermeidungsverhaltens – mit wenigen Ausnahmen keine psychosozialen Auffälligkeiten erkennen. Zwar ist im Bereich „Freizeitkontakt" und „häusliche Situation" eine erhöhte Unzufriedenheitsrate festzustellen, doch sind die Unzufriedenheit auf objektive Einschränkungen (z. B. durch extrem belastende Bedingungen am Arbeitsplatz wie schwere körperliche Arbeit und Schichtdienst, durch die Doppelbelastung in Beruf und Haushalt etc.) zurückzuführen. Nur vier der Angstfälle (alle mit einer depressiven Episode in der Vergangenheit!) ließen zum Zeitpunkt der Nachuntersuchung schwerere soziale Einschränkungen erkennen, wie sie für die Gesamtgruppe der Depressionsfälle charakteristisch sind.

Obwohl die Probanden beider Fallgruppen in der Mehrzahl zum Zeitpunkt der Nachuntersuchung erwerbsfähig waren – nur 13% der depressiven Neurosen und 16% der Angstfälle waren in den letzten zwei Jahren länger als acht Wochen arbeitsunfähig –, ist ein relativ hoher Anteil in der Gruppe der depressiven Fälle vorzeitig berentet. Darüber hinaus zeigt sich auch bei einer Analyse der Arbeits- und Erwerbsunfähigkeitszeiten über den gesamten Katamnesezeitraum für die Angstgruppe eine kontinuierliche Zunahme der durchschnittlichen Arbeits- und Erwerbsunfähigkeitszeiten pro Jahr. Diese hat prozentual um insgesamt 48% im Vergleich zum Wert von 1974 zugenommen und war im letzten Jahr vor der Nachuntersuchung hochsignifikant über dem Vergleichswert der Kontrollgruppe erhöht. Bei den Depressionsfällen ergab die Analyse der Arbeits- und Erwerbsunfähigkeitszeiten eine extrem schiefe, zweigipflige Verteilung mit einem relativ hohen Prozentsatz häufig arbeits- und erwerbsunfähiger Probanden und einem hohen Prozentsatz überdurchschnittlich häufig krankgeschriebener Probanden.

5.2.8 Fallbeschreibungen

Beschreibung des Lebens- und Symptomverlaufs zweier Probanden aus der Feldstudie

Fallbeschreibung Nr. 960 (Depressionsfall)

Der nachfolgende Fallbericht schildert den Krankheitsverlauf einer 40-jährigen Probandin, die bereits vor der Erstuntersuchung an einer neurotischen Depression (DIS/DSM-III Major Depression) und einer Angststörung (DSM-III Panic Disorder) erkrankt war und die sich bis zum Zeitpunkt der Nachuntersuchung ohne eine fachspezifische Behandlung der Depression weitgehend stabilisiert hatte.

Frau A. lebt mit ihrem Mann, einem Bergbauingenieur, und den beiden Söhnen (12 und 18 Jahre alt) in einem Eigenheim am Rand einer Kleinstadt. Zwei Tage in der Woche arbeitet sie als Sekretärin in einem Anwaltsbüro. Seit ihrem 22. Lebensjahr leidet Frau A. an Depressionen. Angefangen habe die Erkrankung kurz nach ihrer Heirat, als sie ihre krebskranke Mutter und den neugeborenen Sohn zu versorgen hatte. Den Ausbruch der Depression führt sie auf die damalige Überforderung zurück. Seither sei sie immer wieder in belastenden Situationen depressiv geworden. Im Alter von 31 Jahren traten erstmals auch Angstanfälle, die nicht an spezifische Situationen gebunden waren, auf. Ein Jahr später mußte Frau A. wegen einer bösartigen Gewebsveränderung im Unterleib operiert werden und stand jahrelang unter ärztlicher Beobachtung. Damals habe sie sich fünf Jahre lang niedergeschlagen und depressiv gefühlt, habe unter Schlafstörungen gelitten und damals sogar, weil ihr alles so aussichtslos erschien, einen Suizidversuch mit Tabletten unternommen. Vor zwei Jahren sei die letzte Depression aufgetreten. Sie habe damals eine Liebesbeziehung, die etwa ein Jahr angedauert hatte, mit einem ebenfalls verheirateten Mann aufgelöst. Etwa zur gleichen Zeit gab es schwere Erziehungsprobleme mit dem älteren Sohn. Dieser wurde den Eltern gegenüber immer aggressiver und oppositioneller, lief von daheim weg und mußte von der Polizei gesucht werden.

Nach der Trennung vom Freund habe sie sich sehr überflüssig gefühlt; der Ehemann, der beruflich sehr engagiert ist, war selten daheim und die Kinder gingen weitgehend ihre eigenen Wege; da der Haushalt sie nicht ausfüllte, blieb genügend Zeit zum Grübeln und Sinnieren. Sie beschloß deshalb, wieder berufstätig zu werden. Zunächst arbeitete sie 30 Stunden in der Woche, fühlte sich dann aber sehr schnell infolge der Doppelbelastung durch Haushalt und Beruf überfordert und spürte, wie sich ihr psychischer Zustand wieder verschlechterte. Sie zog daraus die Konsequenz und arbeitete nur noch zwei Tage in der Woche; seither fühle sie sich wohl mit diesem Arrangement.

Zum Zeitpunkt der Nachuntersuchung hatten sich die Verhaltensauffälligkeiten des älteren Sohnes zurückgebildet, die Beziehung zum Ehemann war, aufgrund seiner ausgeprägten Eigeninteressen, denen er ohne Familie nachging und wegen seines beruflichen Ehrgeizes, relativ distanziert. Sehr unzufrieden war Frau A. jedoch mit der sexuellen Beziehung. Als wichtigste Bezugsperson, insbesondere in labilen Zeiten, wurde eine Freundin angegeben. Diese habe sich insbesondere in Krisenzeiten als zuverlässige Ansprechpartnerin erwiesen.

Bei der Nachuntersuchung zeigte Frau A. keine stärkeren psychischen Auffälligkeiten. Der B-L- und der D-Wert waren mit 15 bzw. 9 unauffällig (Erstuntersuchung 34 und 8), in der IMPS lag eine leichte Erhöhung im zwanghaft-phobischen Syndrom vor. Krankheitswertige depressive Symptome und Angstanfälle seien das letzte Mal vor zwei Jahren, nach der Trennung vom Freund, aufgetreten. Wenn sie sich niedergeschlagen fühle oder wenn sich ein Angstanfall ankündige, stürze sie sich in soziale Aktivitäten und habe das Gefühl, daß ihr das helfe. Fachspezifische Hilfe habe sie bislang nicht in Anspruch genommen, weil sie einmal die negative Reaktion der Umwelt, z. B. des Arbeitgebers, befürchtet und weil sie den Anspruch hat, mit ihren Problemen allein zurechtzukommen.

Insgesamt scheint bei Frau A. eine gewisse psychische Stabilisierung eingetreten zu sein, nachdem die Krebserkrankung erfolgreich behandelt werden konnte und sie von sich aus begonnen hat, Überforderungssituationen aktiv zu verändern (Beendigung des außerehelichen Verhältnisses, Änderung des Arbeitsvertrages). Die mangelnde emotionelle Unterstützung seitens des Ehemannes wird offensichtlich durch die vertrauensvolle Beziehung zur Freundin und durch die Wiederaufnahme der Berufstätigkeit kompensiert.

Fallbeschreibung Nr. 333 (Angstfall)

Im folgenden wird die Krankheitsgeschichte einer 27-jährigen Probandin beschrieben, die, bei insgesamt labiler körperlicher Konstitution, seit früher Kindheit an einer Angstneurose (ICD 9 : 300.0; DSM-III Panikstörung und Agoraphobie) leidet.

Frau B. ist Volksschullehrerin und lebt mit ihrem Mann, der ebenfalls Lehrer ist, in einem kleinen Dorf. Frau B. gibt an, daß sie ihr ganzes bisheriges Leben lang an Panikattacken, die mit stark ausgeprägten vegetativen Symptomen einhergingen, gelitten habe. Als sie 19 war, seien als weitere Komplikation phobische Ängste, vor allem in sie belastenden Situationen, z.B. im Gedränge von Kaufhäusern, aber auch in geschlossenen Räumen, aufgetreten. Die unbestimmten Ängste würden auch dann auftreten, wenn sie das Gefühl habe, die Situation „nicht mehr im Griff zu haben". Trotz der offensichtlichen Persistenz und einem deutlichen Trend zur Verschlechterung der Symptomatik, die sich auch in auffälligen Werten in der Fremd- und Selbstbeurteilung (Erstuntersuchung: B-L = 23, D = 4; Nachuntersuchung: B-L = 45, D = 4; IMPS/INP = 17, IMPS/ANX = 33) zeigt, hat Frau B. bislang keine fachspezifische Hilfe in Anspruch genommen. Damit kontrastiert eine über die Jahre hinweg hohe Inanspruchnahmefrequenz allgemeinärztlicher und fachärztlicher Dienste (zwischen 20 und 40 Arztbesuche pro Jahr) wegen somatischer Beschwerden. Sie leide ebenfalls seit früher Kindheit an Magen-Darm-Beschwerden sowie an migräneartigen Kopfschmerzen; beides wurde zum Zeitpunkt der Nachuntersuchung medikamentös behandelt. Nach ihrer Heirat vor drei Jahren habe sich ihr schon immer labiler körperlicher Zustand durch zwei schwere Fehlgeburten innerhalb eines Jahres, denen bereits eine Fehlgeburt vor Eheschließung vorausgegangen ist, weiter verschlechtert.

Bei der Nachuntersuchung klagte Frau B., daß sie sich in der Schule überfordert fühle, obwohl sich die an sie gestellten Anforderungen im üblichen Rahmen hielten. Oft fühle sie sich kaum mehr imstande, den Unterricht fortzuführen. Ob dieses „Überforderungsyndrom" ein generelles Problem von Frau B. darstellt oder auf dem Hintergrund der letzten Fehlgeburt, die nur vier Wochen zurücklag, zu sehen ist, kann nicht eindeutig beurteilt werden. Auffällig erscheint jedoch, daß für Frau B. Leistungs- und Belastungssituationen offensichtlich schon immer problematisch waren. Schon als Kind sei sie unruhig und nervös gewesen und habe auf Belastungssituationen – z.B. Prüfungen – körperlich stark reagiert. Auch nach Abschluß ihres Studiums habe sie sich, als sie in den Schuldienst eingetreten sei, sehr stark überfordert gefühlt und habe die Arbeitssituation als sehr negativ erlebt. Neben der Leistungsproblematik gab es zum Zeitpunkt der Nachuntersuchung keine weiteren sozialen Beeinträchtigungen. Frau B. scheint sozial gut integriert zu sein; sie verfügt über einen großen Freundes- und Bekanntenkreis und hat vielfältige Freizeitinteressen. Die Ehe ist sehr harmonisch, aufgrund gleicher Interessen wird viel gemeinsam unternommen, die Hausarbeit wird partnerschaftlich geteilt.

Insgesamt gesehen scheint weder die persistierende Angstsymptomatik, noch daraus resultierendes Vermeidungsverhalten zu Einschränkungen im sozialen Bereich geführt zu haben. Auffällig hingegen sind die enge Assoziation dieser Symptomatik mit Situationen, die Leistungscharakter tragen und die ausgeprägten körperlichen Beschwerden.

5.2.9 Diskussion

Zusammenfassend ergibt sich, daß trotz der starken, oft jahrzehntelangen Persistenz von Angstsymptomen (im Sinne einfacher Phobie oder Agoraphobie) und dem ausgeprägten Vermeidungsverhalten die Mehrzahl der Angstfälle einen relativ stabilen Verlauf aufweist, der keine dramatischen Exazerbationen – allerdings auch keineswegs spontane Besserungstendenzen – erkennen läßt. Angesichts des leicht steigenden Anteils von Fällen mit einer Depression sowie Medikamentenabhängigkeiten kann somit dieser Krankheitsverlauf nur mit Einschränkungen als günstig bezeichnet werden. Der langfristige Verlauf scheint neben der Persistenz von Angstsyndromen ferner durch ein deutlich ansteigendes Risiko zur Entwicklung depressiver Störungen und Abhängigkeiten charakterisiert zu sein.

Obwohl der Anteil chronischer Verläufe in der Depressionsgruppe deutlich niedriger liegt, sich bei der Nachuntersuchung auch ein höherer Anteil symptomfreier Probanden ermitteln läßt und ein höherer Anteil von Depressionsfällen – im Gegensatz zu den Angstfällen – vollkommen freie Symptomintervalle aufweist, bleibt doch zu konstatieren, daß a) die depressiven Episoden sehr viel beeinträchtigender und b) die chronifizierten Depressionsfälle in sozialer Hinsicht wesentlich belasteter sind als die chronischen Angstfälle. Dies wird an dem wesentlich ausgeprägteren Inanspruchnahmeverhalten der Depressionsfälle wie auch dem schlechteren psychosozialen Funktionszustand bei der Nachuntersuchung evident. Erwartungsgemäß ist der Verlauf am ungünstigsten bei den dysthymen Störungen (der chronischen Depression), gefolgt von Patienten, die sowohl die Angst- als auch die Depressionskriterien einer DSM-III-Störung erfüllen.

Von diesen Störungen scheinen sich allerdings Patienten mit einer Panikstörung durch ein wesentlich höheres Ersterkrankungsalter, eine höhere Symptomschwere und eine stärkere Behandlungsbedürftigkeit abgrenzen zu lassen.

Angesichts der zweistufigen Falldefinition und Diagnosenstellung bei den Depressions- und Angstfällen konnten wir davon ausgehen, daß tatsächlich psychiatrisch relevante und zum Großteil prinzipiell behandlungsbedürftige Störungen erfaßt worden sind. Trotzdem blieben im Verlauf über die sieben Jahre nach der Erstuntersuchung stationäre, aber auch ambulante psychiatrisch/psychotherapeutische Behandlungen bei unseren Fällen die Ausnahme. Dies galt insbesondere für die zumeist leichter beeinträchtigten Angststörungen, aber auch für die phasisch oft sehr schwer beeinträchtigten Depressionsfälle. Letztere traten zwar häufiger in Kontakt mit psychiatrisch/psychotherapeutischen Institutionen, erhielten aber nur in sieben Fällen auch tatsächlich eine kontinuierliche psychiatrische oder psychotherapeutische Behandlung. Zu dieser kontinuierlich behandelten Gruppe gehören die drei Probanden mit der Diagnose einer endogenen Depression.

Der geringe Anteil psychiatrischer Fälle in der Bevölkerung mit einem störungsspezifischen Inanspruchnahmeverhalten stimmt für Angstfälle relativ gut mit den Untersuchungsergebnissen von MARKS und HERST (1970) sowie von AGRAS et al. (1969 u. 1972) überein, die in einem Zehn-Jahres-Zeitraum nur bei 12% unbehandelter Angstneurosen und Phobien eine Inanspruchnahme professioneller Hilfe verzeichneten. Diesbezügliche Vergleichsdaten von depressiven Fällen fehlen bislang, jedoch können wir auch aus dem ECA-Projekt – trotz eines sehr kurzen, nur 6-monatigen

Beurteilungszeitraums – schließen, daß auch depressive Fälle nur selten fachspezifische Hilfe in Anspruch nehmen.

Damit können die Depressions- und Angstfälle mit wenigen Ausnahmen auch zum Zeitpunkt der Katamnese als weitgehend psychiatrisch/psychotherapeutisch unbehandelt gelten. Unklar bleibt bei dieser Beurteilung, welcher Stellenwert der Behandlung beim Hausarzt zukommt. Bei fast einem Drittel der Patienten in beiden Gruppen waren zumindest Hinweise darauf zu finden, daß die psychische Problematik des Patienten vom Hausarzt erkannt wurde und – allerdings zumeist nur sporadische – Bemühungen unternommen wurden, diese auch spezifisch zu behandeln. Die Therapie war nach Schilderungen der Probanden und nach den verfügbaren Unterlagen jedoch zumeist aussschließlich psychopharmakologisch und wurde von den Patienten selten als hilfreich erlebt. Ungünstige Folgen der pharmakologischen Behandlung deuteten sich bei den Angststörungen an, von denen zum Zeitpunkt der Nachuntersuchung fast ein Viertel die Kriterien für eine Medikamentenabhängigkeit erfüllten.

Die hierin zum Ausdruck kommende Problematik der hausärztlichen Behandlung wird auch durch die in Kap. 6.1 dargestellten Inanspruchnahmeanalysen allgemeinmedizinischer Dienste unterstrichen. Ohne entsprechende, hinreichend eindeutige psychiatrische Indikationen waren bei beiden Fallgruppen die Inanspruchnahmehäufigkeit und gleichzeitig auch der Medikamentenkonsum sowohl psychopharmakologischer als auch nicht-psychopharmakologischer Substanzen gegenüber der Kontrollgruppe signifikant erhöht. Beides unterstreicht einerseits das Ausmaß der subjektiven Beeinträchtigung der Depressions- und der Angstfälle, andererseits die offensichtlichen Schwierigkeiten von psychiatrisch und psychologisch (verhaltenstherapeutisch) nicht speziell geschulten Ärzten, vor allem bei Angstsyndromen adäquate Behandlungsmaßnahmen einzusetzen.

Fassen wir diese Ergebnisse kurz zusammen, so läßt sich konstatieren:
1) Bei depressiven Neurosen findet sich ein höherer Anteil voll remittierter Fälle als bei den untersuchten Angstfällen, die allerdings häufiger mildere, aber „chronische" Verlaufstendenzen zeigen.
2) Die schwersten, sich auch über längere Zeiträume erstreckenden Beeinträchtigungen, finden sich in der Gruppe der depressiven Fälle, die fast dreimal so häufig wie Angstfälle als dringend psychiatrisch behandlungsbedürftig eingestuft wurden.
3) Die Stabilität der Hauptdiagnosen ist vergleichsweise hoch; jedoch kommen bei Angstfällen häufiger zusätzliche Komplikationen wie die Entwicklung einer „Major Depression" sowie Abhängigkeiten hinzu.
4) Bei den Angstfällen fanden wir – ebenso wie bei den Angstpatienten – eine oft seit der Jugend bestehende chronische Symptomatik, die kaum Veränderungen im Katamnesezeitraum zeigte. Übereinstimmend mit den Ergebnissen von AGRAS et al. (1972) wiesen mehr als die Hälfte unverändert zeitweilig starke Angstanfälle oder Phobien auf. Ferner war ersichtlich, daß „Panikstörungen", trotz vergleichsweise kurzer Krankheitsdauer, mit einem hohen Risiko sekundärer Komplikationen verbunden sind. Fast alle, ursprünglich als „Panikstörung" diagnostizierten Angststörungen wiesen auch zum Zeitpunkt der Nachuntersuchung zumindest eine weitere psychische Störung auf wobei vor allem der erhöhte Anteil von depressiven Störungen und von Abhängigkeiten hervorzuheben ist.

5) Depressive Störungen zeigen heterogenere Verlaufscharakteristika als Angststörungen. Neben den kurzzeitigen, vermutlich eher reaktiv-depressiven Fällen, die ca. 20% der Fallgruppe ausmachen und einer Gruppe remittierter, aber über längere Zeiten durch Depressionen belasteter Probanden (21,3%), finden sich mildere, chronisch verlaufende Fälle, die nach DSM-III als Dysthymie bezeichnet werden, aber auch ein vergleichsweise hoher Prozentsatz von Fällen mit schwereren Beeinträchtigungen, die chronisch mit häufigen Phasen bzw. Phasen von langer Dauer verlaufen und die darüber hinaus mit einem hohen Risiko für Komplikationen belastet sind (26,1%).
6) Belastende Lebensereignisse und Lebensbedingungen sind lediglich bei den Depressionsfällen deutlich und möglicherweise krankheitsspezifisch erhöht.
7) Für die Mehrzahl der Angst- und Depressionsfälle kann eine Unterversorgung bzw. vor allem bei den Angstfällen eine inadäquate Versorgung oder Behandlung festgestellt werden, die z. T. offensichtlich zusätzliche Komplikationen hervorgerufen und zu einer weiteren Chronifizierung des Verlaufs beigetragen hat.

6 Spezielle Aspekte

6.1 Sozialpsychologische Aspekte des Verlaufs und Outcome

H.-U. Wittchen und H. Hecht

Probleme bei der Bewältigung sozialer Rollenaufgaben (Beruf, Haushalt, Sozialkontakte etc.), Anzeichen einer sozialen Isolation und eine ausgeprägte Unzufriedenheit, vor allem im interaktionellen Bereich, wurden – wie in den Kapiteln 4.2 und 4.3 ausgeführt – häufiger von neurotischen Patienten sowohl mit Angststörungen als auch mit depressiven Neurosen sowie – in geringerem Maße – von den depressiven Fällen (vgl. 4.5.2) berichtet als von endogen Depressiven, die zum Zeitpunkt der Nachuntersuchung auch zu einem höheren Prozentsatz symptomatologisch unauffällig waren. Darüber hinaus ergaben sich einige Hinweise darauf, daß die beschriebenen psychosozialen Probleme sowie die Unzufriedenheit mit verschiedenen Rollenaufgaben auch nach Besserung der Symptomatik noch über längere Zeiträume andauern.

Offen bleibt jedoch die Frage, in welchem Ausmaß die im SIS ermittelten sozialen Auffälligkeiten direkter Ausdruck der Symptomatik, soziale Konsequenz längerandauernder psychopathologischer Syndrome oder Ausdruck überdauernder Persönlichkeitseigenschaften sind, die für affektive Erkrankungen unterschiedlicher Ausprägung prädisponieren bzw. das Risiko für Rückfälle erhöhen.

Im folgenden Kapitel soll nun über die Untersuchung der Zusammenhänge zwischen Verlaufstypus, Symptomatik, sozialen Problemen und Persönlichkeitseigenschaften eine Klärung folgender Fragen versucht werden:
a) Unterscheiden sich die clusteranalytisch gewonnenen Typen „gebesserter", (aber noch „leicht auffälliger") Patienten, die als „phasisch/episodisch" charakterisierten und die „chronisch schwer beeinträchtigten" Patienten im Ausmaß ihrer psychosozialen Beeinträchtigungen?
b) Lassen sich spezifische Beziehungen zwischen psychosozialen Auffälligkeiten und bestimmten psychopathologischen Syndromen finden?
c) In welchem Ausmaß trägt die – mittels des PPI beurteilte – prämorbide Persönlichkeitsstruktur zur Art und Ausprägung der beobachteten psychosozialen Auffälligkeiten zum Zeitpunkt der Nachuntersuchung bei?

6.1.1 Verlaufstypus und psychosoziale Situation (SIS)

Zur Untersuchung der *ersten Frage* wurden die in den Kapiteln 4.2 und 4.3 beschriebenen drei clusteranalytisch gewonnenen Verlaufstypen herangezogen. Diese unterschieden sich hoch signifikant bezüglich ihrer Symptomintensität, der Symptomschwere über den gesamten Katamnesezeitraum, der Besserungstendenz und der symptomfreien Intervalle.

Abb. 6.1.1. Belastungen/Einschränkungen im objektiven Bereich, Bewältigungsprobleme und Unzufriedenheit der drei Verlaufstypen (Prozentsatz von Personen mit deutlich und stark ausgeprägten Schwierigkeiten)

	SIS-O Objektive Bedingungen				SIS-M Bewältigung/Zurechtkommen				SIS-S Zufriedenheit			
	„gebes./ leicht" (N=35)	„phas./ episodisch" (N=25)	„chron. schwer" (N=40)	Kontrollpersonen (N=100)	„gebes./ leicht" (N=35)	„phas./ episodisch" (N=25)	„chron. schwer" (N=40)	Kontrollpersonen (N=100)	„gebes./ leicht" (N=35)	„phas./ episodisch" (N=25)	„chron. schwer" (N=40)	Kontrollpersonen (N=100)
Beruf/Einkommen						20%**	22%*	11%				
Arbeitsinteraktion							31%**	1%		24%*	23%*	5%
Haushalt							13%**	9%		33%**	32%**	4%
Partnerinteressen	—	—	(38%)*	(21%)		39%**	40%**	5%			35%	3%
Partnerentscheid.	—	—	(50%)**	(22%)		29%**						
Kinder							60%**	14%		67%**	10%	
Alleinleben					—	—	—	—	27%**	41%***	35%***	8%
ohne Partner					—	—	—	—	—	36%*	60%***	14%
Sexualität										40%**	55%***	10%
Freizeit										35%**	39%**	9%
Soziale Kontakte												
Verwandte	40%*	—	43%**	18%		39%**	36%**	14%				

Es wurden lediglich die im Vergleich mit der Kontrollgruppe signifikant erhöhten Werte angegeben * p < 0.05; ** p < 0.01 (Exakter Fisher-Test oder Chiquadrat-Test)
— keine Beurteilung im SIS
( ) Prozentsatz von Personen, die allein bzw. ohne festen Partner leben

Dabei sei noch einmal daran erinnert, daß der Typus „chronisch schwerer" Verläufe sich aus 15 (38%) neurotisch depressiven Patienten, 4 (10%) endogen depressiven Patienten und 21 (53,5%) Patienten mit Angststörungen zusammensetzt. Zum Typus der „phasisch-episodischen" Verläufe gehören 13 (52%) neurotisch- und neun (36%) endogen Depressive sowie drei (12%) Angstneurotiker/Phobiker. Der Typus „chronisch leichte Symptomatik/gebessert" wird überwiegend von Angstneurotikern bzw. Phobikern mit 43% (N = 15) und endogen Depressiven mit 31% (N = 11) konstituiert; nur neun (26%) der neurotisch Depressiven gehören zu diesem Typus. Während die meisten Patienten, die diesem Besserungstypus zugeordnet wurden, im Katamnesezeitraum nur leichte, in der Regel nicht behandlungsbedürftige Symptome aufwiesen – neun Patienten waren bei der Nachuntersuchung, fünf davon über das gesamte Katamneseintervall symptomfrei –, zeigte der überwiegende Teil der chronisch schwer beeinträchtigten Patienten deutlich bis extrem ausgeprägte Symptome über fast den gesamten Erhebungszeitraum. Der Typus der phasisch-episodischen Verläufe beinhaltet Patienten mit zum Teil sehr unterschiedlich langen und insbesondere bei neurotisch depressiven Patienten häufig sehr kurzen symptomfreien Intervallen. Drei Patienten dieses Typus waren bei der Nachuntersuchung symptomfrei (17%). Da viele dieser Patienten im Vergleich mit denen des Typus „gebessert/ leicht" über relativ lange Zeitspannen unter einer ausgeprägten Symptomatik litten, erwarteten wir auch auf der sozialen Ebene bei dieser Gruppe ein auffälligeres Bild.

Die Befunde der den drei Verlaufstypen zugeordneten Patienten wurden zunächst mit je einer psychiatrisch unauffälligen, nach Alter, Geschlecht, Familien- und Berufsstand gematchten Kontrollgruppe verglichen. Aus der Abb. 6.1.1, in der lediglich die auf dem 5%- bzw. 1%-Niveau signifikant erhöhten Werte angegeben sind, geht hervor, daß sich die „gebesserten bzw. chronisch leicht beeinträchtigten" Patienten mit einer Ausnahme im psychosozialen Bereich nicht von ihrer Kontrollgruppe unterschieden.

„Phasisch/episodisch" und „chronisch-schwer" beeinträchtigte Patienten zeigten eine signifikant erhöhte Anzahl von Bewältigungsproblemen und eine stark ausgeprägte Unzufriedenheit, zumeist in mehreren Rollenbereichen; „phasisch-episodisch" beeinträchtigte überwiegend im interaktionellen Bereich, „chronisch-schwer" beeinträchtigte in fast allen sozialen Rollenbereichen (Beruf, Haushalt, Interaktion mit anderen, soziale Kontakte und Alleinleben). Patienten mit „phasischem/episodischem" Verlauf weisen häufiger als die Kontrollgruppe Probleme am Arbeitsplatz sowie Schwierigkeiten mit dem Partner und nahen Verwandten auf.

Auffällig ist eine ausgeprägte Unzufriedenheit auch in solchen Lebensbereichen, in denen es keine manifesten objektiven oder Bewältigungsprobleme gab (z.B. Haushalt, Freizeit und Sozialkontakte). Patienten, die einen „chronisch-schweren" Krankheitsverlauf boten, wiesen außerdem Zeichen einer ausgeprägten sozialen Isolation auf, die sich in einem sehr stark erhöhten Prozentsatz an Alleinlebenden, an Personen ohne feste Partnerschaft sowie einem defizitären „Close Social Support"-System äußerte.

Die Abbildung 6.1.2 zeigt diese „Social Support"-Variablen zum Zeitpunkt der Nachuntersuchung für die einzelnen Diagnosegruppen nach Verlaufstypus. Es handelt sich um Mittelwertsvergleiche bezüglich des Ausmaßes engerer sozialer Beziehungen, des „Close Social Support"-Systems, das Qualität und Intensität vertrauensvoller engerer Beziehungen umfaßt, und allgemeinerer sozialer Kontakte, des „Diffuse Social Support"-Systems, in dem allgemeine Sozialkontakte, d.h. also Ausmaß und Qualität der Interaktion mit Bekannten, Vereinen etc. zusammengefaßt sind. Je höher der angegebene Wert ist, um so größer sind die Einschränkungen im sozialen Stützsystem. Patienten mit depressiven Neurosen und Angstneurosen/Phobien chronisch

Abb. 6.1.2. „Social Support"-Indizes der drei Diagnosegruppen in Abhängigkeit vom Verlaufstypus

		„close social support"		„diffuse social support"	
		$\bar{x}$	s	$\bar{x}$	s
Endogene	T_1: chronisch schwer (N = 4)	3.5	0.6	1.8	1.3
Depression	T_2: phasisch (N = 9)	3.6	1.5	1.9	1.5
(296.0/2)	T_3: leicht/gebessert (N = 11)	2.7	2.2	1.6	1.1
	Signifikanz	n.s.		n.s.	
Neurotische	T_1: chronisch schwer (N = 15)	6.0	1.6	3.1	1.5
Depression	T_2: episodisch (N = 13)	4.1	2.4	2.8	1.2
(300.4)	T_3: leicht/gebessert (N = 9)	4.2	2.3	2.6	1.0
	Signifikanz ($p < .05$)	$T_1 > T_2 T_3$		n.s.	
Angstneurose/	T_1: chronisch schwer (N = 21)	5.9	2.1	2.7	1.3
Phobie	T_2: episodisch (N = 3)	1.7	2.1	2.3	1.5
(300.0/2)	T_3: leicht (N = 15)	3.9	1.9	2.1	1.4
	Signifikanz ($p < .01$)	$T_1 > T_2 T_3$		n.s.	

schweren Verlaufs weisen ein wesentlich schlechteres enges soziales Stützsystem auf als gebesserte Patienten. Bei phasischen Symptomverläufen, wie sie in der Gruppe der endogenen Depressionen gehäuft auftreten, findet sich – wenn auch auf einem niedrigen Einschränkungsniveau – ebenfalls ein schlechteres Stützsystem als bei gebesserten Patienten. Allerdings liegen auch hier die Werte noch signifikant über denen der gematchten Kontrollgruppe. Bezüglich der „diffuse Social Support" Charakteristika ergaben sich keine statistisch bedeutsamen Differenzen.

Anhand der drei SIS-Summenscores O, M und S läßt sich zusammenfassen: Patienten mit „chronisch-schweren" und „phasischen/episodischen" Verläufen kommen wesentlich schlechter mit ihren sozialen Rollenaufgaben zurecht und sind insgesamt unzufriedener als Patienten, die sich dem gebesserten Verlaufstyp zuordnen lassen. Patienten vom „chronisch schweren" und „phasischen/episodischen" Verlaufstypus weisen signifikant höhere Globalscores in den SIS-Dimensionen „Bewältigungsprobleme" und „Unzufriedenheit" auf. Einschränkend muß für die Untergruppe der Patienten mit Angststörungen vom Typus „gebessert" aber festgestellt werden, daß auch sie sich – trotz weitgehend unauffälliger Werte in den *einzelnen* SIS-Bereichen bezüglich der SIS-Gesamtwerte – signifikant von den Werten der Kontrollgruppe unterscheiden (Abb. 6.1.3).

Deshalb sind wir in Anlehnung an WEISSMAN und PAYKEL (1974) der Frage nachgegangen, inwieweit unterschiedliche Grade symptomatischer Remission auch mit unterschiedlichen Graden psychosozialer Einschränkungen und Probleme assoziiert sind. Dazu wurden die Patienten mit *vollständiger* Remission in den letzten zwei Jahren vor der Nachuntersuchung (remittiert: N = 12) mit denen verglichen, die nur noch *leichte* symptomatische Auffälligkeiten *ohne* ausgesprochene *Behandlungsbedürftigkeit* (chronisch leicht: N = 30) aufwiesen. Diese beiden Gruppen wurden dann dem „chronisch-schweren" Verlaufstyp und einer Kontrollgruppe gegenübergestellt. Nicht berücksichtigt wurden also bei dieser Analyse die „phasischen/episodischen" Verläufe.

Abb. 6.1.3. Vergleich der drei Verlaufstypen bezüglich der Schwere des SIS-Summenscore für objektive soziale Bedingungen, Bewältigungsprobleme und Unzufriedenheit (N = 100)

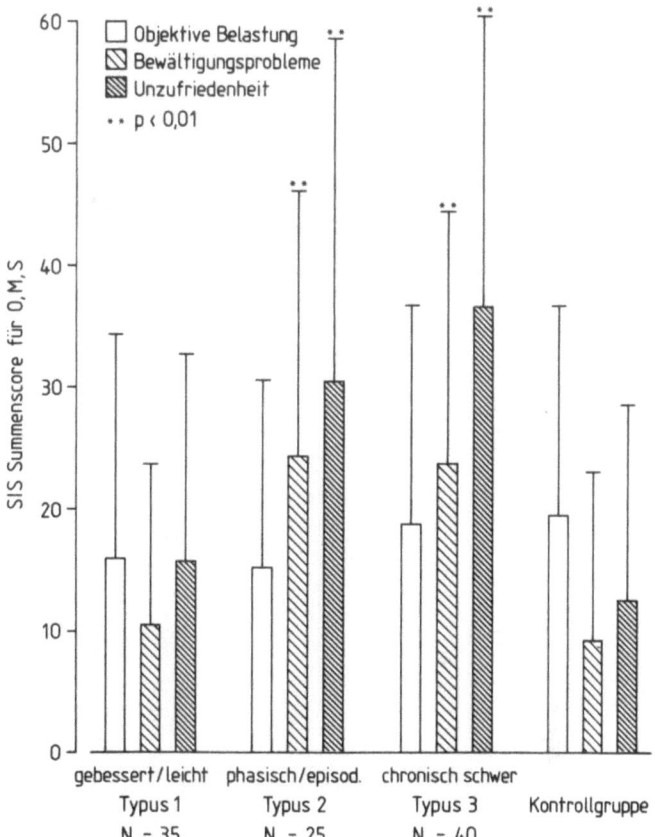

Die Abbildung 6.1.4 belegt, daß ausgeprägte Bewältigungsprobleme bereits bei leichter Symptomatik zu beobachten und keineswegs nur mit „chronisch-schweren" Symptomverläufen assoziiert sind. Dabei sind die erhöhten Werte wiederum durch die starke gestörte soziale Interaktion, vor allem in den Bereichen der Partnerschaft und der vertrauensvollen Beziehungen, bedingt. Die Hypothese, daß Art und Schwere der psychosozialen Einschränkungen und Probleme in einer engen Beziehung mit der Dauer und Intensität der Symptome stehen, findet in diesem Befund eine Stütze.

Unklar bleibt jedoch hier, welche psychopathologischen Merkmale primär für diese recht eindeutigen Zusammenhänge verantwortlich sind. Dieser Frage sind wir anhand einer korrelationsstatistischen Analyse nachgegangen.

Abb. 6.1.4. Remissionsgrad und psachosoziale Situation (SIS-Summenscore)

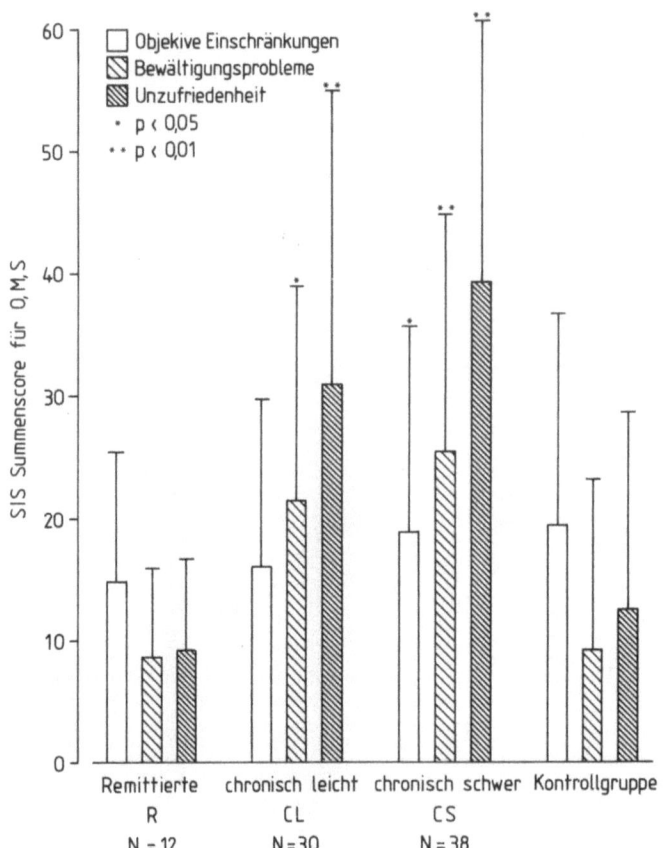

6.1.2 Zusammenhänge zwischen Variablen der prämorbiden Persönlichkeit, der sozialen und der psychopathologischen Ebene

Zur Prüfung des Zusammenhangs zwischen diesen Ebenen wurden Produkt-Moment-Korrelationen berechnet. Dabei wurden folgende Variablen berücksichtigt: Die Werte aus sieben relevanten SIS-Rollenbereichen für die Dimensionen M und S, drei Maße des subjektiven Befunds (Depressivität „D", paranoide Tendenzen „P" und Beschwerden „B"), vier Faktoren der IMPS, drei Merkmale der DiaSiKa-Symptomliste, der Gesamtwert des Fear Survey Schedule (FSS), der über Art und Ausprägung einer Angstsymptomatik informiert, sowie vier Skalen des Prämorbiden Persönlichkeits-Inventars (PPI).

Da sich keine signifikanten Korrelationen mit dem SIS-Bereich „objektive soziale Einschränkungen" ergaben, wurde dieser nicht in die Interkorrelationsmatrix der Abbildung 6.1.5 aufgenommen.

Auf dem 1%-Niveau ergaben sich eine Reihe bemerkenswerter Zusammenhänge. Die Depressivität, beurteilt durch Fremd- (DiaSiKa und IMPS) und Selbstbeurteilungs-Skalen (KSb-S) korreliert von allen psychopathologischen Syndromen am höchsten mit den Werten im Bereich der SIS-Faktoren für Bewältigungsprobleme und Unzufriedenheit. Die Zusammenhänge sind, auf der Ebene der Einzelbereiche betrachtet, für die Dimension „Unzufriedenheit" am stärksten ausgeprägt. Bei der Analyse des Zusammenhangs einzelner psychopathologischer Merkmale mit psychosozialen Einschränkungen ergeben sich die höchsten Korrelationen für die Zusammenhänge von „Erschöpftheit" und „Verlangsamung" sowie „Traurigkeit" mit „inadäquatem Freizeitverhalten". Spannungen und Auseinandersetzungen in der Partnerschaft korrelieren am höchsten mit Dysphorie und Depressivität; ferner sind mit diesem Faktor interaktionelle Schwierigkeiten mit anderen Verwandten sowie eine erhöhte Unzufriedenheit in der Partnerschaft und mit engen Angehörigen assoziiert. Demgegenüber fallen die Korrelationskoeffizienten der psychosozialen und Persönlichkeitsvariablen deutlich ab. So korreliert lediglich die Schizoidie mit 0,44 deutlich mit dem Ausmaß der Bewältigungsprobleme und die Frustrationsintoleranz mit 0,40 mit dem Ausmaß interaktioneller Probleme mit Verwandten. Etwas höher und konsistenter sind die Korrelationen im Bereich „Unzufriedenheit", wiederum mit der Schizoidie, die relativ hoch mit der Unzufriedenheit in den Interaktionen am Arbeitsplatz und dem Freizeitverhalten sowie dem Gesamtwert für Unzufriedenheit korreliert ist.

Das Fehlen konsistenter Zusammenhänge zwischen objektiver sozialer Beeinträchtigung und der Symptomatik mag angesichts der zuvor berichteten erhöhten Anteile vorzeitig berenteter sowie der hohen durchschnittlichen Arbeitsausfallzeiten einzelner Patienten überraschen. Eine Erklärung dafür kann in der Konzeption des Erhebungsinstruments SIS gefunden werden, das ausschließlich am Querschnitt (4-Wochen-Intervall) orientiert ist und definitionsgemäß nur „objektiv" gegebene Einschränkungen, die unabhängig von Krankheits- und Bewältigungsproblemen vorhanden sind, erfaßt. Beide Besonderheiten setzen die Wahrscheinlichkeit der Kodierung objektiver Einschränkungen herab.

6.1.3 Persönlichkeit und psychosoziale Situation

Für die mögliche Bedeutung von Persönlichkeitsfaktoren – im Sinne habitueller Reaktionsweisen des Individuums – sprechen die in Abbildung 6.1.5 wiedergegebenen mittelhohen Zusammenhänge zwischen Maßen der sozialen Situation und den Faktorenwerten für neurotische Tendenzen (Schizoidie sowie Selbstunsicherheit) und Frustrationsintoleranz. Diese Faktorenwerte korrelieren vor allem mit den SIS-Summenscores für „Bewältigungsprobleme" und „Unzufriedenheit". Dies spricht dafür, daß vornehmlich das Ausmaß von Unzufriedenheit und die Häufigkeit von Problemen in der Auseinandersetzung mit interaktionellen Rollenanforderungen von Persönlichkeitsmerkmalen und der Ausprägung der Symptomatik mitbestimmt werden.

Um diese Annahme zu prüfen, wurde eine schrittweise multiple Regressionsanalyse durchgeführt. Dabei wurden als unabhängige Variablen im Sinne von Prädiktoren die fünf Faktorenwerte des Persönlichkeitsfragebogens (PPI) und die Syndromwerte der IMPS gewählt. Als Kriteriumsvariablen wurden – jeweils getrennt – das „Ausmaß der Unzufriedenheit" und das „Ausmaß der Bewältigungsprobleme" über die SIS-

Abb. 6.1.5. Zusammenhang psychosozialer Probleme mit psychopathologischen und Persönlichkeit

	M Zurechtkommen/Bewältigung						Soziale
	Arbeit	Arbeits-interaktion	Freizeit	Partnerschaft	Verwandte	Alleinleben	SIS-M Score
KSB-S							
Depressivitätswert (D)			.31	.33			.49
Paranoide Tendenzen (P)		.29		.33			
Beschwerdenwert (B)							.28
IMPS							
Dysphorie (HOS)				.61	.26		.33
depr. Verstimmtheit (ANX)			.26	.33		.56	.54
Verlangsamung/Apathie (RTD)		.59	.42				.45
Erschöpftheit (IMP)	.40	.37	.50			.59	.60
Zwänge/Phobien (OBS)							
DIASIKA							
Phobien							
Angst/Panik							.38
Traurigkeit	.33	.33	.42	.37			.55
FSS							
Gesamtwert							.30
PPI							
Extraversion							−.25
Selbstunsicherheit				.32			.37
Frustrationsintoleranz						.40	.28
Schizoidie		.38				.31	.44

Summenwerte eingesetzt. Abbildung 6.1.6 gibt für die Kriteriumsvariablen „Unzufriedenheit" und „Bewältigungsprobleme" diejenigen Prädiktoren an, die mehr als 1% zur Erklärung der Varianz beitragen.

Die Varianzen der Kriteriumsvariablen werden in ähnlich hohem Ausmaß durch die im wesentlichen gleichen – wenn auch unterschiedlich gewichteten – Prädiktorvariablen erklärt. Der IMPS-Faktor „Erschöpftheit" erklärt mit 34% den größten Varianzanteil der Kriteriumsvariablen „Bewältigungsprobleme", die „depressive Verstimmtheit" mit 41% die Variable „Unzufriedenheit". In beiden Fällen erklären primär die psychopathologischen Variablen, und zwar ausschließlich diejenigen depressiven Prägungen den größten Varianzanteil. Die Persönlichkeitsvariablen, insbesondere der PPI Faktor für Schizoidie, tragen nur unwesentlich zur Erklärung der beiden Kriteriumsvariablen bei.

Da die entsprechenden Auswertungen in der depressiven Fallgruppe im wesentlichen zu den gleichen Ergebnissen geführt haben (gleiche Reihenfolge der besten Prädiktoren), wird auf eine detaillierte Ergebnisdarstellung für diese Gruppe verzichtet. Als auffällige Abweichungen ergeben sich jedoch bei der depressiven Fallgruppe fol-

ariablen (Patientengruppe N = 101) – nur sehr signifikante Zusammenhänge (p < 0.01) sind dargestellt

			Probleme					
			S Zufriedenheit				„Social-Support"	
Arbeit	Arbeits-interaktion	Freizeit	Partner-schaft	Ver-wandte	Allein-leben	SIS-S-Score	close ss	diffuse ss
.43	.40	.44	.41			.60		
.42	.37	.24	.38			.36		
		.36				.42		
.34			.44	.28		.27		
.35	.44	.41	.30		.49	.63	.23	
	.41	.33				.45		.24
.45	.49	.41	.31		.59	.64		
						.34		
						.24		
	.30	.27				.42		
	.45	.33	.45			.57		
		.39		.29		.35		
	.38	.37	.31	.25		.47		
				.29		.37		
	.45	.41		.37		.54	.37	.38

gende Besonderheiten: a) Die Korrelationen zwischen Symptomatik und Problemen in der Partnerinteraktion (r = 0,38 und r = 0,41) liegen wesentlich höher und stimmen gut mit den Ergebnissen von BOTHWELL und WEISSMAN (1977) überein. b) Demgegenüber sind die Korrelationen zwischen sozialen Problemen und Symptomatik im Bereich „Alleinleben"/„ohne Partner leben" deutlich niedriger und nur in einem Fall auf dem 5% Niveau signifikant. Dies kann unter der Einschränkung kleiner Fallzahlen als ein Hinweis darauf gewertet werden, daß in der Fallgruppe die Gründe für „Alleinleben" und „keinen Partner haben" nicht symptombedingt sind. c) Signifikant niedriger liegen die Korrelationen sowohl zwischen den Einzelbereichen als auch dem SIS-Summenscore und den Persönlichkeitsfaktoren.

Abb. 6.1.6. Erklärung der Varianzanteile der Kriteriumsvariablen „Bewältigungsprobleme" Symptomatik und Persönlichkeit in der Patientengruppe (N = 101)

Kriteriumsvariable	Kumulative multiple Korrelation	Erklärter Varianzanteil	Einfache Korrelation	Signifikanz
„Bewältigungsprobleme"				
IMPS Erschöpftheit	.59	34 %	.59	p < .002
IMPS Dysphorie	.64	6 %	.33	p < .061
IMPS Depressive Verstimmtheit	.67	6 %	.54	p < .003
IMPS Verlangsamung/Apathie	.71	4 %	.45	p < .021
PPI Schizoidie	.73	2 %	.41	p < .029
PPI Ordentlichkeit	.74	3 %	−.03	p < .11
„Unzufriedenheit"				
IMPS Depressive Verstimmtheit	.64	41 %	.64	p < .000
PPI Schizoidie	.70	8 %	.51	p < .011
IMPS Erschöpftheit	.74	6 %	.61	p < .003
IMPS Dysphorie	.76	3 %	.24	p < .051
PPI Ordentlichkeit	.77	2 %	.06	p < .092

6.1.4 Zusammenfassung

Ängste und Depressionen unterschiedlichen Schweregrads sind nicht nur während der akuten Phase der Erkrankung mit erheblichen psychosozialen Problemen auf der objektiven (mangelnde Coping-Strategien) und subjektiven Ebene (Unzufriedenheit) assoziiert, sondern auch nach dem Abklingen der akuten Symptomatik bei Fortdauern leichter, oft nicht mehr klinisch als behandlungsbedürftig erachteter Symptome. Die psychosozialen Probleme manifestieren sich einerseits in einer stark ausgeprägten Unzufriedenheit mit verschiedenen sozialen Rollenbereichen, andererseits – je nach Symptomintensität und Dauer der Erkrankung – in unterschiedlich starken Problemen im Alltagsleben. Sie bestehen in erster Linie im interaktionellen Bereich, weniger im Leistungsbereich (Haushalt, Beruf) und sind nur in Ausnahmen durch objektive, materielle Einschränkungen erklärbar. Die Interaktionsproblematik läßt sich nicht nur eindrucksvoll an dem hohen Anteil „allein" und „ohne Partner lebender" Patienten ablesen, deren Bewältigungsprobleme und Unzufriedenheit zum Zeitpunkt der Nachuntersuchung vor allem durch die depressive Symptomatik, nicht jedoch durch die ebenfalls persistierenden Angstsymptome bestimmt wird, sondern darüber hinaus auch durch Anzeichen einer zunehmenden sozialen Isolation hinsichtlich aller sozialen Bezüge (Freunde, Freizeit, Arbeitsinteraktion). Die von WEISSMAN und PAYKEL (1974) und BOTHWELL und WEISSMAN (1977) berichteten engen Zusammenhänge zwischen Symptomatik und Interaktionsproblemen im *Partner*bereich konnten zumindest in den Patientengruppen nicht in gleichem Ausmaß bestätigt werden. Dies kann bei den hier untersuchten Patienten durch Unterschiede in der Patientenselektion (hoher Anteil bereits vor der Indexbehandlung chronisch kranker Patienten ohne feste Partner-Beziehung) und durch den längeren Erhebungszeitraum von acht Jahren bedingt sein. Ferner ist zu berücksichtigen, daß wir im Gegensatz zu früheren Studien Männer und Frauen untersuchten; es sind einige Anhaltspunkte (vgl. Lebensereignisse) vorhanden, daß die soziale Isolation bei männlichen Patienten stärker ausgeprägt ist als bei Frauen.

Die beobachteten psychosozialen Auffälligkeiten können primär durch das Ausmaß der depressiven Symptome und die später zu referierenden Lebensveränderungen und -bedingungen, weniger jedoch durch Angstsymptomatik oder Persönlichkeitseigenschaften erklärt werden. Die Ergebnisse der multiplen Regressionsanalyse sprechen dafür, daß der Erklärungsanteil der Symptomatik wesentlich stärker zu gewichten ist, als der prämorbider Persönlichkeitszüge; der Erklärungsanteil der Symptomatik im Hinblick auf Schwierigkeiten im Coping-Bereich kann gegenüber dem persönlichkeitsspezifischer Faktoren auf 4:1 geschätzt werden. Nur das Ausmaß der Unzufriedenheit in den verschiedenen sozialen Rollenbereichen scheint bedeutsamer durch Persönlichkeitseigenschaften beeinflußt zu werden. Der Befund, daß auch bei Persistieren leichterer, nicht behandlungsbedürftiger Symptomatik zum Teil erhebliche soziale Bewältigungsprobleme und eine starke Unzufriedenheit zu beobachten sind, sollte bei der Planung therapeutischer Ansätze berücksichtigt werden. BOTHWELL und WEISSMAN (1977) und KLERMAN (1980) konnten in einer Vier-Jahres-Katamnese eindrucksvoll die erhöhte Rückfallgefährdung depressiver Patienten nachweisen, bei denen trotz Abklingen der depressiven Symptomatik das Ausmaß sozialer, insbesondere interaktioneller Konfliktsituationen erhöht war.

6.2 Lebensereignisse und chronisch belastende Lebensbedingungen – Ihre Bedeutung für Verlauf und Outcome affektiver Störungen

H.-U. WITTCHEN

6.2.1 Einleitung

Die bisher referierten Befunde zu den Zusammenhängen von Lebensereignissen und Lebensbedingungen mit psychopathologischen Variablen in den Kapiteln 4.2 und 4.3 haben verdeutlicht, daß soziale Faktoren vor allem im weiteren Krankheitsverlauf depressiver Neurosen und Angststörungen eine bedeutsame Rolle spielen. Gleichartige Ergebnisse fanden sich auch bei den Depressionsfällen in der Feldstudie, nicht jedoch bei den Angstfällen (siehe Kapitel 5.2) und – angesichts der Literatur zu diesem Thema unerwarteterweise – auch nicht bei den untersuchten ehemaligen Patienten mit einer endogenen Depression. Bedeutsam war bei den neurotischen Patienten nicht nur das gehäufte Auftreten belastender, unerwünschter und vom Betroffenen nicht-kontrollierbarer Ereignisse und chronischer Lebensbedingungen, sondern auch der Befund, daß bei der Mehrzahl der Patienten der gesamte Lebensverlauf in den sieben Jahren nach der Entlassung aus der Indexbehandlung verändert erschien. So fanden sich, insbesondere im interaktionellen Bereich, veränderte Zeitmuster von Ereignissen und Belastungskonstellationen, die mit der Entwicklung chronischen Leidens auf der Symptomebene in Verbindung gebracht werden können. Die darauf aufbauende

Abb. 6.2.1. Belastende Lebensereignisse und Lebensbedingungen, Outcometypus (IMPS)

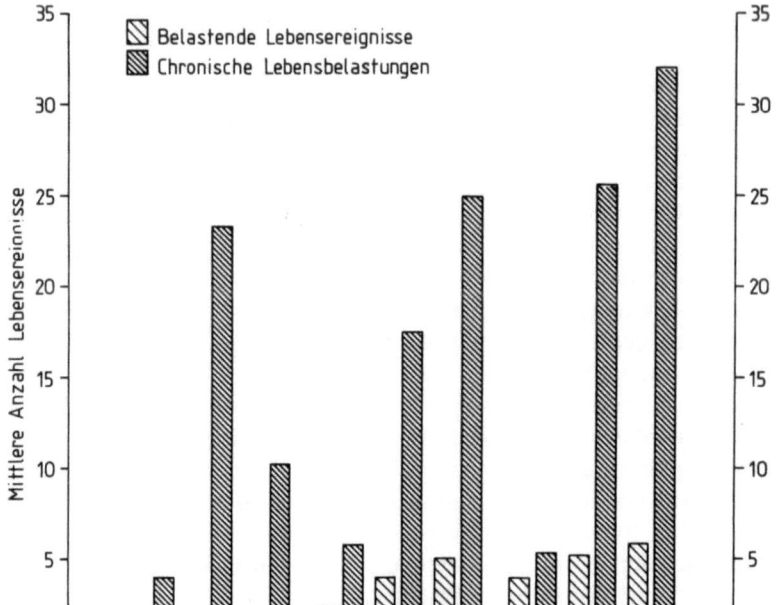

+ : unauffällig (IMPS)
= : mittel (IMPS)
− : stark auffällig (IMPS)

Prädiktoranalyse in Kapitel 4.5 über alle Patientengruppen hinweg brachte zwar statistisch bedeutsame Ergebnisse, die auf einen verlaufsmodifizierenden Einfluß sozialer Faktoren hinweisen, jedoch war der erklärte Varianzanteil im Hinblick auf verschiedene Outcome-Maße im Vergleich zu psychopathologischen Variablen relativ gering. Um diesem Befund differenzierter nachzugehen, sollen im folgenden zwei Hauptfragen bearbeitet werden:
a) Unterscheiden sich Häufigkeit und Art von Lebensereignissen und Lebensbedingungen bei „gebesserten" und „nicht gebesserten" Patienten?
b) Läßt sich bei einer diagnosenspezifischen Betrachtung für Lebensereignisse bzw. Lebensbedingungen eine verlaufsmodifizierende Bedeutung bestätigen?

Bei der Prüfung der möglicherweise verlaufsmodifizierenden Bedeutung von Lebensereignissen und Lebensbedingungen sind eine Reihe von Aspekten zu beachten: a) Die bisher referierten Befunde haben in erster Linie unterstrichen, daß negative, belastende Lebensereignisse und Lebensbedingungen eng mit der Symptomatik korreliert sind und somit wahrscheinlich eine Krankheitsfolge darstellen. Nur für die Depressionsfälle und die ehemals stationär behandelten Patienten mit einer depressiven Neurose – wenn auch z. T. nur tendenzielle – konnten auch krankheits*un*abhängige Ereignis- und Lebensbedingungshäufungen festgestellt werden. Bei der Prüfung der verlaufsmodifizierenden Bedeutung ist deswegen der Differenzierung möglicherweise krankheitsabhängiger und sicher krankheits*un*abhängiger Ereignisse und Bedingungsarten größte Beachtung zu schenken. b) Ein zweiter Aspekt betrifft die Wahl der Outcome-Kriterien. Diese sollten nicht mit den Variablen auf der sozialen Ebene konfundiert sein. Insofern kommen globale Outcome-Kriterien, die auf allgemeine Weise psychosoziale und psychopathologische Outcome-Kriterien vermischen, für eine Prüfung dieser Fragen nicht in Betracht. Angeraten erscheint hier ein *rein psychopathologisches Querschnittsmaß*, mit dem geprüft werden kann, inwieweit die Ausprägung der psychopathologischen Querschnittssymptomatik durch krankheitsabhängige und krankheitsunabhängige soziale Faktoren vorhergesagt werden kann. c) Ein dritter Aspekt betrifft die Frage, inwieweit zur Vorhersage des psychopathologischen Querschnittsbefunds überhaupt Daten aus der gesamten Katamneseperiode einzubeziehen sind. Es kann aufgrund der vorliegenden klassischen Life-Event-Forschung argumentiert werden, daß für eine Vorhersage des psychopathologischen Querschnittsbefundes die Berücksichtigung kürzerer Zeitspannen von sechs bis zwölf Monaten vor der Nachuntersuchung ausreichend sind.

6.2.2 Outcome-Typus und Lebensereignisse und -bedingungen

Die in Abb. 6.2.1 vorgenommene Aufschlüsselung der Häufigkeit stark belastender Lebensereignisse und Lebensbedingungen nach Diagnose und einer rein psychopathologischen Outcome-Gruppierung auf der Grundlage der Querschnittsbeurteilung nach der IMPS ergibt, daß mit Ausnahme der Patienten mit endogener Depression für alle Diagnosen in Abhängigkeit von der Outcome-Beurteilung eine Häufung *belastender Lebensereignisse* und – überproportional stark – eine Zunahme *belastender Lebensbedingungen* zu konstatieren ist. Die Outcome-Beurteilung beruht hier im Gegensatz zu den vorangehenden Auswertungsschritten ausschließlich auf den psychopathologischen Syndromwerten für die IMPS-Skalen „depressive Verstimmtheit" (Skala 6), „Zwänge und Phobien" (Skala 7) und für „Erschöpftheit und Vitalstörungen" (Skala 11). Entsprechend der Schweregradsbeurteilung der Skalenwerte kennzeichnet das positive Vorzeichen in der Abb. 6.2.1 Patienten mit unauffälligen oder nur leicht erhöhten Werten, das Gleichzeichen Patienten mit mittelstarken Erhöhungen und das Minuszeichen Patienten mit sehr stark erhöhten Syndromskalenwerten.

Nach der Querschnittsbeurteilung nicht unerwartet, fallen dabei die Werte für die Patienten mit Angststörungen etwas höher aus als jene für neurotisch Depressive und diese wiederum deutlich höher als für endogen Depressive, die keine gegenüber ihrer gematchten gesunden Kontrollgruppe erhöhte Anzahl an Lebensereignissen und -bedingungen aufweisen. Da endogen depressive Patienten sich nicht nur in bezug auf den Zusammenhang mit der Psychopathologie, sondern vor allem hinsichtlich der Häufigkeit und Art der Lebensereignisse deutlich von den beiden Neurosegruppen, aber auch von den beiden Fallgruppen im Sinne unauffälliger, nicht von der Kontrollgruppe signifikant abweichender Werte unterscheiden, haben wir im folgenden auf eine weitere differenziertere Analyse dieser Gruppe verzichtet.

Aufgrund von theoretischen Überlegungen, die im weitesten Sinne der Life-Event-Forschung zugrunde liegen, erscheint die Annahme plausibel, daß ein Überwiegen negativ bewerteter Lebensereignisse mit eher ungünstigem Krankheitsverlauf und Outcome verbunden ist und ein Überwiegen eher positiv bewerteter Lebensereignisse eher mit Besserung oder Symptomfreiheit bei der Nachuntersuchung korreliert. Aus diesem Grund haben wir für die Angststörungs-Gruppe und die depressiv neurotischen Patienten einige der relevanten MEL-Variablen ausgewählt und in Abb. 6.2.2 die jeweiligen MEL-Variablen-Häufigkeiten für krankheitsabhängige und sicher krankheitsunabhängige Ereignisse und Lebensbedingungen aufgeführt. Im unteren Teil der Abbildung finden sich alle die Patienten, die zum Zeitpunkt der Nachuntersuchung *stark auffällige IMPS-Werte* aufweisen, im oberen Teil der Abbildung alle Patienten mit *unauffälligen oder nur leicht erhöhten* IMPS-Scores in den drei erwähnten Syndrom-Skalen. Diese Zweiteilung erschien wegen der geringen Fallzahlen sinnvoller als die nach der Outcome-Klassifikation naheliegende Dreiteilung in leicht-mittel-schwer. Wir sehen in beiden Patientengruppen eine drastische Erhöhung möglicherweise krankheitsabhängiger Lebensereignisse, die anzeigen, in welchem Ausmaß negative Lebensereignisse, vor allen Dingen chronischer Art, eine Krankheitsfolge

Abb. 6.2.2a. MEL-Variablen bei gebesserten und nicht gebesserten Patienten. Der schraffierte Teil gibt die Häufigkeit krankheitsunabhängiger Ereignisse und Bedingungen, die Gesamtsäule die Gesamtzahl aller Ereignisse und Bedingungen an

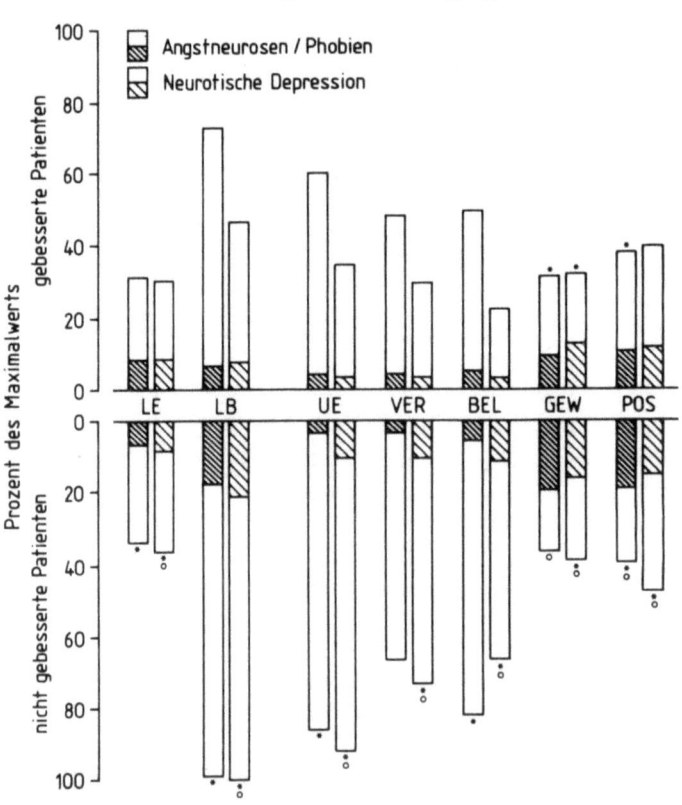

LE : Lebensereignis
LB : Lebensbedingung
UE : Unerwünschte LE u. LB
VER: Verlust LE

BEL : Belastende LE u. LB
GEW: Gewinn LE u. LB
POS : Positive LE u. LB

p < 0,05
* alle Ereignisse
○ krankheitsunabhängig

Abb. 6.2.2b. Fälle: Legende siehe Abb. 6.2.2a.

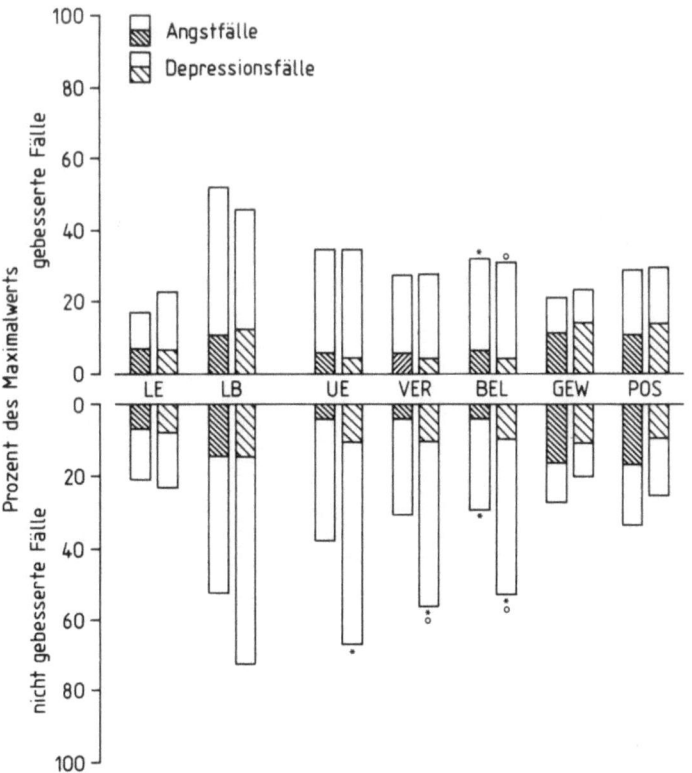

darstellen könnten. Bei der Nachuntersuchung psychopathologisch „stark auffällige" Patienten weisen signifikant häufiger chronische Belastungen als unauffällige oder nur leicht auffällige Patienten auf. Die objektivierte Beurteilung deutet für beide Gruppen auf eine signifikant erhöhte Anzahl unerwünschter und negativer Ereignisse sowie Verlustereignisse hin. Gleichzeitig ist aber auch die Anzahl von Gewinnereignissen und subjektiv positiven Ereignissen erhöht. Bei ausschließlicher Berücksichtigung krankheitsunabhängiger Ereignisse und Belastungen lassen sich jedoch keine signifikanten Erhöhungen mehr im Vergleich zur Kontrollgruppe nachweisen.

Patienten mit einer neurotischen Depression lassen demgegenüber – entsprechend der Teilung in die Outcome-Gruppen – eine bessere Differenzierung hinsichtlich der gewählten Ereignisvariablen erkennen. Hier ist besonders auffällig, daß auch bei Berücksichtigung ausschließlich krankheitsunabhängiger Ereignisse nicht nur die Anzahl von Lebensereignissen im engeren Sinne statistisch bedeutsam erhöht ist, sondern auch die Gesamtzahl chronischer Belastungen. Ähnlich wie bei den Patienten mit Angststörungen finden wir allerdings auch hier nicht die erwartete Differenzierung der Gruppen hinsichtlich positiver bzw. Gewinn-Ereignisse.

Bei den Angstfällen aus der Feldstudie ergibt sich hingegen das bereits in Kap. 5.2 angesprochene abweichende Bild; weder finden sich statistisch bedeutsame Erhöhungen hinsichtlich der Häufigkeit von Lebensereignissen und -bedingungen noch – und das wiederum sehr ähnlich zu den Angstpatienten – eine Differenzierung nach Outcome-Typus.

Demgegenüber entsprechen die Befunde bei den Depressionsfällen, insbesondere der Gruppe mit deutlichen psychopathologischen Auffälligkeiten in der IMPS zum Zeitpunkt der Nachuntersuchung im wesentlichen denen der depressiven Patientengruppe.

6.2.3 Zur Bedeutung der Lebensereignisse und Lebensbedingungen als verlaufsmodifizierende Faktoren

Lebensereignisse und chronische Belastungen können einerseits als Ausdruck der Schwere der Erkrankung (indikatorischer Zusammenhang), andererseits als krankheitsunabhängige verlaufsmodifizierende Variablen aufgefaßt werden. Zur Untersuchung der Frage, inwieweit Lebensereignisse und chronisch belastende Lebensbedingungen zur Erklärung des Verlaufs und Ausgangs affektiver Störungen beitragen, wurde deshalb die Gesamtzahl aller Ereignisse und Belastungen und die Anzahl krankheitsunabhängiger Ereignisse und Belastungen für die Patienten- und Fallgruppen getrennt analysiert. Dabei wurden – jeweils unter Beachtung der Krankheits*un*abhängigkeit – sechs relevante MEL-Variablen in schrittweisen multiplen Regressionsanalysen auf ihren prädiktiven Wert bezüglich der Outcome-Variable „Schwere der ängstlich-depressiven Symptomatik" anhand der IMPS-Syndromwerte zum Zeitpunkt der Nachuntersuchung analysiert.

Bei der Prüfung des spezifischen Vorhersagewerts sozialer Einflüsse auf den Outcome – bzw. genauer: die Ausprägung der mit der IMPS erfaßten ängstlich-depressiven Symptomatik bei der Nachuntersuchung – muß, bezugnehmend auf die Literatur und die bisherigen Ergebnisse der Untersuchung prädiktiver Faktoren, natürlich auch der Einfluß anderer verlaufsmodifizierender Faktoren, insbesondere aus dem Bereich der Psychopathologie, berücksichtigt werden. Dies gilt in besonderem Maße für die erfahrungsgemäß stärksten Prädiktoren für den weiteren Verlauf (Kap. 4.4); u. z. ein bereits vor der Erstuntersuchung bestehendes *schlechtes Social-Support-System* und die *Krankheitsdauer* vor der Indexuntersuchung, die sich als stärkster Prädiktor für die Persistenz der Symptomatik im weiteren Verlauf erwiesen hatte. Für diese Prüfung haben wir trotz einer Reihe von Methoden-Problemen, die mit den Verteilungsvoraussetzungen unserer MEL-Variablen zusammenhängen, wiederum die multiple schrittweise Regressionsanalyse (MRA) gewählt. Diese erlaubt uns durch das schrittweise Hinzufügen weiterer Variablen die Abschätzung des zusätzlichen Erklärungswerts der jeweiligen neuen Variablen unter Beachtung ihrer Interkorrelationen mit den bereits in der Gleichung vorhandenen Variablen.

Aufgrund einer Voranalyse der Ergebnisse über alle Patienten haben wir uns dazu entschlossen, die gesamte 7-Jahres-Periode für diese Analyse zu berücksichtigen. Wie Abb. 6.2.3 zeigt, ergibt sich unter Einbeziehung der *gesamten Nachuntersuchungsperiode* ein etwas höherer erklärter Varianzanteil als bei ausschließlicher Berücksichtigung der letzten zwölf Monate. Auch ergeben sich statistisch bedeutsame Prädiktoren primär für den Gesamtbeurteilungszeitraum, nicht jedoch für die letzten zwölf Monate vor der Nachuntersuchung. Aus diesen Befunden können wir schließen, daß die Life-Event-Informationen aus dem gesamten Katamnese-Zeitraum, wenn auch nicht bedeutsam stärker, so doch in differenzierterer Weise zur Erklärung des psychopatho-

Abb. 6.2.3. Erklärter Varianzanteil (IMPS: Ängstlich-depressives Syndrom) aufgrund der Life-Event-Informationen in den letzten 12 Monaten vor Katamnese und dem gesamten Katamnese-Intervall

	Patienten (Angstneurosen/Phobien, depressive Neurosen (N = 77))											
	Gesamte Katamneseperiode			12 Monate vor Katamnese			Gesamte Katamnese ohne letzte 12 Monate					
	R	BETA	T-sign		R	BETA	T-sign		R	BETA	T-sign	
Positive Ereignisse	-.05	-.41	.75		-.10	-.06	.62		-.03	-.02	.88	
Negative Ereignisse	.20	.09	.48		.30	.10	.40		.15	.06	.63	
Positive Lebensbedingungen	-.08	-.21	.19		-.08	-.04	.78		-.07	-.19	.23	
Negative Belastungen	.47	.24	.22		.46	.11	.54		.43	.27	.18	
Verlustereignisse	.49	.55	.10		.53	.33	.32		.46	.51	.13	
krankheitsunabhängige Ereignisse und Bedingungen	.25	.78	.02		.34	-.09	.80		.21	-.77	.02	
Wiederanpassungs-Score	.46	-.23	.60		.52	.10	.79		.42	-.27	.55	
Wiederanpassungs-Score krankheitsunabhängig	.30	.85	.02		.32	.10	.78		.27	.87	.01	
Gesamtanteil erklärter Varianz		.34***				.31***				.31***		

*** p < 0.001 – p < 0.05

logischen Querschnittsbefunds bei der Nachuntersuchung beitragen als die ausschließliche Berücksichtigung der Lebensereignisse und -bedingungen in den letzten zwölf Monaten.

Die nun folgende Ergebnisdarstellung der MRA ist wegen der besseren Übersichtlichkeit auf die absolut notwendigen Angaben beschränkt. Die Beta-Gewichte und andere verfahrenstypische Indizes der multiplen Regressionsanalyse werden nicht gesondert angegeben. Bei Abb. 6.2.4 werden alle untersuchten Variablen angegeben, auch dann, wenn sie als „statistisch nicht bedeutsam" aus der MRA ausgeschlossen wurden (alle mit „-" gekennzeichneten Variablen).

Für die Gesamtgruppe der Patienten ebenso wie für die Fälle aus der Feldstudie konnten in weitgehender Übereinstimmung mit der Prognoseanalyse signifikante Prädiktoren gefunden werden. Als stärkste und einzige in der MRA verbliebene Prädiktoren erwiesen sich bei Kontrolle der Krankheitsdauer vor der Indexbehandlung das Ausmaß der belastenden Lebensbedingungen, also die chronischen Belastungen im 7-Jahres-Zeitraum, wie sie mit der MEL erhoben wurden und die Variable „krankheitsunabhängige Belastung". Die Krankheitsdauer erklärt bereits alleine 7,2 % der Ergebnisvarianz bei den Patienten, 8,8 % bei den Fällen. Der hinzutretende Varianzanteil der belastenden Bedingungen beträgt 13,5 % bei den Patienten und 26,1 % bei den Fällen. Der untere Teil der Abbildung 6.2.4 zeigt ferner, daß *krankheitsunabhängige*

Abb. 6.2.4. Multiple Regressionsanalyse, Vorhersage des depressiven Syndroms bei der Nachuntersuchung in den Untersuchungsgruppen

	Patienten Gesamt R^2 adj. F		Fsign.	Fälle Gesamt R^2 adj. F		Fsign
Bei Kontrolle der Variable:						
Krankheitsdauer	7,2 %	8,5	***	8,8 %	8,5	***
+ *Belastende Bedingungen*	13,5 %	8,5	***	26,1 %	14,8	***
− (Verlustereignisse)						
− (Krankheitsunabhängige Belastungen)						
− (Close Social Support Index)						
− (Diffuse Social Support Index)						
− (Positive Ereignisse)						
− (Unerwünschte Ereignisse)						
Gesamt erklärte Varianz	13,5 %	8,5	***	26,1 %	14,8	***
Bei Kontrolle der Variable:						
Krankheitsunabhängige Belastungen	5,2 %	6,2	***	—	—	—
+ *Krankheitsdauer*	10,5 %	6,7	***	27,5	10,9	**
+ *Belastende Bedingungen*	14,0 %	6,2	**	20,3	11,2	***
− (Verlustereignisse)						
− (Close Social Support Index)						
− (Diffuse Social Support Index)						
− (Positive Ereignisse)						
− (Unerwünschte Ereignisse)						
Gesamt erklärte Varianz	14,0 %	8,5	***	27,5	10,9	***

** $p < .01$; *** $p < .001$
Nur Variablen mit einem signifikanten F-Wert (−) in der MRA (forward) wurden berücksichtigt. Die Variablen, die diesem Kriterium nicht entsprechen, blieben in der Gleichung unberücksichtigt.

Belastungen nur einen kleinen, aber nur bei den Patienten gerade noch signifikanten Erklärungsbeitrag leisten. Beziehen wir bei der zweiten multiplen Regressionsanalyse allerdings die Variablen „Krankheitsdauer" und „belastende Bedingungen" mit in die Analyse ein, wird dieser kleine Erklärungsanteil als statistisch nicht bedeutsam wieder aufgehoben. Obwohl wir derartige Analysen auch für diagnostisch homogenere Teilgruppen durchführten und Variablen nur bei akzeptablen Verteilungsvoraussetzungen berücksichtigten, trugen die Merkmale „schlechtes Social-Support System vor der Erstuntersuchung", „Verlustereignisse" sowie andere, für die Life-Event Forschung typische Belastungskonstellationen, wie das Ausmaß der Kontrollierbarkeit und krankheitsunabhängige Indizes nicht mit hinreichender Stabilität signifikant zur Gleichung bei.

Bezüglich der Differenzierbarkeit von Angst und Depression ergab sich für depressive Störungen, daß im Vergleich zur Gesamtgruppe trotz kleinerer Stichprobengröße ein höherer Varianzanteil aufgeklärt werden kann. Dieser lag bei neurotisch depressiven Patienten bei insgesamt 26,8 %, bei den depressiven Fällen bei 31,3 %. Wiederum ergab sich bei neurotisch depressiven Patienten die *Krankheitsdauer als stärkster* Prädiktor, gefolgt von der Variable „belastende Bedingungen". Letztere sind hingegen bei den Depressionsfällen der beste Prädiktor. In beiden Analysen verfehlten die Variablen „Verlustereignisse und die krankheitsunabhängige Belastung" jeweils nur knapp das Einschlußkriterium. Für die Angstfälle ergeben sich demgegenüber nur sehr geringe, nicht signifikante Erklärungsbeiträge, die unter 10 % liegen. Wird das Einschlußkriterium für die MRA auf das 5 %-Niveau erhöht, so ändert sich das Gesamtbild nur unwesentlich.

Die Bedeutung krankheits*un*abhängiger Belastungen ist auf neurotisch depressive Patienten und depressive Fälle beschränkt. Deren prädiktive Bedeutung liegt jedoch mit Prozentanteilen von 2,7 % bzw. 3,2 % erklärter Varianz sehr niedrig. Die aufgrund der klassischen „Onset"-orientierten „Life Event"-Forschung erwarteten Zusammenhänge, wie z.B. eine große Bedeutung von Verlustereignissen bzw. gleichartige Befunde bei Ängsten und Depressionen, konnten auch bei Berücksichtigung eines 5 %-Signifikanzniveaus nicht bestätigt werden. Weder Verlustereignisse noch das Ausmaß und die Häufigkeit unerwünschter Ereignisse und Bedingungen erklären einen bedeutsamen Anteil an der Outcome-Varianz.

6.2.4 Zusammenfassende Diskussion

Bei der Interpretation dieser Befunde sind zunächst natürlich noch einmal die methodischen Restriktionen der MFS zu erwähnen, wie z. B. die Heterogenität und zum Teil mangelnde Repräsentativität der untersuchten Patientengruppen, die lange Katamnesedauer und die dadurch möglicherweise resultierenden Erinnerungsmängel der Probanden. Auch kann nicht übersehen werden, daß der gewählte statistische Ansatz eher explorativer Natur ist. Trotz dieser Einschränkungen lassen sich jedoch angesichts der recht eindeutigen Befunde folgende Aussagen machen:
1. Ziehen wir die Ergebnisse der klassischen Life-Event-Forschung heran, so können wir hinsichtlich des Einflusses *kritischer Lebensereignisse* auf den längerfristigen Krankheitsverlauf folgern, daß diese insgesamt nur einen relativ niedrigen Anteil der gesamten Outcome-Varianz, im Sinne einer Vorhersage der Ausprägung des ängstlich-depressiven Syndroms bei der Nachuntersuchung erklären. Weder

schwerwiegende Verlustereignisse noch andere objektive und krankheitsunabhängige Ereignisse treten als wichtige Prädiktoren hervor.
2. Überraschenderweise sind auch positive Zugewinnereignisse nicht in der erwarteten Deutlichkeit wesentliche Charakteristika gebesserter bzw. nicht symptomatischer Patienten oder Fälle. Nur bei depressiven Fällen wurde überhaupt ein signifikanter Prädiktorwert ermittelt. Dies stimmt auch damit überein, daß bei den von uns hinsichtlich ihrer Verlaufscharakteristika gut dokumentierten Patienten die von ERNST (1968) beschriebenen positiven „kritischen" Wendungen zur vollständigen Remission im Krankheitsverlauf nicht zu beobachten sind.
3. Wie schon in einer Reihe anderer Studien, wie z. B. von MONROE et al. (1986), MÖLLER und v. ZERSSEN (1986) etc. (siehe auch das Prognostik-Kapitel 4.4), erweist sich – mit Ausnahme der depressiven Fälle – die Krankheitsdauer *vor* der Erstuntersuchung als bedeutsamer Prädiktor des weiteren Verlaufs. Das deutet darauf hin, daß diese Variable bei allen Untersuchungen zum Einfluß sozialer Faktoren auf den Krankheitsverlauf unbedingt kontrolliert werden sollte.
4. Besonders gering ist der zusätzlich erklärte Varianzanteil bei der von uns geprüften kleinen Gruppe endogen depressiver Patienten. In Übereinstimmung mit dem Prognosekapitel, in dem die beherrschende Rolle psychopathologischer Prädiktoren eindrucksvoll unterstrichen wurde, konnten bei dieser Diagnosegruppe keinerlei systematische Zusammenhänge zwischen Lebensereignissen und -bedingungen und dem Krankheitsverlauf festgestellt werden.
5. Angesichts des Umstands, daß fast zwei Drittel der Angstpatienten und ein Drittel der Angstfälle zumindest zeitweilig unter depressiven Episoden gelitten hatten, liegt auch der erklärte Varianzanteil bei Angstpatienten und den untersuchten Angstfällen aus der Feldstudie unerwartet niedrig. Er beträgt bei den ehemaligen Patienten mit einer Angstneurose oder Phobie im Falle der belastenden Lebensbedingungen 11,3% und fällt gegenüber der prädiktiven Bedeutung der Variable „Krankheitsdauer" deutlich ab. Gleiches gilt ebenfalls für die Angstfälle.
6. Lediglich für depressiv-neurotische Patienten und in noch ausgeprägterer Art für die Depressionsfälle konnte auch bei ausschließlicher Berücksichtigung krankheits*un*abhängiger Ereignisse- und Lebensbedingungen ein geringer, aber signifikanter Anteil an der Varianz des ängstlich depressiven Syndroms zum Zeitpunkt der Nachuntersuchung aufgeklärt werden. In diesem Zusammenhang ist es interessant, daß sich – im Gegensatz zu den Depressionspatienten – für die depressiven Fälle soziale Faktoren als wichtigste Prädiktoren ergaben. Bei letzteren ist der erklärte Varianzanteil durch die Variable „Krankheitsdauer" marginal und statistisch nicht signifikant.
Die hier aufgezeigte deutliche Trennung endogener und neurotischer Depressionen ist zumindest vom Ausmaß her überraschend, zieht man die Ergebnisse von KATSCHNIG (1986) zur Bedeutung psychosozialer Faktoren beim Ausbruch depressiver Störungen zum Vergleich heran. Möglicherweise reflektiert diese uneinheitliche Befundlage, neben Unterschieden im Design, vor allem die Problematik einer verläßlichen und einheitlichen Klassifikation verschiedener Depressionstypen.
7. Angesichts des derzeitigen Diskussionsstandes über die Bedeutung von Social Support-Faktoren (z. B. BROWN 1986; MONROE 1986) ist es unerwartet, daß sich in unserer Studie kaum Hinweise auf einen protektiven Wert eines guten „Social Support"-Systems vor der Indexuntersuchung finden lassen. Zwar sind im erweiterten Sinne

„Social Support"-Variablen implizit auch Bestandteil der erfaßten Lebensereignisse und -bedingungen und kommen somit über die in der Prädiktoranalyse untersuchten belastenden Lebensbedingungen, Verlustereignisse etc. indirekt zum Tragen (s. hierzu WITTCHEN 1985). Jedoch scheinen zumindest die von uns benutzten „Social Support"-Variablen auf der Grundlage des SURTEES-Index (1976) nach Berücksichtigung der Kontrollvariablen „Krankheitsdauer" nicht zu einer Verbesserung der Vorhersage beizutragen. Lediglich bei den Depressionsfällen ergaben sich diesbezüglich Hinweise, die allerdings die statistische Signifikanz verfehlten. Daß letztlich die mögliche Konfundierung der „Social Support"-Variablen mit der Lebensereigniserfassung diesen Befund erklären könnte, ist aufgrund zusätzlicher, hier nicht referierter Analysen unwahrscheinlich; denn nach Ausschluß aller „Netzwerk"-bezogenen „Life Event"-Variablen entsteht kein bedeutsamer Abfall des erklärten Varianzanteils.

8. Im Hinblick auf die Differenzierung von Angst, endogener- und neurotischer Depression bleibt abschließend festzustellen, daß soziale Faktoren in dem hier untersuchten Sinn offensichtlich in unterschiedlicher Weise auf verschiedene Gruppen affektiver Störungen einwirken. Möglichen Erklärungen für diese Syndrom-Spezifität soll in weiteren Untersuchungen nachgegangen werden.

9. Wenig Evidenz ist auch für die Vermutung zu finden, daß die in der klassischen Lebensereignisforschung postulierten Zusammenhänge, z.B. im Hinblick auf schwerwiegende Verlustereignisse, auch bei der Beeinflussung des Langzeitverlaufs eine zentrale Rolle spielen. Offensichtlich sind bei der Prüfung der Bedeutung sozialer Faktoren auf den Krankheitsverlauf sehr viel komplexere Modelle und Grundannahmen notwendig. Auch ist es mehr als fraglich, ob das Grundparadigma der differenzierteren „Live Event"-Forschung, nur mit der Krankheit nicht konfundierte Streßmaße zu verwenden, in der Verlaufsforschung sinnvoll ist. Wir müssen hier vielmehr angesichts der Vielfalt chronisch belastender Lebensbedingungen eher von „Summationseffekten" im Sinne von SURTEES und INGHAM (1980) ausgehen, bei denen sich die Belastungswirkungen durch Kombination verschiedener Belastungsquellen addieren.

6.3 Inanspruchnahmeverhalten und versorgungsstrukturelle Folgerungen

R. EDER-DEBYE, R. LÄSSLE, H.-U. WITTCHEN, C. CORDING-TÖMMEL,
J.-C. KRIEG, T. BRONISCH, D. V. ZERSSEN

6.3.1 Zielsetzung und einige einleitende Vorbemerkungen zur Beurteilung „adäquater" und „zweckmäßiger" Behandlungs- und Versorgungsstrategien

Es kann nach Darstellung der Heterogenität der Langzeitverläufe fast aller untersuchten Störungsgruppen nicht mehr überraschen, daß die zusammenfassende Analyse der beobachteten Behandlungs- und Versorgungsstrategien ein vielschichtiges Unterfangen darstellt. Im folgenden werden wir deshalb die Ergebnisse unter verschiedenen Aspekten berichten. Hierzu gehören insbesondere der diagnostische Aspekt, die Interaktion allgemeinmedizinischer und psychiatrisch-psychotherapeutischer Dienste, die subjektive Therapiebewertung sowie die Kontinuität von Behandlungsmaßnahmen. Die Betrachtung der Inanspruchnahmedaten wird einerseits vor dem Hintergrund der allgemeinen Struktur des Versorgungssystems und seiner eingangs geschilderten Versorgungsziele erfolgen, andererseits natürlich vor dem Hintergrund der in den vorangehenden Kapiteln dargestellten Untersuchungsergebnisse. Eine besondere Rolle spielt dabei die Beurteilung von Adäquatheit und Zweckmäßigkeit der beobachteten Behandlungs- und Versorgungsstrategien.

Was die adäquate Behandlung von Angststörungen und Depression betrifft, so besteht zwar allgemeine Übereinstimmung über die Grundprinzipien einer adäquaten Behandlung; bezogen auf die praktische Versorgungssituation bzw. die Versorgungsstruktur und die beim einzelnen Patienten zur Verfügung stehenden Interventionsmöglichkeiten fällt es hingegen aus verschiedenen Gründen sehr schwer, spezifische Standards zu formulieren.

Am größten ist wohl bereits seit vielen Jahren die Übereinstimmung bezüglich der Behandlungsprinzipien für die Gruppe der unipolaren endogenen Depressionen, obwohl ihre Diagnostik und Abgrenzung von anderen depressiven Zuständen nach wie vor umstritten ist. Basistherapie endogen-depressiver Zustände sind antidepressiv wirkende Psychopharmaka bei starker Agitiertheit, schwerer Schlaflosigkeit bzw. bei im engeren Sinne psychotischer Symptomatik in Verbindung mit Neuroleptika (sog. Zwei-Zügel-Therapie). Bei quälender Unruhe, oder auch bei Stupor, Nahrungsverweigerung und insbesondere hochakuter Suizidgefahr, aber auch beim Versagen medikamentöser Behandlungsmaßnahmen ist nach wie vor eine Heilkrampfbehandlung indiziert. Je nach Schweregrad der Erkrankung und komplizierenden Faktoren muß stationär oder kann ambulant behandelt werden. Zunehmend wird auch anerkannt, daß darüber hinaus stützende sowie im weitesten Sinne psychotherapeutisch-orientierte Gespräche den Behandlungserfolg verbessern. Sie sollen dem Patienten helfen, mit seiner Krankheit zu leben, sie besser zu verstehen, ihm Hoffnung zu machen und die Suizidgefahr zu verringern und ihm nicht zuletzt die Notwendigkeit der Medikamenteneinnahme akzeptieren zu helfen, selbst wenn sich störende Nebenwirkungen nicht vermeiden lassen. Wie in diesem Kapitel gezeigt wird, fühlen sich psychiatrische Patienten, denen *nur* Medikamente verschrieben werden, in ihrem individuellen Leiden oft nicht verstanden, entwickeln kein Vertrauen zum Arzt, mißachten dessen Empfehlungen und kommen nicht gern wieder zu ihm. Dies gilt insbesondere für Langzeit- und Dauerbehandlungen, die bei bestimmten Formen unipolar depressiver Störungen häufig notwendig sind. Dies hängt damit zusammen, daß durch geeignete medikamentöse Dauerbehandlung künftige depressive Krankheitsphasen in vielen Fällen verhindert werden können. Nach heutiger Auffassung sind Präventivbehandlungen, z. B. durch niedrig dosierte Antidepressiva angezeigt, wenn mindestens drei Krankheitsphasen aufgetreten sind und das letzte symptomfreie Intervall nicht länger als zwei Jahre gedauert hat. Aber auch in den übrigen Fällen sollte die antidepressive Medikation in der Regel noch mehrere Wochen und Monate über das Abklingen der Symptome hinaus weiter gegeben werden, verbunden mit regelmäßigen psychiatrischen Kontrolluntersuchungen und Gesprächen. Diese sollten zumindest in lockeren Abständen, auch nach Absetzen der Medikation, beibehalten werden, um aus der Krankheit resultierende Lebensprobleme aufzuarbeiten und um Rückfälle zu vermeiden, die oft ohne erkennbare Auslöser auftreten können (Früherhebung und -behandlung).

Deswegen ist die *Kontinuität* der Arztkontakte von besonderer Bedeutung; auch kommt gerade dem Übergang von der stationären zur ambulanten Behandlung entscheidende Bedeutung zu.

Gegenüber diesem relativ geschlossenen Bild bei endogenen Depressionen ist das Bild bei depressiven Neurosen wesentlich uneinheitlicher. Dies liegt zum einen an der beschriebenen Vielfalt neurotisch-depressiver Krankheitsbilder, die – wie bereits besprochen – nahelegt, allein schon aus behandlungstechnischen Gründen eine stärkere diagnostische Differenzierung vorzunehmen.

Allgemein kann derzeit davon ausgegangen werden, daß sowohl die pharmakologische Behandlung der neurotischen Depression mit Antidepressiva als auch die psychotherapeutische Behandlung dieses Störungsbilds als adäquate Behandlung gelten können. Neuere, randomisierte Vergleichsstudien (NIMH 1986) sprechen dafür, daß vor allem die strukturierte psychotherapeutische Behandlung der Depression auf der Grundlage verhaltenstherapeutischer oder interpersonal-orientierter Ansätze zumindest ähnlich gute Besserungsresultate erbringt wie die rein pharmakologische Behandlung in Verbindung mit unspezifischen Gesprächen. Psychoanalytische Behandlungsansätze mit relativ langer Behandlungsdauer von mehr als 150 Stunden werden in der *Langzeitbehandlung* neurotisch Depressiver jedoch allgemein als problematisch angesehen. Die überwiegende Mehrzahl der Erkrankten wird in der Regel ausschließlich ambulant behandelt. Seltener muß jedoch – wie bei der von uns untersuchten Patientengruppe – je nach Schweregrad und komplizierteren Faktoren, vor allem bei akuter Suizidgefahr, eine stationäre Behandlung erfolgen. Dabei geht es primär um eine Stabilisierung des Krisenzustandes; weniger häufig ist – wie bei den endogenen Depressionen – eine völlige oder weitgehende Besserung des Zustands zu erreichen. Im Gegensatz zu den endogenen Depressionen fällt es bei neurotischen Depressionen auch sehr schwer, einen klar definierten Anfang und ein Ende der Störung festzulegen. Dies impliziert für die Behandlung, daß sie sich zumeist über längere Zeiträume zu erstrecken hat, wobei sich oft Phasen intensiverer therapeutischer Interaktionen mit längeren Phasen des Rückzugs des Patienten vom Versorgungssystem abwechseln. Trotz der experimentell vielfach nachgewiesenen Effektivität verschiedener psychotherapeutischer und pharmakologischer Ansätze ist es nach wie vor nur schwer möglich, klare Behandlungsstandards für eine „adäquate" Therapie zu formulieren. Für diese schwer erkrankten, stationär behandlungsbedürftigen Patienten dürften die pragmatischen Therapieziele lediglich darin bestehen,
1) die Suizidgefahr durch stützende Gespräche sowie die Verabreichung von Psychopharmaka zu beheben,
2) eine längerfristige ambulante Behandlung oder – ausnahmsweise – eine spezialisierte längerfristige Behandlung in einer psychotherapeutischen bzw. verhaltenstherapeutischen Klinik vorzubereiten und
3) ein für den Patienten akzeptables Angebot zu machen, ambulante Hilfe bei Verschlimmerung bzw. eine stationäre Hilfe bei erheblicher Verschlimmerung in Anspruch zu nehmen.

Für die Gruppe der *Angststörungen* lassen sich im Vergleich zu den neurotisch-depressiven Patienten wesentlich leichter adäquate Behandlungsstandards formulieren. Durch die Einführung verhaltenstherapeutischer Methoden zu Beginn der 70er Jahre und deren Verwendung auch bei der Indexbehandlung unserer Patienten kann die adäquate Behandlung von schweren Angststörungen in der Anwendung sogenannter Desensibilisierungs- und vor allem in Exposure-Verfahren (MARKS 1972; BUTOLLO 1979; STRIAN 1982; HAND und WITTCHEN 1986) gesehen werden. In Ergänzung hierzu ist es oft notwendig, bei chronifizierten Angststörungen zusätzliche Verfahren zum Abbau sozialer Defizite einzuführen. Bei vielen Patienten wird im akuten Angstanfall eine pharmakologische Intervention als notwendig erachtet. Dies gilt in der praktischen Versorgungssituation umso häufiger, je weniger verhaltenstherapeutische Behandlungsangebote personell und versicherungsrechtlich verfügbar sind, um dem Patienten den Leidenszustand zu erleichtern. Angststörungen neigen dazu, über längere Zeiträume, wenn auch auf niedrigem Symptomniveau, zu persistieren. Deswegen kommt auch bei Angststörungen einer kontinuierlichen Betreuung und der Möglichkeit zur Wiederbehandlung bei Verschlimmerung zentrale Bedeutung zu.

Problematisch ist bei den von uns untersuchten Angststörungen, daß häufig nach langer Krankheitsdauer das Bild der Angststörung ergänzt wird durch das Bild einer „sekundären" neurotischen Depression. Für diese Mischzustände neurotischer Genese ist in der Literatur – ähnlich wie für reine Formen neurotischer Depressionen, kein klarer Behandlungsstandard angegeben, so daß es für diese Teilgruppe ebenfalls sehr schwer fällt, adäquate Behandlungsstrategien anzugeben.

6.3.2 Methodische Aspekte

Bei der Untersuchung des Inanspruchnahmeverhaltens beziehen wir uns auf folgende Untersuchungsgruppen: Patienten mit einer endogenen Depression (N = 24), mit einer Angstneurose oder Phobie (N = 40) und mit einer neurotischen Depression (N = 37). Die Ergebnisse werden unabhängig von möglichen Änderungen der Diagnosen im Untersuchungszeitraum und möglicherweise zusätzlich auftretenden körperlichen Erkrankungen dargestellt. Darüber hinaus werden zu Vergleichszwecken die Fälle aus der Feldstudie mit einer depressiven oder Angststörung und an manchen Punkten die repräsentative Stichprobe aus der Feldstudie herangezogen. Fälle mit anderen Diagnosen finden nur in den Abschnitten 6.3.4 und 6.3.5 Berücksichtigung. Es wird im weiteren das Inanspruchnahmeverhalten nach der Indexbehandlung (Patienten) bzw. nach der Erstuntersuchung (Fälle) dargestellt.

Die umfassende Analyse der Inanspruchnahmecharakteristika unserer Untersuchungsgruppen sieht sich einer Reihe von grundsätzlichen, zum Teil methodischen, zum Teil inhaltlichen Problemen gegenüber, die vor der Ergebnisdarstellung geklärt werden müssen. Hervorzuheben sind:
a) Die Wahl der zu analysierenden Einflußgrößen
   Da das Inanspruchnahmeverhalten einer Person von vielen Einflußgrößen abhängig ist (wie z.B. Art und Schwere der Störung, Art der Versorgungsregionen, Wissen des Probanden um die Verfügbarkeit der verschiedenen Versorgungsangebote und ihre Annehmbarkeit für ihn etc.), deren vollständige Behandlung den Rahmen unserer Darstellung sprengen würde, müssen für den folgenden Ergebnisüberblick Schwerpunkte gewählt werden. Mit der Festlegung der Untersuchungsgruppen wird der Art der Symptomatik zum Zeitpunkt der Entlassung aus der Indexbehandlung als Einflußgröße Rechnung getragen. Weitere mögliche Einflußgrößen finden in 6.3.4 bis 6.3.6 sowie in Abschnitt 6.3.8 Berücksichtigung.
b) Die Wahl der Inanspruchnahme-Variablen
   Inanspruchnahme findet potentiell bei einer Vielzahl von Einrichtungen und Personen (psychiatrische Klinik, Hausarzt etc.) in unterschiedlicher Form (telefonische Konsultation, Hausbesuch, Besuch beim Arzt, stationärer Aufenthalt etc.) statt. Klare Definitionen sind vorab notwendig, um festzulegen, was als Inanspruchnahme gezählt wird und welche Aspekte des komplexen Inanspruchnahmeverhaltens in die Analyse eingehen sollen (s. BICE und WHITE 1971; HERSHEY et al. 1975)

c) Die Wahl der Beschreibungsebenen
Inanspruchnahme ist als ein dynamischer, zeitabhängiger Prozeß zu verstehen und kann unter Rückgriff auf verschiedene Bezugssysteme beschrieben werden:
– statisch-deskriptiv durch eine Charakteristik, wie oft eine bestimmte Einrichtung aufgesucht wurde oder wie lange eine stationäre Behandlung stattgefunden hat,
– sequentiell-dynamisch durch eine Charakterisierung der Abfolge von bestimmten Behandlungen oder Konsultationen (z. B. nach der stationären Behandlung erfolgte ambulante Weiterbehandlung etc.);
– möglich ist aber auch eine dynamisch-kontinuierliche Charakteristik, bei der Art und zeitliche Kontinuität der Inanspruchnahme-Ereignisse Berücksichtigung finden (z. B. Aufnahme in die stationäre Behandlung 1.1.1978, Entlassung 31.12.1978, vom 1.1.1979 bis 24.4.1979 keine Behandlung, dann vom 25.4. bis 20.8.1979 ambulante nervenärztliche Behandlung etc.).

Die Darstellung beginnt mit einer eher statisch-deskriptiven Charakterisierung des Inanspruchnahmeverhaltens in den Untersuchungsgruppen. Dabei wird der Zeitraum von der Entlassung aus der Indexbehandlung bzw. von der Erstuntersuchung (Feldstudie) bis zur Nachuntersuchung dargestellt. Bei der Auswertung wird zunächst der psychiatrisch/psychotherapeutische Bereich getrennt von dem nicht-psychiatrischen, allgemeinmedizinischen dargestellt. Allgemeinmedizinisch in diesem Sinne meint alle medizinischen Dienste, die *nicht* zur psychiatrisch/psychotherapeutischen Versorgung gezählt werden können.

Darüber hinaus wird der Versuch unternommen, die sequentiell-dynamische und z. T. auch die dynamisch-kontinuierliche Struktur der Inanspruchnahmedaten aufzuzeigen. Dabei werden der zeitliche Verlauf und die Inanspruchnahmemuster einzelner Patienten charakterisiert und versucht, mittels einer Clusteranalyse Gruppen von ähnlichen Betreuungsmustern aufzufinden (Inanspruchnahme-„Typen"). Diese „Typen" stellen dann die Grundlage für die Analyse möglicher Einflußgrößen auf das Inanspruchnahmeverhalten und die Auffindung spezieller Problembereiche der Versorgung dar.

Als psychiatrisch/psychotherapeutische oder psychosoziale Inanspruchnahme wird jeder Kontakt mit bzw. Aufenthalt in stationären, ambulanten oder komplementären Einrichtungen gezählt (s. Abb. 6.3.7):
Hausärzte bzw. die Kategorie „andere" Institutionen („andere stationäre Einrichtungen", „andere ambulante") werden nur dann in Zusammenhang mit einer psychiatrisch/psychotherapeutischen Inanspruchnahme berücksichtigt, wenn dort eine im weitesten Sinne psychiatrische Behandlung, d. h. eine spezifische Behandlung bezüglich der psychiatrischen Symptome stattfand.

Darüber hinaus sind alle übrigen ambulanten ärztlichen Kontakte, z. B. bei Fachärzten oder dem Hausarzt, und alle übrigen stationären Aufenthalte in Allgemein- und Kurkrankenhäusern erfaßt und unter der Rubrik allgemeinmedizinischer Inanspruchnahme zusammengefaßt. Es muß allerdings darauf hingewiesen werden, daß eine strenge Trennung zwischen psychiatrisch/psychotherapeutischer und allgemeinmedizinischer Inanspruchnahme in manchen Fällen problematisch ist.

Die Datenquellen für eine Quantifizierung dieser Informationen waren recht unterschiedlich. Sie beruhen bei stationären Behandlungen z. T. auf Unterlagen der Krankenkassen, zum Teil auf Informationen der Krankenblätter und anderer Krankenhausunterlagen, die bei einem zwischenzeitlichen stationären Aufenthalt jeweils angefordert wurden, bei ambulanten Behandlungen überwiegend auf Arztberichten sowie auf eigenen Aussagen der Patienten im Nachuntersuchungsgespräch. Der im Methodikteil (Kap. 3.5) beschriebene Vergleich der Angaben der Patienten und Aussagen ihrer Angehörigen mit den Krankenkassendaten und mit den Daten aus der Befragung der behandelnden Institutionen hat ergeben, daß die Inanspruchnahmedaten bezüglich der stationären Aufenthalte ausreichend verläßlich sind. Weniger verläßlich dürften die Daten im Bereich der ambulanten Inanspruchnahme allgemeinärztlicher und psychiatrisch/psychotherapeutischer Dienste sein. Da es kaum möglich war, die *genaue* Anzahl der Kontakte festzuhalten, wurde auf eine Charakterisierung in Häufigkeitsklassen zurückgegriffen.

Im Bereich der psychiatrisch/psychotherapeutischen Inanspruchnahme wurde bei allen stationären, teilstationären und komplementären Einrichtungen die Anzahl der Behandlungstage, bei ambulanten Behandlungseinrichtungen die Anzahl der Behandlungssitzungen registriert. Alle Angaben wurden wegen der individuell unterschiedlichen Länge des Katamnesezeitraums auf einen Zeitraum von sieben Jahren standardisiert, um eine Vergleichbarkeit über Personen und Gruppen zu gewährleisten. Eine exakte zeitliche Zuordnung war für die stationären, nicht jedoch für die ambulanten Kontakte möglich, die lediglich auf Monats- bzw. Quartalsebene kodiert wurden. Die stationäre und ambulante Inanspruchnahme allgemeinmedizinischer Dienste wurde pro Jahr für die Jahre 1973 bis 1981 erfaßt (Anzahl Wochen stationärer Behandlungen bzw. Anzahl ambulanter Kontakte pro Jahr).

Ferner wurde bei einer psychiatrisch/psychotherapeutischen Inanspruchnahme die Behandlungsart kodiert. Dabei wurde unterschieden zwischen somatischen Verfahren (z. B. Neuroleptika, Antidepressiva, Lithium, Heilkrampfbehandlung etc.) und spezifischen psychotherapeutischen Verfahren (psychoanalytischen, verhaltenstherapeutischen, gesprächstherapeutischen und anderen spezifisch beschreibbaren psychotherapeutischen Verfahren). Psychotherapeutische Verfahren wurden darüber hinaus nach der Art ihrer Durchführung unterschieden (Einzeltherapie, Gruppentherapie). Ebenfalls erfaßt wurden umschriebene therapeutische „Techniken" (autogenes Training, Hypnose etc.) sowie Interventionen, die nicht eindeutig einer der oben genannten Kategorien zuzuordnen waren, einschließlich der häufig genannten Kategorie „stützende Gespräche".

6.3.3 Zusammenfassende Analyse der Behandlungen seit der Indexbehandlung

6.3.3.1 Patientenorientierte Betrachtung der Inanspruchnahme psychiatrisch/psychotherapeutischer Dienste

Um die Fülle der Einzeldaten zur psychiatrisch/psychotherapeutischen Inanspruchnahme einschließlich des zeitlichen Verlaufs der Inanspruchnahme zu systematisieren und eine simultane Betrachtung von Inanspruchnahmeverhalten und Krankheitscharakteristika zu ermöglichen, wurde zunächst für jeden Patienten in gleicher Weise eine Gesamtdarstellung der Inanspruchnahme psychiatrisch/psychotherapeutischer Dienste und des Krankheitsverlaufs versucht. Die Abbildungen 6.3.1, 6.3.2 und 6.3.3 zeigen diese Gesamtdarstellung beispielhaft für drei Patienten mit der Entlassungsdiagnose „neurotische Depression".

Über jeden Patienten werden folgende Informationen gegeben:
- Die Patientennummer
- Entlassungsdiagnose (Indexbehandlung) und Abschlußdiagnose (Nachuntersuchung) nach der ICD-8
- Im Bereich Inanspruchnahme werden Zeitpunkt, Dauer, Häufigkeit und Art der stationären, ambulanten und komplementären Interventionen dargestellt. Jeweils durch einen senkrechten Strich wird der Zeitpunkt der Entlassung aus der Indexbehandlung (I) und der Zeitpunkt der Nachuntersuchung (K) symbolisiert. Die graphische Darstellung ermöglicht zunächst eine visuelle Beurteilung der Inanspruchnahmemuster unter verschiedenen Aspekten (z. B. unter dem Aspekt der Kontinuität der Versorgung). Links sind die behandelnden Institutionen aufgetragen, rechts die Dauer stationärer Aufenthalte (in Tagen) und die

Abb. 6.3.1. Patient: 219; Entlassungsdiagnose: 300.4; Katamnesediagnose: 300.4

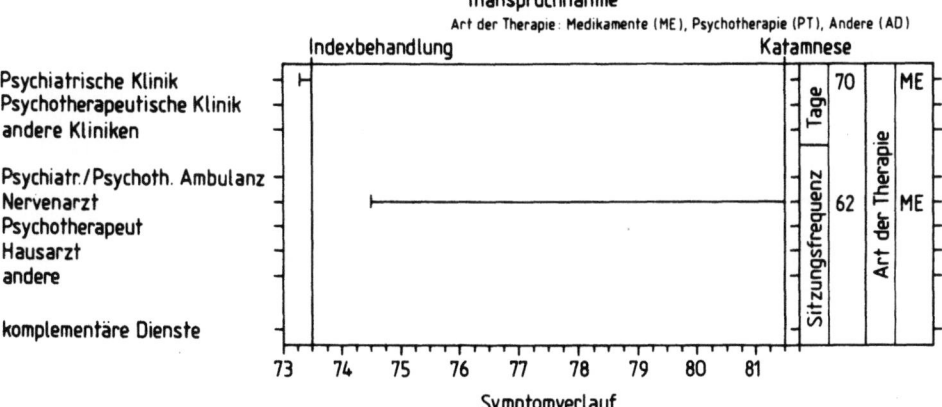

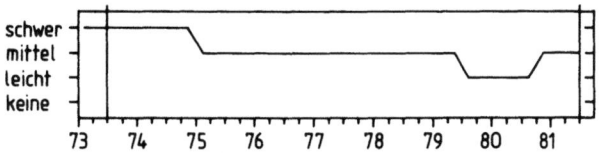

Inanspruchnahme

	vor Index**	nach Index
Anzahl stat. Aufenthalte	0	0
Anzahl amb. Behandlungen	–	1
Angewandte Therapieverfahren:		
• somatische	–	ME
• Psychotherapie	–	–
• sonstige	–	–

Symptomatik – Syndromschwerescore***

Schizophrene Symptome	–
Affektive Symptome	2,15
Residuen	–
Neurotische Symptome	2,15
Andere Symptome	–

Indexbehandlung und Verlaufstyp

Dauer der Indexbehandlung:	70 Tage
Art der Therapie:	Medikamente
Verlaufstyp:	chronisch
Outcome:	intermediär

Legende:
** nur Daten der stationären Aufenthalte berücksichtigt
*** Max. Ausprägung = 4 (sehr schwer),
Min. Ausprägung = 0 (keine Symptome)

Anzahl ambulanter Kontakte vom Indexaufenthalt bis zur Katamnese. Einmalige Konsultationen, die vor allem beim Nervenarzt häufiger vorkommen, werden durch ein gesondertes Symbol gekennzeichnet (●). Über die Strichart wird eine Differenzierung zwischen pharmakologischen (durchgezogener Strich), psychotherapeutischen (gepunktet) und sonstigen Behandlungen (gestrichelt) vorgenommen.
- Die graphische Darstellung des Symptomverlaufs basiert auf der vom nachuntersuchenden Psychiater in Quartalsabständen vorgenommenen Beurteilung des Schweregrads vorhandener Symptome. Suizidversuche werden durch ein gesondertes Symbol gekennzeichnet (↓). In der Regel wird ein Patient dann als behandlungsbedürftig zu bezeichnen sein, wenn die Ausprägung seiner Symptome als „mittel" oder „schwer" beurteilt wurde.
- In dem darunterliegenden Block werden die Anzahl stationärer und ambulanter Behandlungen sowie die angewendeten Therapieverfahren sowohl vor als auch nach der Indexbehandlung wiedergegeben. Die Symptomatik aufgrund der Symptomverlaufskurve wird durch Syndromschwerescores – aufgeschlüsselt nach den wichtigsten Symptomen schizophrener, affektiv-psychotischer und neurotischer Art – charakterisiert. Darüber hinaus werden Daten der Indexbehandlung und die Art der Therapie angegeben. Als wichtige, für eine Klassifikation entscheidende Information sind schließlich noch der Verlaufstyp des jeweiligen Patienten nach der clusteranalytischen Auswertung seiner Symptomschwere über den Katamnesezeitraum und der Outcome zum Zeitpunkt der Nachuntersuchung wiedergegeben (s. Kap. 4.2 und 4.3).

Abbildung 6.3.1 zeigt den Symptomverlauf und die Inanspruchnahme psychiatrisch/psychotherapeutischer Dienste einer Patientin mit der Entlassungsdiagnose und Katamnesediagnose „neurotische Depression" (ICD-8: 300.4). Trotz ausgeprägter depressiver Symptomatik auch noch nach Entlassung aus der Indexbehandlung gelangte die Patientin wegen eines Auslandsaufenthalts erst Mitte 1974 – also ein Jahr später – in nervenärztliche Behandlung. Dort wurde sie kontinuierlich bis zur Nachuntersuchung medikamentös mit Tranquilizern und Antidepressiva behandelt.

Die Abbildung 6.3.2 beschreibt ein Inanspruchnahmemuster, das sich deutlich von dem in Abbildung 6.3.1 unterscheidet. Trotz ähnlicher Symptomschwere nach Entlassung aus der Indexbehandlung suchte diese Patientin, die ebenfalls an einer neurotischen Depression litt, nur sehr sporadisch den Nervenarzt und über einen kurzen Zeitraum den Hausarzt auf. Rückblickend äußerte die Patientin eine starke Unzufriedenheit mit diesen Kontakten; sie bemängelte vor allem fehlendes persönliches Engagement von seiten der Ärzte, die ihr nicht wirklich zugehört hätten. In den zwei Jahren vor der Nachuntersuchung besserte sich die Symptomatik der Patientin, obwohl sie keine psychiatrisch/psychotherapeutischen Dienste in Anspruch nahm. Die Patientin führt diese Besserung auf eine neue berufliche Situation zurück.

Der in Abbildung 6.3.3 beschriebene Patient wurde – wie die Patientin in Abbildung 6.3.1 – seit der Indexbehandlung fast durchgehend, allerdings mit häufigem Wechsel der Behandlungsinstitution, behandelt. Kurz nach Entlassung aus der Indexbehandlung wurde er erneut im MPIP wieder mit der Diagnose einer neurotischen Depression, diesmal allerdings mit dem Verdacht auf eine manisch-depressive Psychose, aufgenommen. Stationär wurde er zunächst medikamentös und psychotherapeutisch (psychoanalytisch ausgerichtet) behandelt, danach ambulant medikamentös versorgt. Die nervenärztliche Behandlung brach er Ende 1977 ab. Danach wurde er dann 1 1/2 Jahre lang ausschließlich vom Hausarzt betreut, bevor er eine neue nervenärztliche Behandlung Ende 1979 begann. Der Patient erhielt fast durchgehend seit Entlassung aus der letzten stationären Behandlung, wegen der häufigen Phasen, Lithium; kurzzeitig wurde er auch mit Neuroleptika behandelt, ohne gegen Ende des Beobachtungsintervalls eine Besserung aufzuweisen. Er wurde als ungünstiger Verlauf eingestuft.

Abb. 6.3.2. Patient: 231; Entlassungsdiagnose: 300.4; Katamnesediagnose: 300.4

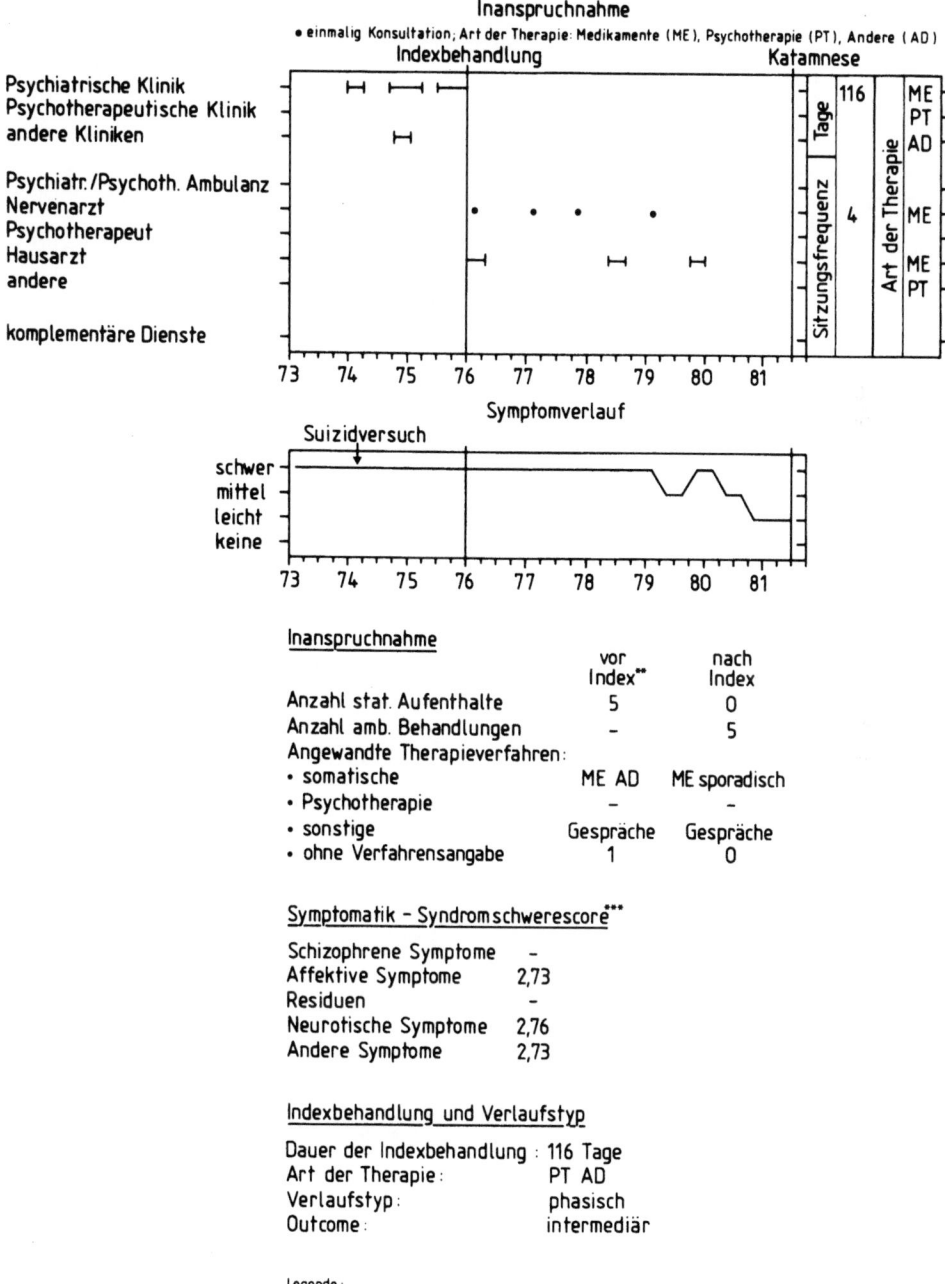

Abb. 6.3.3. Patient: 221; Entlassungsdiagnose: 300.4; Katamnesediagnose: 296.3

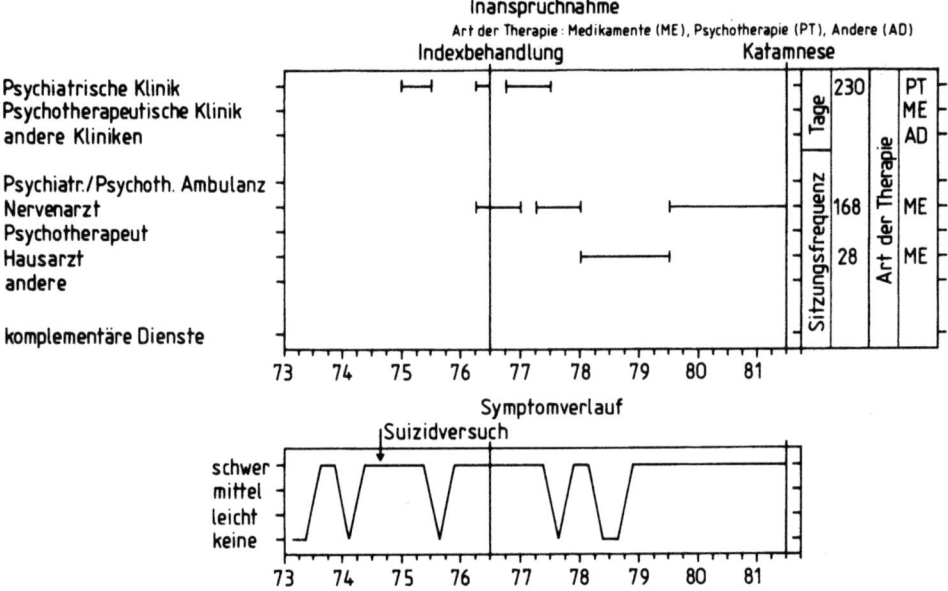

Inanspruchnahme

	vor Index**	nach Index
Anzahl stat. Aufenthalte	1	1
Anzahl amb. Behandlungen	–	4
Angewandte Therapieverfahren:		
• somatische	ME	ME
• Psychotherapie	–	PT
• sonstige	–	–

Symptomatik – Syndromschwerescore***

Schizophrene Symptome	–
Affektive Symptome	2,38
Residuen	–
Neurotische Symptome	–
Andere Symptome	–

Indexbehandlung und Verlaufstyp

Dauer der Indexbehandlung : 135 Tage
Art der Therapie : Gespräche, Medikamente
Verlaufstyp : phasisch
Outcome : ungünstig

Legende:
** nur Daten der stationären Aufenthalte berücksichtigt
*** Max. Ausprägung = 4 (sehr schwer)
    Min. Ausprägung = 0 (keine Symptome)

Diese drei Beispiele verdeutlichen die schon in Kapitel 4.2 und 4.3 angesprochene große Heterogenität des Inanspruchnahmeverhaltens. Für die erste deskriptive Analyseebene wollen wir im folgenden prüfen, inwieweit diagnosenspezifische Inanspruchnahme- und Behandlungsmuster aufzeigbar sind. Dabei wollen wir zunächst die Inanspruchnahme allgemeinmedizinischer Dienste betrachten.

6.3.3.2 Diagnosenspezifische Betrachtung der Inanspruchnahme allgemeinmedizinischer Dienste

Die Inanspruchnahme psychiatrisch/psychotherapeutischer Dienste und die Inanspruchnahme allgemeinmedizinischer Dienste weisen zum Teil erhebliche Überschneidungen auf. Auch für die Patienten ist von der Betroffenheit durch Beschwerden her keine klare Trennlinie zu ziehen. Dies wird lediglich zum Teil vom Versorgungssystem vorgegeben. Deshalb werden zunächst einige Daten zur Inanspruchnahme allgemeinmedizinischer Dienste, zur körperlichen Gesundheit und zum Medikamentenkonsum unserer Untersuchungsgruppen gegeben, bevor wir uns der Inanspruchnahme psychiatrisch/psychotherapeutischer Dienste zuwenden.

Insbesondere für Patienten mit einer Angstneurose/Phobie aber auch für die mit einer neurotischen Depression ist sowohl *im Katamneseintervall* als auch in den zwölf Monaten vor der Nachuntersuchung eine deutlich erhöhte Inanspruchnahme ambulanter Dienste zu beobachten (s. Abb. 6.3.4); diese Patienten weisen durchschnittlich bis zu zweimal so viele Arztbesuche wie die Probanden in der repräsentativen Stichprobe auf.

Eine detaillierte Analyse zeigt, daß die hohen durchschnittlichen Inanspruchnahmeraten nicht alleine durch die verstärkte Nutzung psychiatrischer und psychotherapeutischer Dienste im engeren Sinne zu erklären sind, sondern auch wesentlich durch eine Inanspruchnahme allgemeinmedizinischer Dienste bestimmt sind. Die erhöhte ambulante Inanspruchnahmerate der Patienten mit einer endogenen Depression ist dagegen ausschließlich auf die verstärkte Nutzung psychiatrisch/psychotherapeutischer Dienste zurückzuführen. Im stationären, allgemeinmedizinischen Bereich zeigt sich bei den Patientengruppen nur in Ansätzen eine Tendenz zur erhöhten Inanspruchnahme.

Das Inanspruchnahmeverhalten der Patientengruppen im allgemeinmedizinischen Bereich findet eine teilweise Entsprechung im subjektiv beurteilten Gesundheitszustand. Patienten mit einer endogenen Depression beurteilen ihren Gesundheitszustand etwas günstiger als die repräsentative Stichprobe; nur 33,4% der Patienten mit einer endogenen Depression beurteilen ihren Gesundheitszustand zum Zeitpunkt der Nachuntersuchung als „mäßig" bis „sehr schlecht" (gegenüber 38% der repräsentativen Stichprobe). Patienten mit Angststörungen beurteilen ihren Gesundheitszustand wesentlich schlechter (55% „mäßig" bis „sehr schlecht"). Neurotisch depressive Patienten beurteilen ihren Gesundheitszustand zwar nicht so ungünstig wie Patienten mit Angststörungen (43,2% „mäßig" bis „sehr schlecht"); sie berichten aber – ähnlich wie Patienten mit Angststörungen – von durchschnittlich mehr körperlichen Erkrankungen als die Probanden der repräsentativen Stichprobe. Neben häufigeren Infekten, parasitären Erkrankungen und Erkrankungen des Nervensystems nennen sie vor allem vermehrt Herz- oder Kreislaufbeschwerden (bei den Angststörungen) und Erkrankungen der Verdauungsorgane (in beiden Neurosegruppen), was als Indiz für

Abb. 6.3.4. Ambulante und stationäre Inanspruchnahme allgemeinmedizinischer Dienste

		(N = 24) Endogene Depression		(N = 40) Angstneurose/ Phobie		(N = 37) Neurotische Depression		(N = 39) Fälle „Angststörung"		(N = 47) Fälle „Depr. Störung"		(N = 414)[a] Repräsent. Stichprobe	
		(N = 8) Männer	(N = 16) Frauen	(N = 22) Männer	(N = 18) Frauen	(N = 18) Männer	(N = 19) Frauen	(N = 13) Männer	(N = 26) Frauen	(N = 13) Männer	(N = 34) Frauen	(N = 205) Männer	(N = 209) Frauen
ambulant 12 Monate Gesamtzahl Arztbesuche	x̄	9.4	16.7	16.3	22.0	13.7	20.1	22.1	16.0	13.2	15.9	8.5	10.8
	s	4.0	9.9	12.3	13.5	10.4	14.7	18.0	11.9	11.3	13.1	9.6	9.8
allgemeinmedizinische Inanspruchnahme[b]	x̄	8.4	9.3	12.9	18.4	10.2	18.1	20.9	15.0	13.2	15.5	8.3	10.7
	s	4.1	6.5	9.2	8.4	6.5	13.4	17.9	10.6	11.3	12.8	9.4	9.3
psychiatr./psychotherap. Inanspruchnahme	x̄	1.0	7.4	3.4	3.6	3.6	2.0	1.2	0.9	—	0.4	0.2	0.2
	s	1.3	9.8	7.3	7.4	5.9	4.8	4.4	3.5	—	1.6	1.6	1.2
ambulant 8 Jahre Gesamtzahl Arztbesuche	x̄	53.0	78.9	85.7	102.6	61.5	100.8	98.6	78.5	87.1	96.1	51.3	69.1
	s	31.7	45.3	70.1	42.5	33.4	89.6	58.9	57.8	94.0	68.5	50.2	57.0
stationär 12 Monate Anzahl Wochen	x̄	0.0	0.8	0.4	0.7	1.1	0.4	1.0	0.6	0.9	0.7	0.3	0.3
	s	0.0	2.4	1.5	1.5	3.3	1.4	1.7	1.3	2.3	2.5	1.2	1.0
stationär 8 Jahre Anzahl Wochen	x̄	4.6	4.1	2.1	4.1	3.8	3.8	6.5	4.0	8.8	7.6	3.4	3.7
	s	8.6	5.5	3.8	3.9	7.1	6.2	8.4	6.0	17.9	9.9	6.9	5.7

[a] Bei einigen Probanden konnten diese Daten nicht erhoben werden
[b] Zahnarzt miteingeschlossen

vermehrte vegetative Beschwerden, die bei neurotischen Patienten typischerweise als Somatisierung emotioneller Störungen auftreten, gewertet werden kann. In der Gruppe neurotisch depressiver Patienten berichten die Frauen erwartungsgemäß (s. MANNE und SANDLER 1984; WEGENER 1986) deutlich häufiger von Frauenkrankheiten.

Das vermehrte Auftreten körperlicher Erkrankungen in den beiden Neurosegruppen ist hauptsächlich bei den Frauen zu beobachten, obwohl auch die Männer einen schlechteren subjektiven Gesundheitsstatus angeben als die repräsentative Stichprobe und erhöhte Inanspruchnahmeraten aufweisen. Insgesamt erscheinen die berichteten Erkrankungen und der subjektive Gesundheitszustand keine hinreichende Erklärung für die erhöhten Inanspruchnahmeraten der neurotischen Patienten zu liefern.

Auch die *Fälle* aus der Feldstudie weisen eine gegenüber der repräsentativen Stichprobe deutlich erhöhte Inanspruchnahme allgemeinmedizinischer Dienste sowohl im ambulanten als auch im stationären Bereich auf. Insbesondere die Männer zeigen eine erhöhte Inanspruchnahme stationärer Dienste. Die Fälle berichten zwar von, im Vergleich zur repräsentativen Stichprobe, häufigeren körperlichen Erkrankungen; dennoch erscheint im Vergleich zu den körperlichen Beschwerden, die von den Fällen berichtet werden, sowohl die ambulante als auch die stationäre Inanspruchnahme überproportional erhöht. Vermehrte vegetative Beschwerden (Herz-/Kreislauf, Verdauungsorgane) und häufigere Frauenkrankheiten werden vor allem von Fällen mit depressiven Störungen, weniger von Fällen mit Angststörungen berichtet.

Die zu erwartenden höheren Inanspruchnahmeraten der *Frauen* zeigen sich fast durchgängig in allen Gruppen bei der ambulanten Inanspruchnahme allgemeinmedizinischer Dienste, weniger jedoch im Bereich psychiatrisch/psychotherapeutischer Inanspruchnahme (mit Ausnahme der endogen Depressiven) und im Bereich stationärer allgemeinmedizinischer Versorgung.

Betrachten wir den Medikamentenkonsum zum Zeitpunkt der Nachuntersuchung (3-Monats-Querschnitt), so zeigen sich in allen Gruppen erhöhte Werte. Frauen geben in der Regel wesentlich höhere Medikamenten-Einnahmeraten an als Männer. Eine Ausnahme bildet der Psychopharmakakonsum bei Patienten mit einer depressiven Neurose und Fälle mit Angststörungen; hier nehmen Männer genauso häufig Psychopharmaka ein wie Frauen (Abb. 6.3.5).

Angstneurotiker/Phobiker nehmen sowohl mehr Psychopharmaka als auch mehr nicht-psychopharmakologische Substanzen ein als die Probanden der repräsentativen Stichprobe, während endogen Depressive und neurotisch Depressive hauptsächlich im Psychopharmakakonsum erhöhte Werte zeigen. Von den Fällen aus der Feldstudie nehmen Frauen mit einer depressiven Störung und Männer mit einer Angststörung sowohl mehr Psychopharmaka als auch mehr nicht-psychopharmakologische Substanzen ein.

Dieser Überblick über das Inanspruchnahmeverhalten im allgemeinmedizinischen Bereich zeigt für die neurotischen Patienten und Fälle erhöhte Inanspruchnahmeraten, vor allem im Bereich der ambulanten Versorgung, und einen erhöhten Medikamentenkonsum sowohl bei psychopharmakologischen als auch bei nicht-psychopharmakologischen Substanzen. Diese Patienten/Fälle, insbesondere die weiblichen, weisen aber gleichzeitig bezüglich körperlicher Erkrankungen erhöhte Morbiditätsraten auf. Patienten mit einer endogenen Depression zeigen dagegen weder im Katamnesezeitraum noch zum Zeitpunkt der Nachuntersuchung eine erhöhte Inanspruchnahme allgemeinmedizinischer Dienste oder eine erhöhte Morbidität bezüglich körperlicher Erkrankungen.

Abb. 6.3.5. Medikamentenkonsum in den letzten 3 Monaten

	(N = 24) Endogene Depression 296.0/2		(N = 36)[a] Neurotische Depression 300.4		(N = 40) Angstneurose/ Phobie 300.0/2		(N = 47) Fälle: „Depr. Störungen"		(N = 39) Fälle: „Angststörungen"		(N = 414)[a] Repräsentative Stichprobe	
	Männer (N = 8)	Frauen (N = 16)	Männer (N = 18)	Frauen (N = 18)	Männer (N = 22)	Frauen (N = 18)	Männer (N = 13)	Frauen (N = 34)	Männer (N = 13)	Frauen (N = 26)	Männer (N = 205)	Frauen (N = 209)
Medikamenten Gesamtscore[b] x̄	3.0	5.7	3.4	4.6	3.5	6.0	3.0	6.2	3.6	5.5	2.6	4.1
s	2.3	2.4	2.5	4.0	3.4	2.9	2.0	3.3	2.1	3.7	2.2	3.2
Medikamente ohne Psychopharmaka[c] x̄	2.4	4.0	2.6	3.7	2.9	5.1	2.5	5.1	3.1	5.0	2.4	3.7
s	1.9	2.3	2.2	3.3	3.1	2.6	2.0	3.0	2.1	3.3	2.1	2.8
Psychopharmaka[d] x̄	0.6	1.7	0.9	0.9	0.6	0.9	0.5	1.1	0.5	0.5	0.2	0.4
s	0.7	1.5	1.2	1.1	0.9	0.9	0.9	1.0	0.9	0.8	0.5	0.8

[a] Bei einigen Probanden konnten diese Daten nicht erhoben werden
[b] min: 0.0   max: 17.0
[c] min: 0.0   max: 15.0
[d] min: 0.0   max: 8.0

Abb. 6.3.6. Anzahl und Gesamtdauer stationärer und ambulanter Behandlungen seit Indexaufenthalt bzw. Erstuntersuchung[a]

		(N = 24) Endogene Depression 296.0/2		(N = 40) Angstneurose/ Phobie 300.0/2		(N = 37) Neurotische Depression 300.4		(N = 39) Fälle: „Angststörungen"		(N = 47) Fälle: „depressive Störungen"	
Anzahl stationärer Aufenthalte	0	13	54.2%	33	82.5%	27	73.0%	38	97.4%	43	91.5%
	1	5	20.8%	6	15.0%	5	13.5%	—	—	4	8.5%
	2–5	5	20.8%	1	2.5%	5	13.5%	1	2.6%	—	—
	>5	1	4.2%	—	—	—	—	—	—	—	—
Gesamtdauer für Patienten mit stationären Aufenthalten (Anzahl Tage)	Median	77.0	(N = 11)	42.0	(N = 7)	81.0	(N = 10)	9.3	(N = 1)	32.0	(N = 4)
Anzahl ambulanter Behandlung	0	2	8.3%	9	22.5%	9	24.3%	29	74.4%	26	55.3%
	1	5	20.8%	8	20.0%	9	24.3%	6	15.4%	12	25.5%
	2–3	9	37.5%	13	32.5%	14	37.8%	4	10.3%	8	17.0%
	4–5	2	8.3%	7	17.5%	2	5.4%	—	—	1	2.1%
	6–10	5	20.8%	2	5.0%	3	8.1%	—	—	—	—
	>10	1	4.2%	1	2.5%	—	—	—	—	—	—
Gesamtdauer für Patienten mit ambulanten Behandlungen (Anzahl Sitzungen)	Median	40.5	(N = 22)	41.0	(N = 31)	29.5	(N = 28)	8.0	(N = 10)	11.0	(N = 21)

[a] Die Werte sind auf einen Beurteilungszeitraum von 7 Jahren standardisiert

6.3.3.3 Diagnosenspezifische Betrachtung der Inanspruchnahme psychiatrisch/psychotherapeutischer Dienste

In Übereinstimmung mit dem phasischen Verlauf, der oft akut schweren Symptomatik und den damit verbundenen akuten psychosozialen Einschränkungen weisen endogen Depressive nach der Indexbehandlung die größte Anzahl stationärer Behandlungen auf (s. Abb. 6.3.6). Trotz ihrer höheren Besserungsrate bei Entlassung aus der Indexbehandlung ist bei ihnen auch der Anteil ambulant Behandelter am höchsten. Dies entspricht der vorgeschlagenen optimalen Behandlungsstrategie. Nur zwei Patienten in dieser Gruppe wurden gar nicht mehr – weder ambulant noch stationär – behandelt. Einer dieser beiden wies nach der Indexbehandlung eine vollständige Remission auf, während der zweite unbehandelte Patient dem Verlaufstyp „chronisch" zuzuordnen ist.

Ebenfalls in Übereinstimmung mit den einleitenden Erörterungen zur „zweckmäßigen" Behandlung wurden endogen Depressive am häufigsten vom niedergelassenen Nervenarzt behandelt (s. Abb. 6.3.7). Die Patienten dieser Gruppe wurden durchschnittlich fast die Hälfte des Katamnesezeitraums hindurch medikamentös behandelt, vorwiegend mit trizyklischen Antidepressiva. Häufig wurden zusätzlich Neuroleptika oder Tranquilizer verordnet (vgl. Abb. 6.3.8). Von den neun Patienten, die mit Lithium behandelt wurden, erhielten sechs dieses Medikament über einen Zeitraum von mindestens zwei Jahren, drei dagegen nur sehr kurzfristig, was somit keine adäquate Prophylaxe darstellt. Nur ein kleiner Teil dieser Gruppe (N = 6) wurde sowohl medikamentös als auch psychotherapeutisch behandelt; zwei erhielten eine längerfristige kontinuierliche Psychotherapie (30 Sitzungen oder mehr). Kritisch anzumerken ist, daß elf Patienten medikamentös ohne nennenswerte begleitende stützende Gespräche behandelt wurden, was häufig von den Patienten bemängelt wurde.

Der Prozentsatz psychiatrisch/psychotherapeutisch Nicht-Behandelter liegt bei den Neurosen deutlich höher (20,0 % der Angststörungen und 18,9 % der depressiven Neurosen). Trotz der beschriebenen chronischen Verlaufstendenzen bei fast zwei Drittel der Patienten (Kap. 4.2 und 4.3) fand aber in vielen Fällen keine entsprechende Weiterbehandlung nach der Entlassung statt. Mehr als die Hälfte der nicht weiterbehandelten Angststörungen und depressiven Neurosen wiesen einen chronisch schweren oder phasischen Symptomverlauf über den gesamten Katamnesezeitraum auf.

Depressive Neurosen wurden häufiger stationär behandelt als Angstneurosen und Phobien, wobei dies einerseits durch das erhöhte Suizidrisiko, andererseits durch den relativ hohen Anteil von Diagnosenwechseln zu erklären ist. Depressive Neurotiker wurden – wie endogen Depressive – bei erneuter stationärer Behandlung gewöhnlich in einer psychiatrischen Klinik aufgenommen, was möglicherweise mit ihrer relativen Zufriedenheit mit der dort durchgeführten Behandlung zusammenhängt. Die wenigen Patienten mit Angststörungen, die nach der Indexbehandlung stationär behandelt wurden, bevorzugten dagegen psychotherapeutische Kliniken.

Neben dem relativ hohen Anteil Nicht-Weiterbehandelter ist auch die ambulante Behandlungsdauer bei den neurotischen Depressionen angesichts der Persistenz der Symptomatik in vielen Fällen als unzureichend anzusehen. Sieben der 15 neurotisch depressiven Patienten mit einem chronisch schweren Verlauf und acht der 13 Patienten mit einem phasischen Verlauf wiesen weniger als 30 ambulante Behandlungssitzungen über den gesamten Katamnesezeitraum auf.

Abb. 6.3.7. Behandlungsinstitutionen, die seit Indexaufenthalt bzw. Erstuntersuchung aufgesucht wurden[a]

	(N = 24) Endogene Depression 296.0/2		(N = 40) Angstneurose/ Phobie 300.02		(N = 37) Neurotische Depression 300.4		(N = 39) Fälle: „Angststörungen"		(N = 47) Fälle: „depressive Störungen"	
Stationär										
MPI-P	5	20.8%	2	5.0%	7	18.9%	—	—	—	—
Psychiatr. Klinik/Abt.	5	20.8%	—	—	5	13.5%	1	2.6%	2	4.3%
Neurolog. Klinik/Abt.	—	—	1	2.5%	—	—	—	—	—	—
Psychotherapeut. Klinik/Abt.	—	—	4	10.0%	3	8.1%	—	—	1	2.1%
andere stat. Einrichtungen	4	16.7%	1	2.5%	—	—	1	2.6%	1	2.1%
Ambulant										
Psychother./psychosomat. Amb.	—	—	2	5.0%	1	2.7%	1	2.6%	1	2.1%
Psychiatr. Ambulanz	1	4.2%	3	7.5%	3	8.1%	—	—	2	4.3%
Beratungsstelle	1	4.2%	4	10.0%	1	2.7%	—	—	—	—
(Sozial-)Psychiatr. Dienst	—	—	1	2.5%	—	—	—	—	—	—
Nervenarzt	20	83.3%	16	40.0%	17	45.9%	3	7.7%	10	21.3%
Nervenarzt m. Psychother.	1	4.2%	8	20.0%	3	8.1%	—	—	—	—
Psychother.-Arzt	2	8.3%	5	12.5%	3	8.1%	1	2.6%	4	8.5%
Psychother.-Dipl.-Psych.	1	4.2%	10	25.0%	8	21.6%	1	2.6%	—	—
Psychother.-andere	—	—	3	7.5%	1	2.7%	—	—	—	—
Hausarzt (psychiatr. behandelnd)	4	16.7%	9	22.5%	6	16.2%	7	17.9%	13	27.7%
andere	2	8.3%	1	2.5%	—	—	—	—	—	—
Komplementär										
MPI-Tages-/Nachtklinik	3	12.5%	—	—	1	2.7%	—	—	—	—
Tages-/Nachtklinik	—	—	—	—	1	2.7%	—	—	—	—
Beschützende Wohngruppe	—	—	—	—	1	2.7%	—	—	—	—
Telefonseelsorge	—	—	—	—	1	2.7%	—	—	—	—
Selbsthilfeorganisation	—	—	2	5.0%	1	2.7%	—	—	1	2.1%

[a] Mehrfachnennungen möglich

Eine Inanspruchnahme ambulanter Dienste fand bei Patienten mit depressiven Neurosen am häufigsten in Form einer Behandlung beim Nervenarzt oder beim Psychotherapeuten statt. Diese Behandlungen wiesen – wie bei der Indexbehandlung – ein breites Spektrum an Maßnahmen auf. Elf neurotisch Depressive wurden ausschließlich psychotherapeutisch, neun psychotherapeutisch und medikamentös behandelt. Von den psychotherapeutischen Methoden wurden psychoanalytische Verfahren am häufigsten genannt, während verhaltenstherapeutische Maßnahmen ambulant recht selten angewendet wurden. Beurteilen wir jedoch differenzierter die Qualität der Behandlung, so läßt sich erkennen, daß nur ein kleiner Anteil (N = 7) eine Psychotherapie mit einer Dauer von 30 Sitzungen oder mehr erhielt. Acht Patienten wurden ausschließlich medikamentös behandelt, am häufigsten mit einer Kombination von Antidepressiva und Tranquilizern. Auch hier ergab sich – allerdings weniger deutlich als bei den Angststörungen – die Gefahr einer Medikamentenabhängigkeit. In vielen Fällen wurden Tranquilizer über Jahre verschrieben. Neun der 37 neurotisch Depressiven (d. h. die Hälfte der medikamentös behandelten) erfüllten zum Zeitpunkt der Nachuntersuchung das Kriterium einer Medikamentenabhängigkeit. In zwei Fällen wurde ausschließlich mit Tranquilizern behandelt, was unabhängig von der Suchtgefahr als problematisch betrachtet werden muß. Vier der sechs mit Neuroleptika Behandelten wurden bei der Nachuntersuchung nicht mehr als neurotisch depressiv diagnostiziert: bei zwei von ihnen wurde eine endogene Depression (ICD-8 296.2), bei einem eine bipolare manisch depressive Psychose (ICD-8 296.3) und bei einem weiteren eine schizoaffektive Psychose (ICD-8 295.7) diagnostiziert. Der mit Lithium Behandelte war ebenfalls in dieser Gruppe, und zwar als der Patient mit einer manisch-depressiven Psychose (ICD-8 296.3).

Angststörungen wurden ebenfalls ungefähr gleich häufig ausschließlich psychotherapeutisch oder kombiniert medikamentös und psychotherapeutisch behandelt (12 bzw. 13 Patienten), jedoch kamen verhaltenstherapeutische Verfahren bei diesen Patienten sehr viel häufiger zur Anwendung als bei neurotisch Depressiven. Zudem erhielten in dieser Gruppe zweimal so viele Patienten (N = 15) eine intensive Psychotherapie mit mindestens 30 Sitzungen wie neurotisch Depressive, was sich ebenfalls in der etwas häufigeren Inanspruchnahme ambulant psychotherapeutisch behandelnder Institutionen (inkl. niedergelassenen Therapeuten) niederschlägt (s. Abb. 6.3.7). Rein medikamentöse Behandlungen waren in dieser Gruppe seltener (N = 5) als bei den neurotisch Depressiven (N = 8). Die medikamentöse Behandlung erfolgte zum größten Teil mit Tranquilizern, was angesichts der oft langen Behandlungsdauer problematisch erscheint. Sechs der 13 mit Tranquilizern Behandelten nahmen diese über insgesamt zwölf Monate oder länger ein, wobei in jedem Fall Tranquilizer mindestens einmal ununterbrochen sechs Monate lang verschrieben wurden, in einigen Fällen aber auch ohne Unterbrechung zwölf Monate oder länger. Wenn diese Problematik auch vor einigen Jahren noch nicht klar zu erkennen war, so wäre nach dem gegenwärtigen Stand eine solche kontinuierliche Tranquilizerbehandlung zumindest als riskant zu bezeichnen (s. Owen und Tyrer 1983). Fünf Patienten in dieser Gruppe erfüllten zum Zeitpunkt der Nachuntersuchung das Kriterium einer Medikamentenabhängigkeit.

Abb. 6.3.8. Behandlungsverfahren seit Indexaufenthalt bzw. Erstuntersuchung

	(N = 24) Endogene Depression 296.0/2		(N = 40) Angstneurose/ Phobie 300.0/2		(N = 37) Neurotische Depression		(N = 39) Fälle: „Angststörungen"		(N = 47) Fälle: „depressive Störungen"	
medikamentöse Behandlung	21	87.5%	18	45.0%	17	45.9%	6	15.4%	16	34.0%
Neuroleptika (hochpot.)	4	16.7%	4	10.0%	4	10.8%	1	2.6%	—	—
Neuroleptika (niedrigpot.)	5	20.8%	1	2.5%	3	8.1%	—	—	1	2.1%
Antidepressiva	20	83.3%	6	15.0%	12	32.4%	—	—	4	8.5%
Tranquilizer	5	20.8%	13	32.5%	10	27.0%	4	10.3%	9	19.1%
Lithium	9	37.5%	—	—	1	2.7%	—	—	—	—
Depot-Neuroleptika	—	—	—	—	—	—	—	—	—	—
andere Medikamente	1	4.2%	—	—	2	5.4%	2	5.1%	1	2.1%
EKT	2	8.3%	—	—	—	—	—	—	—	—
andere somatische Verfahren[b]	2	8.3%	1	2.5%	3	8.1%	1	2.6%	1	2.1%
psychoanalytische Verfahren	4	16.7%	10	25.0%	10	27.0%	—	—	3	6.4%
Verhaltenstherapie	—	—	13	32.5%	4	10.8%	—	—	—	—
klientenzentrierte Psychother.	—	—	3	7.5%	3	8.1%	—	—	—	—
Gestalt-/human. Verfahren	—	—	1	2.5%	1	2.7%	—	—	—	—
andere psychother. Verfahren[c]	2	8.3%	11	27.5%	5	13.5%	1	2.6%	3	6.4%
spez. Verfahren[d]	1	4.2%	4	10.0%	1	2.7%	3	7.7%	2	4.3%
sonstige Verfahren[e]	1	4.2%	2	5.0%	—	—	—	—	—	—
Rehabilitation	—	—	—	—	—	—	—	—	2	4.3%
„Gespräche"	7	29.2%	15	37.5%	14	37.8%	5	12.8%	9	19.1%

[a] Mehrfachnennungen möglich
[b] z. B. Schlafentzug, Heilschlaf, Akupunktur, Entgiftung
[c] ohne Spezifizierung
[d] Autogenes Training, Hypnose, Rhythmus-/Atmungs-/Bewegungstherapie
[e] z.B. Meditation, esoterisch-philosophische Verfahren

Komplementäre Dienste wurden in allen Gruppen sehr selten in Anspruch genommen. Dies ist vor allem im Hinblick auf den Übergang von der stationären auf die ambulante Betreuung ein Manko. Obwohl insgesamt 28 Patienten wieder stationär behandelt wurden, zum Teil mehrfach, wurden nur fünf Patienten in eine Tag- oder Nachtklinik aufgenommen, zumeist in die Tag- oder Nachtklinik des MPI-P. Darüber hinaus machen zwei Patienten mit Angststörungen und ein Patient mit einer depressiven Neurose bei Selbsthilfegruppen mit, in der Regel mehrere Jahre hindurch. Ein Patient mit einer depressiven Neurose wohnte längere Zeit in einer therapeutischen Wohngemeinschaft. Sowohl die Selbsthilfegruppen als auch die Wohngemeinschaft wurden von diesen Patienten als sehr hilfreich beurteilt.

Eine kontinuierliche psychiatrische oder psychotherapeutische Behandlung erfolgte bei den Fällen aus der Feldstudie nur selten. Bei ihnen überwog, soweit sie überhaupt behandelt wurden, eine sporadische, zumeist medikamentöse Behandlung durch den Hausarzt. Deutlich seltener noch fand eine Behandlung durch einen Nervenarzt (ohne Zusatzausbildung in Psychotherapie) statt. Ein großer Teil der therapierten Fälle mit depressiven Störungen wurde ausschließlich mit Tranquilizern behandelt, was ohne gleichzeitige Behandlung mit Antidepressiva wohl als unzureichend anzusehen ist.

Der *Hausarzt* spielte bei einer pharmakologisch orientierten Behandlung psychischer Auffälligkeiten für alle Gruppen eine bedeutende Rolle. Gleichzeitig ist jedoch die Unzufriedenheit der Patienten hervorzuheben, daß bei diesen Hausarztkontakten kaum stützende Gespräche oder gar psychotherapeutische Interventionen im engeren Sinne angeboten wurden. Das Fehlen eines derartigen Angebots mag im Falle endogener Depressionen nicht unbedingt als inadäquat zu bezeichnen sein, bei neurotischen Patienten dagegen sicherlich. Hinzu kommt die Problematik von Fehldiagnosen und die Frage der adäquaten Indikationsstellung (siehe ZINTL-WIEGAND und COOPER 1979; MARKS et al. 1979; GULLICK und KING 1979; WEISSMAN und KLERMAN 1977). Unsere Daten ergeben, daß die neurotischen Patienten, die beim Hausarzt behandelt wurden, tendenziell einen schlechteren Outcome aufweisen (nur 6,7% mit günstigem Outcome) als jene, die beim Nervenarzt oder einem Psychotherapeuten behandelt wurden (32,5% bzw. 39,4% mit günstigem Outcome). Bei endogenen Depressionen hingegen zeigte sich bemerkenswerter Weise kein derartiger Unterschied im Outcome zwischen Hausarzt-Behandelten und Nervenarzt-Behandelten. Offenbar wurden die Therapieempfehlungen der Klinik bei dieser Gruppe von Hausärzten relativ konsequent befolgt; auch haben Hausärzte möglicherweise in ihrer Ausbildung/Fortbildung ein für die medikamentöse Therapie endogener Depressionen ausreichendes Basiswissen erworben.

6.3.3.4 Subjektive Therapiebewertung

Die rückblickende Therapiebewertung aus Patientensicht liefert zusätzliche Informationen, die für die Feststellung möglicher Versorgungsdefizite nützlich sein können. Patienten mit einer *endogenen Depression* und Patienten mit einer *Angstneurose/Phobie* betonen die große Hilfe durch die stationäre Therapie. 79% der endogen Depressiven und 85% der Angstneurosen/Phobien, aber nur 48,6% der neurotisch Depressiven, bezeichneten die stationäre Therapie am MPIP als besonders hilfreich.

Die Beurteilung der ambulanten Therapie fällt dagegen negativer aus. Obwohl 83 % der Patienten mit einer endogenen Depression, 40 % der Angstneurotiker/Phobiker und 46 % der neurotisch Depressiven seit Indexbehandlung von einem niedergelassenen Nervenarzt (ohne psychotherapeutische Zusatzausbildung!) behandelt wurden, gaben nur 25 % der endogen Depressiven (N = 6), 15 % der Angstneurotiker/ Phobiker (N = 6) und sogar nur 5,4 % (N = 2) der neurotisch Depressiven den Nervenarzt an, als sie gefragt wurden, welche Behandlungsinstitution ihnen am meisten geholfen hätte. *Psychotherapeuten* schneiden in der subjektiven Therapiebewertung dieser Patienten *ähnlich schlecht* ab; deutlich weniger als ein Drittel aller Patienten, die von einem Psychotherapeuten behandelt wurden, gaben an, er hätte ihnen wesentlich geholfen. Gleiches gilt für die vom Hausarzt-Behandelten.

Obwohl komplementäre Dienste, wie bereits erwähnt, zahlenmäßig kaum ins Gewicht fallen, ist bemerkenswert, daß – in starkem Gegensatz zu der eher negativen Beurteilung der ambulanten Versorgung – Selbsthilfegruppen und therapeutische Wohngemeinschaften von allen vier Patienten, die diese komplementären Dienste in Anspruch nahmen, als besonders hilfreich hervorgehoben wurden.

Das insgesamt bessere Abschneiden der stationären Therapie im Vergleich zur ambulanten Behandlung in der subjektiven Bewertung kann verschiedene Gründe haben. Die „Insel"-Atmosphäre der stationären Therapie, in der die Alltagsprobleme im Zurechtkommen mit Arbeit, Partner usw. plötzlich wegfallen, das am MPI-P besonders intensive therapeutische Bemühen, das ambulant kaum möglich ist, lassen die stationäre Therapie unter Umständen vergleichsweise angenehm erscheinen. Auch dürfte klar sein, daß größere therapeutische Wirkungen eher dann erzielt werden können, wenn die Symptomatik besonders ausgeprägt ist, als bei geringerer Symptomausprägung. Darüber hinaus kann ein gewisser Interviewereffekt nicht ausgeschlossen werden, da die Nachuntersuchung von der Institution aus durchgeführt wurde, in der alle Patienten stationär behandelt worden waren. Es muß ebenfalls berücksichtigt werden, daß die subjektive Zufriedenheit nicht notwendigerweise der objektiven Wirksamkeit der Therapie entsprechen muß. Dennoch dürfte die subjektive Zufriedenheit bzw. Unzufriedenheit eine wichtige Einflußgröße für die Compliance und insgesamt für das weitere Hilfesuchverhalten sein und damit indirekt zur objektiven Wirksamkeit therapeutischer Maßnahmen beitragen.

Von den endogen Depressiven wurde unter den einzelnen Behandlungsverfahren grundsätzlich die hilfreiche Wirkung der medikamentösen Therapie, die bei ihnen den Hauptanteil aller therapeutischen Maßnahmen ausmachte, hervorgehoben; allerdings gilt dies nur für die stationäre, nicht jedoch für die ambulante Therapie. Nur elf der 17 befragten Patienten, die seit der Indexbehandlung medikamentös behandelt wurden, gaben darüber ein positives Urteil ab. Beide Patienten, bei denen während des Klinikaufenthalts eine Heilkrampfbehandlung durchgeführt worden war, beurteilten diese als sehr hilfreich.

Im Einklang mit der klinischen Beurteilung wurden von den Patienten mit Angststörungen verhaltenstherapeutische Verfahren als besonders hilfreich angegeben, nämlich von zehn der 13 seit der Indexbehandlung verhaltenstherapeutisch Behandelten. Auch die medikamentöse Behandlung wurde von ihnen eher positiv beurteilt, während psychoanalytische Verfahren in der Beurteilung der Patienten schlecht abschnitten.

Mit Ausnahme der unspezifischen Betreuungsmaßnahmen, die als „allgemein stützende Gespräche" zusammengefaßt sind, scheinen andere therapeutische Verfahren bei neurotisch Depressiven nach Selbstbeurteilung der Patienten selten positive Resultate zu erzielen. Sowohl im Hinblick auf die verschiedenen therapeutischen Verfahren als auch im Hinblick auf die behandelnden Institutionen geben die neurotisch Depressiven insgesamt weniger positive Beurteilungen als die anderen Patientengruppen ab.

Mehr als drei Viertel der ehemaligen Patienten äußerte zum Teil sehr differenzierte Kritik bzw. ausgesprochene Unzufriedenheit mit zumindest einer Behandlungsform oder dem gesamten Behandlungsverlauf. Die Kritik betraf eine Vielzahl von Inhalten, z. B. zu lange stationäre Behandlungen, Wartezeiten, Unzufriedenheit mit einzelnen Therapeuten oder Therapiemaßnahmen oder mit einem ungenügenden Behandlungserfolg. Die am häufigsten geäußerte Kritik war, daß zu wenig Gespräche zwischen Patienten und Therapeuten stattfanden: Zwischen 20% und 25% der Patienten, je nach Diagnose, bemängelten dies.

Vor allem bei Patienten mit Angstneurosen/Phobien oder mit einer neurotischen Depression wurde oft ein häufiger Wechsel der Behandlungsinstitution angegeben. 67,5% der Patienten mit einer Angstneurose/Phobie (N = 27) und 40,5% der Patienten mit einer neurotischen Depression (N = 15) wechselten die Behandlungsinstitution mehr als dreimal zwischen Indexbehandlung und Nachuntersuchung. Als Grund wurde zum größten Teil Unzufriedenheit (z. B. mit dem Therapeuten oder mit seiner Behandlungsmethode) angegeben, seltener äußere Gründe wie Überweisung durch den Therapeuten oder Wohnortwechsel des Patienten. Patienten mit endogenen Depressionen wechselten die Behandlungsinstitution weniger oft; nur zwei Patienten in diesen Gruppen wechselten die Behandlungsinstitution mehr als dreimal seit der Indexbehandlung.

Ein direkter Abbruch der Behandlung – wohl im allgemeinen der stärkste Ausdruck der Unzufriedenheit – wurde ebenfalls deutlich häufiger von Patienten mit einer Angstneurose/Phobie (in 17 Fällen) und Patienten mit einer neurotischen Depression (in 20 Fällen) als von Patienten mit einer endogenen Depression (nur in vier Fällen) berichtet. Therapieabbrüche waren fast ausschließlich durch Unzufriedenheit der Patienten motiviert, nur in Ausnahmefälle durch „externe" Gründe. Die Trennung zwischen berechtigter Kritik und zum Teil unrealistischen Erwartungen seitens der Patienten ist natürlich sehr schwierig. Fest steht allerdings, daß Unzufriedenheit vor allem bei den Patienten mit einer Angstneurose/Phobie oder neurotischen Depression weit verbreitet ist – eine Unzufriedenheit, die vor allem deswegen bedenklich ist, weil in vielen Fällen mangelnde Compliance oder sogar ein Rückzug vom psychiatrisch/psychotherapeutischen Versorgungssystem trotz weiterhin vorhandener Symptomatik daraus resultiert.

6.3.3.5 Zum Übergang von der Indexbehandlung zur ambulanten Versorgung

Wie oben diskutiert wurden stationäre Therapien – zu einem großen Teil die Indexbehandlung im MPIP – rückblickend von den Patienten sehr positiv beurteilt, während die darauffolgende ambulante Versorgung eher mit Problemen behaftet zu sein schien. Der Übergang von der stationären Versorgung zum Alltag außerhalb der Klinik, die Wiedereingliederung in Familie und Beruf wird allgemein als ein sehr schwieriger Prozeß betrachtet, der den Patienten und seine Familie leicht überfordern kann, wenn sie ihn ohne jegliche professionelle Hilfe bewältigen müssen. Dies gilt um so mehr bei unzureichender Besserung der Symptomatik.

Deswegen überrascht es nicht, daß rund 50% der ehemaligen Patienten von Problemen nach Entlassung aus der stationären Therapie berichten. Gleiches gilt auch für zwei der drei stationär behandelten Fälle aus der Feldstudie. Dabei werden nicht nur Probleme mit der individuellen Symptomatik, Gefühle der Hoffnungslosigkeit und Probleme mit Nebenwirkungen der medikamentösen Behandlung genannt (letztere werden häufiger von Patienten mit einer endogenen Depression, seltener von Patienten mit einer Angstneurose/Phobie oder depressiven Neurose angegeben), sondern vor allem Probleme im beruflichen Bereich (Arbeitslosigkeit, Angst vor Versagen am Arbeitsplatz, Angst vor Arbeitsplatzverlust) und soziale Kontaktprobleme (Partnerprobleme, Probleme mit dem Alleinsein, Angst vor anderen Menschen, Probleme wegen Gerede der Leute, daß man ein psychiatrischer Fall sei). Eine Möglichkeit, diese Schwierigkeiten abzumildern, besteht darin, die Reintegration in den Alltag schrittweise vorzunehmen durch Aufnahme in eine Tag- oder Nachtklinik, was allerdings nur bei einem Teil der Patienten erfolgte: Neun Patienten mit einer endogenen Depression, neun Patienten mit einer Angstneurose/Phobie und fünf Patienten mit einer neurotischen Depression wurden als Teil der Indexbehandlung in die Tag- oder Nachtklinik des MPI-P übernommen.

Fast allen Patienten wurde geraten, nach Entlassung aus der Indexbehandlung den Hausarzt, einen Nervenarzt oder anderen Facharzt oder einen ärztlichen Psychotherapeuten oder Psychologen zur ambulanten Nachbetreuung aufzusuchen, überwiegend mit spezifischer Angabe der jeweiligen nachbehandelnden Institution. Am häufigsten wurde ein Nervenarzt empfohlen bei 92% der endogen Depressiven, bei 61% der neurotisch Depressiven und bei 41% der Angstneurotiker/Phobiker.

Diese Strategie scheint bei endogen Depressiven relativ gut funktioniert zu haben, nicht jedoch bei den beiden Neurosegruppen: Während bei den Neurosegruppen nur 40,5% (bei den neurotisch Depressiven) bzw. 50% (bei den Angstneurotikern/Phobikern) sich innerhalb von acht Wochen nach Entlassung aus der Indexbehandlung in ambulante Behandlung begaben, taten dies 66,7% der endogen Depressiven; weitere 12,5% der endogen Depressiven wurden innerhalb von acht Wochen wieder stationär aufgenommen, mit anschließender baldiger ambulanter Nachsorge. Angesichts der Tatsache, daß 20 Patienten mit einer endogenen Depression, 31 mit einer Angstneurose/Phobie und 30 mit einer neurotischen Depression, in einem wenig gebesserten bis schlechten Zustand und/oder mit einer Empfehlung zur ambulanten Psychotherapie aus der Indexbehandlung entlassen wurden und danach einen besonderen Bedarf an ambulanter Weiterbetreuung aufwiesen, erscheint die tatsächlich erfolgte ambulante Nachsorge unzureichend, vor allem bei den neurotischen Patienten.

Die beste Compliance – entsprechend den Empfehlungen zur ambulanten Weiterbetreuung – zeigte sich bei Patienten, die unter Medikation entlassen wurden, vor allem bei endogen Depressiven und neurotisch Depressiven: 78,9% (N = 15) der endogen Depressiven und 75,0% (N = 6) der neurotisch Depressiven, die zum Entlassungszeitpunkt unter Medikation standen, wurden innerhalb von acht Wochen ambulant weiter betreut. Dagegen wurde nur einer der drei Angstneurotiker/Phobiker, die unter Medikation entlassen wurden, innerhalb von acht Wochen ambulant weiterbehandelt.

Angstneurotiker oder Phobiker, die in wenig gebessertem, unverändertem oder verschlechtertem Zustand aus der Indexbehandlung entlassen wurden, wurden ebenfalls zu einem hohen Prozentsatz bald ambulant weiterbetreut (14 von diesen 19 Patienten wurden innerhalb von acht Wochen ambulant weiterbehandelt). Dies war bei den elf neurotisch Depressiven, die in wenig gebessertem bis subjektiv verschlechtertem Zustand entlassen wurden, nicht der Fall. Mehr als die Hälfte (N = 6) hatte auch sechs Monate nach Entlassung keine Kontakte mit einer ambulanten Einrichtung aufgenommen.

Der Empfehlung zur *psychotherapeutischen Behandlung*, die bei Entlassung aus der Indexbehandlung ausgesprochen wurde, wurde nur in begrenztem Umfang Folge geleistet, in weniger als der Hälfte der Fälle innerhalb von sechs Monaten. Mehr als die Hälfte der neurotischen Patienten mit einer Psychotherapie-Empfehlung wurde zwar innerhalb von sechs Monaten nach Entlassung behandelt (14 von 23 Patienten mit Angststörungen mit einer Psychotherapie-Empfehlung; 17 von 27 neurotisch-depressiven Patienten mit Psychotherapie-Empfehlung), aber ca. ein Drittel dieser Behandlungen war nicht psychotherapeutischer Art. Auch innerhalb des gesamten Katamnesezeitraums erhielten nur 60,9 % der Angstpatienten mit Psychotherapie-Empfehlung (N = 14) und 55,6 % der neurotisch Depressiven mit einer Psychotherapie-Empfehlung (N = 15) eine entsprechende Behandlung. Keiner der beiden endogen Depressiven mit einer Psychotherapie-Empfehlung (wegen neurotischer Probleme) wurde psychotherapeutisch behandelt.

Fehlende ambulante Nachsorge bei weiterbestehender Behandlungsbedürftigkeit zeigt nicht nur einen momentanen Mißstand zum Zeitpunkt unmittelbar nach Entlassung aus der Indexbehandlung an, sondern ist auch für das darauffolgende Inanspruchnahmeverhalten von Bedeutung; wurde ein Patient während der acht Wochen nach Entlassung aus der Indexbehandlung nicht ambulant weiterbehandelt, so zeigte er auch im weiteren Verlauf sehr niedrige Inanspruchnahmeraten. Dies galt allerdings nur für Patienten mit einer endogenen Depression oder Angstneurose/Phobie, nicht jedoch für neurotische Depressive (vgl. Kap. 6.3.6).

Zusammenfassung

Dieser Überblick verdeutlicht, daß mit Ausnahme der endogen depressiven Patienten in vielen Fällen trotz Behandlungsbedürftigkeit keine adäquate Weiterversorgung nach Entlassung aus der Indexbehandlung erfolgte, weder bezüglich der Art noch des Ausmaßes therapeutischer Maßnahmen.

Darüber hinaus wurde ein sehr heterogenes Inanspruchnahmeverhalten der Patienten sichtbar, das nur schwer in Einklang mit theoretischen Überlegungen zur Adäquatheit der Behandlung zu bringen ist; nicht nur die Multidimensionalität des Inanspruchnahmeverhaltens, die bereits im Kapitel 6.3.3.1 sichtbar wurde, sondern auch die Komplexität der möglichen Einflüsse, die tatsächlich verfügbaren Behandlungsinstitutionen und deren Therapieangebote erschweren die Analyse.

Deshalb haben wir den Versuch unternommen, die Vielfalt der individuellen Inanspruchnahmemuster empirisch zu ordnen, um auch gruppenstatistisch fundierte Folgerungen bezüglich der Fehl- und Mangelversorgung ziehen zu können.

6.3.4 Inanspruchnahmemuster

Die bisher berichteten statisch-deskriptiven bzw. sequentiellen Analysen richten sich auf jeweils sehr spezielle Ausschnitte des Inanspruchnahmeverhaltens. Eine Beschreibung von Inanspruchnahmemustern soll dagegen einerseits eine Betrachtung des Inanspruchnahmeverhaltens als eines dynamisch-kontinuierlichen Prozesses über den gesamten Katamnesezeitraum ermöglichen, andererseits der Multidimensionalität des Inanspruchnahmeverhaltens Rechnung tragen.

Unter gleichzeitiger Berücksichtigung mehrerer Aspekte des Inanspruchnahmeverhaltens wurde eine empirische Klassifikation verschiedener Inanspruchnahmemuster im Bereich psychiatrisch/psychotherapeutischer Dienste vorgenommen. Hierfür wurden folgende Variablen herangezogen, die nicht nur das Ausmaß des Inanspruchnahmeverhaltens, sondern auch die Verteilung der Inanspruchnahme über den gesamten Zeitraum zwischen Indexbehandlung und Nachuntersuchung und über die verschiedenen Behandlungsinstitutionen berücksichtigen:

- Für jeden Patienten wurde errechnet, in wievielen Quartalen des Katamnesezeitraums er in stationärer oder ambulanter Behandlung war oder komplementäre Dienste in Anspruch nahm. Dies wurde als Prozent der Quartale des Katamnesezeitraums ausgedrückt, um – trotz unterschiedlicher Länge des Katamnesezeitraums – eine Vergleichbarkeit aller nachuntersuchten Patienten zu ermöglichen („Prozent Quartale stationär", „Prozent Quartale ambulant", „Prozent Quartale komplementär"). Darüber hinaus wurde errechnet, welchen Anteil des Katamnesezeitraums er in Behandlung war, unabhängig von der Art der Behandlung („Prozent Quartale gesamt"). In jedem Behandlungsquartal fand mindestens ein Kontakt mit einer psychiatrisch/psychotherapeutisch behandelnden Institution statt.
- Es wurde für jeden Patienten die Anzahl voneinander getrennter Behandlungen errechnet, die er nach Entlassung aus der Indexbehandlung erfahren hatte; dies standardisiert auf einen Katamnesezeitraum von sieben Jahren, um die interindividuelle Vergleichbarkeit zu gewährleisten („Anzahl Behandlungen stationär", „Anzahl Behandlungen ambulant", „Anzahl Behandlungen komplementär"). Im ambulanten und komplementären Bereich wurden die Behandlungsepisoden nach dem subjektiven Empfinden des Patienten abgegrenzt; entscheidend war, ob aus Patientensicht „Kontakt" zu der Behandlungsinstitution bestand, unabhängig davon, mit welcher Regelmäßigkeit diese in Anspruch genommen wurden.
- Für jeden Patienten wurde eine Gesamtinanspruchnahmerate in Anlehnung an LAVIK (1984) berechnet. Eine Punktsumme aus den in Anspruch genommenen Behandlungen im Katamnesezeitraum errechnet (ein Tag stationärer Behandlung = 1 Punkt; eine ambulante Behandlungssitzung = 1 Punkt; ein Tag komplementärer Betreuung = 1 Punkt, mit Ausnahme der Selbsthilfegruppe, die pro Woche 1 Punkt zählt). Diese Punktsumme, durch die Anzahl Tage im Katamnesezeitraum dividiert, x 100 ergibt die Gesamtinanspruchnahmerate.
- Zur Untersuchung der dynamischen Struktur der Inanspruchnahmeprozesse wurde zudem der Katamnesezeitraum eines jeden Patienten in drei gleichlange Zeitabschnitte unterteilt,
- und für jeden Abschnitt wurden die gleichen Variablen wie oben beschrieben nochmals berechnet.

Mit Hilfe dieser Variablen läßt sich eine erste grobe Analyse der Behandlungskontinuität über den Beobachtungszeitraum durchführen. Der Begriff der Behandlungskontinuität beinhaltet verschiedene Aspekte, die auf verschiedene Art und Weise operationalisiert werden können (vgl. STEINWACHS 1979; ROGERS und CURTIS 1980; ERIKSSON und MATTSSON 1983; BELL et al. 1985). Zwei Dimensionen der Kontinuität werden mit den obigen Variablen erfaßt: einerseits die relative Länge des Zeitraums, in dem Kontakte zu einer behandelnden Institution ohne größere Unterbrechungen (d. h.

Abb. 6.3.9. Clusteranalyse Inanspruchnahmeverhalten: Endogene Depression, neurotische Depression und Angstneurose/Phobie (N = 101)

	(N = 59) Typ 1 „niedrig"		(N = 30) Typ 2 „mittel/hoch-amb."		(N = 4) Typ 3 „hoch-amb. u. kompl."		(N = 8) Typ 4 „hoch-amb. u. stat."	
	$\bar{x}$	s	$\bar{x}$	s	$\bar{x}$	s	$\bar{x}$	s
% Quartale stationär	1,2	2,8	1,8	3,9	4,5	6,6	18,3	9,2
% Quartale ambulant	10,2	10,4	63,8	22,8	40,0	29,8	83,9	16,5
% Quartale komplementär	0,1	1,0	0,0	0,0	46,3	20,4	2,6	3,9
% Quartale Gesamt[a]	11,0	10,5	64,4	22,0	80,8	27,8	89,1	12,5
Anzahl Behandl. stationär[b]	0,3	0,6	0,3	0,6	1,0	1,4	3,3	2,1
Anzahl Behandl. ambulant[b]	1,4	1,5	3,2	2,1	2,5	2,1	8,1	6,4
Anzahl Behandl. komplementär[b]	0,0	0,1	0,0	0,0	1,3	0,5	0,4	0,5
Gesamtinanspruchnahmerate	12,7	19,0	46,5	44,4	121,8	81,1	158,3	78,0
Cluster-Varianz	71,3		78,5		40,9		106,6	

[a] Quartale mit Inanspruchnahme stationärer, ambulanter und/oder komplementärer Dienste
[b] standardisiert auf einen Beobachtungszeitraum von 7 Jahren

mindestens ein Kontakt pro Quartal) bestehen („Prozent Quartale"), andererseits die Anzahl der Behandlungen. Hohe Kontinuität wird angenommen, wenn die relative Behandlungsdauer hoch und gleichzeitig die Anzahl der verschiedenen Behandlungen niedrig ist, geringe Kontinuität, wenn die relative Behandlungsdauer niedrig ist und/ oder häufig eine neue Behandlung begonnen wurde.

Eine anhand dieser Variablen durchgeführte Clusteranalyse ergab für die Patientengruppen vier gut interpretierbare Cluster (Abb. 6.3.9).

Die Mehrzahl der Patienten (N = 59, das sind 58,4%) wurden dem Typus 1 zugeordnet, der durch kurze Behandlungszeiten charakterisiert ist. Diese Patienten waren durchschnittlich nur 11% des Katamnesezeitraums in – hauptsächlich ambulanter – Behandlung.

Der Typus 2 umfaßt 30 Patienten (29,7%) mit einem mittleren bis hohen Inanspruchnahmeniveau. Diese Patienten waren durchschnittlich 63,8% der Quartale in ambulanter Behandlung mit durchschnittlich 3,2 verschiedenen Behandlungen. Stationäre Behandlungen spielen hier, wie beim Typus 1, kaum eine Rolle. Komplementäre Dienste wurden nicht in Anspruch genommen.

Die vier Patienten (4,0%), die dem Typus 3 zugeordnet sind, waren durchschnittlich 80,8% des Katamnesezeitraums in Behandlung. Komplementäre Dienste (Selbsthilfegruppen, therapeutische Wohngemeinschaft) spielten dabei eine wesentliche Rolle. Die komplementäre Behandlung war in der Regel von hoher Kontinuität und erstreckte sich über durchschnittlich 46,3% des Katamnesezeitraums. Die ambulante Versorgung dieser Patienten war dagegen durch häufigere Institutionswechsel charakterisiert. In Zeiten komplementärer Versorgung wurden ambulante Dienste kaum in Anspruch genommen. Obwohl diese Patienten durchschnittlich nur 16% der Quartale mehr in Behandlung waren als die Patienten des zweiten Typus, liegt ihre durchschnittliche Gesamtinanspruchnahmerate fast dreimal so hoch. Dies ist vor allem durch die höhere Betreuungsintensität (Anzahl der Sitzungen) in den komplementären Diensten bedingt.

Die acht Patienten (7,9%) des Typus 4 waren fast durchgehend über den ganzen Katamnesezeitraum hinweg in Behandlung. In durchschnittlich 18% der Quartale wurden diese Patienten stationär behandelt. Die ambulante Versorgung war insofern extrem diskontinuierlich, als durchschnittlich 8,1 verschiedene ambulante Behandlungen angegeben wurden. Insofern als diese Patienten 83,9% des Katamnesezeitraums in ambulanter Behandlung waren, wurden sie aber fast durchgehend ambulant versorgt.

Die Zugehörigkeit zu einem der Inanspruchnahme-Cluster läßt sich nur unzureichend durch die Entlassungsdiagnose voraussagen, vor allem was die Typen 1 und 2 betrifft. Im Typus 1, 2 und 4 sind alle drei Diagnosegruppen vertreten. In Typus 1 mit niedriger Inanspruchnahmerate sind Angstneurotiker/Phobiker und neurotisch Depressive etwas überrepräsentiert, während Patienten mit einer endogenen Depression etwas häufiger dem Typus 2 mit mittlerer bis hoher ambulanter Inanspruchnahme zugeordnet werden. In Typus 3 mit einem hohen Inanspruchnahmeniveau bei längerfristig bestehenden Kontakten zu komplementären Einrichtungen sind keine Patienten mit einer endogenen Depression zu finden; diese wiederum überwiegen bei Typus 4 mit hoher ambulanter und stationärer Inanspruchnahme, wo auch die meisten Fälle mit einem Diagnosenwechsel zu der Projekt-Abschlußdiagnose einer schizoaffektiven Psychose zu finden sind.

Abb. 6.3.10. Clusteranalytisch gewonnene Inanspruchnahme-„Typen" nach Outcome

			Gesamtgruppe (N = 101)								Endogene Depression[a] (N = 20)				Neurosen[a] (N = 69)			
			Typ 1 „niedrig" (N = 59)		Typ 2 „mittel-/ hoch-amb." (N = 30)		Typ 3 „hoch-amb. + kompl." (N = 4)		Typ 4 „hoch-amb. + stat." (N = 8)		Typ „niedrig" (N = 9)		Typ 2 „mittel-/ hoch-amb." (N = 11)		Typ „niedrig" (N = 9)		Typ 2 „mittel-/ hoch-amb." (N = 19)	
			N	%	N	%	N	%	N	%	N	%	N	%	N	%	N	%
Outcome-Typ (Gesamt Outcome-Maß)																			
günstig			30	50,9	14	46,7	2	50.0	4	50.0	6	66,7	9	81,8	24	48,0	5	26,3
intermediär			26	44,1	10	33,3	1	25.0	2	25.0	3	33,3	1	9,1	23	46,0	9	47,4
schlecht			3	5,1	6	20,0	1	25.0	2	25.0	—	—	1	9,1	3	6,0	5	26,3
Spezifische Outcome-Bereiche																			
Symptomschwere > 1	nein		29	49,2	14	46,7	2	50.0	4	50.0	7	77,8	8	72,7	22	44,0	6	31,6
in letzten 12 Mo.	ja		30	50,9	16	53,3	2	50.0	4	50.0	2	22,2	3	27,3	28	56,0	13	68,4
berufl. Leistg.-		MV	4	6,8	2	6,7	—	—	—	—	—	—	—	—	4	8,0	2	10,5
fähigkeit (12 Mo.)		gut	55	93,2	23	76,7	3	75.0	5	62.5	9	100.0	10	90,9	46	92,0	13	68,4
		schlecht	—	—	5	16,7	1	25.0	3	37.5	—	—	1	9,1	—	—	4	21,1
selbständ. Lebens-/	ja		54	91,5	24	80,0	4	100.0	7	87.5	9	100,0	10	90,9	45	90,0	14	73,7
Haushaltsführg.	nein		5	8,5	6	20,0	—	—	1	12.5	—	—	1	9,1	5	10,0	5	26,3
Psychosozialer Funktions-	≥ 69		37	62,7	13	43,3	2	50.0	3	37.5	6	66,7	9	81,8	31	62,0	4	21,1
stand (GAS-Score)	< 69		22	37,3	17	56,7	2	50.0	5	62.5	3	33,3	2	18,2	19	38,0	15	79,0
SIS-Objektive Bedingungen	x̄		19,3		14,5		7,8		16,6		12,4		14,6		20,5		14,5	
	s		18,2		17,1		9,0		22,2		21,7		20,2		17,4		15,6	
SIS-S (Zufriedenheit)	x̄		26,5		26,0		19,3		47,5		19,0		19,9		27,8		29,6	
	s		24,4		22,5		13,5		29,3		19,4		23,2		25,1		21,9	
SIS-M (Management)	x̄		18,3		16,3		12,0		38,9		6,9		14,3		20,3		17,4	
	s		18,9		18,3		1,2		25,0		9,1		19,1		19,6		18,2	

[a] Für die diagnosenspezifische Betrachtung wurden nur die Typen 1 und 2 herangezogen

Art und Schwere der Psychopathologie bei Entlassung aus der Indexbehandlung sind ebenfalls keine guten Prädiktoren für das Inanspruchnahmeverhalten im Katamnesezeitraum. Der Typus 3 zeigt zwar eine Tendenz zu schlechteren psychopathologischen Ausgangswerten (vor allem der IMPS-Wert ist erhöht), die aber statistisch nicht zu sichern ist. Bei Patienten mit einer endogenen Depression zeigt der Typus 1 im Vergleich mit Typus 2 eine Tendenz zu einer stärker ausgeprägten Psychopathologie mit v. a. höheren Beschwerden- und Depressivitäts-Scores. Dieser Unterschied besteht aber nicht in der erwarteten Richtung – nämlich daß Patienten mit stärker ausgeprägter Psychopathologie tendenziell mehr psychiatrisch/psychotherapeutische Hilfe in Anspruch nehmen – sondern umgekehrt: Gerade diese Patienten scheinen sich eher weniger in Behandlung zu begeben. In der Neurosegruppe bestand kein Unterschied im Ausprägungsgrad der Psychopathologie zwischen Typ 1 und Typ 2, d. h., daß auch hier keine Tendenz bei zunächst psychopathologisch stärker gestörten Patienten besteht, professionelle Hilfe verstärkt in Anspruch zu nehmen.

Ein Vergleich der Inanspruchnahmetypen in den Outcomevariablen ergibt nur geringfügige Unterschiede. In der beruflichen Leistungsfähigkeit, in der selbständigen Lebensführung und im psychosozialen Funktionszustand schneiden Patienten mit einer niedrigen Inanspruchnahmerate (Typ 1) etwas günstiger ab als Patienten mit einer höheren (Typ 2). Die Typen 3 und 4 sind wegen ihrer andersartigen diagnostischen Zusammensetzung kaum mit den beiden ersten Typen vergleichbar.

Dieses Bild ändert sich etwas bei einer diagnosenspezifischen Betrachtung auf der Grundlage der Entlassungsdiagnosen. Bei den Neurosen zeigt Typ 1 (niedrige Inanspruchnahme) die „Tendenz" zu einem besseren Outcome und gegenüber Typ 2 eine Überlegenheit in allen spezifischen Outcome-Bereichen, nicht nur in der sozialen Anpassung, sondern auch im Ausprägungsgrad der Psychopathologie zum Zeitpunkt der Nachuntersuchung. Dieser Eindruck konnte allerdings mit dem SIS nicht bestätigt werden. Das Ausmaß an Unzufriedenheit und Managementproblemen (SIS-S bzw. SIS-M) war für beide Inanspruchnahmetypen ungefähr gleich.

Bei den endogen Depressiven zeigt sich dagegen im Typ 2 (mittelhohe bis hohe Inanspruchnahmerate) ein etwas günstigerer Outcome; neun der elf Patienten von diesem Typus gehören dem Outcome-Typ „günstig" an. Wie Abb. 6.3.10 zeigt, ist dies vor allem auf ihr besseres Abschneiden im psychosozialen Funktionszustand zurückzuführen. Allerdings muß hierbei berücksichtigt werden, daß endogene Depressionen des Inanspruchnahmetyps 2 bei Entlassung aus der Indexbehandlung weniger psychopathologische Auffälligkeiten zeigten als endogen Depressive des Inanspruchnahmetyps 1. Es läßt sich der Schluß ziehen, daß schlechter Outcome im psychopathologischen wie im sozialen Bereich nicht mit einer geringen Inanspruchnahme psychiatrisch/psychotherapeutischer Dienste zusammenhängt. Dies gilt sowohl für endogen Depressive als auch für Neurotiker mit depressiven bzw. Angstsyndromen.

Als Fazit ergibt sich weiter, daß offensichtlich gruppenstatistisch nur ein sehr schwacher Zusammenhang zwischen Inanspruchnahme und psychopathologischen Variablen besteht. Weder Parameter des Indexaufenthalts noch solche des Verlaufs und der Symptomschwere scheinen mit dem Inanspruchnahmeverhalten in systematischer Weise zusammenzuhängen. Darüber hinaus unterstreicht das Resultat natürlich auch, daß nicht allgemein von einer adäquaten oder zweckmäßigen Weiterbehandlung nach der Indexbehandlung gesprochen werden kann. Dennoch ist es denkbar, daß eine hohe Inanspruchnahmerate bei einem Teil potentiell ungünstiger Verläufe einen doch noch günstigen Outcome ermöglicht, bei einem anderen Teil (z. B. wegen Therapieresistenz) nicht. Ein solcher Sachverhalt ließe sich jedoch nicht durch einen globalen Zusammenhang zwischen Inanspruchnahmerate und Outcome nachweisen.

6.3.5 Inanspruchnahmeverhalten vor und nach der Indexbehandlung: Änderung vs. Stabilität

Im Rahmen von inhaltlichen und versorgungsstrukturellen Überlegungen und zur Beurteilung der Bedeutung der Indexbehandlung erscheint die Frage bedeutsam, ob sich im Vergleich zum Inanspruchnahmeverhalten vor der Indexbehandlung ein Unterschied ergeben hat. Gehen wir von der in den Kapiteln 4.2 und 4.3 angesprochenen Vermutung einer Weichenstellung durch die Indexbehandlung aus, sollte hier angesichts des hohen Anteils chronischer, d. h. bereits oft langjährig vor der Indexbehandlung erkrankter Patienten, zumindest eine Änderung des Inanspruchnahmeverhaltens nach der Indexbehandlung sichtbar werden.

Ein Vergleich der Inanspruchnahme psychiatrisch/psychotherapeutischer Dienste vor und nach der Indexbehandlung (s. Abschnitt 4.1.4) ergibt für die Patientengruppen folgendes Bild: Fast die Hälfte der Patienten mit einer endogenen Depression wurde nach dem Indexaufenthalt wieder stationär behandelt, ähnlich wie in der Zeit vor der Indexbehandlung, während bei den neurotisch Depressiven der Anteil stationär Behandelter nach der Indexbehandlung deutlich sank (zehn stationär Behandelte vs. 18 vor Indexbehandlung). Bei Angstneurosen/Phobien überwiegt nach wie vor die ambulante Behandlung.

Die stationären Behandlungen der Patienten mit Angstneurosen/Phobien und der neurotisch Depressiven fanden nach der Indexbehandlung in der Regel in psychiatrischen Krankenhäusern oder psychotherapeutischen Kliniken statt, wobei psychotherapeutische Kliniken viel häufiger genannt wurden als vor der Indexbehandlung, vor allem bei Angstneurosen/Phobien. Endogen Depressive wurden vorwiegend in psychiatrischen Krankenhäusern oder auch in Allgemeinkrankenhäusern bzw. Kurkliniken stationär behandelt.

Die ambulante Versorgung wurde nach der Indexbehandlung, ebenso wie vorher in erster Linie vom niedergelassenen Nervenarzt ohne Zusatzausbildung in Psychotherapie getragen. Allerdings hat der Psychotherapeut für Patienten mit einer Angstneurose/Phobie oder neurotischen Depression gegenüber der Zeit vor der Indexbehandlung an Bedeutung zugenommen. Neben Indikationsgründen dürfte dies vor allem durch die Zunahme an niedergelassenen Psychotherapeuten zu erklären sein. 52,2% aller ambulanten Behandlungen in der Gruppe der Patienten mit einer Angstneurose/Phobie seit der Indexbehandlung wurden von niedergelassenen Nervenärzten mit einer Zusatzausbildung in Psychotherapie, von anderen ärztlichen Psychotherapeuten, Diplom-Psychologen oder anderen niedergelassenen Psychotherapeuten durchgeführt, während vor der Indexbehandlung niedergelassene Psychotherapeuten nur 23,8% aller ambulanten Behandlungen durchführten. Bei Patienten mit einer neurotischen Depression stieg der Anteil an ambulanten Behandlungen, der von niedergelassenen Psychotherapeuten durchgeführt wurde, von 22,5% auf 35,0%. Der niedergelassene Nervenarzt ohne Zusatzausbildung in Psychotherapie hat dementsprechend in der Gruppe der Patienten mit Angstneurosen/Phobien an Bedeutung verloren; er führte nur noch 24% aller ambulanten Behandlungen in dieser Gruppe durch (47,6% vor Index). Bei neurotisch Depressiven dagegen spielte der Nervenarzt ohne Zusatzausbildung in Psychotherapie nach der Indexbehandlung eine unverändert wichtige Rolle; er führt in dieser Gruppe nach wie vor ca. 45% aller ambulanten Behandlungen durch.

Während bei den neurotisch Depressiven der Anteil rein medikamentös Behandelter sank, stieg der Anteil psychotherapeutisch Behandelter deutlich. Nach wie vor überwogen verhaltenstherapeutische Maßnahmen bei der Psychotherapie von Angstneurosen/Phobien und psychoanalytische Verfahren bei der Psychotherapie von neurotischen Depressionen.

Zusätzlich zum Aspekt der diagnosegruppenbezogenen Stabilität im Inanspruchnahmeverhalten der Patienten ergibt sich die Frage, inwiefern das Inanspruchnahmeverhalten der einzelnen Patienten vor der Indexbehandlung als Prädiktor für ihr Inanspruchnahmeverhalten nach der Indexbehandlung dienen kann. In der folgenden Analyse wurde grob zwischen psychiatrisch/psychotherapeutisch *Vorbehandelten* (ambulant oder stationär) und *nicht-Vorbehandelten* unterschieden. Untersucht wurde, inwieweit diese beiden Gruppen in Art und Ausmaß der Inanspruchnahme nach dem Indexaufenthalt differieren, zunächst anhand der in Abschnitt 6.3.4 eingeführten Inanspruchnahme-Typen.

Während sechs von den acht Patienten (75%) des Typus 4 (hohe Inanspruchnahme – ambulant und stationär) stationär vorbehandelt waren, traf dies nur für knapp 34% des Typus 1 (niedrige Inanspruchnahme) zu. Ein Vergleich zwischen Typus 1 und 2 zeigt eine leichte Tendenz der Vorbehandelten, ob (ambulant oder stationär vorbehandelt), auch nach der Indexbehandlung eine höhere Inanspruchnahmerate (Typ 2) aufzuweisen. Eine Betrachtung der einzelnen Diagnosegruppe zeigt, daß dies besonders für die Neurotiker gilt.

Die Untersuchung einzelner Indikatoren der Inanspruchnahme ergibt für die Gruppe der Angstneurosen/Phobien und depressiven Neurosen dasselbe Bild (s. Abb. 6.3.11). Mindestens einmal stationär vorbehandelte Patienten wurden im Katamnesezeitraum signifikant länger hospitalisiert; sie hatten ebenfalls signifikant längere ambulante Behandlungen.

Berücksichtigt man als Vorbehandlungen zusätzlich ambulante Therapien (d.h. trennt man zwischen stationär *oder* ambulant Vorbehandelten und Nicht-Vorbehan-

Abb. 6.3.11. Stationäre Vorbehandlung[a] und Inanspruchnahme im Katamnesezeitraum

		(N = 101) Gesamtgruppe		(N = 24) Endogene Depression		(N = 77) Neurosen	
		stat. vorbe- handelt (N = 41)	nicht stat. vorbeh. (N = 60)	stat. vorbe- handelt (N = 12)	nicht stat. vorbeh. (N = 12)	stat. vorbe- handelt (N = 29)	nicht stat. vorbeh. (N = 48)
% Quartale Gesamt[b]	x̄	42.1	31.5*	44.1	40.3	41.2	29.3*
	s	35.2	32.8	31.2	28.8	37.1	33.6
Anzahl stationärer	x̄	0.9	0.3**	1.6	0.8	0.7	0.2
Aufenthalte	s	1.4	0.6	2.2	1.5	1.1	0.4
Gesamtdauer stationärer	x̄	51.3	12.0**	94.3	36.3	39.9	10.9*
Aufenthalte	s	108.1	35.1	161.4	80.3	94.9	37.8
Anzahl ambulanter	x̄	2.3	2.1	3.3	3.7	2.4	2.2
Behandlungen	s	1.8	3.2	2.3	4.4	2.2	3.1
Gesamtdauer ambulanter	x̄	75.9	47.6*	74.4	58.3	89.1	51.8*
Behandlungen	s	103.3	101.1	136.0	86.7	120.2	104.8

* p < .05; ** p < .01
[a] mindestens eine stationäre Behandlung vor Indexaufenthalt
[b] Prozent Quartale im Katamnesezeitraum mit stationärer, ambulanter und/oder komplementärer Behandlung (vgl. Abb. 6.3.4.1)

delten), so ist die stationäre und ambulante Inanspruchnahme im Durchschnitt sowohl für Vorbehandelte als auch für nicht Vorbehandelte etwas niedriger; die Differenzen jeweils zwischen diesen beiden Gruppen sind jedoch nahezu gleich denen zwischen stationär vs. nicht stationär Vorbehandelten.

Auch in der Gruppe der endogen Depressiven waren für die stationär vorbehandelten Patienten Anzahl und Dauer der Hospitalisierungen im Katamnesezeitraum gegenüber den Nicht-Vorbehandelten deutlich erhöht, allerdings ist dieser Unterschied bei den kleinen Fallzahlen statistisch nicht signifikant. Im ambulanten Bereich und in der Gesamtinanspruchnahme (Prozent Quartale im Katamnesezeitraum mit ambulanter und/oder stationärer Behandlung) differenzierte die Vorbehandlung jedoch nicht so gut wie in der Gruppe der Neurotiker.

Insgesamt bestätigt diese Analyse die bisherigen Ergebnisse aus der Literatur. Eine stationäre Vorbehandlung erwies sich bei psychiatrischen Erkrankungen relativ konsistent als bester Prädiktor für weitere Hospitalisierungen (vgl. TEN HORN 1984; BYERS et al. 1978; ROSENBLATT und MEYER 1974).

6.3.6 Zur Stabilität des Inanspruchnahmeverhaltens nach der Indexbehandlung

Die in Abschnitt 6.3.5 durchgeführte Analyse kann auch unter dem Aspekt der Veränderung von Inanspruchnahmeprozessen über die Zeit gesehen werden: in diesem Falle als Veränderung der Inanspruchnahme vom Zeitraum *vor* der Indexbehandlung zum Zeitraum nachher. Im nun folgenden Abschnitt soll eine genauere Analyse der Stabilität bzw. Kontinuität der Inanspruchnahme im Katamnesezeitraum vorgenommen werden. Von besonderem Interesse ist dabei, ob die aufgrund der heterogenen Patientengruppe sehr unterschiedlichen Krankheitsverläufe sich auch in den Inanspruchnahmemustern über die Zeit widerspiegeln.

Zur Analyse verwendeten wir Inanspruchnahmemaße, die jeweils auf ein Drittel des Katamnesezeitraums (hier 1., 2. und 3. Abschnitt genannt) bezogen sind. Wir untersuchten den Verlauf zunächst auf der Ebene der diagnostischen Gruppierung; zur weiteren Interpretation wurden dann individuen-spezifische Inanspruchnahmeverläufe, die mit Hilfe einer Konfigurationsfrequenzanalyse (KFA) ermittelt wurden, herangezogen.

Für Patienten mit einer depressiven Störung (endogene bzw. neurotische Depression) entnehmen wir aus Abb. 6.3.12 eine kontinuierliche Abnahme der Inanspruchnahmerate im Gruppendurchschnitt über den Katamnesezeitraum, u. z. sowohl im ambulanten wie im stationären Sektor. Der mittlere Anteil der Quartale, in denen eine Behandlung erfolgte, sank für die endogen depressiven Patienten von 47,0% im ersten Abschnitt des Katamnesezeitraums über 43,8% im zweiten auf 36,2% im dritten Abschnitt ab. Depressive Neurosen nahmen zwar absolut gesehen weniger Behandlung(en) in Anspruch, zeigten jedoch im Längsschnitt denselben Trend zu durchschnittlich kürzerer Behandlung: 1. Abschnitt: 37,7%, 2. Abschnitt: 30,7%, 3. Abschnitt: 27,6%.

Die Patienten mit einer Angstneurose verhielten sich auf Gruppenebene insofern etwas anders, als das Absinken der durchschnittlichen Inanspruchnahmedauer pro Abschnitt nicht *linear* erfolgte. Über den gesamten Katamnesezeitraum zeigte sich jedoch ebenfalls eine Abnahme der durchschnittlichen Behandlungsdauer (von 45,6%

Abb. 6.3.12. Zeitlicher Verlauf der Inanspruchnahme im Katamnesezeitraum

		(N = 24) Endogene Depression			(N = 37) Neurotische Depression			(N = 40) Angstneurose/Phobie		
		1. Abschnitt	2. Abschnitt	3. Abschnitt	1. Abschnitt	2. Abschnitt	3. Abschnitt	1. Abschnitt	2. Abschnitt	3. Abschnitt
Prozent Quartale Gesamt	$\bar{x}$	47.0	43.8	36.2	37.7	30.7	27.6	45.6	29.2	31.4
	s	30.1	36.9	33.1	38.1	39.6	40.2	41.6	39.0	38.5
Prozent Quartale ambulant	$\bar{x}$	45.6	42.4	35.7	32.8	28.1	24.9	44.4	23.7	29.4
	s	29.1	35.3	33.4	37.3	38.3	38.5	41.1	36.5	36.9
Prozent Quartale stationär	$\bar{x}$	6.7	5.0	4.3	4.2	3.5	0.3	2.1	2.2	0.0
	s	13.2	10.1	11.6	9.0	13.7	1.6	6.2	6.8	0.0

im 1. Abschnitt auf 31,4% im 3.); dies war jedoch hauptsächlich auf ein Absinken der ambulanten Behandlungsdauer vom ersten zum zweiten Abschnitt um 20,7% zurückzuführen, denn vom zweiten zum dritten Abschnitt erhöht sich die ambulante Behandlungsrate wieder um 5,7%.

Deutlicher erkennbar werden Stabilität und Veränderung des Inanspruchnahmeverhaltens der einzelnen Gruppen in Abbildung 6.3.13. (Dargestellt ist der prozentuale Anteil von Patienten mit unterschiedlicher Behandlungsdauer – ambulant oder stationär oder komplementär – pro Drittel des Katamnesezeitraums.) Beginnend mit

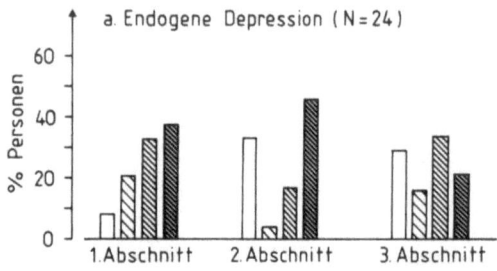

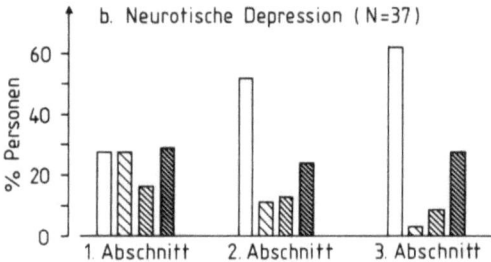

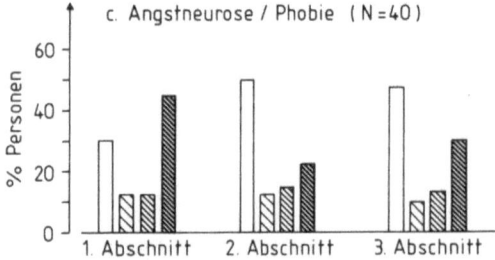

☐ keine Behandlung
▨ kurze Behandlungszeiten
(1–25% der Quartale mit Inanspruchnahme ambulanter, stationärer und/oder komplementärer Dienste)
▨ mittlere Behandlungszeiten
(26–50% der Quartale mit Inanspruchnahme amb., stat. u./od. kompl. Dienste)
▨ lange Behandlungszeiten
(>50% der Quartale mit Inanspruchnahme amb., stat. u./od. kompl. Dienste)

Abb. 6.3.13. Unterschiede in der Behandlungskontinuität im zeitlichen Verlauf (% Quartale Gesamt)

den endogen depressiven Patienten sehen wir (Abb. 6.3.13), daß der Anteil von Personen *ohne* Behandlung vom ersten zum zweiten Abschnitt von knapp 10% auf 33% zunahm und im 3. Abschnitt nahezu konstant blieb, während sich der Anteil der Patienten mit sehr langer Behandlungsdauer vom ersten zum zweiten Abschnitt leicht erhöhte, im dritten Abschnitt aber deutlich abnahm.

Für die Gruppe der depressiven Neurotiker springt ins Auge (Abb. 6.3.13), daß der Anstieg des Anteils nicht Behandelter vom ersten zum zweiten und dritten Abschnitt sehr viel größer ausgefallen ist als bei den endogen Depressiven und den Angstneurotikern/Phobikern. Für beide Gruppen von Neurotikern lag im Vergleich mit der Gruppe der endogen Depressiven der Anteil nicht behandelter Patienten in allen Zeitabschnitten deutlich höher; im ersten Abschnitt wurden jeweils knapp ein Drittel, im zweiten und dritten Abschnitt jeweils über 50% der neurotischen Patienten überhaupt nicht behandelt. Bei den Angstneurosen/Phobien zeigte sich komplementär dazu ein abnehmender Anteil von Patienten mit langen Behandlungen (von 45% auf 30%); dieser Anteil blieb im Gegensatz dazu bei den depressiven Neurosen über alle Zeitabschnitte relativ konstant.

Die differenzierteren Ergebnisse einer KFA bestätigen die Analyse auf Gruppenebene. In beiden Neurosegruppen fand sich ein jeweils (mehr als) doppelt so großer Anteil (16 bzw. 20%) Patienten als in der Gruppe der endogen Depressiven (8%), die in allen drei Abschnitten des Katamnesezeitraums unbehandelt blieben.

Wesentlich jedoch für die erhebliche Zunahme der nicht mehr behandelten neurotisch Depressiven war eine Untergruppe von 16 dieser Patienten (43,2%), die ein Inanspruchnahmemuster zeigten, das durch den völligen Rückzug aus der psychiatrisch/psychotherapeutischen Versorgung jeweils im 2. oder 3. Abschnitt des Katamnesezeitraums gekennzeichnet war. Bei den Angstneurosen zeigten elf Patienten (27,5%) dieses Muster, während es nur bei vier Patienten mit einer endogenen Depression (16,7%) nachweisbar war.

Die Verteilung der zeitlichen Verlaufsmuster in der Gruppe der endogen depressiven Patienten spiegelt zum einen den phasenhaften Verlauf dieser Erkrankung wider (fünf Patienten mit instabilem Muster; zwei mit einer Zunahme der Behandlungsdauer und anschließender Nicht-Behandlung), zum anderen die Art der Therapie dieser Patienten (fünf Patienten mit abnehmender Behandlungsdauer auf niedriges oder mittleres Niveau; drei mit konstant niedriger oder mittlerer Behandlungsdauer). Diese zwei letztgenannten Konfigurationen kamen in den beiden Neurosegruppen nur vereinzelt vor.

Ambulante Nachsorge und Weiterbehandlung

Weitere Hinweise auf die Stabilität und Kontinuität der Inanspruchnahme ergaben sich aus der Beantwortung der Frage nach möglichen Unterschieden im zeitlichen Verlauf der Inanspruchnahme für Patienten mit und solche ohne Nachsorge (s. dazu Abschnitt 6.3.3.5).

In Abbildung 6.3.14 ist die bereits in Abschnitt 6.3.3.5 angedeutete Beziehung zwischen Nachsorge und weiteren Behandlungen im Katamnesezeitraum dargestellt: Patienten mit einer endogenen Depression und Patienten mit einer Angstneurose/-Phobie, die ambulante Nachsorge innerhalb von 8 Wochen nach Entlassung aus der Indexbehandlung erhielten, zeigten im ambulanten Bereich deutlich höhere Inanspruchnahmen als Patienten ohne Nachsorge. Für die Gruppe der depressiven Neurose war tendenziell jedoch eine umgekehrte Beziehung zu beobachten.

Dasselbe Ergebnis fand sich auch in einer hier nicht gesondert dargestellten KFA individueller Inanspruchnahmemuster für Patienten mit bzw. ohne Nachsorge. Für die

Abb. 6.3.14. Weitere Inanspruchnahme durch Patienten mit und ohne Nachsorge

		(N = 24) Endogene Depression		(N = 37) Neurotische Depression		(N = 40) Angstneurose/ Phobie	
		mit Nach- sorge (N = 19)	ohne Nach- sorge (N = 5)	mit Nach- sorge (N = 15)	ohne Nach- sorge (N = 22)	mit Nach- sorge (N = 20)	ohne Nach- sorge (N = 20)
% Quartale Gesamt II[a]	x̄	47.1	31.2	27.1	33.1	44.8	13.7**
	s	35.0	45.5	41.0	39.4	40.7	30.9
% Quartale Gesamt III[a]	x̄	40.2	21.0	22.7	31.0	43.6	19.2*
	s	32.4	34.7	39.4	41.3	40.6	32.9
% Quartale amb. II[a]	x̄	46.5	26.8	23.2	31.5	40.1	7.3***
	s	34.6	37.5	36.9	39.7	40.5	22.9
% Quartale amb. III[a]	x̄	40.2	18.6	22.7	26.4	43.6	15.3*
	s	32.4	34.8	39.4	38.8	40.6	26.8
% Quartale stat. II[a]	x̄	4.0	8.8	6.5	1.5	2.9	1.5
	s	6.2	19.7	19.8	7.0	7.1	6.5
% Quartale stat. III[a]	x̄	4.1	5.0	0.0	0.5	0.0	0.0
	s	12.0	11.2	0.0	2.1	0.0	0.0

[a] Werte beziehen sich auf den 2. bzw. 3. Abschnitt im Katamnesezeitraum
* $p < .05$; ** $p < .01$; *** $p < .001$

Gruppe der endogen Depressiven und die Gruppe der Angstneurotiker/Phobiker zeigte sich eine Tendenz zur Stabilität insofern, als Patienten mit ambulanter Nachsorge jeweils auch im weiteren Verlauf (2. und 3. Abschnitt) häufiger konstant eine mittlere bis hohe ambulante Behandlungsdauer aufwiesen. Dies galt nicht für die neurotisch Depressiven. In dieser Gruppe konnte aus der ambulanten Nachsorge nicht auf eine weitere kontinuierliche Behandlung geschlossen werden; denn der Anteil von Patienten *mit* Nachsorge, die eine konstant niedrige oder gar keine Inanspruchnahme im weiteren Verlauf zeigten (66,7%), war sogar höher als der nämliche Anteil bei den nicht Nachversorgten (50,0%).

Zusammenfassend läßt sich aus der dargestellten Analyse der Veränderung des Inanspruchnahmeverhaltens im Katamnesezeitraum folgern, daß endogen depressive Patienten dem Krankheitsverlauf und der Effizienz der Therapie entsprechende Inanspruchnahmemuster über die Zeit zeigten, d. h. ihre Behandlung häufiger als adäquat zu werten ist.

In der Gruppe der Neurotiker blieb nahezu ein Fünftel der Patienten während des gesamten Katamnesezeitraums ohne jede psychiatrisch/psychotherapeutische Behandlung, ein weiteres Fünftel zeigt zeitlich stabil hohe Inanspruchnahme. Die zeitliche Stabilität des Inanspruchnahmemusters steht jedoch kaum in Zusammenhang mit dem Symptomverlauf bei diesen Patienten, da sowohl die Gruppe der Patienten ohne Inanspruchnahme als auch die Gruppe mit höheren Behandlungsraten als heterogen anzusehen ist (siehe Kapitel 4.2 und 4.3). Die jeweils größte Untergruppe der depressiven und der angstneurotischen phobischen Patienten jedoch schien sich nach einer zu Beginn des Katamnesezeitraums versuchten Therapie im 2. oder 3. Abschnitt nicht mehr psychiatrisch oder psychotherapeutisch behandeln zu lassen. Eine mögliche Erklärung – insbesondere für die depressiven Neurotiker – liegt wohl in der in vielen Fällen mangelnden Effektivität der Therapie, die starke subjektive Unzufriedenheit auslöste (s. Kap. 6.3.3.4), was dann zu dem angedeuteten Rückzug aus dem Versorgungssystem geführt hat.

6.3.7 Zusammenhang zwischen Inanspruchnahme psychiatrisch/psychotherapeutischer Dienste und Inanspruchnahme allgemeinmedizinischer Dienste

Sowohl unsere Befunde als auch die anderer epidemiologischer Studien zeigen deutlich, daß psychiatrisch auffällige Personen erheblich häufiger allgemeinmedizinische Dienste in Anspruch nehmen als unauffällige. So berichten z.B. HANKIN et al. (1982) von einer anderthalb bis zwei mal so hohen Inanspruchnahme allgemeinmedizinischer Dienste bei psychiatrischen Patienten (siehe auch BURVILL und KNUIMANN 1983, LIPTZIN et al. 1980). Es gibt aber auch Hinweise, daß diese erhöhte allgemeinmedizinische Inanspruchnahme vor allem bei psychiatrisch/psychotherapeutisch unbehandelten Fällen zu beobachten ist. Eine psychiatrisch/psychotherapeutische Behandlung scheint oft mit einer Verminderung der allgemeinmedizinischen Inanspruchnahme einherzugehen, was als sogenannter „Offset"-Effekt bezeichnet wird (vgl. JONES und VISCHI 1979; WEISSMAN et al. 1981; REGIER et al. 1982).

Mit Hilfe unserer Inanspruchnahmetypen, die in Abschnitt 6.3.4 beschrieben wurden, haben wir die Hypothese überprüft, daß eine psychiatrisch/psychotherapeutische Versorgung mit einer geringeren Inanspruchnahme allgemeinmedizinischer Dienste, als sie sonst bei psychisch auffälligen Personen zu beobachten ist, zusammenhängt. Wir prüften dies einmal für die Gesamtgruppe aller Patienten mit einer Angstneurose/Phobie bzw. einer neurotischen oder endogenen Depression und einmal getrennt für die Neurosen und endogenen Depressionen. Für diese Prüfung wurden – wegen der geringen Fallzahl in den beiden übrigen Typen – lediglich die Inanspruchnahmetypen 1 und 2 herangezogen.

Es zeigte sich nur im Bereich der ambulanten Versorgung ein signifikanter Effekt, der zudem diagnosenspezifisch war (Abb. 6.3.15). Endogen Depressive, die im psychiatrisch/psychotherapeutischen Bereich eine sehr niedrige Inanspruchnahmerate aufweisen (Typ 1), tendierten zu einer erhöhten ambulanten Inanspruchnahme allgemeinmedizinischer Dienste über die letzten acht Jahre gegenüber endogen Depressiven mit einer höheren Inanspruchnahme psychiatrisch/psychotherapeutischer Dienste (Typ 2) $p = .18$, U-Test). Dieser Effekt war allerdings nicht so stark ausgeprägt für die letzten zwölf Monate vor der Nachuntersuchung und zeigte sich überhaupt nicht bei der stationären Inanspruchnahme allgemeinmedizinischer Dienste. Bei der ambulanten Versorgung zeigte sich bei neurotischen Depressionen, Angstneurosen und Phobien ein umgekehrter Effekt; hier wiesen Patienten mit einer niedrigen Inanspruchnahme psychiatrisch/psychotherapeutischer Dienste (Typ 1) ebenfalls eine deutlich niedrigere Inanspruchnahme allgemeinmedizinischer Dienste auf ($p = .05$, U-Test). Bei der stationären Inanspruchnahme fand sich – wie bei den endogenen Depressionen – kein Effekt.

Abb. 6.3.15. Inanspruchnahmetypen: Allgemeinmedizinische Inanspruchnahme und Medikamentenkonsum

		Gesamtgruppe (N = 89)		Endogene Depression (N = 20)		Neurosen (N = 69)	
		Typ 1 „niedrig" (N = 59)	Typ 2 „mittel-/hoch-amb." (N = 30)	Typ 1 „niedrig" (N = 9)	Typ 2 „mittel-/hoch-amb." (N = 11)	Typ 1 „niedrig" (N = 50)	Typ 2 „mittel-/hoch-amb." (N = 19)
ambulant							
Anzahl Arztbesuche[a]	x̄	12.5	13.6	9.8	7.2	13.1	17.4*
in letzten 12 Mon.	s	9.9	8.7	5.5	5.2	10.5	8.2
in letzten 8 Jahren	x̄	81.9	81.5	79.1	53.6	82.4	97.0*
	s	67.9	46.5	43.9	37.2	71.9	44.7
stationär							
Anzahl Wochen[b]	x̄	0.4	0.8	—	0.3	0.4	1.1
in letzten 12 Mon.	s	1.3	2.7	—	1.0	1.3	3.3
in letzten 8 Jahren	x̄	3.6	3.3	4.5	3.2	3.5	3.3
	s	5.9	5.3	8.0	4.8	5.6	5.7
Medikamentenkonsum in letzten 3 Monaten							
Medikamente ohne	x̄	3.2	3.7	3.0	2.8	3.3	4.2
Psychopharmaka	s	2.7	2.9	1.7	2.1	2.9	3.2
Psychopharmaka	x̄	0.6	1.3**	1.0	1.6	0.6	1.1
	s	0.9	1.3	1.3	1.5	0.8	1.1
Gesamtscore	x̄	3.9	5.0	4.0	4.5	3.8	5.3
	s	3.1	3.2	2.6	2.3	3.2	3.6

[a] ohne Psychiater/Psychotherapeut
[b] ausgenommen psychiatr./psychotherap. Behandlungen
* $p < .05$; ** $p < .01$

Bezüglich des Medikamentenkonsums (Abb. 6.3.15) ergab sich erwartungsgemäß, daß Patienten mit einer erhöhten Inanspruchnahme psychiatrisch/psychotherapeutischer Dienste auch verstärkt Psychopharmaka einnehmen. Analog zu dem möglichen Offset-Effekt in der Inanspruchnahme allgemeinmedizinischer Dienste wäre beim Medikamentenkonsum zu prüfen, ob die Patienten mit einer niedrigen Inanspruchnahme psychiatrisch/-psychotherapeutischer Dienste eventuell dazu tendieren, nicht-psychopharmakologische Substanzen verstärkt einzunehmen. Dies war weder bei den endogenen Depressionen noch bei den Neurosen der Fall.

Wenn man die Inanspruchnahme allgemeinmedizinischer Dienste bei den Fällen in der Bevölkerungsstichprobe untersucht, ergibt sich ein ähnliches Bild wie bei den Patienten mit einer Angstneurose/Phobie oder einer neurotischen Depression. Fälle ohne eine psychiatrisch/psychotherapeutische Inanspruchnahme tendieren dazu, weniger allgemeinmedizinische Dienste in Anspruch zu nehmen als Fälle, die eine Inanspruchnahme psychiatrisch/psychotherapeutischer Dienste aufweisen. Dies gilt für die ambulante und für die stationäre Versorgung; der Unterschied ist allerdings nicht signifikant (Abb. 6.3.16).

Abb. 6.3.16. Fälle mit, ohne Inanspruchnahme, nur Hausarzt x allgemeinmedizinische Inanspruchnahme

		(N = 65) Fälle ohne Inanspruchnahme	(N = 28) Fälle nur Hausarzt	(N = 36) Fälle mit Inanspruchnahme
ambulant				
Anzahl Arztbesuche[a]	x̄	13.7	17.7	17.7
in letzten 12 Mon.	s	10.9	14.6	12.6
in letzten 8 Jahren	x̄	75.9	113.9	98.9
	s	55.5	89.1	72.2
stationär				
Anzahl Wochen[b]	x̄	0.5	0.5	0.9
in letzten 12 Mon.	s	1.4	1.5	2.5
in letzten 8 Jahren	x̄	6.3	5.8	7.1
	s	11.0	7.8	7.5
Medikamentenkonsum in				
den letzten 3 Monaten				
Medikamente ohne	x̄	3.9	5.3	5.3
Psychopharmaka*	s	2.5	3.3	3.3
Psychopharmaka**	x̄	0.4	1.0	1.5
	s	0.7	0.9	1.0
Gesamtscore***	x̄	4.2	6.3	6.7
	s	2.8	3.8	3.3

[a] ohne Psychiater/Psychotherapeut
[b] ausgenommen psychiatr./psychotherap. Behandlungen
*   Kruskal-Wallis-Test $p < .05$, U-Test $p < .05$ für „ohne Inan." vs. „mit Inan."
**   Kruskal-Wallis-Test $p < .05$, U-Test $p < .001$ für „ohne Inan." vs. „mit Inan."
*** Kruskal-Wallis-Test $p < .05$, U-Test $p < .001$ für „ohne Inan." vs. „mit Inan."
     U-Test $p < .05$ für „ohne Inan." vs. „nur Hausarzt"

Fälle mit einer psychiatrisch/psychotherapeutischen Inanspruchnahme nahmen darüber hinaus sowohl signifikant mehr Psychopharmaka als auch nicht-psychopharmakologische Substanzen ein. Dabei zeigten die Fälle mit einer psychiatrisch/psychotherapeutischen Inanspruchnahme keine erhöhte subjektive Morbiditätsrate bezüglich körperlicher Erkrankungen (Anzahl der Erkrankungen in den letzten zwölf Monaten bzw. in den letzten acht Jahren). Fälle, die beim Hausarzt im weitesten Sinne psychiatrisch/psychotherapeutisch versorgt wurden, zeigten erwartungsgemäß eine höhere Inanspruchnahme ambulanter allgemeinmedizinischer Dienste, allerdings nicht signifikant höher als bei den Fällen mit einer psychiatrisch/psychotherapeutischen Inanspruchnahme. Ihre stationäre Inanspruchnahme war nicht erhöht. Im Medikamentenkonsum ähneln sie den Fällen mit einer psychiatrisch/psychotherapeutischen Versorgung im engeren Sinne.

Diese Ergebnisse können nicht uneingeschränkt als Widerlegung eines „Offset"-Effekts gewertet werden. Plausibel wäre, daß eine Abnahme der Inanspruchnahme allgemeinmedizinischer Dienste erst dann eintritt, wenn eine a d ä q u a t e psychiatrisch/psychotherapeutische Versorgung stattfindet, die bei einem großen Prozentsatz vor allem neurotischer Patienten und bei den Fällen aus der Feldstudie nicht gegeben war.

Es muß offensichtlich bei der Untersuchung des Offset-Effekts zwischen psychiatrischen, zumeist ausschließlich pharmakologischen, unspezifisch psychotherapeutischen und – bei Neurosen – auch zwischen spezifischen Behandlungen mit psychoanalytischen und verhaltenstherapeutischen Verfahren unterschieden werden.

Es ist nach den oben diskutierten Ergebnissen nicht weiter überraschend, daß angesichts der häufig negativen Bewertung psychiatrisch/psychotherapeutischer Institutionen und Behandlungen viele Patienten bei anderen, oft allgemeinmedizinischen, Institutionen Linderung ihrer Beschwerden suchen. Zudem sind erfahrungsgemäß allgemeinmedizinische Institutionen nicht mit einem derartig negativen Stigma wie psychiatrisch/psychotherapeutische belegt und ermöglichen durch die organmedizinische Orientierung auch andere, zum Teil attraktivere Attributionsmöglichkeiten für den Patienten. Dies macht verständlich, daß das jetzige schlecht koordinierte Versorgungssystem keinen regelhaft positiven Effekt in Richtung Reduktion der häufig nicht hinreichend medizinisch indizierten Behandlungsfrequenzen bei allgemeinmedizinischen Behandlungsinstitutionen erkennen läßt.

6.3.8 Einflußfaktoren

In den vorhergehenden Abschnitten ist deutlich geworden, daß eine genaue Entsprechung zwischen Inanspruchnahmeverhalten und Psychopathologie in den meisten Fällen nicht besteht. Weder die Art der vorliegenden Störung noch der Ausprägungsgrad der Symptomatik erlauben eine einigermaßen verläßliche Prognose, welches Inanspruchnahmeverhalten zu beobachten sein wird. Dies gilt nicht nur für die Patienten, sondern weitgehend auch für die Fälle aus der Feldstudie. Wenn man die Fälle ohne eine psychiatrisch/psychotherapeutische Inanspruchnahme mit den Fällen mit einer im weitesten Sinne psychiatrischen Inanspruchnahme beim Hausarzt oder mit den Fällen mit einer Inanspruchnahme psychiatrisch/psychotherapeutischer Dienste anhand der Klinischen Selbstbeurteilungs-Skalen miteinander vergleicht, so stellt sich heraus, daß sich diese drei Gruppen zum Zeitpunkt der Erstuntersuchung nicht signifikant voneinander unterschieden haben. Zum Zeitpunkt der Nachuntersuchung ergeben sich allerdings z. T. Unterschiede: Fälle mit einer Inanspruchnahme psychiatrisch/psychotherapeutischer Dienste weisen einen signifikanten höheren Beschwerden-Score auf ($p = .03$); ihr Depressivitäts-Score ist ebenfalls tendenziell erhöht gegenüber dem der beiden anderen Fallgruppen ($p = .08$). In einer der zwölf IMPS-Skalen, dem apathischen Syndrom, zeigen Fälle mit einer psychiatrisch/psychotherapeutischen Inanspruchnahme tendenziell einen höheren Wert ($p = .07$), in einem anderen, dem Erschöpfungssyndrom, sogar einen signifikant höheren Wert als die beiden anderen Fallgruppen ($p = <.01$). In der IMPS-Skala „manisches Syndrom" zeigen Fälle mit einer Inanspruchnahme beim Hausarzt tendenziell die höchsten Werte ($p = .10$). (Alle Signifikanzen beziehen sich auf den Kruskal-Wallis-Test.)

Epidemiologische Studien haben ergeben, daß neben der Psychopathologie eine Reihe von Faktoren, z. B. Alter, Geschlecht, Verfügbarkeit von psychiatrisch/psychotherapeutischen Einrichtungen, Einfluß auf das Inanspruchnahmeverhalten ausüben (s. z. B. SHURMAN et al. 1985; KEANE und FAHY 1982; SHAPIRO et al. 1984; KESSLER et al. 1980; LAVIK 1984; DILLING et al. 1984). Der sozialen Schicht, die sich in vielen amerikanischen Studien als wichtige Einflußgröße erwiesen hat, kommt möglicherweise in der

Abb. 6.3.17. Inanspruchnahmetypen: Einflußfaktoren (Patienten)

			Gesamtgruppe (N = 101)					Endogene Depression (N = 20)		Neurosen (N = 69)	
			Typ 1 „niedrig" (N = 59)	Typ 2 „mittel-/hoch-amb." (N = 30)	Typ 3 „hoch-amb. + kompl." (N = 4)	Typ 4 „hoch-amb. + stat." (N = 8)		Typ 1 „niedrig" (N = 9)	Typ 2 „mittel-/hoch-amb." (N = 11)	Typ 1 „niedrig" (N = 50)	Typ 2 „mittel-/hoch-amb." (N = 19)
Alter bei Indexbehandlung		$\bar{x}$	33.6	35.1	36.5	34.9		42.1	36.7	32.1	34.1
		s	8.9	9.4	9.1	8.2		8.2	12.0	8.2	7.7
Geschlecht		♂	31 52.5%	12 40.0%	3 75.0%	2 25.0%		3 33.3%	5 45.5%	28 56.0%	7 36.8%
		♀	28 47.5%	18 60.0%	1 25.0%	6 75.0%		6 66.7%	6 54.5%	22 44.0%	12 63.2%
Familienstand bei	verh.		29 49.2%	14 46.7%	2 50.0%	4 50.0%		9 100.0%	8 72.7%	20 40.0%	6 31.6%
Indexbeh.	nicht verh.		30 50.8%	16 53.3%	2 50.0%	4 50.0%		–	3 27.3%	30 60.0%	13 68.4%
Social-Support-Maß[a]		$\bar{x}$	3.0	2.8	3.5	3.6		2.2	1.9	3.1	3.3
		s	1.6	1.4	0.6	1.1		1.2	1.2	1.7	1.2
Soziale Schicht*											
obere u. mittl. Mittelschicht			13 22.0%	13 43.3%	1 25.0%	7 87.5%		–	6 54.5%	13 26.0%	7 36.8
untere Mittelschicht			32 54.2%	8 26.7%	3 75.0%	–		8 88.9%	3 27.3%	24 48.0%	5 26.3
Unterschicht			14 23.7%	9 30.0%	–	1 12.5%		1 11.1%	2 18.2%	13 26.0%	7 36.8
Stadt/Land[b]											
Stadt			43 72.9%	16 53.3%	3 75.0%	6 75.0%		6 66.7%	2 18.2%	37 74.0%	14 73.7%
gemischt			1 1.7%	5 16.7%	–	2 25.0%		1 11.1%	2 18.2%	–	3 15.8%
Land			10 16.9%	7 23.3%	–	–		2 22.2%	5 45.5%	8 16.0%	2 10.5%

[a] min = 0 (bedeutet maximalen Social Support) max = 9 (bedeutet ausgeprägte Defizite im Social Support)
[b] bei einigen Probanden war eine eindeutige Zuordnung wegen Umzug nicht möglich
* $p < 0.05$, x^2 (2-seitig) für Typ 1 vs. Typ 2

BRD nicht die gleiche Bedeutung für das Inanspruchnahmeverhalten zu wie in den USA (siehe DILLING et al. 1984; ELLMANN und LÄSSLE 1985).

Eine Analyse möglicher Einflußgrößen bei den Patientengruppen ergibt den erwarteten, allerdings statistisch nicht signifikanten Alterseffekt nur bei den endogen Depressiven: Endogen Depressive mit einer niedrigen Inanspruchnahme psychiatrisch/psychotherapeutischer Dienste seit Entlassung aus der Indexbehandlung sind durchschnittlich fünfeinhalb Jahre älter als endogen Depressive mit einer intensiveren Inanspruchnahme (s. Abb. 6.3.17). Eine Tendenz der Frauen zu höheren Inanspruchnahmeraten zeigt sich lediglich bei den Neurosen, allerdings ebenfalls ohne statistische Signifikanz. Bezüglich des Familienstandes oder des vorhandenen „Social Support" unterscheiden sich Patienten mit einer niedrigen nicht von denen mit einer höheren Inanspruchnahmerate (Typ 1 versus Typ 2). Lediglich die Inanspruchnahmetypen 3 und 4 weisen weniger „Social Support" auf. Detailliertere Analysen ergaben aber für neurotische Patienten mit ausgeprägt defizitärem „Social Support" mehr ambulante psychiatrisch/psychotherapeutische Behandlungsepisoden mit durchschnittlich mehr Sitzungen pro Zeitintervall, also eine intensivere Betreuung als für neurotische Patienten mit adäquatem „Social Support". Bezüglich der %-Quartale, die sie in Behandlung waren, konnten aber keine Unterschiede nachgewiesen werden. Von den neurotischen Patienten mit adäquatem „Social Support" (N = 47) hatten 15 (31,2%) 30 Stunden oder mehr Psychotherapie seit der Indexbehandlung; nur vier (8,5%) hatten mehr als 100 Stunden Psychotherapie erhalten. Von den neurotischen Patienten mit mangelndem „Social Support" (N = 30) waren 13 (43,3%) 30 Stunden oder mehr in Psychotherapie gewesen; acht Patienten (26,7%) hatten über 100 Stunden in Anspruch genommen. Von Patienten mit mangelndem „Social Support" hatten zweimal so viele seit der Indexbehandlung über längere Zeit Medikamente eingenommen (30% sind länger als zwölf Monate medikamentös behandelt worden) als in der Gruppe mit ausreichendem „Social Support" (knapp 15% länger als zwölf Monate medikamentös behandelt). Analoge Auswertungen für die endogene Depression waren nicht möglich, da es in dieser Gruppe bezeichnenderweise nur zwei Patienten mit mangelndem „Social Support" gab.

Wider Erwarten zeigte die soziale Schicht einen signifikanten Einfluß auf das Inanspruchnahmeverhalten. Angehörige der oberen und mittleren Mittelschicht sind verstärkt im Inanspruchnahmetyp mit mittleren bis hohen Inanspruchnahmeraten (Typ 2) zu finden, seltener in Typ 1 mit niedrigen Inanspruchnahmeraten. Angehörige der unteren Mittelschicht sind dagegen häufiger im Typus 1 als in Typus 2 vertreten. Dieser Effekt war am deutlichsten bei den endogen Depressiven, weniger stark bei den Neurotikern. Allerdings ist bemerkenswert, daß die niedrigste Inanspruchnahmerate in der unteren Mittelschicht, nicht in der Unterschicht, zu registrieren ist. Der Unterschied zu den Ergebnissen von DILLING et al. (1984) mag daran liegen, daß unsere Inanspruchnahmetypen das quantitative Ausmaß der Inanspruchnahme widerspiegeln und nicht allein auf einer Differenzierung zwischen Inanspruchnehmern und Nicht-Inanspruchnehmern basieren.

Bei den Fällen aus der Feldstudie überwiegen erwartungsgemäß die Frauen in den Inanspruchnahmegruppen, und zwar sowohl beim Hausarzt als auch bei einer psychiatrisch/psychotherapeutischen Inanspruchnahme im engeren Sinn (Abb. 6.3.18). Die Nicht-Inanspruchnehmer sind durchschnittlich etwas jünger als die Inanspruchnehmer. Dies dürfte im wesentlichen darauf zurückzuführen sein, daß eine Inanspruch-

Abb. 6.3.18. Fallgruppen: Einflußfaktoren (Feldstudie)

		(N = 65) Fälle ohne Inanspruchnahme		(N = 28) Fälle nur Hausarzt		(N = 36) Fälle mit Inanspruchnahme	
Alter bei Erst-	x̄	43.8		48.3		47.6	
untersuchung*	s	9.5		8.3		9.2	
Geschlecht	♂	21	32.3%	6	21.4%	8	22.2%
	♀	44	67.7%	22	78.6%	28	77.8%
Familienstand	verh.	50	76.9%	22	78.6%	22	61.1%
	nicht verh.	15	23.1%	6	21.4%	14	38.9%
Social-Support-Maß[a]	x̄	2.4		3.0		3.1	
	s	1.4		1.4		1.5	
Soziale Schicht[b]							
ob. u. mitt. Mittelschicht		12	18.5%	5	17.9%	2	5.6%
untere Mittelschicht		29	44.6%	15	53.6%	18	50.0%
Unterschicht		24	36.9%	8	28.6%	14	38.9%
Stadt/Land[b]							
Stadt		32	49.2%	14	50.0%	22	61.1%
gemischt		18	27.7%	6	21.4%	9	25.0%
Land		13	20.0%	6	21.4%	5	13.9%

* $p < .05$ (Kruskal-Wallis)
[a] min = 0 (bedeutet maximalen Social Support)
  max = 9 (bedeutet ausgeprägte Defizite im Social Support)
[b] Bei einigen Probanden war eine Zuordnung nicht möglich

nahme umso wahrscheinlicher stattgefunden hat, je länger die Auffälligkeit bestand. Der Anteil Nichtverheirateter ist in der Gruppe mit psychiatrisch/psychotherapeutischer Inanspruchnahme am höchsten, während „Social Support"-Defizite verstärkt in beiden Inanspruchnahmegruppen (hausärztliche Behandlung und psychiatrisch/psychotherapeutische Inanspruchnahme im engeren Sinne) zu finden sind. Im Gegensatz zu den Patienten zeigten sich bei den Fällen keine Schichtunterschiede zwischen den Gruppen.

Die Hypothese, daß die diejenigen, die in der Stadt wohnen, psychiatrisch/psychotherapeutische Dienste wegen deren besserer Erreichbarkeit diese Dienste häufiger in Anspruch nehmen als Einwohner ländlicher Regionen, konnte nicht eindeutig bestätigt werden. Wie in Abb. 6.3.17 dargestellt, zeigten endogen Depressive, die in der Stadt wohnen, eher eine *niedrigere* Inanspruchnahmerate als endogen Depressive, die auf dem Land wohnen. Dennoch zeigten sich vereinzelte Zusammenhänge zwischen der Versorgungsstruktur und dem Inanspruchnahmeverhalten in der erwarteten Richtung. So wohnen z. B. vier der fünf psychotherapeutisch behandelten endogen Depressiven in der Stadt, während nur einer auf dem Land wohnt. Die einzigen psychiatrischen Inanspruchnahmen beim Hausarzt in der Gruppe der endogen Depressiven fanden auf dem Land statt (bei vier Patienten).

Bei den Neurosen ließ sich bei der Zuordnung zu den Inanspruchnahmetypen (Abb. 6.3.17) kein Unterschied zwischen Stadt und Land nachweisen. Eine detailliertere Analyse einzelner Inanspruchnahmevariablen ergab jedoch, daß neurotische Patienten, die in der Stadt wohnten, tendenziell mehr ambulante Behandlungsepisoden und damit zusammenhängend eine höhere Anzahl ambulanter Sitzungen seit der Indexbehandlung aufwiesen als neurotische Patienten auf dem Land (p = .07 bzw. p = .08; U-Test). Entgegen der Hypothese zeigte sich aber bei den zehn neurotischen Patienten, die auf dem Land lebten, eine überdurchschnittliche Inanspruchnahme bei Diplom-Psychologen und eine unterdurchschnittliche Inanspruchnahme beim Nervenarzt, hiermit zusammenhängend auch eine deutlich seltenere medikamentöse Behandlung auf dem Land. Daß medikamentöse Behandlungen auf dem Land durchschnittlich kürzer sind, entspricht der Hypothese. Es muß hier allerdings auf die geringen Fallzahlen der Untersuchungsgruppen hingewiesen werden. Darüber hinaus ist zu berücksichtigen, daß es sich um Patienten handelt, die alle bereits einen Zugang zur psychiatrisch/psychotherapeutischen Versorgung gefunden hatten und u. U. bereit waren, längere Wege und Wartezeiten auf sich zu nehmen, um diese Kontakte aufrechtzuerhalten oder auch umgekehrt sich aufgrund bisheriger Erfahrungen entschlossen hatten, keine weiteren Dienste trotz deren Verfügbarkeit in Anspruch zu nehmen.

Eine Untersuchung dieser Frage bei den Fällen aus der Feldstudie ergibt z. T. eine bessere Übereinstimmung mit den Hypothesen. Abbildung 6.3.18 zeigt, daß die Einwohner städtischer Regionen bei der Gruppe mit einer Inanspruchnahme psychiatrisch/psychotherapeutischer Dienste leicht überrepräsentiert sind. Einwohner ländlicher Regionen wurden nur in einem Fall psychotherapeutisch, dafür aber häufiger medikamentös behandelt. Eine medikamentöse Behandlung auf dem Land dauerte aber im Durchschnitt nur zehn Monate, während Stadtbewohner, wenn sie medikamentös behandelt wurden, durchschnittlich fast 19 Monate lang behandelt wurden. Ein psychiatrisch/psychotherapeutisch behandelnder Hausarzt war auf dem Land häufiger zu finden, während Diplom-Psychologen nur von Fällen, die in der Stadt leben, aufgesucht wurden. Stationäre Behandlungen kamen bei den Landbewohnern nicht vor.[1]

Aus der Befragung der repräsentativen Bevölkerungsstichprobe geht hervor, daß sich die „Unterversorgung" ländlicher Regionen vor allem auf ambulant behandelnde ärztliche Psychotherapeuten und Diplom-Psychologen bezieht, aber auch psychiatrische Ambulanzen, Beratungsstellen, psychiatrische und psychotherapeutische Kliniken sind für Landbewohner deutlich schlechter erreichbar. Selbsthilfeorganisationen sind ebenfalls in ländlichen Regionen deutlich seltener im Umkreis des Wohnorts zu finden. Dagegen zeigte sich bezüglich des Nervenarztes, der den überwiegenden Teil der ambulanten Nachsorge der endogenen depressiven Klinikpatienten übernimmt und auch bei der Versorgung neurotischer Patienten an erster Stelle steht (s. Kap. 6.3.3.3), kein Unterschied. Es wurde allerdings gefragt, ob es einen Nervenarzt im Umkreis von 50 km gäbe. Daß auch in ländlichen Regionen nur knapp 5% keinen Nervenarzt in diesem Umkreis wissen, ändert nichts an der Tatsache, daß eine leichte Erreichbarkeit des Nervenarztes auf dem Land wesentlich seltener gegeben ist als in der Stadt. Doch hat die Befragung ergeben, daß der Nervenarzt generell innerhalb des psychiatrisch/psychotherapeutischen Versorgungssystems derjenige ist, der auf dem Land am leichtesten erreichbar ist. Dies zeigt sich auch darin, daß die Fälle aus der Feldstudie aus ländlichen oder gemischten Regionen ausschließlich beim Nervenarzt oder Hausarzt professionelle Hilfe in Anspruch genommen haben.

---

[1] Dies im Gegensatz zum allgemeinmedizinischen Bereich, in dem stationäre Behandlungen von Landbewohnern häufiger berichtet wurden als von Stadtbewohnern.

Abb. 6.3.19. Fälle: Kenntnis um Vorhandensein psychiatrisch/psychotherapeutischer Einrichtungen

		(N = 64) Fälle ohne Inanspruchnahme		(N = 26) Fälle nur Hausarzt		(N = 34) Fälle mit Inanspruchnahme	
		N	%	N	%	N	%
Psychiatrische Klinik	b.v.	37	57.8	17	65.4	22	64.7
	b.n.v.	13	20.3	9	34.6	3	8.8
	n.b.	14	21.9	—	—	9	26.5
Nervenarzt	b.v.	45	71.4	20	76.9	31	93.9
	b.n.v.	1	1.6	0	0.0	1	3.0
	n.b.	17	27.0	6	23.1	1	3.0
Psychotherapeut	b.v.	41	64.1	12	46.2	16	48.5
	b.n.v.	8	12.5	13	50.0	7	21.2
	n.b.	15	23.4	1	3.8	10	30.3
Klin. Psychologe	b.v.	26	41.3	9	34.6	19	55.9
	b.n.v.	16	25.4	14	53.8	6	17.6
	n.b.	21	33.3	3	11.5	9	26.5
Telefonseelsorge	b.v.	30	46.9	12	46.2	16	48.5
	b.n.v.	18	28.1	8	30.8	6	18.2
	n.b.	16	25.0	6	23.1	11	33.3
Beratungsstelle	b.v.	36	56.3	7	26.9	18	52.9
	b.n.v.	11	17.2	11	42.3	7	20.6
	n.b.	17	26.6	8	30.8	9	26.5
Psychother. Klinik	b.v.	14	21.9	7	26.9	13	38.2
	b.n.v.	23	35.9	14	53.8	9	26.5
	n.b.	27	42.2	5	19.3	12	35.3
Selbsthilfeorgan.	b.v.	20	31.3	9	34.6	18	52.9
	b.n.v.	17	26.6	5	19.2	8	23.5
	n.b.	27	42.2	12	46.2	8	23.5
Psychoth. Ambulanz	b.v.	18	28.1	1	3.8	13	38.2
	b.n.v.	20	31.3	12	46.2	11	32.4
	n.b.	26	40.6	13	50.0	10	29.4
Psychiatr. Ambulanz	b.v.	20	31.3	7	26.9	11	32.4
	b.n.v.	19	29.7	9	34.6	9	26.5
	n.b.	25	39.1	10	38.5	14	41.2
Heim für geistig Behinderte	b.v.	18	28.1	4	15.4	12	35.3
	b.n.v.	6	9.4	7	26.9	1	2.9
	n.b.	40	62.5	15	57.7	21	61.8
Tag/Nacht-Klinik	b.v.	7	10.9	1	3.8	9	26.5
	b.n.v.	6	9.4	3	11.5	1	2.9
	n.b.	51	79.7	22	84.6	24	70.6

b.v. = bekannt und vorhanden (im Umkreis von 50 km)
b.n.v. = bekannt, aber nicht vorhanden
n.b. = nicht bekannt

Durch die Befragung der Bevölkerungsstichprobe bezüglich des wahrgenommenen Angebots an psychiatrisch/psychotherapeutischen Diensten wurde eine weitere wichtige Determinante des Inanspruchnahmeverhaltens aufgedeckt. Ein erheblicher Anteil der Befragten wußte gar nicht, daß die einzelnen psychiatrisch/psychotherapeutischen Einrichtungen für seelische Probleme und Erkrankungen zuständig sind. Am bekanntesten waren psychiatrische Kliniken und Psychotherapeuten (ca. 80% wußten, daß sie für seelische Probleme zuständig sind). Der Nervenarzt war ca. 75% als zuständig für psychische Probleme bekannt. In dieser Rolle wenig bekannt waren psychiatrische, psychotherapeutische und psychosomatische Ambulanzen (ca. 57%) und Selbsthilfeorganisationen (ca. 53%). Am unbekanntesten waren Heime für geistig Behinderte oder chronisch Kranke sowie Tag- und Nachtkliniken (ca. 38 bzw. nur 15%).

Abbildung 6.3.19 gibt Bekanntheit und Erreichbarkeit einzelner psychiatrisch/psychotherapeutischer Einrichtungen für die Fälle aus der Feldstudie an. Eine subjektiv bessere Versorgungssituation bei Inanspruchnehmern von psychiatrisch/psychotherapeutischen Diensten im Vergleich zu Nicht-Inanspruchnehmern (Fälle ohne Inanspruchnahme und Fälle mit einer Inanspruchnahme nur beim Hausarzt) ergab sich vor allem beim Nervenarzt, beim klinischen Psychologen, bei psychotherapeutischen Kliniken, Selbsthilfeorganisationen, psychotherapeutischen Ambulanzen und bei Tag-/Nachtkliniken. Die bessere subjektive Versorgungssituation bei Inanspruchnehmern ergab sich z. T. aus einer weiter verbreiteten Kenntnis der betreffenden Behandlungseinrichtungen (so. z. B. Nervenarzt), zum Teil aus dem Nichtvorhandensein an sich bekannter Einrichtungen, vor allem bei der Gruppe mit Inanspruchnahme beim Hausarzt (so z. B. klinische Psychologen).[2] Bei drei der vier am häufigsten in der Feldstudie in Anspruch genommenen Dienste, nämlich beim Nervenarzt, beim Klinischen Psychologen und bei psychotherapeutischen Ambulanzen zeigte sich eine deutliche subjektive Unterversorgung der Nicht-Inanspruchnehmergruppen. Lediglich bei psychiatrischen Ambulanzen bestand kein Unterschied zwischen den Gruppen.

Insgesamt hatten aber nur acht Fälle ohne Inanspruchnahme und drei Fälle mit einer Inanspruchnahme beim Hausarzt weder einen klinischen Psychologen noch einen Nervenarzt, noch eine psychiatrische oder psychotherapeutische Ambulanz, noch eine Beratungsstelle im Umkreis. Insofern scheint die Nicht-Erreichbarkeit von psychiatrischen/psychotherapeutischen Einrichtungen für die Mehrzahl der Fälle keine hinreichende Erklärung für eine Inanspruchnahme bzw. Nicht-Inanspruchnahme solcher Dienste zu liefern. Diese Analyse bleibt letztlich unvollständig, weil unsere Daten keine genauere Auswertung der individuellen Erreichbarkeit psychiatrisch/psychotherapeutischer Dienste zuläßt. So hängt die individuelle Erreichbarkeit von den eigenen Arbeitszeiten und familiären Belastungen, von der Verfügung eigener Transportmittel bzw. dem Vorhandensein einer günstigen Verbindung mit öffentlichen Verkehrsmitteln ab.

Es wurde zwar häufig von den ehemaligen Patienten beklagt, daß Einrichtungen zu weit entfernt lagen (von vier endogen Depressiven, sieben Angstneurotikern/Phobikern, sechs neurotisch Depressiven) bzw. daß man auf eine Warteliste komme (sechs endogen Depressive, 21 Angstneurotiker/Phobiker, acht neurotisch Depressive). Sol-

---

[2] Es wurde hier aber letztlich nur das subjektiv wahrgenommene Vorhandensein der diversen Einrichtungen erhoben.

che Beschwerden wurden aber in den Fallgruppen ohne Inanspruchnahme recht selten als Grund für eine Nicht-Inanspruchnahme angegeben. Gerade bei den Fällen aus der Feldstudie scheinen subjektive Gründe, wie Annehmbarkeit dieser Dienste, Glauben an ihre Wirksamkeit sowie Reaktionen der Umwelt, die bei einer Inanspruchnahme psychiatrisch/psychotherapeutischer Dienste aufgetreten sind bzw. befürchtet werden, von entscheidender Bedeutung zu sein. Ungefähr die Hälfte aller Fälle war der Meinung, daß man seelische Probleme selber lösen solle. Ca. ein Drittel der Fälle ohne Inanspruchnahme glaubte nicht, daß psychiatrisch/psychotherapeutische Dienste ihnen bei psychischen Problemen wirklich helfen könnten. Dagegen glaubten 40,0 % aller Fälle, der Hausarzt könnte bei psychischen Problemen helfen. Nur 20,6 % der Fälle ohne jegliche Inanspruchnahme und 27,8 % der Fälle mit einer Inanspruchnahme des Hausarztes haben jemals daran gedacht, bzw. den Rat erhalten, psychiatrische oder psychotherapeutische Dienste in Anspruch zu nehmen. Knapp 45 % aller berufstätigen Fälle ohne eine Inanspruchnahme psychiatrisch/psychotherapeutischer Dienste befürchteten Schwierigkeiten am Arbeitsplatz, sollten sie jemals solche Dienste in Anspruch nehmen. 18,5 % aller Fälle ohne eine psychiatrisch/psychotherapeutische Inanspruchnahme befürchteten Schwierigkeiten in der Familie im Falle einer Inanspruchnahme. Über zwei Drittel der Patienten in den Neurosengruppen gaben häufig an, ihre Vorgesetzten wüßten nicht, daß sie in psychiatrisch/psychotherapeutischer Behandlung wären (ca. die Hälfte der berufstätigen Neurose-Patienten und 1/3 der berufstätigen endogen Depressiven). In den Fällen, wo der Vorgesetzte Bescheid wußte, sind Schwierigkeiten am Arbeitsplatz nur vereinzelt aufgetreten (in fünf von 34 Fällen). Negative Reaktionen auf eine psychiatrisch/psychotherapeutische Inanspruchnahme waren dagegen in der Familie recht häufig bei den neurotischen Patienten; ein Drittel aller Angstneurosen/Phobien und fast die Hälfte aller neurotisch Depressiven berichteten von negativen Reaktionen der Familie; von endogen Depressiven wurden solche Schwierigkeiten dagegen nur selten berichtet.

7 Abschließende Diskussion und Zusammenfassung

In der abschließenden Diskussion sollen einige, uns besonders relevant erscheinende Aspekte, Befunde und Hauptaussagen zusammengefaßt werden. Dabei werden wir uns auf folgende fünf Aspekte beschränken:
1. auf die Differenzierung zwischen verschiedenen Formen depressiver Erkrankungen und zwischen Angststörungen und depressiven Störungen,
2. auf die Charakteristika des Verlaufs und Ausgangs behandelter und unbehandelter depressiver und Angststörungen,
3. auf die Bedeutung sozialer Faktoren für den Krankheitsverlauf depressiver und Angststörungen,
4. auf die Prognostik behandelter, depressiver und Angststörungen und
5. einige Folgerungen versorgungsstruktureller Art unter Beachtung ökonomischer Rahmenbedingungen.

Ausgeklammert bleiben aus dieser abschließenden Diskussion unter anderem die epidemiologischen Befunde, die in Kapitel 5.1 dargestellt wurden, die Komorbiditätsanalysen in Kapitel 4 und 5 sowie eine ausführlichere Diskussion der methodischen Probleme und Schwierigkeiten der Verlaufsforschung.

Auf einer methodischen Kritik der klinischen Katamnese- und Verlaufsforschung aufbauend, wurden prospektiv und retrospektiv die Verlaufscharakteristika und der „Outcome" ehemals stationär behandelter Patienten mit denen unbehandelter „Fälle" aus einer epidemiologischen Feldstudie bezüglich psychopathologischer, sozialer und psychologischer Variablen z. T. vergleichend analysiert. Darüber hinaus wurde explorativ die Bedeutung prognostischer und verlaufsmodifizierender Faktoren geprüft und ferner versucht, einen Beitrag zur Prüfung der Validität der Klassifikation depressiver und Angststörungen zu leisten. Dabei wurden nach Kenntnis der Autoren erstmals in einer katamnestischen Langzeituntersuchung
a) mit der gleichen Erhebungsmethodik verschiedene Formen depressiver und Angststörungen direkt miteinander verglichen,
b) ausschließlich bezüglich Reliabilität und Validität geprüfte Verfahren zur Erfassung der psychopathologischen, sozialen und psychologischen Untersuchungsvariablen eingesetzt,
c) alle Untersuchungspersonen sowohl nach „operational" definierten Kriterien (DSM-III) als auch nach klinisch-psychiatrischem Urteil (ICD-8 und -9) diagnostiziert und
d) Ergebnisse einer klinischen Gruppe ehemals stationär behandelter Patienten den Ergebnissen zweier unbehandelter Fallgruppen gleicher Diagnose sowie einer psychiatrisch unauffälligen, repräsentativen Kontrollgruppe aus einer epidemiologischen Feldstudie gegenübergestellt.

Das Ausgangskollektiv der ehemals stationär behandelten Patienten bestand aus allen in den Jahren 1973 bis 1975 am Max-Planck-Institut für Psychiatrie behandelten Patienten mit einer als „sicher" oder „wahrscheinlich" beurteilten Diagnose einer unipolaren endogenen Depression (ICD Nr. 296.0/2), einer depressiven Neurose (ICD Nr. 300.4) oder einer Angstneurose/Phobie (ICD Nr. 300.0/2), die die Einschlußkriterien für diese Studie erfüllten (z.B. Vollständigkeit der Basisdokumentation, Verweildauer größer als 10 Tage).

Die Ausgangsstichprobe umfaßte 126 Personen. Zum Katamnesezeitpunkt – durchschnittlich 8 Jahre nach der Indexaufnahme – konnten 80,2% (101 Patienten) persönlich nachuntersucht werden. Sechs Patienten waren zwischenzeitlich durch Suizid verstorben – alle hatten ursprünglich die Diagnose depressive Neurose erhalten. Insgesamt wurden 24 Patienten mit der Diagnose unipolare endogene Depression sowie 37 mit einer depressiven Neurose und 40 mit einer Angstneurose bzw. Phobie nachuntersucht. Da auch über die sechs verstorbenen Patienten katamnestische Informationen gewonnen werden konnten, ergibt sich eine Ausschöpfungsrate von 85%, was angesichts der langen Zeitspanne als außerordentlich günstig zu werten ist.

Das Ausgangskollektiv der Zweituntersuchung in der Durchschnittsbevölkerung (Feldstudie) bestand aus 657 Personen. Sie waren durch eine geschichtete Stichprobenziehung aus einer 1952 Personen umfassenden, repräsentativen Bevölkerungsstichprobe bestimmt worden, die in der Erstuntersuchung (1974) (1. Erhebungsphase des Projekts) befragt worden waren. Bei der Erstuntersuchung (1974) der Bevölkerungsstichprobe waren neben einem „globalen" Gesundheitsinterview die gleichen klinischen Selbstbeurteilungsskalen wie in der Patientenstichprobe verwendet worden. Von dem Ausgangskollektiv der Zweituntersuchung (1981) (N = 657) konnten 73,5% (N = 483) persönlich nachuntersucht werden; 3,3% (N = 22) waren verstorben, vier der 22 nach Suizid. Die Verweigererrate lag mit 20,4% deutlich höher als in der Patientengruppe, was im wesentlichen durch die Einführung des neuen Datenschutzgesetzes und die dadurch notwendigen Modifikationen der Vorgehensweise erklärt werden kann. Trotz dieser hohen Verweigererrate kann die Gesamtzahl durchgeführter Interviews mit 73,5% im Vergleich zu anderen epidemiologischen Untersuchungen über einen ähnlich langen Zeitraum noch als befriedigend bezeichnet werden.

Aufgrund der Ergebnisse des standardisierten diagnostischen Interviews (DIS) *und* einer klinisch-psychiatrischen Beurteilung durch die Forschungspsychiater wurden in dieser Feldstudie zwei Gruppen zur Untersuchung des Spontanverlaufs depressiver und Angststörungen definiert: a) von Personen, die sowohl nach DSM-III als auch nach ICD eine Depressionsdiagnose (ICD 300.4, ICD 296.0/2, ICD 309.0/1) (N = 46) und b) die einer Angststörung (300.0/2) erhalten hatten (N = 38). Die so definierten *46 Depressionsfälle* erfüllten zumindest *einmal* zwischen der Indexuntersuchung (1974) und der Nachuntersuchung (1981) die Kriterien für eine klinisch als „sicher" oder „wahrscheinlich" beurteilte Diagnose einer Depression. Die *Angstfälle* umfaßten 38 Personen mit einer sicheren oder wahrscheinlichen Diagnose einer Angstneurose oder Phobie. Probanden mit anderen psychiatrischen Diagnosen wurden aus dieser Untersuchung des Spontanverlaufs ausgeschlossen.

7.1 Zur Differenzierung verschiedener Formen psychischer Störungen

Der diagnostischen Differenzierung unterschiedlicher Formen affektiver Störungen wurde auf verschiedenen Ebenen – von der psychopathologischen Ebene über die der therapeutischen Ansprechbarkeit bis hin zur Analyse der Verlaufs- und Outcome-Befunde – nachgegangen.

Psychopathologischer Quer- und Längsschnittsbefund

Zunächst wurde untersucht, inwieweit sich überhaupt endogene von neurotischen Depressionen sowie beide ihrerseits von Angstneurosen und Phobien hinreichend eindeutig anhand des *Querschnittsbefunds* und anamnestischen Daten über den Verlauf vor der Indexerkrankung unterscheiden lassen. Hierzu wurde diskriminanzanalytisch geprüft, in welchem Ausmaß die standardisierten, mit der DiaSiKa und der IMPS erhobenen psychopathologischen Merkmale und die im Diagnostischen Interview (DIS) vom Patienten angegebenen Merkmale zwischen den drei Erkrankungsgruppen differenzieren.

Es ergab sich eine im Ausmaß unerwartet klare Differenzierung nicht nur zwischen Angststörungen und Depressionen, sondern auch bezüglich der Untergruppendifferenzierung unipolar endogener versus neurotischer Depressionen. Sowohl der reine Querschnittsbefund als auch die Verlaufscharakteristika vor der Indexerkrankung ermöglichten eine diskriminanzanalytische Trennung von mehr als 90 % der Patienten. Überschneidungen wurden lediglich bei fünf Patienten zwischen Angstneurosen/Phobien einerseits und depressiven Neurosen andererseits beobachtet. Eine ähnlich gute Trennung ergab sich auch bezüglich der Merkmale des diagnostischen Interviews zur Ermittlung der DSM-III und RDC-Kriterien. 80,6 % der Patienten wurden *richtig* zugeordnet. Die Fehlklassifikationen ergaben sich auch hier zwischen neurotischen Depressionen und den Angststörungen. Die an der Untersuchungsstichprobe ermittelte Diskriminanzfunktion wurde zur Validierung an zwei unausgelesenen, nicht in der vorliegenden Studie untersuchten, stationär behandelten Patientengruppen gleicher Diagnose überprüft und bestätigt.

Während gegen diese überraschend gute Trennung noch möglicherweise der Einwand erhoben werden könnte, daß der beurteilende Forschungspsychiater bei der Beurteilung der psychopathologischen Merkmale in der DiaSiKa nicht „blind" bezüglich der Ausgangsdiagnose war und somit der Differenzierung ein systematischer Beurteilungsfehler zugrunde liege, läßt sich dieser Einwand nicht für den aufgrund eines strukturierten Interviews ausgefüllten Symptomkatalog des DIS aufrechterhalten. Ein Einwand gegen die Generalisierbarkeit des Trennungsergebnisses liegt jedoch darin, daß nur als vom Psychiater „sicher" oder „wahrscheinlich" beurteilte Diagnosen in die Studie einbezogen wurden und somit das Ergebnis lediglich als repräsentativ für selegierte und homogene Patientengruppen gelten kann. Allerdings trifft diese Selektionsannahme nicht für die untersuchten Fallgruppen gleicher Diagnosen aus der Feldstudie zu. Wie aufgrund der Studien von Cooke (1980) und Finlay-Jones et al. (1980) schon zu erwarten war, erwiesen sich die „Fälle" aus der Feldstudie zwar bezüglich Schwere und der Dauer ihrer Störung als heterogener sowie im Schweregrad ihrer Störung nur zu einem kleinen Prozentsatz vergleichbar mit dem Querschnittsbefund der ehemals stationär behandelten Patienten bei der Indexaufnahme. Trotz dieser größeren Heterogenität konnten aber auch in einer statistischen Analyse dieser Gruppe 90 % der Angst- und Depressionsfälle über die Diskriminanzfunktion der Merkmale des standardisierten diagnostischen Interviews (DIS) richtig der Klinikerdiagnose zugeordnet werden. Im wesentlichen trugen zu der guten Trennung die gleichen Symptome wie in den Patientengruppen bei. Die Anwendung der in der Patientengruppe aufgrund der DIS ermittelten Diskriminanzfunktionen auf die Fallgruppen ermöglichte bei 82 % der Fälle eine mit der klinisch-psychiatrisch beurteilten Diagnose übereinstimmende Zuordnung zu den Gruppen Angstneurose/Phobie bzw. depressive Neurose.

Das vorliegende Ergebnis bestätigt, daß mit Hilfe standardisierter Erhebungsmethoden, die u. a. die Ein- und Ausschlußkriterien bestimmter Symptome genau definieren, nicht nur eine befriedigende Trennung zwischen unipolar endogenen und neurotisch depressiven Erkrankungen grundsätzlich möglich ist (FLEISS et al. 1971; DEROGATIS et al. 1972; KILOH et al. 1972; RASKIN und CROOK 1976; MOUNTJOY und ROTH 1982), sondern auch zwischen depressiven und Angststörungen. Die Differenzierung von Angst- und depressiven Störungen war vor allem wegen der großen Anzahl von Patienten und Fällen erstaunlich, die im Verlauf ihres Lebens (Lifetime) aber auch zum Untersuchungsquerschnitt die Kriterien für Angst- und Depressionsdiagnosen erfüllten (Komorbidität). Obwohl diese Komorbidität, die für die weitere Verlaufsgestalt des Störungsbildes von großer Bedeutung zu sein scheint, ausgeprägt war, lassen sich offensichtlich trotzdem anhand psychopathologischer *und* verlaufsbezogener Informationen befriedigende Grenzziehungen vornehmen. Darüber hinaus unterstreicht dieses Ergebnis die Brauchbarkeit der DiaSiKa Merkmalsliste und des diagnostischen Interviews (DIS) als Hilfen nicht nur bei einer reliableren und validen Diagnostik affektiver Störungen im allgemeinen (s. auch ROBINS et al. 1982; WITTCHEN et al. 1985), sondern auch bei der Differenzierung von Angststörungen und Depressionen.

Gegenüber der befriedigenden Trennung auf der Ebene der Fremdbeurteilung (DiaSiKa) und des Interviews mit vorformulierten, genau definierten Fragen (DIS), ergab sich allerdings auch bei unserer Studie auf der Grundlage der *Selbstbeurteilungsverfahren* – in Übereinstimmung mit einer Reihe von anderen Autoren (z. B. HAMILTON 1967; v. ZERSSEN 1976, 1979) – keine befriedigende Trennung zwischen Angst und Depression. Es kann vermutet werden, daß Selbstbeurteilungsverfahren, die lediglich stichwortartig Symptome erfragen und somit die Ein- und Ausschlußkriterien für Angst und Depression dem Patienten selbst überlassen, kaum geeignet sind, zu einer Differenzierung verschiedener Formen affektiver Erkrankungen beizutragen. Unspezifische Angstsymptome gehören ebenso zum Erscheinungsbild vieler depressiver Neurosen wie depressive Zustände zum Erscheinungsbild vieler Angstneurosen/Phobien gehören. Dies wird durch die Ergebnisse der Syndromdiagnostik mit der IMPS, wonach sowohl bei den Angststörungen als auch bei den depressiven Erkrankungen jeweils beide Skalengruppen – die für Angstsyndrome wie auch für depressive Syndrome – erhöht sind, aber auch durch die Befunde der Komorbiditätsanalysen auf der Grundlage der DSM-III-Kriterien ohne Anwendung der diagnostischen Hierarchieregeln eindrucksvoll bestätigt. Ähnlich wie in der Untersuchung von WOODRUFF et al. (1972) wiesen mehr als 50% unserer Patienten mit Angststörungen nach den DSM-III-Kriterien auch eine zumeist „sekundäre" (d. h. das erste Auftreten der Depression war eindeutig nach dem ersten Auftreten der Angststörungen) Depression auf, und immerhin 17 der 37 Patienten mit einer depressiven Neurose erfüllten auch die Kriterien für eine DSM-III-Angststörung. In den meisten Fällen war jedoch über die unterschiedliche Intensität und Spezifität der Symptome, die unterschiedliche Dauer der Symptomatik oder die zeitliche Abfolge der Störungen eine eindeutige Zuordnung zu der entsprechenden Diagnosekategorie möglich.

Krankheitsvorgeschichte und Indexbehandlung

Deutliche diagnosenspezifische Unterschiede ergaben sich auch hinsichtlich der *Krankheitsvorgeschichte* und des *Behandlungsverlaufs* während der *Indexbehandlung*. Zwischen den Patientengruppen waren – in Übereinstimmung mit der Literatur (z. B. ERNST und ERNST 1968; TSUANG et al. 1979; KLERMAN 1980) – sehr deutliche Unterschiede bezüglich der Krankheitsvorgeschichte, der Vorbehandlungen und des Behandlungsverlaufs während der Indexbehandlung im MPIP nachzuweisen. Das Ersterkrankungsalter depressiver Neurotiker und insbesondere das der Patienten mit Angstneurosen bzw. Phobien lag wesentlich früher (zumeist in der Adoleszenz) als das der endogenen Depression. Bei zwei Drittel der unipolar endogenen Depressionen wurde ein „akuter" Krankheitsbeginn und ein phasischer Verlauf vor der Indexbehandlung geschildert, während dieser bei beiden Neurosegruppen überwiegend als „schleichend" hinsichtlich des Beginns und „chronisch-progredient" hinsichtlich des Verlaufs vor der Indexbehandlung charakterisiert wurde. Ein weiteres Unterscheidungsmerkmal war, daß 80% der Neurosen situative Belastungen im Zeitraum von 6 Monaten vor der Indexbehandlung angaben, die aufgrund der Krankengeschichtsbeurteilung zur Dekompensation des Patienten und zur Aufnahme in die Klinik geführt haben könnten. Demgegenüber wurden bei unipolar endogenen Depressionen derartige situative Belastungen nur bei 22% der Patienten angegeben.

Während nach dem Beginn der von uns untersuchten Angstneurosen/Phobien in der Regel mehrere Jahre bis zur ersten, zumeist ambulanten Behandlung vergingen und stationäre Behandlungen nur nach einer mehrjährigen Zeitspanne erfolgten, kamen Patienten mit einer unipolar endogenen Depression zumeist relativ bald nach der Erstmanifestation der Erkrankung in stationäre Behandlung: Bei Angstneurosen/ Phobien vergingen demgegenüber im Durchschnitt 15 Jahre, bei depressiven Neurosen 10 Jahre bis zur ersten Behandlung. Dieses Ergebnis, das z. T. bereits von verschiedenen Autoren beschrieben wurde (ERNST und ERNST 1968; GOODWIN und GUZE 1979; ANGST 1980), kann in erster Linie mit der unterschiedlichen Schwere und Akuität des Krankheitsbilds erklärt werden. Ein ähnlicher diagnosenspezifischer Befund konnte auch bei den Depressions- und den Angst-Fällen aus der Feldstudie festgestellt werden. Zwei Drittel der Patienten hatten bereits vor der Indexbehandlung zumeist mehrfache ambulante nervenärztliche oder stationäre Vorbehandlungen hinter sich. Jedoch hatten nur wenige eine ambulante psychotherapeutische Behandlung begonnen. Auffallend hoch war der Anteil von Vorbehandlungen bei Angstneurosen und Phobien in Gegenüberstellung zu den depressiven Neurosen, was als Hinweis auf die stärkere Chronizität von Angststörungen interpretiert werden kann.

Hinsichtlich der Effektivität der Vorbehandlungen ergab sich bei behandelten depressiven Neurosen und Angstneurosen/Phobien ein sehr ungünstiges Bild. Nur ein Patient der vorbehandelten depressiven Neurotiker gab bezüglich einer der Vorbehandlungen einen eindeutigen Behandlungserfolg an. Bei angstneurotischen/phobischen Patienten wurde in keinem Fall eine Verbesserung des Zustandsbildes nach stationären oder ambulanten Vorbehandlungen berichtet. Diese Befunde können allerdings möglicherweise auch auf die spezifischen Selektionsmechanismen des MPIP zurückgeführt werden, nur Patienten mit schweren Störungen, die zumeist auf eine ambulante Therapie nicht angesprochen hatten, stationär aufzunehmen.

Auffallend waren ferner in der Vorgeschichte der Patienten *vor* der Indexbehandlung die sehr hohe Suizidversuchsrate der Patienten mit depressiver Neurose und die im Vergleich zur Gruppe endogener Depressionen unterschiedlichen Suizidmotive. Berücksichtigen wir, daß mit Ausnahme eines Patienten alle im Katamneseverlauf gelungenen Suizide aus der Gruppe der depressiven Neurosen kommen, sowie die im Vergleich zu den anderen Patientengruppen signifikant erhöhte Suizidversuchsneigung neurotisch Depressiver sowohl in der Vorgeschichte als auch im Katamneseintervall, so ergibt sich für diese Diagnosegruppe eine erheblich erhöhte Suizidgefährdung. Diese wurde zwar von einigen Autoren bereits beschrieben (ERNST und ERNST 1968; LINDEN 1969; AKISKAL et al. 1978); jedoch überwiegen bei weitem die Arbeiten, die eher die erhöhte Suizidgefährdung der Patienten mit affektiven Psychosen hervorheben (MATUSSEK et al. 1965; POELDINGER und SONNEK 1974; PETTERSON 1977; ANGST 1980; CORYELL und WINOKUR 1982). Die Diskrepanz dieser Befunde wurde von verschiedenen Autoren diskutiert (AKISKAL et al. 1978; ERNST 1980). Neben der diagnostischen Unsicherheit in einer Reihe der angeführten Studien und den bereits angesprochenen unterschiedlichen Selektionskriterien der Patienten könnte eine mögliche Erklärung sein, daß für endogene Depressionen inzwischen relativ wirksame therapeutische Ansätze zur Verfügung stehen, die das Suizidrisiko in der akuten Phase deutlich herabsetzen, während bei neurotischen Depressionen gleichermaßen wirksame therapeutische Vorgehensweisen noch weitgehend fehlen oder zumindest unzureichend eingesetzt werden. Hierfür spricht auch, daß in neueren Arbeiten überwiegend niedrigere Suizidraten endogener Depressionen angegeben werden als in älteren Arbeiten (z. B. GOODWIN und GUZE 1979).

Behandlung und Behandlungsverlauf während der Indexbehandlung

Hinsichtlich einer klinischen Besserung während der Indexbehandlung zeigten sich gravierende Gruppenunterschiede. *Alle* Patienten mit einer unipolar endogenen Depression, die fast ausnahmslos psychopharmakologisch behandelt wurden, wurden bei der Entlassung nach einer Globalbeurteilung durch unabhängige Beurteiler der Krankengeschichtsunterlagen als „geheilt" oder „gut gebessert" bezeichnet. Demgegenüber lagen die Besserungsbeurteilungen bei den Patienten mit depressiver Neurose mit 70% und den Patienten mit Angststörungen mit 53% deutlich niedriger. Nur wenige Patienten aus den Neurosegruppen waren zudem bei der Entlassung voll remittiert und symptomfrei. Dies drückt sich besonders deutlich in der Selbstbeurteilung der Patienten über ihre Symptomatik aus. 64% der Angstneurosen/Phobien und 58% der depressiven Neurosen zeigten danach keine signifikanten Skalenwert-Veränderungen in der IMPS und den KSb-S zwischen Aufnahme und Entlassung. Im Gegensatz zu Katamnesen psychoanalytisch behandelter Neurotiker (DUEHRSSEN 1962; SCHWARZ 1979) war aber die Verweildauer beim vorliegenden Patientengut nicht systematisch mit einem besseren, sondern umgekehrt sogar mit einem schlechteren Zustand bei Entlassung korreliert. Dabei muß berücksichtigt werden, daß Angstneurosen und Phobien mit vier Ausnahmen ausschließlich mit verhaltenstherapeutischen Methoden (systematische Desensibilisierung, assertive Trainingsprogramme etc.) behandelt wurden, während bei neurotisch-depressiven Patienten eine Fülle verschiedener, z. T. kombinierter Verfahren zur Anwendung kamen (Antidepressiva, supportive oder psychoanalytisch ausgerichtete Psychotherapie, problemorientierte Gespräche).

Bezüglich der Indexbehandlung lassen sich somit zusammenfassend folgende Gruppenunterschiede hervorheben: Unipolar endogene Depressionen unterschieden sich von depressiven Neurosen und Angstneurosen/Phobien durch einen akuten Krankheitsbeginn, einen phasischen Verlauf vor der Indexerkrankung, ein besseres Ansprechen auf medikamentöse Behandlungen und eine schnelle, recht eindrucksvolle Besserung bzw. „Heilung" (Symptomfreiheit) während der Indexbehandlung, während depressive Neurosen und Angstneurosen/Phobien bei einem früheren Ersterkrankungsalter, allerdings überwiegend ähnlicher Gesamtkrankheitsdauer, einen eher „schleichenden" Beginn, einen chronisch-progredienten Verlauf, ein schlechteres Ansprechen sowohl auf psychologische als auch auf pharmakologische Behandlungen sowie einen schlechteren Zustand bei Entlassung – insbesondere in der Selbstbeurteilung – aufwiesen.

Auf diese Besonderheiten und Unterschiede wurde zum Teil bereits in einigen älteren Arbeiten hingewiesen, die allerdings noch nicht die neueren pharmakologischen und psychotherapeutischen Verfahren berücksichtigen konnten (BECK 1962; ERNST und ERNST 1965; ANGST 1966; MATUSSEK et al. 1965; STENSTEDT 1966). Das unbefriedigende Behandlungsergebnis der von uns untersuchten Neurosegruppen muß aber selbst bei Berücksichtigung der Schwere und der bereits vor der Indexbehandlung bestehenden Chronizität der Erkrankung angesichts des hohen Behandlungsaufwands im MPIP enttäuschen. Dies gilt auch für die Gruppe der Angstneurosen und Phobien, die eine verhaltenstherapeutische Behandlung erhalten hatten. Obwohl diese Form der Therapie inzwischen allgemein als Methode der Wahl angesehen werden kann, ist der niedrige Prozentsatz der auf den ersten Blick bei der Indexbehandlung nur wenig gebesserten Patienten sicherlich überraschend. Eine Erklärung hierfür könnte aufgrund der subjektiven Therapiebewertung, die noch weiter unten diskutiert wird, darin gesehen werden, daß die Patienten zum Zeitpunkt der Entlassung aus Angst ihre Leidenssituation stärker als andere Patientengruppen dramatisieren und sich zudem aus der Erwartungsangst vor dem Leben außerhalb der Klinik eine Wechselwirkung zwischen der klinisch-pathologischen Angst und der Erwartungsangst ergibt. Hierfür spricht in unserer Analyse der Umstand, daß die Fremdbeurteilungsverfahren zu einer wesentlich günstigeren – und so von der Selbstbeurteilung der Patienten abweichenden – Einschätzung kamen. Darüber hinaus könnte unser Befund aber auch andeuten, daß die damals eingesetzten Konfrontations- und Desensibilisierungsverfahren vielleicht doch zu isoliert und ohne notwendige Beachtung der Rahmenbedingungen eingesetzt wurden. Die stationäre Behandlung chronischer, hospitalisierungsbedürftiger Angststörungen scheint also auch bei Anwendung verhaltenstherapeutischer Maßnahmen verbesserungsbedürftig zu sein. Dieser Befund ist im Einklang mit einer Reihe von kritischen Studien, die den klassischen verhaltenstherapeutischen Standardmethoden der Angsttherapie bei extremen und chronisch hospitalisierungsbedürftigen Angstneurosen und Phobien nicht unbedingt einen ähnlich guten Behandlungserfolg attestieren wie im ambulanten Bereich (MARKS 1973; RACHMAN und WILSON 1980; MARKS 1987).

7.2 Charakteristika des Verlaufs behandelter und unbehandelter depressiver und Angststörungen

Der 7-Jahres-Verlauf nach der Entlassung aus der Indexbehandlung wies zwischen den unipolar endogenen Depressionen und den beiden Neurosegruppen die deutlichsten Unterschiede auf. Bei gleichem Ausgangsniveau der Symptomschwere in allen Gruppen zeigten unipolar endogene Depressionen relativ homogen nach der Indexbehandlung zunächst einen starken Abfall der Symptomschwere – zu einem Großteil bis zur Symptomfreiheit – während die Neurosegruppen über den gesamten Verlauf zumeist neurosenspezifische Symptome aufwiesen. Jedoch lassen letztere zumindest gruppenstatistisch über die gesamten acht Jahre hinweg einen leichten Trend zur Besserung erkennen, der bei depressiven Neurosen – allerdings bei sehr großer Heterogenität der individuellen Verläufe – stärker ausgeprägt schien als bei den Angstneurosen und Phobien. Wegen der Vielschichtigkeit des Verlaufs und Outcomes auf den verschiedenen multimethodal erfaßten Ebenen wurde von uns eine globale Outcome-Klassifikation als groborientierendes Maß eingeführt. Dabei ergab sich tendenziell der beste Verlauf und Outcome für die Gruppe der unipolar endogenen Depressionen, gefolgt von den Angstneurosen und Phobien, während neurotische Depressionen insgesamt den schlechtesten Verlauf und Outcome zeigten. Unter Einschluß der Suizide ergab sich für 21% der neurotisch Depressiven ein schlechter Outcome, für 42% ein intermediärer und nur für 37% ein günstiger. Die entsprechenden Werte für die Angstpatienten sind 15% ungünstiger Outcome, jeweils 42,5% intermediär oder günstig. Lediglich die Gruppe der endogenen depressiven Patienten wies zu 71% einen günstigen Verlauf auf.

Unipolar endogene Depressionen: Der über die Symptomverlaufskurve und ihre Ausprägung beurteilte Ausgang unipolar endogener Depressionen stimmt gut mit den Befunden neuerer Katamnesestudien überein (ANGST 1980; CORYELL und WINOKUR 1982). Es bestätigt sich weitgehend die im Vergleich zu schizophrenen Erkrankungen recht günstige Gesamtprognose bei der Mehrzahl der untersuchten Patienten (TSUANG et al. 1979). Kein Patient verstarb in dem durchschnittlich siebenjährigen Beurteilungszeitraum durch Suizid. Ein Drittel der von uns untersuchten endogenen Depressionen unipolaren Verlaufs können als „geheilt" bezeichnet werden. Sie remittierten während oder nach der Indexbehandlung zumeist vollständig und hatten nur in Ausnahmefällen auch Rezidive; bei ihnen waren weder auf der psychopathologischen noch auf der sozialen Ebene (Familienstand, Berufsstand) gravierende Einschränkungen im Katamneseintervall oder zum Katamnesezeitpunkt zu beobachten.

Im Gegensatz zu älteren Studien (HASTINGS 1958; CARLSON et al. 1974) lag der Anteil „chronisch-schwer" beeinträchtigter unipolar endogener Depressionen mit 13%, ebenso wie der Befund, daß kein Patient durch Suizid verstorben war, eher niedrig und unterstreicht die vergleichsweise günstige Prognose dieser Patientengruppe. Darüber hinaus muß berücksichtigt werden, daß zwei der drei ungünstig verlaufenden „endogenen Depressionen" rückblickend als schizoaffektiv diagnostiziert werden mußten, so daß nur ein Fall mit der Ursprungsdiagnose 296.0 (nach ICD-8) in der Gruppe mit ungünstigem Verlauf verblieb. Die Mehrzahl wies den für diese Patientengruppe typischen phasischen Verlauf auf (CARLSON et al. 1974; ANGST 1980). Fast alle diese Patienten hatten völlig symptomfreie Intervalle, deren Dauer sich allerdings im Katamnesezeitraum kontinuierlich verkürzte (s. auch ANGST 1980), so daß für diese Patientengruppe ein leichter Trend zur Verschlechterung über die Katamnesestrecke konstatiert werden muß. Art und Schwere der Symptome bei neuerlichen Krankheitsphasen machten zudem bei mehr als der Hälfte der untersuchten Patienten mit phasischem Verlauf weitere stationäre Aufnahmen notwendig. Obwohl die im Katamnesezeitraum eingesetzten Behandlungsverfahren in der Regel gleichermaßen von Patient und Nachuntersucher positiv bezüglich des Therapieerfolges wie bei der Indexbehandlung eingeschätzt wurden, zeigten sich doch im weiteren Krankheitsverlauf deutliche Einflüsse auf die Erwerbstätigkeit. So waren 29% der Patienten mit einer endogenen

Depression im Verlauf des letzten Jahres vor der Katamnese im Zusammenhang mit Krankenhausaufenthalten länger als zwei Monate erwerbsunfähig. Über den gesamten Katamnesezeitraum wiesen unipolar endogen Depressive signifikant höhere und ansteigende Erwerbsunfähigkeitszeiten als die Neurotiker auf. Weiterhin mußten die drei Patienten mit einem schlechten Outcome bereits vorzeitig aus Krankheitsgründen berentet werden. Weitere 9% der Patienten mit phasischem Verlauf gaben darüber hinaus wegen ihrer Symptomatik zumindest einmal eine Arbeitsstelle auf.

Zusammenfassend können wir also für neun der 24 unipolar endogen Depressiven, darunter vier, die zum ersten Mal bei der Indexbehandlung stationär behandelt worden waren, einen sehr günstigen psychopathologischen und sozial fast störungsfreien Verlauf konstatieren; für acht einen noch günstigen, aber zumindest durch zwei klinisch schwere, mit stärkeren psychosozialen Einschränkungen verbundene hospitalisierungsfordernde Krankheitsphasen charakterisierten Verlauf und für die noch verbleibenden, einen intermediären oder ungünstigen (darunter auch die mit einem Diagnosenwechsel zur schizoaffektiven Psychose) Verlauf. Dieser war entweder durch sehr häufige, mit dauerhaften psychosozialen Einschränkungen verbundene Krankheitsepisoden gekennzeichnet (4 Patienten) oder durch Krankheitsphasen und Syndrome, die nicht mehr voll remittierten. Regelrechte Residuen wurden aber nur bei einem Fall beobachtet.

Obwohl die Anlage der vorliegenden Studie als makrostrukturelle „naturalistische" Verlaufsstudie keine differenzierte Bewertung der überwiegend medikamentösen Behandlung unipolar endogener Depressionen erlaubt, spricht
a) der Vergleich des Verlaufs und Ausgangs dieser Krankheitsgruppe mit denen der Neurosen,
b) der Umstand, daß im Vergleich zu anderen Studien kein Suizid beobachtet wurde,
c) daß die überwiegende Mehrzahl der betroffenen Patienten subjektiv wie auch objektiv gut in ihren sozialen und beruflichen Bezügen integriert blieben und daß
d) diese Effektivitätsbeurteilungen bei der Indexbehandlung deutlich über den allgemein erwarteten Besserungsraten liegt

für einen relativ positiven Einfluß der MPIP-Therapie auf den weiteren Verlauf bei dieser Krankheitsgruppe.

Depressive Neurosen und Angstneurosen/Phobien: Bei den beiden Neurosegruppen ergab sich ein anderes Bild als bei den unipolar endogenen Depressionen. Dieses kann im Vergleich zu der Mehrzahl der Untersuchungen zum Verlauf und Ausgang depressiver Neurosen und angstneurotisch phobischer Erkrankungen als eher ungünstig bezeichnet werden. Dabei ist jedoch zu berücksichtigen, daß
a) nur wenige der Vergleichsstudien an hospitalisierten Patienten durchgeführt wurden,
b) die hier untersuchten Patienten bei Berücksichtigung der spezifischen Selektion des MPIP von meist ambulant erfolglos vorbehandelten Patienten als schwerer bzw. chronisch beeinträchtigt beurteilt werden müssen und
c) nur wenige Studien eine derart differenzierte Outcome-Bewertung vorgenommen haben.

Insgesamt können die vorliegenden Ergebnisse aber als ausreichend repräsentativ für in psychiatrischen (nicht in psychosomatischen/psychotherapeutischen) Kliniken hospitalisierte Patienten mit depressiven Neurosen bzw. Angstneurosen/Phobien gelten.

Zunächst ist hervorzuheben, daß es schwerfällt, einen tpyischen Verlauf der beiden Untersuchungsgruppen zu charakterisieren. Gemeinsam ist der ganzen Gruppe allenfalls die Persistenz der Angst- und Depressionssymptomatik. Allerdings sind dabei eine Vielzahl von Verlaufsvarianten zu beachten. Diese unterschiedlichen Verläufe, die sich besonders ausgeprägt für die Gruppe der depressiven Neurosen aufzeigen ließen, scheinen darauf hinzudeuten, daß der Begriff der neurotischen Depression grundsätzlich zu allgemein und zu unspezifisch ist und einer zusätzlichen Differenzierung bedarf. Die zusätzlich eingesetzte DSM-III-Klassifikation mit ihren operationalisierten Kriterien unterstützte einerseits die grobe diagnostische Kategorisierung; d. h. daß bei den neurotisch depressiven Patienten primär eine Major Depression, bei den Angstpatienten Angststörungen diagnostiziert wurden; jedoch ist für beide Gruppen kennzeichnend, daß eine Vielzahl weiterer Diagnosen nach DSM-III ebenfalls in Frage kamen. Die Komorbidität, d. h. das gleichzeitige Vorliegen verschiedener Krankheitsbilder, war vor allem für depressive Neurosen, etwas weniger stark für Angstneurosen und Phobien, ausgeprägt. Die häufigsten Kombinationen betrafen verschiedene Formen von Ängsten sowie Abhängigkeit oder Mißbrauch von Alkohol und/oder Medikamenten. Angesichts dieser diagnostischen Vielfalt auf der Grundlage von DSM-III war bei den neurotischen Patienten die relativ große klinisch-psychiatrisch beurteilte, diagnostische Stabilität der ursprünglichen Gruppenzuordnung in depressive Neurosen und Angstneurosen/Phobien überraschend.

Nach der klinisch-psychiatrischen Diagnostik war nur in wenigen Fällen ein Diagnosenwechsel bei depressiven Neurosen und angstneurotischen/phobischen Erkrankungen erforderlich. 84% der depressiven Neurosen erhielten bei der Nachuntersuchung die gleiche Diagnose wie beim Indexaufenthalt, ebenso – mit einer Ausnahme – alle Angstneurosen und Phobien. Bezüglich der depressiven Neurosen bestätigten sich damit die Befunde von ROBINS und GUZE (1972) und KLERMAN (1980), die hervorgehoben haben, daß bei Anwendung restriktiver und expliziter Diagnosekriterien auch über längere Zeiträume eine hohe Konstanz dieser Diagnosen zu erwarten ist. Die diesbezüglich stark abweichenden Ergebnisse von AKISKAL et al. (1978) an ambulant behandelten Patienten könnten möglicherweise auf unterschiedliche Selektion sowie auf ein unterschiedliches Verständnis der Diagnose „neurotische Depression" zurückgeführt werden.

Neurotische Depressionen: Verlauf und Ausgang depressiver Neurosen müssen als sehr heterogen bezeichnet werden. Zwar können bei der Katamnese 37% der Patienten als „gebessert bzw. geheilt" bezeichnet werden; jedoch ergibt sich – unter Einschluß der sechs Suizide – für 21% ein sehr ungünstiger Verlauf, der durch hohe Chronizität der Symptomatik und eine stark erhöhte Suizidgefährdung gekennzeichnet ist. Der Prozentsatz sehr ungünstiger Verläufe stimmt weitgehend mit den zusammenfassenden Beurteilungen von ERNST und ERNST (1968) überein, ist aber negativer als der der meisten katamnestischen Studien über ambulant behandelte Patienten (z. B. ROBINS und GUZE 1972; MORRISON et al. 1973; MURPHY et al. 1974; AKISKAL et al. 1978) und kann als Hinweis darauf gewertet werden, daß die Prognose schwerer, chronischer, hospitalisierungsbedürftiger neurotischer Depressionen oft noch wesentlich schlechter ist als in der Literatur für das Gros depressiver Neurosen angegeben. Tendenziell ähnliche Ergebnisse wurden allerdings bereits auch von D'ELIA et al. (1974) berichtet und waren von ERNST und ERNST (1968) in ihrem Überblicksreferat vermutungsweise aus der Literatur erschlossen worden.

Die Heterogenität der Verläufe läßt sich auch an der Vielfalt zumeist wenig erfolgreicher Behandlungen ablesen. Verglichen mit affektiven Psychosen, die überwiegend erfolgreich medikamentös therapiert wurden, ergaben sich bei depressiven Neurosen kaum Anhaltspunkte für eine deutliche Wirksamkeit irgendeiner der angewandten psychotherapeutischen oder pharmakologischen Interventionen. Ein solches Ergebnis wurde bereits von einer Reihe von Autoren angesprochen (BECK 1967; ERNST 1968; KLEIN und DAVIS 1971; D'ELIA et al. 1974; NEMIAH 1975, AKISKAL 1978; KLERMAN 1980). Andeutungsweise ergibt sich allerdings aus der vorliegenden Studie, daß für ein Viertel der Patienten psychotherapeutische Verfahren (Verhaltenstherapie bzw. Psychoanalyse) im Katamnesezeitraum eine stärkere Besserung als andere Therapieansätze bewirken können. Dies wird im wesentlichen auch durch eine Reihe neuerer Studien zu psychologischen Therapieverfahren unterstrichen, die allerdings erst sehr langsam seit 1980 Eingang in die psychiatrische/psychotherapeutische Versorgung gefunden haben (vgl. zusammenfassend HAUTZINGER 1983; DE JONG 1983; RÖTZER-ZIMMER 1985).

Wesentlich zur Erklärung des relativ ungünstigen Verlaufs neurotischer Depressionen scheint bei dieser Gruppe die langjährige Chronizität der Störung bereits vor der Indexaufnahme zu sein, wobei unklar ist, ob das späte Erkennen der Störung, und damit der zu spät erfolgte Einsatz einer systematischen Therapie, die mangelnde Responsivität dieser Patienten auf die verfügbaren therapeutischen Methoden pharmakologischer und psychologischer Art oder inadäquate Vorbehandlungen dafür verantwortlich sind. Wahrscheinlich ist, daß die große Anzahl z. T. inadäquater, unklarer bzw. oft auch skurriler Therapieversuche bei unseren Patienten wesentlich zur beobachteten Chronifizierung sowohl auf der Symptom- als auf der psychosozialen Ebene beigetragen haben. Inadäquate bzw. nicht erfolgreiche Vorbehandlungen haben vermutlich auch die Vorbehalte der Patienten gegenüber einer neuerlichen Behandlung bzw. ihre mangelnde Kooperationsbereitschaft gestärkt. Eine früheinsetzende, psychotherapeutische, insbesondere verhaltenstherapeutische Behandlung hätte – wie neuere kontrollierte Therapiestudien (wie z. B. die NIMH-Studie zur Psychotherapie der Depression, ELKIN et al. 1986) nahelegen – möglicherweise die schon bei Indexaufnahme eingetretene Chronifizierung verhüten können. Nach der Indexbehandlung mag ferner der Umstand, daß nur bei wenigen Patienten eine hinreichende Kontinuität der Behandlungsmaßnahmen zu sichern war, zu einer weiteren Fixierung der Symptomatik beigetragen haben.

Der ungünstige Verlauf neurotischer Depressionen ist auch durch gravierende psychosoziale Einschränkungen, insbesondere eine mangelnde Fähigkeit zur Bewältigung von Alltagssituationen und eine ausgeprägte Unzufriedenheit in den meisten sozialen Rollenbereichen gekennzeichnet. Ein fehlendes Social-Support-System, insbesondere eine fehlende vertrauensvolle Beziehung, scheint dabei eine wesentliche Rolle zu spielen.

Im Vergleich zu den in der Literatur diskutierten unterschiedlichen Verlaufsformen, insbesondere der von AKISKAL (1984) vorgeschlagenen Typisierung, sind die von uns untersuchten Patienten primär den Gruppen Major Depression mit Residuum (37%) und chronifizierte Major Depression zuzuordnen (42%). Keine Hinweise finden sich aufgrund der DSM-III Klassifikation für die Konzepte einer „double depression" mit Dysthymie oder einer „subaffektiven Dysthymie".

Angstneurosen/Phobien: Hinsichtlich der Persistenz der Symptomatik ergibt sich bei Angstneurosen/Phobien ein ähnliches Bild. Obwohl sich bei mehr als der Hälfte der Patienten im Katamnesezeitraum eine leichte, kontinuierliche Besserung der Symptomatik ergab, blieben die Angstsymptome – allerdings auf einem zumeist vergleichsweise niedrigen Symptomniveau ohne gravierende soziale Einschränkungen – relativ stabil, bestehen. Nur *ein* Patient war zum Zeitpunkt der Nachuntersuchung völlig symptomfrei. Der Prozentsatz gebesserter, aber symptomatisch noch „chronisch-leicht" beeinträchtiger Patienten von 50% stimmt zwar relativ gut mit den globalen Besserungsangaben in den Studien von WHEELER et al. (1950) und NOYES et al. (1978, 1980) überein, jedoch liegt der Anteil von über 40% nur wenig gebesserter „chronisch-schwerer" Patienten wesentlich höher und wird nur von einer Studie übertroffen (MARKS 1971). Eine Erklärung hierfür könnte darin liegen, daß die erstgenannten Studien sich lediglich auf leichter beeinträchtigte, ambulant behandelte Patienten bezogen und nur Globalbeurteilungen der Besserung unter Einschluß psychosozialer Kriterien vornahmen, die erfahrungsgemäß zu günstigeren Werten kommen.

Die Mehrzahl angstneurotischer/phobischer Patienten wies zum Zeitpunkt der Katamnese erhebliche Probleme im zwischenmenschlichen Bereich auf. Jedoch ergaben sich – trotz des im Vergleich zu unipolar endogen Depressiven hohen Anteils symptomatisch „chronisch-schwer" beeinträchtigter Patienten – nur selten gleichermaßen dauerhafte Einschränkungen der beruflichen Leistungsfähigkeit oder gar Hinweise auf krankheitsbedingte Persönlichkeitsveränderungen. Überraschend ist hierbei, daß sich kaum Hinweise dafür fanden, daß die psychosozialen und interaktionalen Probleme durch das angstspezifische Vermeidungsverhalten bestimmt sind. Wenn dies auch nicht ausgeschlossen werden kann, so fanden sich in den Komorbiditätsanalysen auf der Grundlage von DSM-III eher Hinweise dafür, daß zumeist sekundäre, d.h. also nach dem Auftreten der Angststörung sich manifestierende depressive Episoden eine entscheidende Rolle spielen. Die Interkorrelationsanalysen stützten diesen Befund insofern, als sie enge Zusammenhänge der psychosozialen Einschränkungen mit den depressiven, nicht aber mit den Angstsymptomen zeigten.

Angesichts der durchaus effektiven Akutbehandlung der Angst impliziert dieser Befund hinsichtlich einer effektiveren ambulanten Weiterbehandlung eine stärkere Betonung „antidepressiver" therapeutischer Strategien. Dies scheint insbesondere bei der Behandlung bereits langjährig chronifizierter, hospitalisierungsbedürftiger Angststörungen zu beachten zu sein, während bei ambulant behandelten Angstpatienten von einigen Autoren (HAND et al. 1986; MARKS 1987) durchaus die Meinung vertreten wird, daß mit einer verhaltenstherapeutischen Exposure-Behandlung allein das depressive Syndrom effizient therapiert wird.

Eine zusammenfassende abschließende Bewertung des Verlaufs und Outcomes ehemals stationär behandelter Patienten muß sich in erster Linie an der Zielsetzung der damaligen stationären Intervention am MPIP orientieren. Diese bestand primär in einer Verhinderung der Chronifizierung der Angst, der Aufhebung des erheblichen angstbedingten Vermeidungsverhaltens und auffälligen depressiven Einstellung sowie einer psychosozialen Reintegration; insofern stellte die Indexbehandlung im MPiP den Versuch einer Weichenstellung im Hinblick auf eine längerfristige ambulante verhaltenstherapeutische Strategie dar.

Aus dieser klinischen Perspektive ist es zunächst positiv zu bewerten, daß

1. bei der überwiegenden Mehrzahl der Patienten keine Verschlechterung der Symptomatik zu beobachten war,
2. zwei Drittel der Patienten keine gravierenden Einschränkungen, z. B. der beruflichen Leistungsfähigkeit bzw. der Grundfähigkeit zur selbständigen Lebensführung zeigten, und
3. die bei der Mehrzahl der Patienten zu beobachtende Symptombesserung trotz der beschriebenen psychosozialen Auffälligkeiten und Einschränkungen als klinisch bedeutsam und positiv bezeichnet werden kann.

Auf den hohen Anteil chronischer Verlaufsformen angstneurotisch/phobischer Erkrankungen wurde zwar von einer Reihe von Autoren in älteren Arbeiten bereits hingewiesen (WHEELER et al. 1950; MILES et al. 1951; ROBERTS 1964; ROTTACH-FUCHS 1968; MARKS 1971, ERNST 1980, 1973); jedoch ist angesichts der Vielfalt neu entwickelter therapeutischer Methoden, vor allem aus dem Bereich lernpsychologisch fundierter Verfahren, der Prozentsatz nur wenig bzw. gar nicht gebesserter Fälle überraschend hoch. Der Folgerung der obengenannten Autoren (z. B. WHEELER et al. 1950; ROBERTS 1964; NOYES und CLANCY 1976), die den Ausgang depressiver Neurosen und Angstneurosen/Phobien trotz der Persistenz der Symptome und den damit verbundenen sozialen Einschränkungen als vergleichsweise „günstig" bezeichnen, kann bei Beurteilung der allgemeinen psychosozialen Probleme der von uns nachuntersuchten Patienten nicht uneingeschränkt zugestimmt werden. Was allgemeine Sozialkontakte und die Fähigkeit zum sozialen Leben angeht, läßt sich die bei vielen Patienten chronische, zumeist angstbedingte soziale Isolation im weiteren Verlauf und zum Zeitpunkt der Nachuntersuchung nicht übersehen.

Auch hier muß allerdings betont werden, daß in unserer Studie bereits chronifizierte und schwer beeinträchtigte Angststörungen untersucht wurden, bei denen offensichtlich andere Indikationsregeln anzuwenden sind, als bei ambulanten, weniger beeinträchtigten.

Es erscheint dringend notwendig, in weiteren Untersuchungen die Gründe für die unzureichende Besserung schwer beeinträchtigter, hospitalisierungsbedürftiger neurotischer Patienten zu klären und entsprechende Maßnahmen zur Verbesserung dieser Situation zu entwickeln.

Wir können zusammenfassen, daß zwar bei der Indexbehandlung ein Hauptziel erreicht wurde, nämlich Patienten dazu zu befähigen, besser mit ihrer Symptomatik fertig zu werden und mit ihr zu leben, sowie auch damit verbundene Probleme besser zu bewältigen. Problematisch waren hingegen zwei eher strukturelle Aspekte:
1. offensichtlich wurde die verhaltenstherapeutisch orientierte Behandlung nicht von allen Patienten akzeptiert, und es kam in einzelnen Fällen auch zu einem frühzeitigen Behandlungsabbruch;
2. konnten aus versorgungsstruktureller Perspektive massive Mängel bei der ambulanten Weiterbehandlung festgestellt werden. Nur bei fünf Patienten konnte eine an die stationäre Behandlung anknüpfende adäquate Weiterbehandlung vermittelt werden. Es ist zu vermuten, daß das Fehlen einer solchen fortführenden Therapie im Alltagsleben nach einer stationären Therapie ein wesentliches Hindernis für die Reintegration der Patienten in ein normales soziales Leben darstellte. Die Form der ambulanten Weiterbetreuung scheint vor allem angesichts der Persistenz von Angstsymptomen, wie sie sowohl in der Feldstudie (s. u.) als auch in der Patientengruppe aufgezeigt wurde, von großer Bedeutung zu sein.

Unbehandelte Fälle mit Angststörungen und Depressionen: In der Feldstudie wurde eindrucksvoll unterstrichen, daß für Angststörungen und für Depressionen die Aussage von WEISSMAN und KLERMAN (1977) zutreffend ist. Sie bezeichnet diese Störungsgruppen als „unrecognized and poorly treated!"

Obwohl die von uns identifizierten Angst- und Depressionsfälle zumindest zeitweise im Untersuchungszeitraum klinisch bedeutsame psychopathologische Auffälligkeiten aufwiesen, die definitionsgemäß gravierend in ihr Leben eingegriffen hatten, blieben fachspezifische Interventionen, sei es beim Hausarzt oder bei einem Psychiater oder Psychotherapeuten, die Ausnahme.

Selbst bei den wenigen Fällen, die eine fachspezifische Intervention erhielten, erfolgte diese zumeist nur sporadisch oder inadäquat.

Kürzere ambulante Interventionen wurden bei den Depressionsfällen häufiger als bei den Angstfällen berichtet, jedoch wurde nur bei zwölf Probanden eine kontinuierliche psychiatrische oder psychotherapeutische Behandlung durchgeführt. In den meisten Fällen beschränkte sich die Intervention auf eine einmalige Konsultation bei einem Psychotherapeuten, Psychologen oder Psychiater bzw. auf eine psychopharmakologische Behandlung beim Hausarzt, dann allerdings oft über längere Zeitabstände. Dieser geringe Anteil psychiatrischer Fälle mit einer fachspezifischen Behandlung stimmt bezüglich der Angststörungen relativ gut mit den Untersuchungsergebnissen von AGRAS et al. (1969, 1972) überein, die in einem 10-Jahresintervall nur bei 12% unbehandelter Angstneurosen und Phobien eine Inanspruchnahme professioneller Hilfen beobachteten. Diesbezügliche Vergleichsdaten von depressiven Fällen fehlten bislang; wir können für die von uns untersuchten Depressionsfälle aufgrund unserer Ergebnisse eine doppelt so hohe Inanspruchnahmerate konstatieren. Signifikant gegenüber einer parallelisierten Kontrollgruppe und den Ergebnissen bei den Patientengruppen mit gleichartigen Diagnosen erhöht war ferner bei den Angst- und Depressionsfällen die Inanspruchnahme allgemeinmedizinischer Institutionen sowie vor allem die Einnahme angstlösender bzw. antidepressiver Substanzen.

Erwartungsgemäß ergab sich sowohl bei den Depressions- als auch bei den Angstfällen aus der Feldstudie zwar ein etwas günstigerer „Outcome" zum Zeitpunkt der Nachuntersuchung, jedoch bestätigen sich überraschenderweise in einigen Aspekten ähnliche Verlaufstendenzen und Outcome-Ergebnisse wie bei behandelten Depressionen und Angstneurosen bzw. Phobien.

Auch in den Gruppen depressiver und angstneurotisch/phobischer Fälle finden sich:

a) eine relativ hohe Stabilität der Hauptdiagnosen nach ICD sowohl bei den Depressionsfällen als auch bei den Angstfällen;
b) ein etwas höherer Anteil voll remittierter Fälle mit depressiven Störungen (36,9%) als mit Angstneurosen/Phobien (23,7% bei Berücksichtigung der 6-Monate Diagnose, 7,6% bei Berücksichtigung der 12-Monate Diagnose);
c) die schwersten, sich auch über längere Zeiträume erstreckenden Beeinträchtigungen einerseits in der Gruppe der depressiven Fälle (45% wurden vom Forschungspsychiater als zeitweilig behandlungsbedürftig eingestuft und zeigten andauernde oder häufig wiederkehrende depressive Phasen), andererseits bei den Fällen mit einer Angstneurose bzw. DSM-III Panikattacken. Demgegenüber wiesen phobische Störungen zumeist nur zeitweilige Beeinträchtigungen durch Symptome auf,

die vor allem im Zusammenhang mit dem Auftreten depressiver Episoden zu schweren Einschnitten im sozialen Leben führten;
d) bei den Angstfällen mit Phobien eine oft seit der Jugend bestehende chronische Symptomatik, die kaum Veränderungen im Katamnesezeitraum zeigte. In Übereinstimmung mit den Ergebnissen von AGRAS et al. (1972) wiesen 57% bei der Nachuntersuchung unverändert zeitweilig starke Angstanfälle oder Phobien auf. Ferner zeigten einfache Phobien zumeist einen tendenziell günstigeren Verlauf als multiple Phobien und insbesondere als Agoraphobien, die die stärkste Persistenz und Tendenz zur Chronifizierung aufwiesen (s. a. MARKS 1971; NOYES-CLANCY 1980).
Zusammenfassend zeigte sich bei den phobischen Störungen – trotz der starken, oft jahrzehntelangen Persistenz der Angstsymptome – (gemäß den Kriterien von DSM-III „Einfache Phobien" oder „Agoraphobien") ein relativ stabiler Verlauf ohne dramatische Exazerbationen. Angesichts des steigenden Anteils von Patienten mit einer Depression sowie Medikamentenabhängigkeiten kann allerdings dieser Krankheitsverlauf nur mit Einschränkungen als günstig bezeichnet werden;
e) eine größere Heterogenität der Verläufe depressiver Neurosen.
Obwohl der Anteil „chronischer" Verläufe bei der Depressions-Fallgruppe deutlich niedriger liegt, sich bei der Nachuntersuchung nicht nur ein höherer Anteil symptomfreier Probanden ermitteln ließ, sondern viele Depressionsfälle – im Gegensatz zu den Angstfällen – vollkommen freie Symptomintervalle aufwiesen, bleibt doch zu konstatieren, daß die depressiven Episoden sehr viel beeinträchtigender und belastender erlebt wurden und die chronifizierten Depressionsfälle wesentlich stärker psychosozial eingeschränkt waren als die chronischen Angstfälle. Dies wird auch an dem ausgeprägteren Inanspruchnahmeverhalten der Depressionsfälle, wie auch dem schlechteren psychosozialen Funktionszustand bei der Nachuntersuchung evident. Erwartungsgemäß ist der Verlauf am ungünstigsten bei Dysthymen Störungen (bzw. besonders schlecht bei Dysthymen Störungen in Verbindung mit einer chronischen „Major Depression"), gefolgt von Patienten, die sowohl die Angst- als auch die Depressionskriterien nach DSM-III erfüllten. Von Fällen mit solchen Störungen grenzten sich Fälle mit einer Panikstörung durch ein wesentlich höheres Ersterkrankungsalter, eine höhere Symptomschwere und eine stärkere Behandlungsbedürftigkeit deutlich ab;
f) eine erhebliche Komorbidität von Angststörungen und Depressionen sowie bei Depressionsfällen die relative Häufung von Alkoholmißbrauch und -abhängigkeit und bei Angstfällen die Entwicklung von Medikamentenmißbrauch- oder abhängigkeit. Da die retrospektive Erhebung dieser diagnosebezogenen Daten sicherlich nicht unproblematisch ist, wird auf eine kausale Interpretation hier verzichtet. Allerdings wird in weiteren Analysen und Studien der Frage nachzugehen sein, ob das Bestehen einer oft anfangs klinisch nicht als relevant erkannten Angststörung nicht eine wichtige Rolle bei der Chronifizierung einer Depression spielen kann.

36% der depressiven und 49% der angstneurotisch/phobischen Fälle zeigten eine Tendenz zur Chronifizierung bzw. Verschlechterung. Die Anzahl der Remissionen bis zur Symptomfreiheit lag mit 37% bei Depressionen und 24% bei Angstfällen relativ niedrig. Berücksichtigen wir dabei das Ausmaß der psychosozialen Beeinträchtigung, so kann gefolgert werden, daß die ursprüngliche Meinung EYSENCK's (1966), wonach 72% der neurotischen Erkrankungen im Erwachsenenalter innerhalb der ersten 2 Jahre und 90% in den ersten 5 Jahren nach der Erkrankung remittieren, nicht haltbar ist. „Spontanremissionen" waren bei keinem der angstneurotisch/phobischen Fälle und bei weniger als 20% der depressiven Fälle anzunehmen. Aufgrund der Ähnlichkeit des Verlaufs und Ausgangs der Patientengruppe und der Fallgruppe ist eher zu schließen, daß die Verlaufseigenheiten unbehandelter depressiver und angstneurotischer Patienten denen behandelter ähneln. Unterschiedlich war in unserer Untersuchung jedoch die Richtung der Verlaufstendenzen: Ehemals stationär behandelte depressive Neurosen zeigten – ebenso wie behandelte Angstneurosen/Phobien – trotz Chronizität der Symptome eine Tendenz zur Besserung, während bei den Fallgruppen keine derartige Verlaufstendenz zu erkennen war.

Unklar blieb bei unserer Untersuchung, welcher Stellenwert der Behandlung beim Hausarzt zukommt. Bei fast einem Drittel der Patienten in beiden Gruppen waren zumindest Hinweise darauf zu finden, daß die psychische Problematik des Patienten vom Arzt erkannt wurde und – allerdings zumeist nur sporadische – Bemühungen unternommen wurden, diese auch spezifisch zu behandeln oder den Patienten in eine fachspezifische Behandlung zu überweisen. Die Therapie war nach Schilderung der Probanden und nach den verfügbaren Unterlagen jedoch zumeist ausschließlich psychopharmakologisch und wurde von den Patienten häufig nicht als hilfreich erlebt. Adversive Effekte der pharmakologischen Behandlung deuteten sich vor allem bei den Angstfällen an, weniger bei den depressiven Fällen. Bei Angststörungen waren zum Zeitpunkt der Nachuntersuchung bei fast einem Viertel der Probanden die Kriterien für eine Medikamentenabhängigkeit erfüllt.

Die hierin angedeutete Problematik der hausärztlichen Behandlung wird auch durch die Inanspruchnahmeanalysen unterstrichen, die eine erhöhte, nicht durch entsprechende körperliche Erkrankungen gestützte Inanspruchnahmehäufigkeit allgemeinmedizinischer Dienste ebenso wie einen deutlich erhöhten Medikamentenkonsum ergaben.

Offen bleibt bei dieser Untersuchung, welches die entscheidenden Faktoren dafür sind, ob Depressions- oder Angstfälle eine fachspezifische Behandlung aufsuchen oder nicht. Dieser Frage soll später in weiteren Auswertungen nachgegangen werden. Dabei wird u.a. die Frage von Interesse sein, inwieweit die allgemeinmedizinische Versorgung durch praktische Ärzte und Internisten und insbesondere die weitverbreitete Verordnung von Psychopharmaka bei psychiatrischen Auffälligkeiten (s.o.) deren Verlauf wesentlich zu beeinflussen vermag.

7.3 Sozialpsychologische Beeinträchtigungen bei depressiven und Angsterkrankungen

Ein wesentliches Ziel der vorliegenden Untersuchung war die Klärung der Frage, welche sozialpsychologischen Beeinträchtigungen mit dem Verlauf und dem Ausgang behandelter und unbehandelter affektiver Störungen unterschiedlicher Art verbunden sind. Die hierzu notwendige Trennung zwischen Symptomatik und sozialer Beeinträchtigung wurde durch das für diese Studie modifizierte soziale Interview (SIS) versucht, das eine weitgehend getrennte Erfassung der objektiven sozialen Bedingungen, der Bewältigungsprobleme einer Person in verschiedenen Rollenbereichen und der

Dimension „Zufriedenheit" mit verschiedenen Rollenbereichen ermöglicht. Die theoretische Notwendigkeit und die klinische Brauchbarkeit einer solchen Differenzierung wurden in der Therapieforschung vielfach hervorgehoben (WEISSMAN und PAYKEL 1974; TANNER et al. 1975; SEIDENSTÜCKER und BAUMANN 1978; MÖLLER und BENKERT 1980).

Die Ergebnisse zeigen, daß der Langzeitverlauf behandelter Angstneurosen/Phobien, depressiver Neurosen, aber auch der unbehandelter depressiver Fälle – weniger stark jedoch der unipolar endogenen Depressionen – mit erheblichen sozialpsychologischen Problemen in fast allen sozialen Rollenbereichen verbunden ist. Nur die Angstfälle waren in der Mehrzahl im psychosozialen Bereich *unauffällig*. Die Schwierigkeiten manifestierten sich am deutlichsten in einer stark ausgeprägten Unzufriedenheit und einem Mangel an Bewältigungsstrategien bei alltäglichen Anforderungen und Problemen im Beruf, im Haushalt, in der Freizeit sowie in sozialen Interaktionen. Charakteristisch für chronifizierte (neurotische) Depressionen sind das Fehlen einer engen vertrauensvollen Beziehung, bzw. gravierende, sich oft über viele Jahre erstreckende Schwierigkeiten beim Aufbau einer Partnerschaft, während bei episodischen Verläufen, gebesserten – wenn auch nicht voll remittierten Patienten – sowie bei Depressionsfällen, Partnerschaftsprobleme vorherrschen. Fast alle neurotisch depressiven Fälle und Patienten in einer Partnerschaft berichten über Probleme insbesondere bei der Bewältigung von Alltagsproblemen sowie schwerwiegende Krisen, bis hin zu Trennungsversuchen. Das engere Social-Support-System bei diesem Patientenkreis kann als defizient beschrieben werden. Nicht so stark gestört war hingegen die Quantität grundsätzlich verfügbarer sozialer Kontakte, jedoch ist sowohl der erweiterte soziale Kontakt, wie z.B. das Engagement in Vereinen, als auch die Verfügbarkeit sozialer Unterstützung im häuslichen Zusammenleben eingeschränkt. Dies bestätigte sich sowohl im Rahmen der Erfassung belastender Lebensbedingungen während des Krankheitsverlaufs als auch zum Zeitpunkt der Nachuntersuchung. Überraschenderweise konnten diese Befunde nicht für die Gruppe der unipolar endogenen Depressionen gesichert werden, die abgesehen von ihrer Betroffenheit in der akuten Krankheitsepisode keine statistisch bedeutsamen Schwierigkeiten in diesem Aspekt aufwiesen. Möglicherweise bietet der episodische Charakter depressiver Zustände bei diesem Störungsbild – mit Rückkehr zum Normalen – bessere Ansatzpunkte zu einer Bewältigung der krankheitskorrelierten Probleme, als der chronische, langjährige, subakute Verlaufstyp.

Die psychosozialen Auffälligkeiten erwiesen sich nur teilweise als abhängig von der Intensität und der Zeitdauer der Symptome im Katamnesezeitraum. So wiesen symptomatisch unauffällige Patienten mit Neurosen zumeist zwar signifikant weniger Bewältigungsprobleme und weniger starke Unzufriedenheit auf als Patienten mit „leicht-chronischem" oder „phasischem" Verlauf, wichen aber trotzdem signifikant von ihrer parallelisierten Kontrollgruppe ab. Die Schwierigkeiten können nicht als mögliche Spätfolgen der Hospitalisierung oder fehlgeschlagener Behandlungsversuche angesehen werden, da sich auch bei unbehandelten depressiven Fällen vergleichbare Schwierigkeiten in sozialen Interaktionen (Kontakt mit dem Ehepartner, Schwierigkeiten bei anderen vertrauensvollen Beziehungen, dem Ausmaß und der Qualität freundschaftlicher Beziehungen, der Interaktion mit Verwandten und dem erweiterten Familienkreis) sowie Beruf und Haushalt nachweisen ließen. Auffällig war ferner, daß auch gebesserte Patienten ohne eine akute Symptomatik signifikant häufiger als eine parallelisierte Kontrollgruppe zumindest leichte Bewältigungsprobleme und eine erhöhte Unzufriedenheit angaben. Diese Unterschiede lassen vermuten, daß die soziale Restitution der sozialpsychologischen Probleme, insbesondere im interaktionellen Bereich, sehr viel langsamer erfolgt als die Besserung der psychopathologischen Symptome und sich zum Teil sogar über Jahre hinziehen kann. Über ähnliche Befunde wurde bezüglich der sozialen Restitution depressiver Frauen über kürzere Zeiträume auch von WEISSMAN und PAYKEL (1974) sowie BOTHWELL und WEISSMAN (1977) berichtet.

Während die Arbeitsgruppe um WEISSMAN (1974) jedoch ausschließlich ambulant behandelte, verheiratete Frauen untersuchte und dabei eher leichte, auf die Partnerinteraktion bezogene Probleme im Verlauf hervorhob, ergaben sich in der vorliegenden Studie doch wesentlich schwerere Einschränkungen im sozialen Bereich sowie Defizite in Bewältigungsstrategien, die über den 8-Jahres-Zeitraum bei mehr als einem Drittel der Patienten mit einer wachsenden sozialen Isolation verbunden waren. Männliche Probanden wiesen wesentlich höhere Belastungsscores als weibliche Probanden auf; dies gilt insbesondere für den beruflichen Bereich. Obwohl bereits vor der Indexaufnahme viele Patienten keine feste Partnerbeziehung hatten und keine weiteren vertrauensvollen oder freundschaftlichen Beziehungen angaben, zeigte sich zum Zeitpunkt der Katamnese in beiden Neurosegruppen – bei Berücksichtigung der überproportional angestiegenen Zahl von Scheidungen und allein, ohne Partner lebender Patienten – ein noch wesentlich ungünstigeres Bild. Bei den depressiven Fällen und – deutlich abgeschwächt – den unipolar endogen Depressiven ergaben sich zwar tendenziell – z. B. hinsichtlich der Unzufriedenheit und der mangelnden Coping-Strategien (vor allen Dingen in der Partnerbeziehung) – ähnliche Ergebnisse; jedoch blieb im wesentlichen das soziale Stützsystem über die acht Jahre bei den meisten dieser Patienten und Fälle erhalten. Dies könnte in der depressiven Fallgruppe auch eine Erklärung für die niedrigere Inanspruchnahme professioneller Hilfen bei auftretenden Symptomen sein (s. hierzu KILLILEA 1982).

Die Angstfälle aus der Feldstudie wiesen trotz der starken Persistenz der Angstsymptome überraschenderweise nur in wenigen Bereichen eine von der parallelisierten Kontrollgruppe abweichende psychosoziale Integration auf. Im Gegensatz zu behandelten Angstneurosen/Phobien scheint also der langfristige Verlauf unbehandelter Angststörungen in der Durchschnittsbevölkerung – trotz der oft jahrzehntelangen Persistenz der Angstsymptomatik – nur selten bzw. nur bei Vorliegen oder Auftreten weiterer Risikofaktoren mit gravierenden sozialpsychologischen Einschränkungen verbunden zu sein. Weder gibt es Hinweise auf eine allgemeine kontinuierliche Zunahme oder Generalisierung der Ängste, noch auf ein zunehmendes Versagen der Bewältigungsmechanismen oder eine erhöhte Unzufriedenheit mit verschiedenen Rollenbereichen. Auffällig ist in der Angstgruppe lediglich ein erhöhter Anteil objektiver Probleme im Sinne einer Arbeitsüberforderung (z. B. Doppelbelastung durch Beruf und Haushalt; Kindererziehung etc.) in Beruf und Haushalt, der auch zu wesentlichen Einschränkungen im Sozial- und Freizeitbereich führt. Bedeutsam ist jedoch, daß bei fast einem Drittel der Angstfälle depressive Symptome, vermutlich als Komplikation, aufgetreten sind, die zu vergleichbar schweren psychosozialen Einschränkungen geführt haben, wie in der Depressions-Fallgruppe oder bei den Patienten. Das Auftreten einer „sekundären Major Depression" kann somit als wichtige und folgenreiche Komplikation der chronischen Angstsymptomatik betrachtet werden. Über die konkreten Auslöser, bzw. Rahmenbedingungen kann wegen der kleinen Fallzahlen nur spekuliert werden. Aber es erscheint, daß selbst leichte, aber über Jahre und Jahrzehnte bestehende Phobien grundsätzlich als Risikofaktor für das Auftreten depressiver Phasen (und Medikamentenabusus) zu betrachten sind. Sie scheinen in Verbindung mit frühen, z. T. angstbedingten sozialen Defiziten im späteren Leben Fehladaptationen zu bedingen, die zunächst unauffällig sind, jedoch bei Eintritt gravierender Lebensumstellungen zum Zusammenbruch eines labilen Gleichgewichts führen. Hierfür sprachen zumindest das eingeschränkte Freizeitverhalten und die überstarke Zuwendung der Angstfälle zum beruflichen- und Haushaltsbereich. Spezifische depressionsauslösende Bedingungen und Lebensereignisse konnten allerdings in dieser Angstgruppe nicht aufgefunden werden. Medikamente, die in dieser Gruppe häufiger als in den übrigen Vergleichsgruppen aus der Feldstudie eingenommen wurden, scheinen zur Stabilisierung der psychosozialen Situation beizutragen; bei den Patienten, die die Kriterien einer Abhängigkeit von Medikamenten erfüllten, ergaben sich keine Anzeichen einer herabgesetzten psychosozialen Integration.

Eine Interkorrelationsanalyse ergab, daß die beobachteten sozialpsychologischen Beeinträchtigungen in erster Linie mit der Ausprägung des *depressiven Syndroms* und des *Erschöpfungssyndroms* zusammenhängen. Sowohl die Depressivität (subjektiver Befund) als auch das depressive Syndrom (Fremdbeurteilung) korrelierte dabei am höchsten mit den Bewältigungsproblemen und der Unzufriedenheit in den Bereichen Freizeit und Sozialkontakte sowie Beruf und Haushalt. Andere psychopathologische Merkmale waren demgegenüber nur schwach mit Einschränkungen im sozialen Funktionsbereich assoziiert. Aus der Differenziertheit der Beeinträchtigungen konnte ferner geschlossen werden, daß die beobachteten Schwierigkeiten nicht bloß ein Epiphänomen des depressiven Syndroms sind (s. auch WEISSMAN und PAYKEL 1974).

Als mögliche Ursache für die Persistenz der Unzufriedenheit und der Bewältigungsprobleme – trotz Besserung der Symptomatik – wurde auch die Bedeutung spezifischer prämorbider Persönlichkeitseigenschaften geprüft. Dabei ergaben sich mittelhohe Korrelationen lediglich zwischen der Ausprägung des Schizoidiefaktors und dem Ausmaß der Bewältigungsprobleme im Alleinleben und relativ niedrige Korrelationen zwischen niedriger Extraversion, Selbsunsicherheit und Frustrationsintoleranz mit der Unzufriedenheit. Diese Ergebnisse lassen sich dahingehend interpretieren, daß ein Teil der beobachteten sozialpsychologischen Auffälligkeiten auf habituelle Persönlichkeitseigenschaften im Sinne einer erhöhten neurotoiden Tendenz (Schizoidie, Selbstunsicherheit, Frustrationsintoleranz) und einer niedrigen Extraversion zurückgeführt werden können, die die Vulnerabilität einer Person für spezifische Belastungssituationen erhöhen. Die Ergebnisse einer multiplen Regressionsanalyse zeigten, daß der Vorhersagewert symptombedingter Schwierigkeiten insbesondere depressiver Syndrome stärker zu gewichten ist als die prämorbide Persönlichkeitsauffälligkeit selbst. Ähnlich wie in den Ergebnissen von WEISSMAN und PAYKEL (1974) ergab sich bezüglich des Vorhersagewerts symptombedingter Schwierigkeiten gegenüber persönlichkeitsspezifischen Faktoren ein Verhältnis von 4:1.

Der Befund, daß auch leichtere, nicht behandlungsbedürftige depressive Syndrome zum Teil mit erheblichen Problemen in der Bewältigung sozialer Situationen und einer starken Unzufriedenheit verbunden sind, besitzt wichtige Implikationen für die Planung therapeutischer Ansätze. BOTHWELL und WEISSMAN (1977), KLERMAN (1980) u. a. konnten eindrucksvoll nachweisen, daß mit dem Weiterbestehen kognitiver und psychosozialer Schwierigkeiten vor allem im interaktionellen Bereich eine erhöhte Rückfallwahrscheinlichkeit verbunden ist. Adäquate präventive Maßnahmen sollten die beobachteten sozialen und interaktionellen Probleme durch gezielte psychologische Maßnahmen zu verändern suchen. Dabei sollte der Hauptakzent darauf gelegt werden, dem Patienten zu helfen, bessere Verhaltens- und kognitive Bewältigungsstrategien zur Lösung sozialer Probleme zu entwickeln. Pharmakologische Ansätze oder andere, rein symptomorientierte Therapieverfahren scheinen allein keine wesentliche Besserung der beschriebenen sozialen und psychologischen Schwierigkeiten mit sich zu bringen (s. a. TANNER et al. 1975).

Zu beachten sind jedoch hierbei die deutlichen diagnosespezifischen Unterschiede zwischen unipolar endogenen Depressionen einerseits, die zumeist über ein gestörtes, jedoch noch gut ausgestattetes soziales Stützsystem verfügen, und Angstneurosen/ Phobien sowie depressiven Neurosen andererseits, die zumeist bereits deutliche Zeichen sozialer Isolierung aufweisen. Abschließend ist zu bemerken, daß – wie bei den prognostischen Faktoren – sich auch im sozialen Querschnittsbefund die zentrale Bedeutung eines guten sozialen Stützsystems, sowohl im Sinne eines protektiven Faktors als auch als Grundlage für eine adäquate Bewältigung auftretender Probleme bestätigte. Inwieweit diese Faktoren tatsächlich auch eine ätiologische Bedeutung haben (vgl. hierzu BROWN und HARRIS 1978), kann aufgrund der vorliegenden retrospektiven Studie nicht schlüssig beantwortet werden. Dieser Frage soll aber in weiteren, einzelfall-orientierten Detailauswertungen gezielter nachgegangen werden.

7.4 Soziale Einflüsse auf den Krankheitsverlauf

In der vorliegenden Arbeit wurde – in Anlehnung an die klinische „Life-Event"-Forschung – unseres Wissens erstmals die Beziehung akuter Lebensereignisse und chronischer Lebensbedingungen zum Langzeitverlauf psychischer Störungen untersucht. Dabei wurden Ereignisse (im Sinne einfacher „Life-Events") und überdauernde bzw. länger andauernde soziale Bedingungen sowohl nach objektivierten (d.h. vom Interviewer beurteilten) als auch nach subjektiven Ereignisparametern, getrennt nach verschiedenen Lebensbereichen, analysiert. In Abgrenzung vom klassischen Lebensereigniskonzept (KATSCHNIG 1980) steht in der Verlaufsforschung nicht die Frage nach der Auslösung einer Krankheitsepisode im Vordergrund, sondern vielmehr die Frage nach einem modifizierenden Einfluß sozialer Ereignisse und Bedingungen auf den Symptomverlauf. Deswegen wurden in der für diese Untersuchung konstruierten Münchner Ereignisliste (MEL) neben belastenden Lebensereignissen auch positive Ereignisse und länger andauernde, chronisch belastende, aber auch stützende Lebensbedingungen erfaßt.

Verlauf und Lebensereignisse: In Abhängigkeit vom Verlaufstypus („gebessert", „chronisch-leicht", „phasisch" und „chronisch-schwer") ergaben sich Unterschiede sowohl bezüglich der Gesamtzahl kritischer Lebensereignisse und chronischer Belastungen und dem damit verbundenen „Streß" (Wiederanpassungsleistung) als auch bezüglich der Art und kognitiven Bewertung der Ereignisse. Diese Unterschiede ließen sich unter zwei Aspekten beschreiben:

a) unter einem deskriptiven Aspekt, der eine Charakterisierung der sozialen Situation im Katamneseintervall anstrebt und bei dem alle Ereignisse und Bedingungen unabhängig von ihrer Bewertung berücksichtigt werden,

b) unter einem explikativen Aspekt, bei dem die verlaufsmodifizierende Bedeutung kritischer Lebensereignisse durch die ausschließliche Berücksichtigung krankheitsunabhängiger Ereignisse analysiert wird.

Auf der *deskriptiven Ebene* ließ sich zunächst bezüglich „nicht-gebesserter" Störungen – weitgehend diagnosenunabhängig – der sozialpsychologische Querschnittsbefund auch für den 8-Jahres-Verlauf bestätigen. Es ergab sich das Bild einer defizienten sozialen Interaktionsstruktur und eines mangelhaften „Social Support"-Systems bei 50% der ehemals stationär behandelten Patienten, aber auch bei 30% der depressiven Fälle. Angstfälle waren demgegenüber auch auf dieser Variablenebene unauffällig und ließen nur wenige systematische Auffälligkeiten in den Lebensereignissen erkennen. Die soziale Interaktionsproblematik war zumeist chronisch vorhanden und wurde übereinstimmend vom unabhängigen Beurteiler und vom Probanden selbst als über längere Zeiträume hinweg zumindest „leicht belastend" eingestuft.

Auf der deskriptiven Analyseebene war beim Vergleich mit einer gematchten Kontrollgruppe überraschend, wie unterschiedlich – sowohl in der Patienten- wie auch in der Depressions-Fallgruppe – der Lebenszyklus der Betroffenen war. Sowohl Anzahl wie auch Art und Aufeinanderfolge von Lebensereignissen und Lebensbedingungen wichen stark und statistisch bedeutsam von einer gematchten Vergleichsgruppe ab. Dieser Befund eines veränderten „Lebenszyklus" zeigt zunächst die starke Abhängigkeit und Interdependenz von Lebenssituation und Ereignissen im engeren Sinne an und unterstreicht damit die Notwendigkeit eines erweiterten Konzepts „kritischer Lebensereignisse" in der psychiatrischen Verlaufsforschung. Zum anderen impliziert dieser Befund eine Schwierigkeit bzw. möglicherweise sogar die Unmöglichkeit, den Beitrag singulärer Lebensereignisse auf den Ausbruch bzw. den Rückfall einer Depression zu untersuchen.

Dem realen wie auch dem subjektiv, vom Probanden als belastend erlebten Fehlen adäquater sozialer Beziehungen wird von vielen Autoren eine zentrale ätiologische Rolle zugesprochen. BROWN und HARRIS (1978) sowie TENNANT und BEBBINGTON (1978) betrachten das Fehlen einer vertrauensvollen Beziehung als Vulnerabilitätsfaktor, der die Verletzlichkeit einer Person gegenüber streßreichen Lebensereignissen erhöht. HENDERSON hingegen (1974, 1980), der ursprünglich einer defizienten sozialen Interaktionsstruktur sogar eine kausale Bedeutung zugesprochen hatte, in dem neurotische Symptome immer dann auftreten sollten, wenn sich eine Person als sozial vernachläßigt und isoliert erlebt, fand später heraus, daß möglicherweise neurotische Persönlichkeitszüge ausschlaggebend sind. Für die hier untersuchten Fälle und Patienten ohne vertrauensvolle Partnerbeziehung konnte ein über fast den gesamten Katamnesezeitraum hinweg erhöhtes Risiko bei bereits gering belastenden Lebensproblemen zu dekompensieren, festgestellt werden, während die Rolle neurotischer Persönlichkeitszüge diesbezüglich vergleichsweise gering war. Dieser Befund entspricht eher Annahmen des „Adversity-Modells" (SURTEES 1978), wonach sich chronisch belastende Lebensbedingungen und kritische Lebensereignisse gegenseitig in ihrer Wirkung bei der Depressionsentstehung verstärken. Ähnlich wie in den Untersuchungen von SURTEES und INGHAM (1980) bezüglich der Auslösung depressiver Erkrankungen ergab sich, daß positive und negative Lebensereignisse, die vor dem Hintergrund chronisch-belastender sozialer Bedingungen auftraten, signifikant negativer und belastender eingestuft wurden als ähnliche Ereignisse, die ohne gleichzeitig vorhandene, chronische Lebensbelastungen eintraten (WITTCHEN 1983). Darüber hinaus war der Symptomverlauf umso ungünstiger, je häufiger eine derartige Kombination chronisch-belastender Lebensbedingungen mit akuten, kritischen Lebensereignissen vorkam.

Diese Resultate passen auch zu Annahmen des „Social Support"-Modells (CASSEL 1974, 1976) und lerntheoretischen Annahmen zur Ätiologie affektiver Erkrankungen (z.B.LEWINSON 1974; HAUTZINGER und HOFFMANN1980), die in sozialen Beziehungen engerer, vertrauensvoller Art, aber auch eher oberflächlichen Interaktionen mit Freunden die Grundlage für eine erfolgreiche Auseinandersetzung des Individuums mit den Anforderungen der Umwelt sehen (CASSEL 1974; KILLILEA 1982). Unabhängig davon, ob die defiziente Interaktionsstruktur vieler Patienten eher ätiologische oder lediglich für das depressive oder das Angstsyndrom „indikatorische" Bedeutung besitzt, ist dieser Befund als wesentlicher Ansatzpunkt für mögliche therapeutische Interventionen mit dem Ziel einer Verbesserung der Prognose affektiver Erkrankungen anzusehen.

Neben der positiven Wirkung interaktioneller Faktoren im Sinne eines guten bzw. ausreichenden sozialen Stützsystems, ergaben sich bei gebesserten Patienten signifikant weniger subjektiv-belastende Ereignisse, weniger chronisch-belastende Bedingungen und weniger nicht-kontrollierbare Ereignisse als bei symptomatisch „nichtgebesserten", „chronisch-leicht" und „chronisch-schwer" beeinträchtigten Patienten. Darüber hinaus waren bei gebesserten Patienten – aber auch bei angstneurotisch/phobischen Patienten mit einer „chronisch-leichten" Symptomatik – wesentlich mehr positive Ereignisse festzustellen als in der Kontrollgruppe und den ungebesserten bzw. und „chronisch-schwer" beeinträchtigen Patienten. Bei depressiven Fällen und neurotisch depressiven Patienten war ferner – auch bei alleiniger Berücksichtigung krankheitsunabhängiger Ereignisse – ein systematischer Zusammenhang zwischen der Häufigkeit belastender Lebensereignisse, der Wiederanpassungsleistung und der Schwere bzw. der Chronizität der Symptomatik zu sichern. Damit bestätigt sich im wesentlichen der Befund von STREINER et al. (1981) und CHIRIBOGA (1977), die – im Gegensatz zu HOLMES (1978) und DOHRENWEND (1973) – postulierten, daß weniger die Wiederanpassung als solche als vielmehr die spezifische affektive Qualität – zum Beispiel als positiv angenehm oder negativ unangenehm – für die entscheidenden Auswirkungen auf das Individuum im Sinne von Belastungserhöhung bzw. Belastungsreduzierung verantwortlich sei.

Lebensereignisse und Art der affektiven Erkrankung: Zwischen Patienten mit unipolar endogenen Depressionen, solchen mit depressiven Neurosen, den Depressionsfällen aus der Feldstudie sowie Fällen und Patienten mit Angstneurosen/Phobien ergaben sich in der vorliegenden Studie sowohl hinsichtlich der Gesamtzahl kritischer Lebensereignisse und chronischer Lebensbedingungen als auch deren Bewertung und Struktur hochsignifikante Unterschiede.

Angstneurotisch/phobische Patienten unterscheiden sich von neurotisch Depressiven durch eine höhere Anzahl subjektiv positiver, nicht-belastender Ereignisse sowie durch weniger unerwünschte und nicht-kontrollierbare Belastungen und Ereignisse, während die Angstfälle aus der Feldstudie (wie übrigens auch im sozialpsychologischen Querschnittsbefund) diesbezüglich weitgehend unauffällig erschienen. Bedeutsam ist, daß bei ausschließlicher Berücksichtigung krankheitsunabhängiger Ereignisse nur noch depressive Fälle und neurotisch depressive Patienten eine signifikant erhöhte Anzahl kritischer Lebensereignisse und chronischer Belastungen gegenüber der jeweiligen Kontrollgruppe erkennen lassen, nicht jedoch unipolar endogen Depressive sowie Patienten wie Fälle mit Angstneurosen/Phobien. Dies scheint dafür zu sprechen, daß die von BROWN und HARRIS (1978) sowie anderen Autoren (HAMMEN und MAYOL 1982) aufgezeigte ätiologische Bedeutung krankheitsunabhängiger, unkontrollierbarer Ereignisse nicht nur für den Ausbruch, sondern auch für den Verlauf depressiver Neurosen entscheidende Bedeutung besitzen.

Die überaus deutlichen Unterschiede zwischen behandelten und unbehandelten Probanden mit der Diagnose Angstneurose/Phobie sowie die hohe Anzahl krankheitskorrelierter Lebensereignisse und Belastungen in der Gruppe der Angstpatienten sprechen – im Gegensatz zu den Ergebnissen von FINLAY-JONES et al. (1980) sowie FINLAY-JONES und BROWN (1981) *gegen* eine entscheidende ätiologische Bedeutung kritischer Lebensereignisse und Belastungen bei dieser Diagnosengruppe. Weder „Gefahr"- noch „Belastungs"- oder „Verlust"-Situationen konnten als bedeutsame verlaufsmodifizierende Variablen bei dieser Gruppe gesichert werden. Obwohl die Häufigkeit nicht kontrollierbarer und unerwünschter kritischer Lebensereignisse sowie die Anzahl chronischer Belastungen bei Angstneurosen/Phobien deutlich gegenüber der Kontrollgruppe erhöht ist, bleibt keiner dieser Unterschiede hinsichtlich der Erlebnisqualität bei ausschließlicher Berücksichtigung krankheitsunabhängiger Ereignisse und Bedingungen signifikant.

Die deutlichsten Unterschiede zwischen den Diagnosegruppen ergaben sich in der Kategorie unkontrollierbarer Ereignisse, bei denen depressive Neurosen – auch bei Berücksichtigung ausschließlich krankheitsunabhängiger Ereignisse – die größte Häufigkeit aufwiesen, gefolgt von Angstneurosen und Phobien sowie den depressiven Fällen aus der Feldstudie. In Übereinstimmung mit den Ergebnissen von HAMMEN und MAYOL (1982) scheint die Anzahl unkontrollierbarer Lebensereignisse am stärksten mit der Ausprägung des depressiven Syndroms verbunden zu sein. Demgegenüber kommt Verlustereignissen, denen nach ätiologisch orientierten Studien eine entscheidende Bedeutung für die Auslösung von Depressionen zukommt (PAYKEL 1972), für den *weiteren Verlauf* depressiver und angstneurotisch/phobischer Erkrankungen eine untergeordnete Bedeutung zu.

Im Gegensatz zu den Untersuchungen von BENJAMINSEN (1981), BROWN et al. (1979), KATSCHNIG (1986) sowie THOMSON und HENDRIE (1972), die bezüglich der Auslösung der Erkrankung keine signifikanten Unterschiede zwischen unipolar endogenen und neurotischen Depressionen fanden, ergaben sich in der vorliegenden Verlaufsuntersuchung hochsignifikante Unterschiede sowohl bezüglich der Gesamtanzahl der Ereignisse als auch bezüglich der objektivierten und subjektiven Bewertung derselben. Die möglichen Gründe für die scheinbare Widersprüchlichkeit dieser Befunde könnten darin liegen, daß in der vorliegenden Studie der Verlauf und nicht die krankheitsauslösende Bedeutung der Ereignisse untersucht wurde. Darüber hinaus hat lediglich die Studie von BROWN et al. (1979) unterschiedliche Ereignisqualitäten in ihrem Erklärungswert differenzierter untersucht. Möglich erscheint auch, daß in den zitierten Arbeiten andere Diagnosekriterien für endogene Depressionen und depressive Neurosen verwendet worden sind als in der vorliegenden Studie.

7.5 Zur Frage der Prognostik affektiver und Angsterkrankungen

Dem multimethodalen und multidimensionalen Ansatz dieser Studie folgend, wurden sowohl auf der Ebene der Prädiktoren als auch der Kriteriumsvariablen verschiedene prognostisch relevante Variablenbereiche explorativ analysiert.

Die Analyse der wichtigsten prognostischen Variablen ergab in den drei Patientengruppen recht unterschiedliche Rangreihen der wichtigsten Prädiktoren. Im Gegensatz zu einer Reihe älterer Arbeiten zur Prognose affektiver Störungen (WOODSIDE 1953; HASTINGS 1958; WALKER 1959; STONE et al. 1961; GREER und CAWLEY 1966) zeigte sich insbesondere bei unipolar endogenen Depressionen, aber auch vom Ausmaß her unerwartet bei Neurosen, ein Überwiegen psychopathologischer Merkmale als beste Prädiktoren auf die wichtigsten Outcome-Maße „Symptomschwere" und „Phasenhäufigkeit", aber auch die psychosoziale Integration. Die besten Prädiktoren waren Merkmale, die sich auf die Indexbehandlung und auf die Besserung während der Indexbehandlung bezogen. Die Bedeutung von Merkmalen aus der biographischen Vorgeschichte war überraschenderweise geringer. Prognostische Bedeutung hatten aber auch – diagnosenspezifisch unterschiedlich – verlaufsmodifizierende psychosoziale Einflüsse und Variablen des sozialen Stützsystems. Weniger deutlich als in den meisten anderen Prognosestudien (RENNIE 1942; GIEL et al. 1964; KERR et al. 1972; NOYES und CLANCY 1976) trugen mit wenigen Ausnahmen Einzelsymptome zur Prädiktion bei. Die besten Prädiktoren für einen günstigen Ausgang waren eine ursprünglich hohe Ausprägung auf dem apathischen und dem depressiven Syndrom, sowie ein niedriger Wert im Syndrom „aggressive Gereiztheit" bzw. Feindseligkeit. Niedriger als erwartet lag der Vorhersagewert der Prädiktorvariablen aus dem Bereich „Persönlichkeit und frühkindliche Entwicklung".

Ein Schwerpunkt unserer Arbeit bestand darin, Prädiktoren und verlaufsmodifizierende Faktoren gemeinsam zu betrachten.

Es ist naheliegend anzunehmen, daß der weitere Verlauf und Outcome nicht nur von den vor der Erkrankung vorhandenen Merkmalen sowie von Schwere und Dauer der Symptomatik und vom Behandlungsverlauf bei Indexbehandlung abhängt, sondern auch durch die nach der Behandlung aufgetretenen Lebensereignisse und sozialen Lebensbedingungen beeinflußt wird. Dabei ergibt sich natürlich die Problematik einer Trennung kausaler und rein indikativer Zusammenhänge. So korrelieren zum Beispiel vermeintlich verlaufsmodifizierende Faktoren, wie Dauer, Häufigkeit und Art von Therapien, hoch mit einem ungünstigen Krankheitsverlauf bzw. hochsignifikant mit der Ausprägung der Symptomatik Zeitpunkt der Nachuntersuchung. Dies deutet darauf hin, daß möglicherweise Behandlungsvariablen rein indikativ zu interpretieren sind, nämlich in dem Sinne, daß Patienten mit ungünstigem Krankheitsverlauf häufiger und länger psychotherapeutisch bzw. pharmakologisch behandelt werden als gebesserte Patienten, eben weil sie einen ungünstigeren Krankheitsverlauf zeigen als diese, und sich nicht etwa umgekehrt infolge der intensiveren Behandlung weniger bessern. Eine ähnliche Problematik stellte sich auch bei den untersuchten Lebensereignissen und Lebensbedingungen.

Die Einbeziehung dieser verlaufsmodifizierenden Einflüsse in die Prädiktoranalyse ergab eine Steigerung des Vorhersagewerts. Dabei erwiesen sich krankheitsunabhängige chronische Lebensbedingungen, die Anzahl unerwarteter krankheitsunabhängiger Ereignisse, aber auch die durch die krankheitsunabhängigen Ereignisse und Lebensbedingungen erforderliche individuelle Wiederanpassungsleistung als wichtigste verlaufsmodifizierende Einflüsse. Sie können zu einer erheblich besseren Vorhersage der psychosozialen Outcome-Kriterien beitragen, während bezüglich psychopathologischer Outcome-Kriterien keine Verbesserung der Vorhersage möglich erscheint.

Die wichtige prognostische Bedeutung psychopathologischer Variablen wurde bereits von KAY et al. (1969) und NYSTRÖM (1979) sowie ANGST (im Druck) hervorgehoben. Allerdings scheint die prognostische Bedeutung der Faktorenwerte der IMPS, die psychopathologische Merkmale in Summenscores zusammenfassen, wesentlich größer zu sein als die von den Autoren genannten Einzelsymptome. Eine prognostische Bedeutung für einzelne psychopathologische Merkmale konnte von uns lediglich für die Variable „frühmorgendliches Erwachen" bestätigt werden.

Erstaunlicherweise hatten in unserer Untersuchung die Variablen „Alter bei Krankheitsbeginn" und „Beginn der Erstmanifestation" nur bei unipolar endogenen Depressionen eine prognostische Bedeutung; Patienten mit einem Krankheitsbeginn im höheren Alter hatten tendenziell einen besseren Outcome.

Für angstneurotische/phobische Erkrankungen ergaben sich zum Teil ähnliche prognostisch relevante Variablen wie bei den depressiven Neurosen. Die besten Prädiktoren für einen günstigen Verlauf sind wiederum das Fehlen chronisch-belastender Lebensbedingungen, eine stabile Partnerbeziehung und eine gute Einbindung in das soziale Stützsystem, ein guter Entlassungszustand sowie ein hoher Extraversionswert. Prognostisch negative Bedeutung besitzen – wie in den Studien von KERR et al. (1972), MARKS (1973), PAYKEL et al. (1974), NOYES und CLANCY (1976) sowie NOYES et al. (1978) das Überwiegen autonom-vegetativer Angstsymptome und ein höheres Alter bei der Ersterkrankung. In Übereinstimmung mit US-amerikanischen Arbeiten (z. B. GOODWIN und GUZE 1979) – jedoch im Gegensatz zu o. g. Autoren – erwiesen sich stark ausgeprägte depressive Züge zum Zeitpunkt der Indexbehandlung als prognostisch eher ungünstiger Prädiktor für den Verlauf von Angstneurosen/Phobien. Es ergaben sich ferner Hinweise darauf, daß insbesondere bei Angstneurosen/Phobien positive Lebenseinflüsse sowie eine geringe Anzahl von chronisch belastenden Lebensbedingungen einen positiven Verlauf der Erkrankung begünstigen. Auch bei Angstneurosen/Phobien liegt der von vielen Autoren (z. B. PAYKEL et al. 1976; v. ZERSSEN 1979; HIRSCHFELD et al. 1982) hervorgehobene prädiktive Wert habitueller Persönlichkeitszüge deutlich niedriger als der der Variablen des sozialen Stützsystems. Bei Berücksichtigung der Interkorrelationen zwischen diesen Bereichen kommt einer hohen prämorbiden Extraversion die Rolle des stärksten prognostisch günstigen Faktors zu, während eine erhöhte Frustrationsintoleranz eher prognostisch ungünstig zu werten ist.

Die explorative Analyse prognostisch relevanter Faktoren unterstreicht die Unterschiedlichkeit der drei Störungsbilder und bestätigt – wenn auch nicht bezüglich der einzelnen Variablen – die differentialdiagnostischen Befunde von KAY et al. (1969) und KERR et al. (1972) (zusammenfassend dargestellt von MOUNTJOY und ROTH 1982). Der in unserer Studie aufgezeigten größeren Bedeutung verlaufsmodifizierender Faktoren für den Ausgang neurotischer Erkrankungen gegenüber unipolar endogenen Depressionen sollte in weiteren Studien genauer nachgegangen werden. Eine Klärung sozialpsychologischer Einflußgrößen auf den Verlauf affektiver Störungen, insbesondere der differenzierten Wirkungsmechanismen der protektiven bzw. verlaufsbegünstigenden Rolle eines guten sozialen Stützsystems (CASSEL 1976; KILLILEA 1982) könnte für die therapeutische und für die sekundäre Prävention affektiver Erkrankungen von großer Bedeutung sein.

7.6 Versorgungsstrukturelle Folgerungen

Aus den hier vorgelegten Ergebnissen läßt sich – unter Berücksichtigung einschlägiger Arbeiten anderer Autorengruppen – eine Reihe von Folgerungen für eine Verbesserung der Versorgung von Mitbürgern im Erwachsenenalter, die unter depressiven bzw. Angststörungen leiden, ableiten. Für die Versorgung von Kindern und Jugendlichen sowie von älteren Menschen, die in der MFS nicht einbezogen waren, müssen aufgrund gesonderter Erhebungen eigene Versorgungskonzepte entwickelt werden. Die aus der MFS gezogenen Folgerungen könnten dabei aber möglicherweise als Orientierungshilfe dienen.

Notwendigkeit und Wichtigkeit einer Verbesserung der Versorgungssituation im Bereich von Depressionen und Angststörungen gehen insbesondere aus unserer Feldstudie hervor, deren Ergebnisse – in Übereinstimmung mit denen mehrerer neuerer Feldstudien im In- und Ausland (DILLING et al. 1984; MYERS et al. 1984; ROBINS et al. 1984; REGIER et al. 1984; SCHEPANCK et al. 1984; BURNHAM et al. 1987; FICHTER et al. im Druck) – die große Verbreitung dieser Störungen in der Bevölkerung belegen und erkennen lassen, daß ihre Versorgung weit von einem Optimum entfernt ist: Bei rund 11 % der Bevölkerung im Erwachsenenalter besteht eine nach ärztlicher Einschätzung behandlungsbedürftige Störung depressiver oder ängstlicher Prägung, oft verbunden mit erheblichen Einschränkungen im psychosozialen Bereich; aber nur ca. 21 % der Betroffenen befinden sich in ärztlicher oder psychologischer Behandlung, die zudem nicht durchweg dem heutigen Standard optimaler Therapieansätze gerecht wird. Das Gros der Betroffenen hat schon seit vielen Jahren unter – zumindest zeitweise – gravierenden Symptomen gelitten, bevor eine auf deren Behebung gerichtete Behandlung erfolgte, so daß bei Behandlungsbeginn bereits eine chronifizierte Symptomatik mit entsprechend getrübter Prognose vorlag. Die – zumeist vom Hausarzt – ergriffenen Maßnahmen erwiesen sich häufig als unzureichend, was zu häufigem Therapeutenwechsel führte. Ein Teil, der offenkundig enttäuscht von einem zum anderen Therapeuten überwechselnden Patienten hat sich schließlich – trotz fortbestehender Symptomatik – resigniert aus der medizinischen Versorgung zurückgezogen; ein anderer Teil hingegen hat sich – ohne Anzeichen erhöhter körperlicher Morbidität – in verschiedene somatische Behandlungen begeben (in unserer Feldstudie allein rund 48 % der Fälle), die nicht auf die vorliegende psychische Störung abzielten und gar nicht selten mit kostenaufwendigen Klinikaufenthalten verbunden waren.

Daraus ergibt sich einerseits die Notwendigkeit durch intensive Aufklärungsarbeit in der Bevölkerung dafür zu sorgen, daß die Konsultation eines Arztes, gegebenenfalls eines Psychiaters oder Psychotherapeuten, oder die eines klinischen Psychologen keine Schande bedeutet und daß die Chancen einer frühzeitig einsetzenden Behandlung größer sind als die einer erst Monate oder Jahre nach Einsetzen einer depressiven bzw. ängstlichen Verstimmung aufgenommenen; andererseits müßten Allgemeinpraktiker und andere Ärzte, die keine Psychiater sind und auch keine psychotherapeutische Zusatzausbildung besitzen, stärker in die Früherkennung und die fachgerechte Behandlung solcher Verstimmungszustände eingewiesen werden. Dies betrifft die Ausbildung an den Universitäten wie auch die klinische Weiterbildung und die Fortbildung nach deren Abschluß. Aber auch Psychiater, andere ärztliche Psychotherapeuten oder Klinische Psychologen müßten besser mit den Grundsätzen einer modernen

Therapie von Depressionen und Angststörungen vertraut gemacht werden. Bei ihnen geht es u.a. um den Abbau von Vorurteilen gegen eine kombinierte medikamentöse und psychologische Behandlung, z.B. die initiale Verordnung eines ausreichend dosierten spezifischen Antidepressivums in Verbindung mit stützenden Gesprächen bei Vorliegen einer depressiven Neurose und – im Bedarfsfall – einer anschließenden spezifischen Form der Psycho- bzw. Verhaltenstherapie. Eine Langstrecken-Psychotherapie sollte aber ebenso wie eine Langzeit-Pharmakotherapie nur in begründeten Ausnahmefällen durchgeführt werden. Dabei scheint insbesondere die Langzeitbehandlung mit Antidepressiva angesichts der noch ungesicherten Effektivität und der Gefahr von iatrogenen Effekten in die Hand von Spezialisten (Psychiatern) zu gehören (NIMH – Consensus Development Conference 1984; KUPFER et al. 1986). Im allgemeinen erscheint die Wiederaufnahme einer kurzfristig angelegten Behandlung im Falle eines Rezidivs schon unter wirtschaftlichen Aspekten am sinnvollsten. Womöglich sollte – ebenfalls aus ökonomischen Erwägungen – eine Gruppentherapie der Einzelbehandlung vorgezogen werden.

In der psychopharmakologischen Behandlung von Angstneurosen bzw. Phobien wurden bisher überwiegend Tranquilizer eingesetzt. Antidepressiva, einschließlich der MAO-Hemmer, die sich in kontrollierten klinischen Studien insbesondere beim Paniksyndrom und der Agoraphobie bewährt haben, werden möglicherweise zu selten verordnet. Bei Phobien könnten initial auch Beta-Rezeptoren-Blocker angewendet werden, die das bei diesen Störungen entscheidend wichtige Verhaltenstraining erleichtern, das gegen das eine Chronifizierung begünstigende Vermeidungsverhalten gerichtet ist. Diese pharmakologischen Therapieansätze werden auch von Psychotherapeuten viel zu wenig genutzt; andererseits wird von Verhaltenstherapeuten von der Möglichkeit, dem Patienten die Übungen durch eine ärztlich verordnete Medikation zu erleichtern, möglicherweise zu wenig Gebrauch gemacht.

Vernachlässigt werden aber vor allem die nicht-medikamentösen Behandlungsstrategien bei Angststörungen mit oft gravierenden Konsequenzen für die Patienten. Hinter dieser Vernachlässigung stehen vielfältige Ursachen, bei denen eine inadäquate Diagnostik und ein einseitig biologisches *oder* psychologisches Verständnis von Angststörungen nur Teilaspekte sind. Verschiedene Formen von Angststörungen stellen im medizinischen Versorgungsalltag ein grundsätzliches Problem dar. Oft versteckt hinter vielfältigen Organbeschwerden, führen derartige Störungen oft über Jahre – weder vom Arzt noch vom Patienten adäquat erkannt und zugeordnet – immer wieder zu organmedizinischen Untersuchungen und schließlich jahrelangen psychopharmakologischen Behandlungsversuchen. Auch der in seiner Weiterbildung überwiegend an den „großen" Krankheitsbildern orientierte Psychiater steht in der ambulanten Praxis Angststörungen, die in den psychiatrischen Kliniken relativ selten vorkommen, womöglich ziemlich unvorbereitet gegenüber. Als schwerwiegende Folgen für Angstpatienten lassen sich aufgrund unserer Studie und der Literatur (MARKS 1987; HAND in Druck) ansehen: 1. Die weitere Chronifizierung bereits früher eingetretener Entwicklungsdefizite, die oft bis in die frühe Adoleszenz zurückreichen. Diese sozialen Defizite scheinen umso schwerer behebbar zu sein, je länger sie einen Menschen in seiner Lebensentwicklung geprägt bzw. behindert haben. 2. Die Entwicklung einer sekundären Abhängigkeit bzw. eines Mißbrauchs, nachdem Alkohol und Tranquilizer zur Angstbewältigung vom Patienten selbst eingesetzt bzw. ihm verordnet wurden. 3. Die bei vielen Psychopharmaka beobachtbare Beeinträchtigung des Sexuallebens und die dadurch bedingte weitere Einschränkung im partnerschaftlichen Bereich. 4. Die bei Psychopharmaka z. T. dosisabhängig auftretende Beeinträchtigung der Lebensqualität sowie die oft auch bei Dauermedikation der Patienten mit Depot-Neuroleptika zu beobachtende emotional-kognitive Nivellierung. Diese unvollständige Aufzählung möglicher negativer Folgen von Langzeitbehandlungen mit Psychopharmaka bei Angststörungen unterstreicht die Notwendigkeit von Therapieangeboten im nichtpharmakologischen Bereich.

„Unzweckmäßige" Therapien sind sicherlich eine der Hauptursachen für den Rückzug vieler Patienten aus dem medizinischen Versorgungssystem und im schlimmsten Fall für iatrogene Schäden sowie Komplikationen des Spontanverlaufs. „Keine " Therapie ist aber – jedenfalls ökonomisch gesehen – besser als eine unzweckmäßige, insbesondere eine nicht-indizierte Behandlung auf ein körperliches Leiden bei psychisch Kranken. Im übrigen bedeutet „keine Therapie" nicht notwendigerweise keine Hilfsmaßnahmen.

Unsere Untersuchungen haben gezeigt, daß der Verlauf depressiver Störungen von sozialen Faktoren mitbestimmt wird, deren gezielte Beeinflussung zum Maßnahmenkatalog für Hilfeleistungen bei diesen Störungen gehören sollte. Psychosoziale Interventionen könnten dazu beitragen, Spannungen im sozialen Umfeld eines Patienten abzubauen, eine fortschreitende Isolierung des Betroffenen von seinen engeren sozialen Kontakten (Erhaltung bzw. Wiederherstellung eines natürlichen, nicht-professionellen Social Support Systems) zu verhindern und ihn besser in die Gemeinschaft zu integrieren. Worin jeweils diese rehabilitativen Maßnahmen zu bestehen haben, hängt von den konkreten Gegebenheiten der Lebensgeschichte, der Persönlichkeit, der Einstellungen und Interessen eines Patienten und den Ressourcen seiner sozialen Umwelt ab. Solche Ressourcen müßten aber erforderlichenfalls geschaffen werden, wenn sie nicht verfügbar sind, beispielsweise Beratungsdienste, therapeutische Wohngemeinschaften und Selbsthilfegruppen, etwa von der Art der z. B. in Großbritannien etablierten Agoraphobiker-Clubs. Andererseits ist vor allem für chronifizierte bzw. sog. therapieresistente Depressionen eine spezifisch angelegte Psychotherapie unumgänglich. Dabei geht es primär darum, depressionstypische Defizite abzubauen und allgemeine soziale Fertigkeiten insbesondere im Umgang mit anderen aufzubauen. Langfristig sollte eine solche therapeutische Intervention darauf abzielen, eine befriedigende, vertrauensvolle Beziehung aufzubauen – eine Aufgabe, die aber vermutlich nur durch die Kombination sozialer und im engeren Sinne psychotherapeutischer Maßnahmen Erfolg haben kann.

Dies scheint auch in gewissem Maße auf die von uns untersuchten nicht-chronifizierten, aber wiederholt erkrankten Depressionsfälle in der Feldstudie übertragbar zu sein. Depression und Beziehungsprobleme mit dem Lebenspartner oder engeren Angehörigen bedingen sich häufig wechselseitig. Depressionen sind für den Partner eine besondere Belastung und führen oft zu einer belasteten Ehe und zur Trennung. Beides kann offensichtlich nicht nur zu einer Chronifizierung der Störung beitragen, sondern auch das Risiko einer Wiedererkrankung erhöhen. Hier ist sicherlich eine wesentliche Besserung der Prognose durch Angehörigen-(Selbsthilfe-)Gruppen, spezielle Beratungsangebote für betroffene Ehepartner und Angehörige sowie durch schriftliches Aufklärungsmaterial möglich (s. z. B. die Informationshefte des National Institute of Mental Health für Angehörige).

In einer verzweifelten Situation kann die Klinikeinweisung auch eines neurotisch

Kranken unumgänglich sein. Es sollte sich aber um eine auf wenige Fälle beschränkte Ausnahme handeln, da – abgesehen von der Suizidverhütung in depressiven Krisen – die meisten stationären Behandlungsmaßnahmen grundsätzlich auch auf ambulanter Basis durchführbar wären. Zu den wichtigsten Aufgaben der stationären Behandlung gehört neben der spezifischen Therapie die Einleitung rehabilitativer Maßnahmen (z. B. Arbeitstraining, Arbeitsplatzbeschaffung, Anregung zu sozialen Aktivitäten) sowie wiederum die Einbeziehung des Partners oder der Angehörigen, z. B. in Form von Informationen und Aufklärung über das Störungsbild und die Behandlungsmaßnahmen, um nach der Entlassung eine aktive, die Therapie unterstützende häusliche Atmosphäre zu schaffen und eine falsch verstandene Schonung des Patienten bzw. einen aus Unsicherheitsgefühlen heraus motivierten Rückzug des Partners vom betroffenen Patienten zu verhindern.

Unsere Untersuchung an ehemaligen Patienten des MPIP, die an neurotischen Formen von Angst oder Depression litten, hat ergeben, daß eine solche Weichenstellung durch institutionelle Hindernisse beim Übergang von der stationären in die ambulante Behandlung erschwert wird. Es ist uns in den meisten Fällen nicht gelungen, eine Kontinuität der Therapie sicherzustellen, da oft kein ambulanter Therapieplatz zur Verfügung stand und die Patienten offenkundig nicht bereit waren, lange Wartezeiten in Kauf zu nehmen. Sie waren damit wohl auch überfordert. Es läßt sich vorläufig noch nicht abschätzen, wie weit die Ausdehnung der Psychotherapie-Vereinbarung zwischen der kassenärztlichen Bundesvereinigung und den Krankenkassen von der tiefenpsychologisch fundierten und analytischen Psychotherapie auf die Verhaltenstherapie die stationäre Einleitung einer ambulanten psychologischen Behandlung entscheidend erleichtert hat. Auf jeden Fall stehen jetzt zahlenmäßig wesentlich mehr Therapeuten für die Übernahme ambulanter Behandlungen von Kassenpatienten zur Verfügung als zur Zeit der Indexbehandlung unserer Patienten, und viele dieser Therapeuten praktizieren Verhaltenstherapie, wie sie für die Behandlung von Angst-Patienten besonders angebracht sein dürfte.

Eine lückenlose Fortführung der erforderlichen Therapiemaßnahmen setzt aber voraus, daß ein Patient bereits während der stationären Behandlung Kontakt mit einem für die ambulante Weiterbehandlung in Frage kommenden Therapeuten aufnimmt, gegebenenfalls sogar schon bei ihm mit der ambulanten Behandlung beginnen kann. Dies scheitert vorläufig an der strengen organisatorischen Trennung stationärer und ambulanter Einrichtungen und der zeitlichen Verzögerung des Therapiebeginns bei ambulanter Psychotherapie bzw. längerfristig (d. h. auf mindestens 40 Sitzungen) angelegter Verhaltenstherapie durch das in der Psychotherapie- bzw. der Verhaltenstherapie-Vereinbarung festgelegte Gutachterverfahren. So wichtig dieses für eine Sicherstellung einer angemessenen ambulanten Versorgung mit zeit- und kostenaufwendigen psychologischen Behandlungsmaßnahmen auch ist – für eine ambulante Weiterbehandlung nach stationärer Therapie erweist es sich oft als Hemmschuh. Es müßte deshalb in begründeten Ausnahmefällen möglich sein, eine solche Weiterbehandlung schon vor Abschluß des Gutachterverfahrens einzuleiten, u. U. noch während der Schlußphase der stationären Therapie. Die kassenrechtlichen Voraussetzungen für eine solche Regelung müßten unbedingt geschaffen werden.

Verbesserungsbedürftig ist auch die Kooperation zwischen – stationären wie ambulanten – psychiatrischen bzw. psychotherapeutischen Einrichtungen und sozialen Diensten. Psychosoziale Beratungsstellen, wie sie z. B. in München existieren, müßten eng mit niedergelassenen Therapeuten kooperieren. Das gleiche gilt für karitative Sozialdienste. Eine Aktivierung der Laienhilfe und der Aufbau von speziellen, für das jeweilige Störungsbild spezifischen Selbsthilfegruppen könnte von beiden Seiten – der medizinischen wie der sozialen – aus betrieben werden, um bessere Voraussetzungen für eine soziale Integration ehemaliger Klinikpatienten zu schaffen. Solche Vorschläge wurden auch im Rahmen der vom deutschen Bundestag in Auftrag gegebenen „Psychiatrie-Enquete" (Deutscher Bundestag 1975) gemacht; sie zielten aber im wesentlichen auf eine Verbesserung der Versorgung chronisch psychotischer Patienten ab. Man sollte sich jedoch darüber im Klaren sein, daß der Anteil chronisch Kranker und in sozialer Hinsicht beeinträchtiger Patienten mit neurotischen Störungen beträchtlich ist – zwar nicht auf die Gesamtheit neurotischer Patienten bezogen, wohl aber verglichen mit der Gesamtheit chronisch psychotischer Patienten.

Patienten mit psychotischen bzw. endogenen Formen affektiver Störungen bieten nach unseren Untersuchungen glücklicherweise keine so gravierenden Versorgungsprobleme wie Patienten mit Psychosen aus dem schizophrenen Formenkreis oder mit gravierenden Formen von Depressionen bzw. Angstsyndromen neurotischer Genese. Die auf den Verlauf und Ausgang von unipolaren Depressionen (sowie von Angstneurosen und Phobien) beschränkte Darstellung unserer Untersuchungsergebnisse macht deutlich, daß sich endogene unipolare Depressionen durch einen vergleichsweise günstigen Spontanverlauf auszeichnen und daß sie zudem besser auf eine medikamentöse Behandlung ansprechen als neurotische Depressionen. Dementsprechend ist auch die Einstellung dieser Patienten zu ihrer Behandlung insgesamt positiver; verbesserungsbedürftig ist aber auch bei ihnen die ambulante Weiterbehandlung, die nicht immer konsequent mit den dafür optimal geeigneten Medikamenten durchgeführt wird. Dies ist allerdings mehr ein individuelles Problem bestimmter Ärzte als ein grundsätzliches Problem der ambulanten Versorgung. Der am häufigsten von den Patienten beklagte Mangel betraf im übrigen auch hier ihre psychologische Betreuung: Oft nahmen sich die Ärzte zu wenig Zeit für ein Gespräch über die Krankheit, ihre Heilungsaussichten, die Notwendigkeit einer längerfristigen medikamentösen Therapie und über die Nebenwirkungen einer solchen Behandlung. Da die Gebührenordnung Abrechnungsmöglichkeiten für die psychologische Betreuung psychotischer Patienten vorsieht, bedarf es wohl nur einer Aufklärung der Ärzte über diese Möglichkeiten und über die Notwendigkeit der entsprechend honorierten Leistungen. Eine enge Zusammenarbeit der Ärzte mit den Angehörigen der Patienten sollte dabei integrierender Bestandteil der Therapie sein.

Literatur

Abraham, K. (1969). Untersuchungen über die früheste prägenitale Entwicklungsstufe der Libido. Internationale Zeitschrift für ärztliche Psychoanalyse 4, 71, 1916. In: Abraham, K.; Psychoanalytische Studien zur Charakterbildung und andere Schriften. (Hrsg.: Cremerius, V.S. v.). Frankfurt/M.: Fischer.

Abrahams, R., Patterson, F.D. (1978). Psychological distress among the community elderly: Prevalence, characteristics and implications for service. International Journal of Aging and Human Development, 9, 1–18.

Abramson, L.Y., Seligman, M.E., Teasdale, J. (1978). Learned helplessness in humans: Critique and reformulation. Journal of Abnormal Psychology, 87, 49–74.

Adler, A. (1974). Menschenkenntnis. Fischer-Taschenbuch, Frankfurt.

Agras, W.S., Berkowitz, R. (1980). Clinical research in behavior therapy: Halfway there? Behavior Therapy, 11, 472–487.

Agras, W.S., Sylvester, D., Oliveau, D.C. (1969). The epidemiology of common fears and phobias. Comprehensive Psychiatry, 10, 151–156.

Agras, W.S., Chapin, H.N., Jackson, Miss, Oliveau, D.C., Burlington, V. (1972). The natural history of phobia. Course and prognosis. Archives of General Psychiatry, 26, 315–317.

Ahammer, J., Angleitner, A., Braukmann, W., Filipp, S.-H., Olbrich, E. (1980). Zur konzeptuellen Präzisierung der subjektiven Ereignisparameter. Forschungsprojekte aus dem E.P.E.-Projekt Nr. 2, Trier.

Akiskal, H.S., McKinney, W.T. (1975). Overview of recent research in depression. Archives of General Psychiatry, 32, 285–305.

Akiskal, H.S., Bitar A.H., Puzantian V.R. Rosenthal T.L., Walker P.W. (1978). The nosological status of neurotic depression. A prospective three- to four-year follow-up examination in light of the primary-secondary and unipolar-bipolar dichotomies. Archives of General Psychiatry, 35, 756–766.

Akiskal, H.S., Rosenthal, R.H., Rosenthal, T.L., Kashgarian, M., Khani, M.K., Puzantian, V.R. (1979). Differentiation of primary affective illness from situational, symptomatic, and secondary depressions. Archives of General Psychiatry, 36, 635–643.

Ambelas, A. (1979). Psychologically stressful events in the precipitation of manic episodes. British Journal of Psychiatry, 135, 15–21.

Amenson, C.S., Lewinsohn, P.M (1981). An investigation into the observed sex differences in prevalence of unipolar depression. Journal of Abnormal Psychology, 90, 1–13.

American Psychiatric Association, Committee on Nomenclature and Statistics (1980). Diagnostic and Statistical Manual of mental disorders (3rd ed.). Washington DC: American Psychiatric Association.

Andreasen, N.C. (1982). Concepts, diagnosis, and classification. In: Paykel, E.S. (ed.); Handbook of affective disorders. Edinburgh, London, Melbourne, New York: Churchill Livingstone.

Andreasen, N.C., Winokur, G. (1979). Secondary depression: familial, clinical, and research perspectives. American Journal of Psychiatry, 136, 62–66.

Andrews, G., Tennant, C., Hewson, D.M., Vaillant, G.E. (1978). Life event stress, social support, coping style, and risk of psychological impairment. Journal of Nervous and Mental Disease, 166, 307–316.

Angst, J. (1966). Zur Ätiologie und Nosologie endogen depressiver Psychosen. Monografien aus dem Gesamtgebiet der Neurologie und Psychiatrie, Nr. 112. Berlin, Heidelberg, New York: Springer.
Angst, J. (1969). Geschlecht, Intelligenz, prämorbide Persönlichkeit und Manifestationsalter in ihrer Bedeutung für Prognose und Verlauf endogen-depressiver Psychosen. In: Huber, G. (Hrsg.); Schizophrenie und Zyklothymie. Ergebnisse und Probleme. Stuttgart: Thieme.
Angst, J. (1974). Classification and prediction of outcome of depression. Stuttgart: Schattauer.
Angst, J. (1980). Verlauf unipolar depressiver, bipolar manisch-depressiver und schizo-affektiver Erkrankungen und Psychosen. Ergebnisse einer prospektiven Studie. Fortschritte der Neurologie und Psychiatrie, 48, 3–30.
Angst, J. (1986). The course of major depression, atypical bipolar disorder, and bipolar disorder. Berlin, Heidelberg, Springer.
Angst, J. (1987). Risikofaktoren für den Verlauf affektiver Störungen. In: Zerssen, D. v., Möller, H.-J. (Hrsg.); Affektive Störungen. Berlin, Heidelberg: Springer. (im Druck).
Angst, J., Clayton, P.J. (im Druck). Premorbid personality of depressive, bipolar and schizophrenic patients with special reference to suicidal issues. Comprehensive Psychiatry, 27.
Angst, J., Dobler-Mikola, A. (1985). The Zurich Study. V. Anxiety and phobia in young adults. European Archives of Psychiatry and Neurological Sciences, 235, 171–178.
Angst, J., Dobler-Mikola, A. (1985). The Zurich Study. VI. A continuum from depression to anxiety disorders? European Archives of Psychiatry and Neurological Sciences, 235, 179–186.
Angst, J., Dobler-Mikola, A. (1986). Depressive Syndrome in einer Kohorte junger Erwachsener im Längsschnitt. Vortrag anläßlich des Symposiums „Prospektive Verlaufsforschung in der Psychiatrie", Mannheim.
Angst, J., Perris, C. (1968). Zur Nosologie endogener Depressionen. Vergleich der Ergebnisse zweier Untersuchungen. Archiv für Psychiatrie und Nervenkrankheiten/Zeitschrift für die Gesamte Neurologie und Psychiatrie, 210, 373–386.
Angst, J.K., Weis, P. (1966). Periodicity of depressive psychoses. In: Brill, H., Cole, J.O., Deniker, P., Hippius, H., Bradley, P.B. (eds); Neuro-Psychopharmacology. Proceedings of the Fifth International Congress of the Collegium Internationale Neuro-Psychopharmacologicum, Washington, DC, 1966, Excerpta Medica (International Congress Series No 129).
Antonovsky, A., Katz, R. (1967). The life crisis history as a tool in epidemiological research. Journal of Health and Social Behavior, 8, 15–21.
Appley, M., Trumbull, R. (eds.) (1967). Psychological stress. New York: Appleton.
Arieti, S. (1959). Manic depressive psychosis. In: Arieti, S. (ed.); American handbook of psychiatry. Vol. I. New York, London: Basic Books.
Astrup, C., Fossum, A., Holmboe, R. (1959). A follow-up study of 270 patients with acute affective psychoses. Acta Psychiatrica et Neurologica Scandinavica, 135, 7–65.
Attkisson, C.C., Broskowski, A. (1978). Evaluation and the emerging human service concept. In: Attkisson, C.C., Hargreaves, W.A., Horowitz, M.J., Sorensen, J.E. (eds.); Evaluation of human service programs. New York, San Francisco, London: Academic Press.
Avery, D.H., Wilson, L.G., Dunner, D.L. (1983). Diagnostic subtypes of depression as predictors of therapeutic response. In: Clayton, P.J., Barret, J.E. (eds.); Treatment of depression: Old controversies and new approaches. New York: Raven Press.
Babbie, E.R. (1973). Survey research methods. Belmont CA: Wadsworth.
Barrabee, P., Barrabee, E.L., Finesinger, J.E. (1955). A normative social adjustment scale. American Journal of Psychiatry, 112, 252–259.
Barrett, J.E. (1979). The relationship of life events to onset of neurotic disorders. In: Barrett, J.E. (ed.); Stress and mental disorder. New York: Raven Press.
Barrett, J.E. (ed.) (1979). Stress and mental disorder. New York: Raven Press.
Barthelmes, H., Pfister, H. (1980). The statistical method-bank (STAMEB). Proceedings of the digital equipment computer users society (DECUS), 7, 327–332.

Barthelmes, H., Zerssen, D.v. (1978). Das Münchner Psychiatrische Informationssystem (PSYCHIS München). In: Reichartz, P.L., Schwarz, B. (Hrsg.); Informationssysteme in der medizinischen Versorgung. Stuttgart, New York: Schattauer.

Bartling, G. (1982). Psychotherapie bei Angst. In: Bastine, R., Fiedler, P.A., Grawe, K., Schmidtchen, S., Sommer, G. (Hrsg.); Grundbegriffe der Psychotherapie. Weinheim, Deerfield Beach FL, Basel: Edition Psychologie.

Baumann, U. (1976). Methodische Untersuchungen zur Hamilton-Depressions-Skala. Archiv für Psychiatrie und Nervenkrankheiten, 222, 359–375.

Baumann, U., Seidenstücker, G. (1977). Zur Taxonomie und Bewertung psychologischer Untersuchungsverfahren bei Psychopharmakaprüfungen. Pharmakopsychiatrie, 10, 165–175.

Baumann, U., Stieglitz, R.D. (1983). Psychotherapieforschung – Schwerpunkt psychologische Methoden. In: Häfner, H. (Hrsg.), Forschung für die seelische Gesundheit. Berlin, Heidelberg, New York: Springer.

Bebbington, P., Hurry, J., Tennant, C., Sturt, E., Wing, J.K. (1981). Epidemiology of mental disorders in Camberwell. Psychological Medicine, 11, 561–579.

Bebbington, P.E., Tennant, C., Hurry, J. (1981). Adversity and the nature of psychiatric disorder in the community. Journal of Affective Disorders, 3, 345–366.

Bebbington, P.E., Sturt, E., Tennant, C., Hurry, J. (1984). Misfortune and resilience: A community study of women. Psychological Medicine, 14, 347–364.

Beck, A.T. (1962). Reliability of psychiatric diagnosis: A critique of systematic studies. American Journal of Psychiatry, 119, 210–216.

Beck, A.T. (1967). Depression: Clinical, experimental, and theoretical aspects. New York: Harper and Row.

Beck, A.T. (1979). Wahrnehmung der Wirklichkeit und Neurose. München: Pfeiffer.

Beck, A.T., Beamesderfer, A. (1974). Assessment of depression: The Depression Inventory. In: Pichot, P., Olivier-Martin, R. (eds.); Psychological measurements in psychopharmacology. Modern problems of pharmacopsychiatry. Basel, München, Paris: Karger.

Beck, A.T., Kovacs, M., Weissman, A. (1979). Assessment of suicidal intention: The scale for suicide ideation. Journal of Consulting and Clinical Psychology, 47, 343–352.

Beck, A.T., Rush, A.J., Shaw, B.F., Emery, G. (1980). Kognitive Therapie bei Depression. München: Urban & Schwarzenberg.

Beiser, M. (1971). A psychiatric follow-up of normal adults. American Journal of Psychiatry, 127, 1464–1472.

Bell, V., Blumenthal, S., Neumann, N.-U., Schüttler, R., Vogel, R. (1985). Problemdarstellung und Ergebnisse einer Kontinuitätseinschätzung in der posthospitalen Versorgung ersteingewiesener psychiatrischer Patienten. Zumanachrichten, 16, 4–15.

Benkert, O., Hippius, H. (1986). Psychiatrische Pharmakotherapie. 4. Aufl. Berlin, Heidelberg, New York, Tokyo: Springer

Benjaminsen, S. (1981). Stressful life events preceding the onset of neurotic depression. Psychological Medicine, 11, 369–378.

Benjaminsen, S. (1981). Primary non-endogenous depression and features attributed to reactive depression. Journal of Affective Disorders, 3, 245–259.

Bergin, A.E., Lambert, M.J. (1978). The evaluation of therapeutic outcomes. In: Garfield, S.L., Bergin, A.E. (eds.); Handbook of psychotherapy and behavior change. New York, Chichester, Brisbane, Toronto: Wiley.

Berkman, L.F., Syme, S.L. (1979). Social networks, host resistance & mortality. A nine year follow-up study of Alameda County residents. American Journal of Epidemiology, 109, 186–204.

Bibring, E. (1953). The mechanism of depression. In: Geenacre, P. (ed.); Affective disorders. New York: International University Press.

Bice, T.W., White, K.L. (1971). Cross-national comparative research on the utilization of medical services. Medical Care, 9, 253–271.

Bifulco, A., Brown, G.W., Harris, T.O. (1986). Loss of parent, lack of parental care and adult psychiatric disorder: the Islington study. (MS).

Billings, A.G., Moos, R.H. (1981). The role of coping responses and social resources in attenuating the stress of life events. Journal of Behavioral Medicine, 4, 139–157.

Billings, A.G., Moos, R.H. (1984). Chronic and nonchronic unipolar depression. The differential role of environmental stressors and resources. Journal of Nervous and Mental Disease, 172, 65–75.

Birbaumer, N. (Hrsg.) (1973). Neuropsychologie der Angst. München: Urban & Schwarzenberg.

Birbaumer, N (1977). Zum Problem der Psychosomatik. In: Birbaumer, N. (Hrsg.); Psychophysiologie der Angst. München: Urban & Schwarzenberg.

Birtchnell, J., Kennard, J. (1983). Marriage and mental illness. British Journal of Psychiatry 142, 193–198.

Birtchnell, J., Kennard, J. (1984). Early and current factors associated with poor-quality marriage. Social Psychiatry, 19, 31–40.

Blashfield R.K., Morey, C.C. (1979). The classification of depression through cluster analysis. Comprehensive Psychiatry, 20, 516–527.

Blazer, D. (1980). Social support and mortality in an elderly community population. Ph. D. thesis, University of North Carolina, Chapel Hill.

Bleuler, E. (1966). Lehrbuch der Psychiatrie. 10. Aufl. Berlin, Heidelberg, New York: Springer.

Bleuler, E. (1979). Lehrbuch der Psychiatrie (1. Aufl. 1922, 14. Aufl. von Bleuler, M.). Berlin, Heidelberg, New York: Springer.

Blöschl, L. (1978). Psychosoziale Aspekte der Depression. Bern, Stuttgart, Wien: Huber.

Boor, C. de, Künzler, E. (1963). Die psychosomatische Klinik und ihre Patienten. Stuttgart, Bern: Klett-Huber.

Bornstein, P.E., Clayton, P.J., Halikas, J.A., Maurice, W.L., Robins, E. (1973). The depression of widowhood after thirteen months. British Journal of Psychiatry, 122, 561–566.

Bothwell, S., Weissman, M.M. (1977). Social impairments four years after an acute depressive episode. American Journal of Orthopsychiatry, 47, 231–237.

Bowlby, J. (1969). Attachment and loss (Vol. 1), Attachment. London: Hogarth Press.

Bowlby, J. (1973). Attachment and loss (Vol. 2), Separation, anxiety and anger. London: Hogarth Press.

Bowlby, J. (1977). The making and breaking of affectional bonds, Part II. British Journal of Psychiatry, 130, 421–431.

Bowlby, J. (1980). Attachment and loss (Vol. 3), Loss, sadness and depression. London: Hogarth Press.

Boyd, J.H., Weissman, M.M. (1981). Epidemiology of affective disorder. Archives of General Psychiatry, 38, 1039–1046.

Boyd, J.H., Weissman, M.M. (1982). Epidemiology. In: Paykel, E.S. (ed.); Handbook of affective disorders. Edinburgh, London, Melbourne, New York: Churchill Livingstone.

Boyd, J.H., Burke, J.D., Gruenberg, E., Holzer, C.E., Rae, D.S., George, L.K., Karno, M., Stoltzman, R., McEvoy, L., Nestadt, G. (1984). Exclusion criteria of DSM-III. A study of co-occurence of hierarchy-free syndromes. Archives of General Psychiatry, 41, 983–989.

Boyd, J.H., Robins, L.N., Holzer III, C.E., Korff, M. v., Jordan, K.B., Escobar, J.I. (1985). Making diagnoses from DIS data. In: Eaton, W.W., Kessler, L.G. (eds.); Epidemiologic field methods in psychiatry. The NIMH Epidemiologic Catchment Area program. Orlando, San Diego, New York, London, Toronto, Montreal, Sydney, Tokyo: Academic Press.

Bratfos, O., Haug, J.O. (1968). The course of manic-depressive psychosis. A follow-up investigation of 215 patients. Acta Psychiatrica Scandinavica, 44, 89–112.

Braukmann, W., Ahammer, I., Angleitner, A., Filipp, S.-H., Olbrich, E. (1980). Bedeutende Lebensereignisse als subjektive Orientierungspunkte bei der retrospektiven Betrachtung der eigenen Biographie: Ein Forschungsansatz. Unveröffentlichter Forschungsbericht aus dem E.P.E.-Projekt, Trier.

Braukmann, W., Filipp, S.-H., Ahammer, I., Angleitner, A., Olbrich, E. (1981). „Vorhersagbarkeit" und „Kontrollierbarkeit" als Merkmale prospektiv perzipierter Lebensereignisse – Entwicklung des „FEBL F". Forschungsberichte aus dem E.P.E.-Projekt, Nr. 6, Trier.

Brengelmann, J.C., Brengelmann, L. (1960). Deutsche Validierung von Fragebögen der Extraversion, neurotischer Tendenz und Rigidität. Zeitschrift für experimentelle und angewandte Psychologie, 7, 291.

Bronisch, T. (1986). Die depressive Reaktion. Eine klinisch-psychiatrische Studie über 76 Patienten mit der Diagnose einer „Depressiven Reaktion". Habilitationsschrift, Universität München.

Bronisch, T., Wittchen, H.-U., Krieg, C., Rupp, H.-U., Zerssen, D.v. (1985). Depressive neurosis. A long-term prospective and retrospective follow-up study of former inpatients. Acta Psychiatrica Scandinavica, 71, 237–248.

Brown, G.W. (1974). Meaning, measurement and stress of life events. In: Dohrenwend, B.S., Dohrenwend, B.P. (eds.); Stressfull life events – their nature and effects. New York: Wiley.

Brown, G.W. (1980). Wie können die Bedeutung und der Streß von Lebensveränderungen gemessen werden. In: Katschnig, H. (Hrsg.); Sozialer Streß und psychische Erkrankung. München, Wien, Baltimore: Urban & Schwarzenberg.

Brown, G.W. (1986). Statistical interaction and the role of social factors in the aetiology of clinical depression. Sociology (im Druck).

Brown, G.W., Andrews, B. (1985). Comparison of Camberwell and Islington intimacy rating. (MS).

Brown, G.W., Andrews, B. (1986). Social support and depression. In: Apply, M.H., Trumbull, R. (eds); Dynamics of stress. New York: Plenum Press.

Brown,. G.W., Bifulco, A. (1985). Social support, life events and depression. In: Sarason I. (ed.); Social support: Theory, research and applications. Dordrecht: Martinus Nijhoff.

Brown, G.W., Birley, I.L.T. (1968). Crises and life changes and the onset of schizophrenia. Journal of Health and Social Behavior, 9, 203–214.

Brown, G.W., Harris, T.O. (1978). Social origins of depression: A study of psychiatric disorder in women. London: Tavistock.

Brown, G.W., Harris, T.O. (1978). Social origins of depression: A reply. Psychological Medicine, 8, 577–588.

Brown, G.W., Harris, T.O. (1982). Fall-off in the reporting of life events. Social Psychiatry, 17, 23–28.

Brown, G.W., Harris, T.O. (1986). Establishing causal links: The Bedford Studies of Depression. In: Katschnig, H. (ed.); Life events and psychiatric disorders. Cambridge: University Press.

Brown, G.W., Harris, T. (1986). Stressor, vulnerability, and depression: a question of replication. Psychological Medicine, 16, 739–744.

Brown, G.W., Prudo, R. (1981). Psychiatric disorder in a rural and an urban population. Part I. Etiology of depression. Psychological Medicine, 11, 581–599.

Brown, G.W., Rutter, M. (1966). The measurement of family activities and relationships: A methodological study. Human Relation, 19, 241–263.

Brown, G.W., Harris, T. O., Peto, J. (1973). Life events and psychiatric disorders: II. Nature of causal link. Psychological Medicine, 3, 159–176.

Brown, G.W., Sklair, F., Harris, T.O., Birley, J.L.T. (1973). Life-events and psychiatric disorders: I. Some methodological issues. Psychological Medicine, 3, 74–87.

Brown, G.W., Bhrolchain, M.N., Harris, T.O. (1975). Social class and psychiatric disturbance among women in an urban population. Sociology, 9, 225–254.

Brown, G.W., Bhrolchain, M.N., Harris, T.O. (1979). Psychotic and neurotic depression. Part 3. Etiological and background factors. Journal of Affective Disorders, 1, 195–211.

Brown, G.W., Harris, T.O., Peto, J. (1980). Die Kausalbeziehung zwischen lebensverändernden Ereignissen und psychischen Störungen. In: Katschnig, H. (Hrsg.); Sozialer Streß und psychische Erkrankung. München, Wien, Baltimore: Urban & Schwarzenberg.

Brown, G.W., Prudo, R., Harris, T.O., Dowland, J. (1982). Psychiatric disorder in a rural and an urban population. Part II. Sensitivity to loss. Psychological Medicine.

Brown, G.W., Andrews, B., Harris, T., Adler, Z., Bridge, L. (1986). Social support, self-esteem and depression. Psychological Medicine (im Druck).

Brown, G.W., Harris, T.O., Bifulco, A (1986). Long-term effect of early loss of parent. In: Rutter, M., Izard, C., Read, C. (eds.); Depression of childhood: developmental perspectives. New York: Guilford Press.

Brugha, T., Conroy, R., Walsh, N., Delaney, W., O'Hanlon, J., Dondero, E., Daly, L., Hickey, N., Bourke, G. (1982). Social networks, attachments and support in minor affective disorders: a replication. British Journal of Psychiatry, 141, 249–255.

Burvill, P.W., Knuiman, M.W. (1983). The influence of minor psychiatric morbidity on consulting rates to general practitioners. Psychological Medicine, 13, 635–643.

Butollo, W. (1979). Chronische Angst. Theorie und Praxis der Konfrontationstherapie. München, Wien, Baltimore: Urban & Schwarzenberg.

CIPS-Collegium Internationale Psychiatriae Scalarum (1977). Internationale Skalen für Psychiatrie. Berlin.

Cairns, V., Faltermaier, T., Wittchen, H.-U., Dilling, H., Mombour, W., Zerssen, D.v. (1982). Some problems concerning the reliability and structure of the scales in the Inpatient Multidimensional Psychiatric Scale (IMPS). Archiv für Psychiatrie und Nervenkrankheiten, 232, 395–406.

Cameron, D.E. (1953). A theory of diagnosis. In: Hoch, P.H., Zubin, J. (eds.); Current problems in psychiatric diagnosis. New York: Grune & Stratton.

Campbell, E.A., Cope, S.J., Teasdale, J.D. (1983). Social factors and affective disorder: An investigation of Brown and Harris's model. British Journal of Psychiatry, 143, 548–553.

Caplan, G. (1976). The family as support system. In: Caplan, G., Killilea, M. (eds.); Support systems and mutual help. New York: Grune & Stratton.

Carey, G., Gottesman, I.I., Robins, E. (1980). Prevalence rates for the neuroses: Pitfalls in the evaluation of familiality. Psychological Medicine, 10, 437–444.

Carlson, G.A., Kotin, J., Davenberg, Y.B. et al. (1974). Follow-up of 53 bipolar manic-depressive patients. British Journal of Psychiatry, 124, 134–139.

Carlsson, A., Gottfries, C.G., Holmberg, G., Modigh, K., Svensson, T., Ögren, S.-O. (eds.) (1981). Recent advances in the treatment of depression. Proceedings of an International Symposium, Corfu, Greece, April 16–18. Acta Psychiatrica Scandinavic, Supplement 290, 63.

Carney, M.W.P., Roth, M., Garside, R.F. (1965). The diagnoses of depressive syndromes and the prediction of E.C.T. response. British Journal of Psychiatry, 111, 659–674.

Casey, R.L., Masuda, M., Holmes, T.H. (1967). Quantitative study of recall of life events. Journal of Psychosomatic Research, 11, 239–247.

Cassel, J. (1974). Psychosocial processes and „stress": theoretical formulation. International Journal of Health Services, 4, 471–482.

Cassel, J. (1976). The contribution of the social environment to host resistance. American Journal of Epidemiology, 104, 107–123.

Cattell, R.B. (ed.) (1966). Handbook of multivariate experimental psychology. Chicago: Rand McNally.

Cattell, R.B. (1970). The integration of functional and psychometric requirement in a quantitative and computerized diagnostic system. In: Mahrer, A.R. (ed.); New approaches to personality classification. New York: Columbia University Press.

Cattell, R.B., Scheier, I.H. (1961). The meaning and measurement of neuroticism and anxiety. New York: Ronald Press Company.

Chiriboga, D.A. (1977). Life event weighting systems: A comparative analysis. Journal of Psychosomatic Research, 21, 415–422.

Chodoff, P. (1972). The depressive personality: A critical review. International Journal of Psychiatry in Medicine, 27, 196–217.

Clancy, J., Noyes, R., Hoenk, P.R., Slymen, D.J. (1978). Secondary depression in anxiety neurosis. Journal of Nervous and Mental Disease, 166, 846–850.
Clare, A.W., Cairns, V.E. (1978). Design, development, and use of a standardized interview to assess social maladjustment and dysfunction in community studies. Psychological Medicine, 8, 589–604.
Clayton, P.J. (1986). Bereavement and its relation to clinical depression. Berlin, Heidelberg: Springer.
Clayton, P., Desmarais, L., Winokur, G. (1968). A study of normal bereavement. American Journal of Psychiatry, 125, 168–178.
Clayton, P.J., Barrett, J.E. (eds.) (1983). Treatment of depression: Old controversies and new approaches. New York: Raven Press.
Cloninger, C.R., Guze, S.B. (1970). Psychiatric illness and female criminality: The role of sociopathy and hysteria in the antisocial woman. American Journal of Psychiatry, 127, 303–311.
Cobb, S. (1976). Social support as a moderator of stress. Psychosomatic Medicine, 38, 301–314.
Cofer, C.N., Appley, M.H. (1966). Motivation: Theory and research. New York: Wiley.
Cohen, J., Gurel, L., Stumpf, J.C. (1966). Dimensions of psychiatric symptom ratings determined at 13 time points from hospital admission. Journal of Consulting Psychology, 30, 39–44.
Conte, H.R., Plutchik, R. Wild, K.V., Karasu, T.B. (1986). Combined psychotherapy and pharmacotherapy for depression. A systematic analysis of the evidence. Archives of General Psychiatry, 43, 471–479.
Cook, T.D., Campbell, D.T. (1979). Quasi-experimentation: Design and analysis issues for field settings. Chicago: Rand McNally.
Cooke, D.J. (1980). The structure of depression found in the general population. Psychological Medicine, 10, 455–464.
Cooke, D.J. (1982). Depression: Demographic factors in the distribution of different syndromes in the general population. Social Psychiatry, 17, 29–36.
Cooper, B., Morgan, H.G. (1977). Epidemiologische Psychiatrie. Fortschritte der Sozialpsychiatrie 3. München, Wien, Baltimore: Urban & Schwarzenberg.
Copeland, J. (1981). What is a 'case'? A case for what? In: Wing, J.K., Bebbington, P., Robins, L.N. (eds.); What is a case? London: Grant McIntyre Ltd.
Coopen, A., Metcalfe, M. (1965). Effect of a depressive illness on M.P.I. scores. British Journal of Psychiatry, 111, 236–239.
Coppen, A., Metcalfe, M., Wood, K. (1982). Lithium. In: Paykel, E.S. (ed.); Handbook of affective disorders. Edinburgh, London, Melbourne, New York: Churchill Livingstone.
Coryell, W., Winokur, G. (1982). Course and outcome. In: Paykel, E.S. (ed.); Handbook of affective disorders. Edinburgh, London, Melbourne, New York: Churchill Livingstone.
Costello, C.G. (1982). Social factors associated with depression: A retrospective community study. Psychological Medicine, 12, 329–339.
Costello, C.G. (1982). Fears and phobias in women: A community study. Journal of Abnormal Psychology, 91, 280–286.
Costello, C.G., Comrey, A.L. (1967). Scales for measuring depression and anxiety. Journal of Psychology, 66, 303–313.
Craighead, W.E. (1980). Away from a unitary model of depression. Behavioral Therapy, 11, 122–128.
Cranach, M.v. (1978). Present State Examination. Weinheim: Beltz.
Cranach, M.v., Strauss, A. (1978). Die internationale Vergleichbarkeit psychiatrischer Diagnosen. In: Häfner, H. (Hrsg.); Psychiatrische Epidemiologie. Berlin, Heidelberg, New York: Springer.
Cremerius, J. (1962). Die Beurteilung des Behandlungserfolges in der Psychotherapie. Berlin, Göttingen, Heidelberg: Springer.

Crowe, R.R. (1985). The genetics of panic disorder and agor. Psychiatric Developments, 2, 171–186.
Dean, A., Lin, N., Ensel, W.M. (1980). The epidemiological significance of social support systems in depression. Research in community and mental health. Vol. 2. Greenwich: JAI Press.
Degkwitz, R., Helmchen, H., Kockott, G., Mombour, W. (Hrsg.) (1975). Diagnosenschlüssel und Glossar pychiatrischer Krankheiten – (ICD-8). 4. Auflage. Berlin, Heidelberg, New York: Springer.
Dehmel, S., Wittchen, H.-U. (1984). Anmerkungen zur retrospektiven Erfassung von Lebensereignissen und Lebensbedingungen bei Verlaufsuntersuchungen. – Bewerten und Vergessen –. Zeitschrift für klinische Psychologie, 13, 88–110.
D'Elia, G.V., Knorring, L., Perris, C. (1974). Non-psychotic depressive disorders: A ten year follow-up. Acta Psychiatrica Scandinavic, 255, 173–186.
Derogatis, L.A. (1972). A typology of anxious neurotics. Proceedings of 43rd Meeting of Eastern Psychological Association. American Psychological Association.
Derogatis, L.R., Lipman, R.S., Covi, L., Rickels, K., Uhlenhut, E.H. (1970). Dimensions of outpatient neurotic pathology: Comparison of a clinical versus an empirical assessment. Journal of Consulting and Clinical Psychology, 34, 164–171.
Derogatis, L.R., Klerman, G.L., Lipman, R.S. (1972). Anxiety states and depressive neuroses. Journal of Nervous and Mental Disease, 155, 392–403.
Derogatis, L.R., Lipman, R.S., Rickels, K., Uhlenhut, E.H., Covi, L. (1974). The Hopkins Symptom Checklist (HSCL). Modern problems of pharmacopsychiatry, 7, 79–110.
Derogatis, L.R., Rickels, K., Rock, A.F. (1976). The SCL and the MMPI: A step in the validation of a new self report scale. British Journal of Psychiatry, 128, 280–289.
Deutscher Bundestag (1975). Bericht über die Lage der Psychiatrie in der Bundesrepublik. Zur psychiatrischen und psychotherapeutisch/psychosomatischen Versorgung der Bevölkerung. Drucksache 7/4200. Bonn.
Dilling, H. (1981). Prävalenzergebnisse aus einer Feldstudie in einem ländlich-kleinstädtischen Gebiet. In: Mester, H., Tölle, R. (Hrsg.); Neurosen. Berlin, Heidelberg, New York, Tokyo: Springer.
Dilling, H., Weyerer, S. (1980). Incidence and prevalence of treated mental disorders. Health care planning in a small-town-rural region of upper Bavaria. Acta Psychiatrica Scandinavica, 61, 209–222.
Dilling, H., Weyerer, S., Enders, I. (1978). Patienten mit psychischen Störungen in der Allgemeinpraxis und psychiatrische Überweisungshäufigkeit. In: Häfner, H. (Hrsg.); Psychiatrische Epidemiologie. Berlin, Heidelberg, New York: Springer, 135–160.
Dilling, H., Weyerer, S., Castell, R. (1984). Psychische Erkrankungen in der Bevölkerung. Stuttgart: Enke.
Dittmann, K. (1979). Methodenprobleme der empirischen Sozialwissenschaften am Beispiel der Life-Event-Forschung. Diplomarbeit, Universität Marburg.
Dittmann, K., Siegrist, J., Matschinger, H., McQueen, D. (1981). Vorzeitiger Herzinfarkt und soziale Belastungen: Methodik und Ergebnisse einer medizinsoziologischen Studie am Beispiel lebensverändernder Ereignisse. In: Deppe, H.-U., Gerhardt, U., Novak, P. (Hrsg.); Medizinische Soziologie. Jahrbuch 1. Frankfurt, New York: Campus.
Dohrenwend, B.S. (1973). Social status and stressful life events. Journal of Personality and Social Psychology, 28, 225–235.
Dohrenwend, B.S. (1973). Life events as stressors: A methodological inquiry. Journal of Health and Social Behavior, 14, 167–175.
Dohrenwend, B.S., Dohrenwend, B. P. (eds.) (1974). Stressful life events: Their nature and effects. New York: Wiley.
Dohrenwend, B.P., Dohrenwend, B.S. (1977). Soziale und kulturelle Einflüsse auf psychopathologische Erscheinungen. In: Petermann, F., Schmook, C. (Hrsg.); Grundlagentexte der klinischen Psychologie. Band 1, Forschungsfragen der klinischen Psychologie. Bern: Huber.

Dohrenwend, B.P., Dohrenwend, B.S. (1982). Perspectives on the past and future of psychiatric epidemiology (the 1981 Rema Lapouse lecture). American Journal of Public Health, 72, 1271–1279.

Dohrenwend, B.S., Dohrenwend, B.P. (1978). Some issues in research on stressful life events. Journal of Nervous and Mental Disease, 166, 7–16.

Dohrenwend, B.P., Dohrenwend, B.S., Schwartz-Gould, M., Link, B. Neugebauer, R., Wunsch-Hitzig, R. (eds.) (1980). Mental illness in the United States. Epidemiological estimates. New York: Praeger.

Dollard, J., Miller, N.E. (1950). Personality and psychotherapy. New York: McGraw-Hill.

Donald, C.A., Ware, J.E. Jr., Brook, R.H., Davies-Avery, A. (1978). Conceptualisation and measurement of health for adults in the Health Insurance Study: Vol. IV, Social health. Santa Monica: Rand Corporation.

Dowie, C., Riley, G., Gold, A. (1980). Neurotic illness and its response to anxiolytic and antidepressant treatment. Psychological Medicine, 10, 321–328.

Downing, R.W., Rickels, K. (1974). Mixed anxiety-depression, fact or myth? Archives of General Psychiatry, 30, 312–317.

Downing, R.W., Rickels, K., Downing, D. (1979). Nonspecific factors and side effect complaints. Factors affecting the incidence of drowsiness in drug and placebo treated anxious and depressed outpatients. Acta Psychiatrica Scandinavica, 60, 438–448.

Draper, N.R., Smith, H. (1966). Applied regression analysis. New York: Wiley.

Duehrssen, A. (1962). Katamnestische Ergebnisse bei 1004 Patienten nach analytischer Psychotherapie. Zeitschrift für psychosomatische Medizin, 8, 94–113.

Duffy, E. (1941). The conceptual categories of psychology: A suggestion for revision. Psychological Review, 48, 177–203.

Duffy, E. (1962). Activation and behavior. New York: Wiley.

Duncan-Jones, P., Henderson, S. (1978). The use of a two-phase design in a prevalence survey. Social Psychiatry, 13, 231–237.

Dunner D.L., Fleiss J.L., Fieve, R.R. (1976). The course of development of mania in patients with recurrent depression. American Journal of Psychiatry, 133, 905–906.

Eaton, W.W. (1978). Life events, social supports, and psychiatric symptoms: a re-analysis of the New Haven data. Journal of Health and Social Behavior, 19, 230–234.

Eaton, W., Regier, D., Locke, B., Taube, C. (1981). The Epidemiologic Catchment Area program. Public Health Reports, 96, 319–325.

Eaton, W.W., Holzer, C.E., Korff, M.v., Anthony, J.C., Helzer, J.E., George, L., Burnam, A., Boyd, J.H., Kessler, L.G., Locke, B.Z. (1984). The design of the Epidemiologic Catchment Area surveys. The control and measurement of error. Archives of General Psychiatry, 41, 942–948.

Eaton, W.W., Kessler, L.G. (eds.) (1985). Epidemiologic field methods in psychiatry. The NIMH Epidemiologic Catchment Area program. Orlando, San Diego, New York, London, Toronto, Sydney, Tokyo: Academic Press.

Ehlers, A., Margraf, J., Roth, W.T. (1986). Experimental induction of panic attacks. In: Hand, I., Wittchen, H.-U. (eds.); Panic and phobias. Berlin, Heidelberg, New York, Tokyo: Springer.

Eicke-Sprengler, M. (1977). Zur Entwicklung der psychoanalytischen Theorie der Depression. Psyche, 31, 1079–1125.

Eitinger, L. (1955). Studies in neuroses. Acta Psychiatrica Scandinavica, Supplement 101.

Elkin, I., Shea, T., Imber, S., Pilkonia, P., Sotsky, S., Glass, D., Watkins, J., Leber, W., Collins, J. (1986). NIMH treatment of depression collaborative research program: Initial Outcome findings. Abstract. American Association for the Advancement of Science.

Ellmann, R., Laessle, R. (1985). Social class and utilization of primary medical care services: Class specific patterns of utilization behaviour in the Munich Follow-up Study. In: Laaser, U., Senault, R., Viefhues, H. (eds.); Primary health care in the making. Berlin, Heidelberg, New York, Tokyo: Springer, 100–104.

Emmelkamp, P.M.G., Kuipers, A.C.M. (1979). Agoraphobia: a follow-up study four years after treatment. British Journal of Psychiatry, 134, 352–355.
Endicott, J., Spitzer, R.L. (1978). A diagnostic interview: The Schedule for Affective Disorders and Schizophrenia. Archives of General Psychiatry, 35, 837–844.
Epstein, S. (1967). Toward a unified theory of anxiety. In: Maher, B. (ed.); Progress in experimental personality research. New York, London: Academic Press.
Eriksson, E.A., Mattsson, L.-G. (1983). Quantitative measurement of continuity of care. Measures in use and an alternative approach. Medical Care, 21, 858–875.
Ernst, K. (1959). Die Prognose der Neurosen. Monographien aus dem Gesamtgebiet der Neurologie und Psychiatrie. Berlin, Heidelberg, New York: Springer.
Ernst, K. (1980). Verlaufstendenzen der „Neurosen". In: Schimmelpenning, G.W. (Hrsg.); Psychiatrische Verlaufsforschung. Methoden und Ergebnisse. Bern, Stuttgart, Wien: Huber.
Ernst, K., Ernst, C. (1965). 70 zwanzigjährige Katamnesen hospitalisierter Patienten. Schweizer Archiv für Neurologie, Neurochirurgie und Psychiatrie, 95, 359–415.
Ernst, K., Ernst, C. (1968). Ergebnisse der Verlaufsforschung bei Neurosen. Eine vergleichende Literaturübersicht. Monographien aus dem Gesamtgebiet der Neurologie und Psychiatrie, Nr. 125. Berlin, Heidelberg, New York: Springer.
Errera, P., Coleman, J.V. (1963). A long-term follow-up study of neurotic-phobic patients in a psychiatric clinic. Journal of Nervous and Mental Disease, 136, 267–271.
Everitt, B.S., Smith, A.M. (1979). Interaction in contingency tables: A brief discussion of alternative definitions. Psychological Medicine, 9, 581–583.
Eysenck, H.J. (1952). The effects of psychotherapy: An evaluation. Journal of Consulting and Clinical Psychology, 16, 319–324.
Eysenck, H.J. (1959). Der Maudsley Persönlichkeits-Fragebogen als Meßmittel des Neurotizismus und der Extraversion. Göttingen: Hogrefe.
Eysenck, H.J. (1960). The effects of psychotherapy: An evaluation. In: Eysenck, H.J. (ed.); Handbook of Abnormal Psychology. London: Pitman.
Eysenck, H.J. (1966). The effects of psychotherapy. New York: International Science Press.
Eysenck, H.J. (1970). The structure of human personality. London: Methuen.
Eysenck, H.J., Rachman, S. (1967). Neurosen – Ursachen und Heilmethoden. Berlin: Deutscher Verlag der Wissenschaften.
Faltermaier, T. (1982). Manual der deutschen Version der Social Interview Schedule. Max-Planck-Institut für Psychiatrie, München.
Faltermaier, T. (1983). Zusammenhänge zwischen sozialen Faktoren und psychiatrischer Morbidität. In: Kommer, D., Röhrle, B. (Hrsg.); Gemeindepsychologische Perspektiven (3). Tübingen: dgvt, Köln: GwG.
Faltermaier, T., Wittchen, H.-U., Ellmann, R., Lässle, R. (1985). The Social Interview Schedule (SIS) – content, structure and reliability. Social Psychiatry, 20, 115–124.
Faravelli, C., Poli, E. (1982). Stability of the diagnosis of primary affective disorder. A four-year follow-up study. Journal of Affective Disorders, 4, 35–39.
Faravelli, C., Ambonetti, A., Pallanti, S., Pazzagli, A. (1986). Depressive relapses and incomplete recovery from index episode. American Journal of Psychiatry, 143, 888–891.
Fava, G.A., Munari, F., Pavan, L., Kellner, R. (1981). Life events and depression. A replication. Journal of Affective Disorders, 3, 159–165.
Feighner, J.P., Robins, E., Guze, S.B., Woodruff, R.A., Winokur, G., Munoz, R. (1972). Diagnostic criteria for use in psychiatric research. Archives of General Psychiatry, 26, 57–63.
Fenichel, O. (1945). The psychoanalytic theory of neurosis. New York: Norton.
Fenz, W.D., Epstein, S. (1967). Gradients of physiological arousal in parachutists as a function of an approaching jump. Psychosomatic Medicine, 29, 33–51.
Ferster, C.B. (1965). Classification of behavior pathology. In: Ullmann, L.R., Krasner, L. (eds.); Case studies in behavior modification. New York: Holt, Rinehart & Winston.

Ferster, C.B. (1966). Animal behavior and mental illness. Psychological Record, 16, 145–456.
Ferster, C.B. (1974). Behavioral approach to depression. In: Friedman, R.J., Katz, M. (eds.); The psychology of depression. New York: Wiley.
Feuerlein, W., Küfner, H., Ringer, C., Antons, K. (1979). Münchner Alkoholismustest (MALT). Manual. Weinheim: Beltz.
Fiegenbaum, W. (1986). Longterm efficacy of exposure in-vivo for cardiac phobia. In: Hand, I., Wittchen, H.-U. (eds.); Panic and phobias. Berlin, Heidelberg, New York, Tokyo: Springer.
Filipp, S.-H. (Hrsg.) (1981). Kritische Lebensereignisse. München, Wien, Baltimore: Urban & Schwarzenberg.
Finlay-Jones, R., Brown, G.W. (1981). Types of stressful life events and the onset of anxiety and depressive disorders. Psychological Medicine, 11, 801–815.
Finlay-Jones, R., Brown, G.W., Duncan-Jones, P., Harris, T.O., Murphy, E., Prudo, R. (1980). Depression and anxiety in the community: Replicating the diagnosis of a case. Psychological Medicine, 10, 445–454.
Fischer, R. (1976). Die klassische und die ichpsychologische Theorie der Depression. Psyche, 30, 924-946.
Fleiss, J.L. (1972). Classification of the depressive disorders by numerical typology. Journal of Psychiatric Research, 9, 141–153.
Fleiss, J.L., Gurland, B.J., Cooper, J.E. (1971). Some contributions to the measurement of psychopathology. British Journal of Psychiatry, 119, 647–656.
Folkman, S., Lazarus, R.S. (1980). Coping in an adequately functioning middle-aged population. Journal of Health and Social Behavior, 21, 219–239.
Folkman, S., Lazarus, R.S. (1986). Stress processes and depressive symptomatology. Journal of Abnormal Psychology, 95, 107–113.
Fontana, A.F., Marcus, J.L., Hughes, L.A., Dowds, B.N. (1979). Subjective evaluation of life events. Journal of Consulting and Clinical Psychology, 47, 906–911.
Foppa, K. (1975). Lernen-Gedächtnis-Verhalten. Köln: Kiepenheuer & Witsch.
Foulds, G.A. (1965). Personality and personal illness. London: Tavistock.
Foulds, G.A., Bedford, A. (1975). Hierarchy of classes of personal illness. Psychological Medicine, 5, 181–192.
Frank, J.D. (1979). The present status of outcome studies. Journal of Consulting and Clinical Psychology, 47, 310–316.
Frank, J.D., Gliedman, L.H., Imber, S.D., Nash, E.H.Jr., Stone, A.R. (1957). Why patients leave psychotherapy. Archives of Neurology and Psychiatry, 77, 283–299.
Freud, S. (1894). The justification for detaching from neurasthenia a particular syndrome: The anxiety-neurosis. In: Freud, S.; Early papers, Vol. 1, 1924. London: Hogarth Press.
Freud, S. (1895). Über die Berechtigung von der Neurasthenie einen bestimmten Symptomkomplex als „Angstneurose" abzutrennen. Zentralblatt für die gesamte Neurologie und Psychiatrie, 14, 50–66.
Freud, S. (1917). Trauer und Melancholie. Gesammelte Werke X Frankfurt/Main: Fischer.
Freud, S. (1926). Hemmung, Symptom und Angst. Leipzig: Internationaler Psychoanalytischer Verlag.
Freud, S. (1936). The problem of anxiety. New York: W.W. Norton.
Freud, S. (1959). Inhibitions, symptoms, and anxiety. Vol. 20. London: Hogarth Press.
Freud, S. (1969). Gesammelte Werke. 3. Aufl. Frankfurt/Main: Fischer.
Friedman, R.J., Katz, M.M. (1974). The psychology of depression. Contemporary theory and research. Washington DC: Winston.
Friess, C., Nelson, M.J. (1942). Psychoneurotics five years later. American Journal of Medical Science, 203, 539–558.
Fritsch, W. (1972). Objektivierende Untersuchungen zur prämorbiden Persönlichkeit Schizophrener. Medizinische Dissertation, Universität Heidelberg.
Fröhlich, W.D. (1982). Angst. München: Deutscher Taschenbuchverlag.
Fromm, E. (1941). Escape from freedom. New York: Rinehart.

Gaensslen, H., Schubö, W. (1976). Einfache und komplexe statistische Analyse. München, Basel: Reinhardt.

Gangil, O.P., Kumar, A., Yadav, B.S., Jain, R.K. (1982). Family history of mental illness as a factor in relapse and non relapse of discharged functional psychotics. Indian Journal of Psychiatry, 24, 84–87.

Garber, J., Seligman, M.E.P. (1980). Human helplessness. Theory and applications. New York: Academic Press.

Garber, J., Miller, S.M., Abramson, L.Y. (1980). On the distinction between anxiety and depression: Perceived control, certainty, and probability of goal attainment. In: Garber, J., Seligman, M.E.P. (eds.); Human helplessness. Theory and applications. New York: Academic Press.

Garfield, S.L. (1978). Research on client variables in psychotherapy. In: Garfield, S.L., Bergin, A.E. (eds.); Handbook of psychotherapy and behavior change. New York, Chichester, Brisbane, Toronto: Wiley.

Garside, R.F., Roth, M. (1978). Multivariate statistical methods and problems of classification in psychiatry. British Journal of Psychiatry, 133, 53–67.

Garssen, B. (1986). Agoraphobia and the hyperventilation syndrome – the role of interpretations of complaints. In: Hand, I., Wittchen, H.-U. (eds.); Panic and phobias. Berlin, Heidelberg, New York, Tokyo: Springer.

Garvey, M.J., Tuason, V.B., Johnson, R.A., Valentine, R. (1982). RDC depressive subtypes: Are they valid? Journal of Clinical Psychiatry, 43, 442–444.

Gastpar, M. (1986). Unterschiedliche Pharmakoneffekte bei Angst und Depression. In: Helmchen, H., Linden, M. (Hrsg.); Die Differenzierung von Angst und Depression. Berlin, Heidelberg, New York: Springer.

Gatchel, R.J., Proctor, J.D. (1976). Physiological correlates of learned helplessness in man. Journal of Abnormal Psychology, 85, 27–34.

Gatchel, R.J., Paulus, P.B., Maples, C.W. (1975). Learned helplessness and self-reported affect. Journal of Abnormal Psychology, 84, 732–734.

Geer, J.H., Maisel, E. (1972). Evaluating the effects of the prediction-control confound. Journal of Personality and Social Psychology, 23, 314–319.

Geer, J., Davison, G.C., Gatchel, R.J. (1970). Reduction of stress in humans through non-veridical perceived control of aversive stimulation. Journal of Personality and Social Psychology, 16, 731–738.

Gelder, M.G., Marks, I.M. (1966). Severe agoraphobia: A controlled prospective trial of behaviour therapy. British Journal of Psychiatry, 112, 309–319.

Gershon, E.S., Nurnberger, J.I., Sitaram, N. (1986). Recent genetic findings in mood disorders. Berlin, Heidelberg: Springer.

Giel, R., Knox, R.S., Carstairs, G.M. (1964). A five-year follow-up of 100 neurotic outpatients. British Medical Journal, 2, 160–163.

Goldberg, D.P., Cooper, P., Eastwood, R. R., Kedward, M.B., Shepherd, M. (1970). A standardized psychiatric interview for use in community surveys. British Journal of Preventive and Social Medicine, 24, 18–23.

Goldberg, D.P., Kay, C., Thompson, L. (1976). Psychiatric morbidity in general practice and the community. Psychological Medicine, 6, 565–570.

Goldstein, I.B. (1965). The relationship of muscle tension and autonomic activity to psychiatric disorders. Psychosomatic Medicine, 27, 39–52.

Goode, W. (1960). A theory of strain. American Sociological Review, 25, 483–496.

Goodwin, D.W., Guze, S.B. (1979). Psychiatric diagnosis. New York, Oxford: Oxford University Press.

Gove, W.R. (1972). The relationship between sex roles, marital status, and mental illness. Social Forces, 51, 34–44.

Gove, W.R. (1978). Sex differences in mental illness among adult men and women: An evaluation of four questions raised regarding the evidence on the higher rates for women. Social Science and Medicine, 12, 187–198.

Gräser, H., Esser, J., Saile, H. (1981). Einschätzung von Lebensereignissen und ihren Auswirkungen. In: Filipp, S.-H. (Hrsg.); Kritische Lebensereignisse. München, Wien, Baltimore: Urban & Schwarzenberg.

Grawe, K. (1976). Differentielle Psychotherapie. Part I. Indikation und spezifische Wirkung von Verhaltenstherapie und Gesprächstherapie. Eine Untersuchung an phobischen Patienten. Bern, Stuttgart, Wien: Huber.

Grawe, K., Dziewas, H. (1978). Interaktionelle Verhaltenstherapie. Sonderheft I der „Mitteilungen der DGVT". Tübingen, 27, 27–49.

Gray, J.A. (1971). The psychology of fear and stress. London: Weidenfeld and Nicholson.

Greer, H.S. (1969). The prognosis of anxiety states. In: Lader, M.H. (ed.); Studies of anxiety. London: Royal Medico-Psychological Association.

Greer, H.S., Cawley, R.H. (1966). Some observations on the natural history of neurotic illness. Archdall Medical Monograph No. 3. Sidney: Australasian Medical Publishing Co.

Grinker, R.R., Miller, J., Sabshin, M., Nunn, R., Nunnally, J.C. (1961). The phenomena of depressions. New York: Hoeber.

Gullick, E.L., King, L.J. (1979). Appropriateness of drugs prescribed by primary care physicians for depressed outpatients. Journal of Affective Disorders, 1, 55–58.

Gurney, C. (1971). Diagostic scales for affective disorders. In: Vth World Congress of Psychiatry (Abstracts p 330). Mexico City.

Gurney, C., Roth, M., Kerr, T.A., Schapira, K. (1970). The bearing of treatment on the classification of the affective disorders. British Journal of Psychiatry, 117, 251–266.

Gurney, C., Roth, M, Garside, R.F., Kerr, T.A., Schapira, K. (1972). Studies in the classification of affective disorders. The relationship between anxiety states and depressive illnesses. II. British Journal of Psychiatry, 121, 162–166.

Häfner, H. (Hrsg.) (1978). Psychiatrische Epidemiologie. Berlin, Heidelberg, New York: Springer.

Häfner, H. (Hrsg.) (1983). Forschung für die seelische Gesundheit. Berlin, Heidelberg, New York: Springer.

Hagnell, O. (1966). A prospective study of the incidence of mental disorders. Lund: Scandinavian University Books.

Hamilton, M. (1959). The assessment of anxiety states by rating. British Journal of Medical Psychology, 32, 50–55.

Hamilton, M. (1960). A rating scale for depression. Journal of Neurology, Neurosurgery, and Psychiatry, 23, 56–62.

Hamilton, M. (1967). Development of a rating scale for primary depressive illness. British Journal of Social and Clinical Psychology, 6, 278–296.

Hammen, C., Mayol, A. (1982). Depression and cognitive characteristics of stressful life-event types. Journal of Abnormal Psychology, 91, 165–174.

Hammen, C., Mayol, A., Mayo, R. de, Marks, T. (1986). Initial symptom levels and the life-event-depression relationship. Journal of Abnormal Psychology, 95, 114–122.

Hand, I. (1984). Verhaltenstherapie und Psychopharmaka bei Phobien? Welche Konsequenzen hat die Entdeckung der Panic-Disorder wirklich für die verhaltenstherapeutische Praxis und Forschung? In: Götze, P. (Hrsg.); Leitsymptom Angst. Berlin, Heidelberg, New York: Springer.

Hand, I. (1986). Verhaltenstherapie und Kognitive Therapie in der Psychiatrie. In: Kisker, K.P., Lauter, H., Meyer, J.-E., Müller, C., Strömgren, E. (Hrsg.); Psychiatrie der Gegenwart, Band 1. Neurosen, Psychosomatische Erkrankungen, Psychotherapie. Berlin, Heidelberg, New York, Tokyo: Springer.

Hand, I., Wittchen, H.-U. (eds.) (1986). Panic and phobias. Berlin, Heidelberg, New York, Tokyo: Springer.

Hand, I., Zaworka, W. (1982). An operationalized multisymptomatic model of neuroses (OMMON): Toward a reintegration of diagnosis and treatment in behavior therapy. Archiv für Psychiatrie und Nervenkrankheiten, 232, 359–379.

Hand, I., Lamontagne, Y., Marks, I.M. (1974). Group exposure (flooding) in vivo for agoraphobics. British Journal of Psychiatry, 124, 588–602.

Hand, I., Angenendt, J., Fischer, M., Wilke, C. (1986). Exposure in-vivo with panic management for agoraphobia: Treatment rationale and longterm outcome. In: Hand, I., Wittchen, H.-U. (eds.); Panic and phobias. Berlin, Heidelberg, New York, Tokyo: Springer.

Hankin, J.R., Steinwachs, D.M., Regier, D.A., Burns, B.J., Goldberg, I.D., Hoeper, E.W. (1982). Use of general medical care services by persons with mental disorders. Archives of General Psychiatry, 39, 225–231.

Harris, E.L., Noyes, R., Crowe, R.R., Chaudhry, D.R. (1983). Family study of agoraphobia. Report of a pilot study. Archives of General Psychiatry, 40, 1061–1064.

Harris, T.O., Adler, Z., Bridge, L., Brown, G.W. (1986). Instability of indicator variables and replication studies: Depression in women and number of children at home. (MS).

Harris, T.O., Brown, G.W., Bifulco, A. (1986). Loss of parent in childhood and adult psychiatric disorder: The role of lack of adequate parental care. Psychological Medicine, 16, 641–659.

Hastings, D.W. (1958). Follow-up results in psychiatric illness. American Journal of Psychiatry, 114, 1057–1066.

Hautzinger, M., Greif, S. (Hrsg.) (1981). Kognitionspsychologie der Depression. Stuttgart, Berlin, Köln, Mainz: Kohlhammer.

Hautzinger, M., Herrmann, C. (1981). Erfassung von Depression: Ebenen, Möglichkeiten und Probleme. In: Hautzinger, M., Greif, S. (Hrsg.); Kognitionspsychologie der Depression. Stuttgart, Berlin, Köln, Mainz: Kohlhammer.

Hautzinger, M., Hoffmann, N. (1980). Verbalverhalten Depressiver und ihrer Sozialpartner. Dissertation an der TU Berlin.

Hecht, H., Wittchen, H.-U. (1987). The frequency of social dysfunctions in a general population sample and in patients with mental disorders. A comparison using the Social Interview Schedule (SIS). Social Psychiatry (im Druck).

Hecht, H., Faltermaier, T., Wittchen, H.-U. (1987). Social Interview Schedule (SIS). Halbstrukturiertes Interview zur Erfassung der aktuellen sozialpsychologischen Situation. Roderer: Regensburg.

Heinrich, K. (1976). Psychopharmaka in Klinik und Praxis. Stuttgart: Thieme.

Helgason, T. (ed.) (1983). Methodology in evaluation of psychiatric treatment. Cambridge, London, New York, New Rochelle, Melbourne, Sydney: Cambridge University Press.

Helmchen, H., Linden, M. (1986). Entwicklungen im Verständnis von Angst und Depression. In: Helmchen, H., Linden, M. (Hrsg.); Die Differenzierung von Angst und Depression. Berlin, Heidelberg, New York, Tokyo: Springer.

Helzer, J.E., Robins, L.N., Croughan, J.L., Welner, A. (1981). Renard Diagnostic Interview. Its reliability and procedural validity with physicians and lay interviewers. Archives of General Psychiatry, 38, 393–398.

Henderson, S. (1974). Care-eliciting behavior in man. Journal of Nervous and Mental Disease, 159, 172-181.

Henderson, S. (1977). The social network, support, and neurosis. The function of attachment in adult life. British Journal of Psychiatry, 131, 185–191.

Henderson, S. (1980). A development in social psychiatry. The systematic study of social bonds. Journal of Nervous and Mental Disease, 168, 63–69.

Henderson, A.S. (1983). Vulnerability to depression: The lack of social support does not cause depression. In: Angst, J. (ed.); The origins of depression: Current concepts and approaches. Berlin, Heidelberg, New York, Tokyo: Springer.

Henderson, S., Duncan-Jones, P., McAuley, H., Ritchie, K. (1978). The patient's primary group. British Journal of Psychiatry, 132, 74–86.

Henderson, S., Byrne, D.G., Duncan-Jones, P., Scott, R., Adcock, S. (1980). Social relationships, adversity, and neurosis: A study of associations in a general population sample. British Journal of Psychiatry, 136, 574–583.

Henderson, S., Duncan-Jones, P., Byrne, D.G., Scott, R. (1980). Measuring social relationships: The Interview Schedule for Social Interaction. Psychological Medicine, 10, 723–734.
Henderson, S., Byrne, D.G., Duncan-Jones, P. (1981). Neurosis and the social environment. Sydney: Academic Press.
Herrmann, T. (1969). Lehrbuch der empirischen Persönlichkeitsforschung. Göttingen: Hogrefe.
Hershey, J.C., Luft, H.S., Gianaris, J.M. (1975). Making sense out of utilization data. Medical Care, 13, 838–854.
Hesselbrock, V., Stabenau, J., Hesselbrock, M., Mirkin, P., Meyer, R. (1982). A comparison of two interview schedules. The Schedule for Affective Disorders and Schizophrenia-Lifetime and the National Institute for Mental Health Diagnostic Interview Schedule. Archives of General Psychiatry, 39, 674–677.
Hiller, W., Zerssen, D.v., Mombour, W., Wittchen, H.-U. (1986). IMPS (Inpatient Multidimensional Psychiatric Scale) – Eine multidimensionale Skala zur systematischen Erfassung des psychopathologischen Befundes. Weinheim, Basel: Beltz-Test.
Hiller, W., Wittchen, H.-U., Zerssen, D.v. (in Vorb.). Faktorielle Validität: Untersuchungen zur Invarianz psychopathologischer Syndrome der IMPS (Inpatient Multidimensional Psychiatric Scale).
Hinde, R.A., Spencer-Booth, Y., Bruce, M. (1966). Effects of 6-day maternal deprivation on rhesus monkey infants. Nature, 210, 1021–1033.
Hippius, H., Selbach, H. (1969). Das depressive Syndrom. München: Urban & Schwarzenberg.
Hippius, H., Hoff, P., Münch, K. (1986). Murnau and the history of psychiatry. Berlin, Heidelberg: Springer.
Hirschfeld, R.M.A. (1986). Personality and bipolar disorder. Berlin, Heidelberg: Springer.
Hirschfeld, R.M.A., Cross, C.K. (1982). Epidemiology of affective disorders. Archives of General Psychiatry, 39, 35–46.
Hirschfeld, R.M.A., Klerman, G.L., Clayton, P.J., Keller, M.B. (1983). Personality and depression: Empirical findings. Archives of General Psychiatry, 40, 993–998.
Hirschfeld, R.M.A., Klerman, G.L., Clayton, P.J., Keller, M.B., McDonald-Scott, P., Larkin, B.H. (1983). Assessing personality: Effects of the depressive state on trait measurement. American Journal of Psychiatry, 140, 695–699.
Hoehn-Saric, R. (1979). Anxiety: Normal and abnormal. Psychiatric Annuals, 9, 11–24.
Hoffmann, S.O. (1986) Unterschiede psychotherapeutischer Vorgehensweisen bei Angst und Depression. In: Helmchen, H., Linden, M. (Hrsg.); Die Differenzierung von Angst und Depression. Berlin, Heidelberg, New York, Paris, Tokyo: Springer.
Hoffmann, S.O., Gebhardt, R. (1973). Möglichkeiten der Kontrolle von psychotherapeutischen Ergebnissen. Praxis der Psychotherapie, 18, 241–252.
Hollingshead, A.B., Redlich, F.C. (1958). Social class and mental illness. New York: Wiley.
Holmes, T., Rahe, R. (1967). The Social Readjustment Rating Scale. Journal of Psychosomatic Research, 11, 213–218.
Hooley, J.M., Hahlweg, K. (1986). The marriages and interaction patterns of depressed patients and their spouses. In: Goldstein, M.J., Hand, I., Hahlweg, K. (eds.); Treatment of schizophrenia. Family assessment and intervention. Berlin, Heidelberg, New York, London, Paris, Tokyo: Springer.
Horney, K. (1937). Neurotic personality of our time. New York: Norton & Company.
Horn ten, G.H.M.M. (1984). Aftercare and readmission. A Dutch psychiatric case register study. Social Psychiatry, 19, 111–116.
Horn, G.H.M.M. ten, Giel, R. (1984). The feasibility of cost-benefit studies of mental health care. An attempt with a Dutch case register. Acta Psychiatrica Scandinavica, 69, 80–87.
Huber, G. (1973). Verlauf und Ausgang schizophrener Erkrankungen. Stuttgart, New York: Schattauer.
Hudgens, R., Morrison, J., Barchha, R. (1967). Life events and onset of primary affective disorders. Archives of General Psychiatry, 16, 134–145.

Hultsch, D.F., Cornelius, S.W. (1981). Kritische Lebensereignisse und lebenslange Entwicklung: Methodologische Aspekte. In: Filipp, S.-H. (Hrsg.); Kritische Lebensereignisse. München, Wien, Baltimore: Urban & Schwarzenberg.

Ilfeld, F.W. (1977). Current social stressors and symptoms of depression. American Journal of Psychiatry, 134, 161–166.

Ingham, J.G., Kreitman, N.B., Miller, P. McC., Sashidharan, S.P., Surtees, P.G. (1986). Self-esteem, vulnerability and psychiatric disorder in the community. British Journal of Psychiatry, 148, 375–385.

Isen, A.M., Shalker, T.E., Clark, M., Karp, L. (1978). Affect, accessibility of material in memory, and behavior: A cognitive look? Journal of Personality and Social Psychology, 36, 1–12.

Jablensky, A. (1985). Approaches to the definition and classification of anxiety and related disorders in European Psychiatry. In: Tuma, A.H., Maser, J.D. (eds.); Anxiety and anxiety disorders. Hillsdale, New Jersey: Lawrence Erlbaum.

Jablensky, A., Hugler, H. (1982). Möglichkeiten und Grenzen psychiatrischer epidemiologischer Surveys für geographisch definierte Populationen in Europa. Fortschritte der Neurologie-Psychiatrie, 50, 215–239.

Jacobs, S., Myers, I. (1976). Recent life events and acute schizophrenic psychosis. Journal of Nervous and Mental Disease, 162, 75–87.

Jacobson, E. (1971). Depression: Comparative studies of normal, neurotic, and psychotic depression. New York: International University Press.

Jäger, A.O., Brickenkamp, R., Fahrenberg, J., Klauer, K.J., Schulte, D., Tack, W.H., Ulich, E., Westmeyer, H. (1986). Themenheft Veränderungsmessung. Diagnostica, 32, 1–87.

Jenkins, C.D. (1979). Psychological modifiers of response to stress. In: Barrett, J.E. (ed.); Stress and mental disorder. New York: Raven Press.

Johnston, B.B., Naylor, G.J., Dick, E.G., Hopwood, S.E., Dick, D.A.T. (1980). Prediction of clinical course of bipolar manic depressive illness treated with lithium. Psychological Medicine, 10, 329–334.

Jones, K., Vischi, T. (1979). The impact of alcohol, drug abuse, and mental health treatment on medical care utilization: A review of the research literature. (Suppl. 1). Medical Care, 17.

Kalinowsky, L.B., Hippius, H., Klein, H.E. (1982). Biological treatments in psychiatry. New York, London, Paris, San Diego, San Francisco, Sao Paulo, Sidney, Tokyo, Toronto: Grune & Stratton.

Kanfer, F., Grimm, L. (1980). Managing clinical change: A progress model of therapy. Behaviour Modification, 4, 419–444.

Katschnig, H. (1980). Sozialer Stress und psychische Erkrankung. München, Wien, Baltimore: Urban & Schwarzenberg.

Katschnig, H. (ed.) (1986). Life stress and psychiatric disorders – controversial issues. Cambridge: Cambridge University Press.

Katschnig, H., Berner, P. (1982). The poly-diagnostic approach in psychiatric research. Paper presented at the International Conference on Diagnosis and Classification of Mental Disorders and Alcohol and Drug Related Problems. Copenhagen, Denmark.

Katschnig, H., Berner, P. (1985). The polidiagnostic approach in psychiatric research on depression. In: Berner, P. (ed.); Psychiatry – The state of the art. Vol. 1. New York: Plenum Press.

Katschnig, H., Pakesch, G. (1985). Die Klassifikation der Depression. Wiener Klinische Wochenschrift, 4, 175–182.

Katschnig, H., Brandl-Nebehay, A., Fuchs-Robetin, G., Seelig, P., Eichberger, G., Strobl, R., Sint, P. (1981). Lebensverändernde Ereignisse, psychosoziale Dispositionen und depressive Verstimmungszustände. Forschungsbericht Psychiatrische Universitätsklinik, Wien.

Katschnig, H., Angst, J., Clayton, P.J., Gershon, E.S., Hautzinger, M., Helmchen, H., Henderson, A.S., Klerman, G.L., Möller, H.-J., Paykel, E.S., Roth, M., Weissman, M.M. (1983). Risk factors. In: Angst, J. (ed.); The origins of depression: Current concepts and approaches. Berlin, Heidelberg, New York, Tokyo: Springer.

Katschnig, H., Nutzinger, D., Schanda, H. (1986). Validating depressive subtypes. Berlin, Heidelberg: Springer.

Katz, M. (1970). The classification of depression: Normal, clinical, and ethnocultural variations. In: Fieve, R.P. (ed.); Depression in the 70's. Excerpta Medica.

Kay, D.W.K., Beamish, P., Roth, M. (1964). Old age mental disorders in Newcastle upon Tyne. Part II: A study of possible social and medical causes. British Journal of Psychiatry, 110, 668–682.

Kay, D.W.K., Garside, R.F., Roy, J.R., Beamish, P. (1969). „Endogenous" and „neurotic" syndromes of depression: A 5- to 7-year follow-up of 204 cases. British Journal of Psychiatry, 115, 389–399.

Keane, P., Fahy, T.J. (1982). Who receives the aftercare? Utilization of services by discharged in-patients. Psychological Medicine, 12, 891–902.

Keller, M., Shapiro, R.W. (1981). Major depressive disorder. Initial results from a one-year prospective naturalistic follow-up study. Journal of Nervous and Mental Disease, 169, 761–768.

Keller, M.B., Shapiro, R.W., Lavori, P.W., Wolfe, N. (1982). Relapse in major depressive disorder. Analysis with the LIFE table. Archives of General Psychiatry, 39, 911–915.

Keller, M.B., Lavori, P., Lewis, C., Klerman, G.L. (1983). Predictors of relapse in major depressive disorder. Journal of the American Medical Association, 250, 3299–3304.

Keller, M.B., Lavori, P.W., Endicott, J., Coryell, W., Klerman, G.L. (1983). „Double depression": Two-year follow-up. American Journal of Psychiatry, 140, 689–694.

Keller, M.B., Lavori, P.W., Rice, J., Coryell, W., Hirschfeld, R.M.A. (1986). The persistent risk of chronicity in recurrent episodes of nonbipolar major depressive disorder: A prospective follow-up. American Journal of Psychiatry, 143, 24–28.

Kellner, R., Sheffield, B.F. (1966). The symptom rating test. Abridged manual. Liverpool: University of Liverpool.

Kellner, R., Sheffield, B.F. (1967). Symptom rating test scores in neurotics and normals. British Journal of Psychiatry, 113, 525–526.

Kelly, F.H., Brown, C., Shaffer, J.A. (1970). A comparison of physiological and psychological measurements on anxious patients and normal controls. Psychophysiology, 6, 429–441.

Kendell, R.E. (1968). The classification of depressive illnesses. Maudsley Monograph No. 18. London: Oxford University Press.

Kendell, R.E. (1975). The role of diagnosis in psychiatry. Oxford, London, Edinburgh, Melbourne: Blackwell. (Deutsche Bearbeitung 1978).

Kendell, R.E. (1976). The classifications of depressions: A review of contemporary confusion. British Journal of Psychiatry, 129, 15–38.

Kendell, R.E. (1982). The choice of diagnostic criteria for biological research. Archives of General Psychiatry, 39, 1334–1339.

Kendell, R.E., Gourlay, J. (1970). The clinical distinction between psychotic and neurotic depressions. British Journal of Psychiatry, 11, 257–266.

Kennard, J., Birtchnell, J. (1982). The mental health of early mother separated women. Acta Psychiatrica Scandinavica, 65, 388–402.

Kerr, T.A., Schapira, K., Roth, M. (1969). The relationship between premature death and affective disorders. British Journal of Psychiatry, 115, 1277–1282.

Kerr, T.A., Roth, M., Schapira, K., Gurney, C. (1972). The assessment and prediction of outcome in affective disorders. British Journal of Psychiatry, 121, 167–174.

Kerr, T.A., Roth, M., Schapira, K. (1974). Prediction of outcome in anxiety states and depressive illnesses. British Journal of Psychiatry, 124, 125–133.

Kessen, W., Mandler, G. (1978). Anxiety, pain, and the inhibition of distress. Psychological Review, 68, 396–404.

Kessler, L.G., Steinwachs, D.M., Hankin, J.R. (1980). Episodes of psychiatric utilization. Medical Care, 18, 1219–1227.

Keupp, H. (1976). Abweichung und Alltagsroutine. Hamburg: Hoffmann und Campe.

Kielholz, P. (1966). Diagnose und Therapie der Depressionen für den Praktiker. München: Lehmann.
Kielholz, P. (1972). Diagnostische Voraussetzungen der Depressionsbehandlung. In: Kielholz, P. (Hrsg.); Depressive Zustände – Erkennung, Bewertung, Behandlung. Bern: Huber.
Kielholz, P. (1986). Latest findings in the treatment of depression. Berlin, Heidelberg: Springer.
Kiessler, D.J. (1977). Experimentelle Untersuchungspläne in der Psychotherapieforschung. In: Petermann, F., Schmook, C. (Hrsg.); Grundlagentexte der Klinischen Psychologie I. Bern, Stuttgart, Wien: Huber.
Killilea, M. (1982). Crisis theory, coping strategies and social support systems. In: Schulberg, H.C., Killilea, M. (eds.); Principles and practices of community mental health. San Francisco: Jossey-Bass.
Kiloh, L.G., Garside, R. (1963). The independence of neurotic and endogenous depression. British Journal of Psychiatry, 109, 451–463.
Kiloh, L.G. Garside, R.F. (1965). The independence of neurotic depression and endogenous depression. International Journal of Psychiatry, 1, 447–465.
Kiloh, L.G. Garside, R.F. (1977). Depression: a multivariate study of Sir Aubrey Lewis's data on melancholia. Australian and New Zealand Journal of Psychiatry, 11, 149–156.
Kiloh, L.G., Andrews, G., Neilson, M., Bianchi, G.N. (1972). The relationship of the syndromes called endogenous and neurotic depression. British Journal of Psychiatry, 121, 183–196.
King, R., Margraf, J., Ehlers, A., Maddock, R. (1986). Panic disorder – Overlap with symptoms of somatization disorder. In: Hand, I., Wittchen, H.-U. (eds.); Panic and phobias. Berlin, Heidelberg, New York, Tokyo: Springer.
Klein, D.C., Seligman, M.E.P. (1976). Reversal of performance deficits and perceptual deficits in learned helplessness and depression. Journal of Abnormal Psychology, 85, 11–26.
Klein, D.F. (1964). Delineation of two drug-responsive anxiety syndromes. Psychopharmacology, 5, 397–408.
Klein, D.F. (1967). Importance of psychiatric diagnosis in prediction of clinical drug effects. Archives of General Psychiatry, 16, 118–126.
Klein, D.F. (1974). Endogenomorphic depression: A conceptual and terminological revision. Archives of General Psychiatry, 34, 447–454.
Klein, D.F. (1981). Anxiety reconceptualized. In: Klein, D.F., Rabkin, J. (eds.); Anxiety: New research and changing concepts. New York: Raven Press.
Klein, D.F., Davis, J. (1971). Diagnosis and drug treatment in psychiatry. Baltimore: Williams & Wilkins.
Klein, D.F., Rabkin, J. (eds.) (1981) Anxiety: New research and changing concepts. New York: Raven Press.
Klein, D.F., Zitrin, C.M., Woerner, M. (1978). Antidepressants, anxiety, panic, and phobia. In: Lipton, M.A., DiMascio, A., Killam, K.F. (eds.); Psychopharmacology: A generation of progress. New York: Raven Press.
Klerman, G.L. (1980). Overview of affective disorders. In: Kaplan, H.J., Freedman, A.M., Sadock, B.J. (eds.); Comprehensive textbook of psychiatry. Vol. 2. Baltimore, London: Williams & Wilkins.
Klerman, G.L. (1980). Long-term outcomes of neurotic depressions. In: Sells, S.B., Crandall, R., Roff, M., Strauss, J.S., Pollin, W. (eds.); Human functioning in longitudinal perspective. Baltimore, London: Williams & Williams.
Klerman, G.L. (1986). Evidence for increase in rates of depression in North America and Western Europe. Berlin, Heidelberg: Springer.
Klerman, G.L. (1986). The National Institute of Mental Health – Epidemiologic Catchment Area (NIMH-ECA) program. Background, preliminary findings and implications. Social Psychiatry, 21, 159–166.
Klerman, G.L., Barrett, J.E. (1972). The affective disorders: Clinical and epidemiological

aspects. In: Gershon, S., Shopsin, B. (eds.); Lithium: Its role in psychiatric treatment and research. New York: Plenum Press.

Klerman, G.L., DiMascio, A., Weissmann, M.M., Prusoff, B., Paykel, E.S. (1974). Treatment of depression by drugs and psychotherapy. American Journal of Psychiatry, 131, 186–190.

Klerman, G.L., Endicott, J., Spitzer, R., Hirschfeld, R.M.A. (1979). Neurotic depressions: A systematic analysis of multiple criteria and meanings. American Journal of Psychiatry, 136, 57–62.

Kovacs M., Feinberg T.L., Crouse-Novak M.A., Paulauskas S.L., Pollock M., Finkelstein R. (1984). Depressive disorders in childhood. II. A longitudinal study of the risk for a subsequent major depression. Archives of General Psychiatry, 41, 643–649.

Kraepelin, E. (1909). Psychiatrie. 8. Aufl. Leipzig: Barth.

Kraepelin, E. (1921). Manic depressive insanity and paranoia. New York: Churchill Livingstone.

Kraepelin, E., Lange, J. (1927). Psychiatrie. Leipzig: Barth.

Kräupl Taylor, F. (1980). The concepts of disease. Psychological Medicine, 10, 419–424.

Kramer, M. (1982). The continuing challenge: The rising prevalence of mental disorders, associated chronic diseases, and disabling conditions. In: Wagenfeld, M.O., Lemkau, P.V., Justice, B. (eds.); Perspectives on public mental health. Los Angeles: Sage.

Kramer, M., Korff, M.v., Kessler, L. (1980). The lifetime prevalence of mental disorders. Estimation, uses, and limitations. Psychological Medicine, 10, 429–435.

Kraus, W. (1972). Objektivierende Untersuchungen zur prämorbiden Persönlichkeit von Neurotikern. Dissertation, Universität München.

Kretschmer, E. (1977). Körperbau und Charakter. 26. Aufl. von Kretschmer, W. (1. Aufl. 1921). Berlin, Heidelberg, New York: Springer.

Kringlen, E. (1986). Principles and methods in psychiatric follow-up studies. In: Schimmelpfennig, G.W. (Hrsg.); Psychiatrische Verlaufsforschung. Bern, Stuttgart, Wien: Huber.

Krohne, H.W. (1981). Theorien zur Angst. Stuttgart, Berlin, Köln, Mainz: Kohlhammer.

Kupfer, D.J., Frank, E., Perl, J.M. (1986). Biology, therapeutics, and prophylaxis in recurrent depression. In: Hippius, H., Klerman, G.L., Matussek N. (eds.); New results in depression research. Berlin, Heidelberg: Springer.

Lader, M.H. (1975). The psychophysiology of anxious and depressed patients. In: Fowles, D.C. (ed.); Clinical applications of psychophysiology. New York: Columbia University Press.

Lader, M.H., Wing, L. (1966). Physiological measures, sedative drugs, and morbid anxiety. Maudsley Monographs No. 14. London: Oxford University Press.

Lader, M.H., Marks, I. (1971). Clinical anxiety. London: Heinemann.

Lader, M.H., Noble P. (1975). The affective disorders. In: Venables, P.H., Christie, M.J. (eds.); Research in psychophysiology. London: Wiley.

Laireiter, A., Baumann, U. (in Vorb.). Klinisch-psychologische Soziodiagnostik: Sozial-protektive Variablen und soziale Anpassung – Konzepte und Methoden.

Lambert, M.J. (1976). Spontaneous remission in adult neurotic disorders: A revision and summary. Psychological Bulletin, 83, 107–119.

Landis, C. (1938). A statistical evaluation of psychotherapeutic methods. In: Hinsie, L.E. (ed.); Concepts and problems of psychotherapy. London: Heinemann; New York: Columbia University Press.

Lange, J. (1926). Über Melancholie. Zeitschrift für die gesamte Neurologie und Psychiatrie, 101, 293–319.

Langen, D. (1965). Faktoren der Spontanheilung bei psychoreaktiven Störungen. Acta Psychiatrica Scandinavica, 41, 428–435.

Langner, T.S., Michael, S.T. (1963). Life, stress, and mental health. The Midtown Manhattan Study. In: Rennie, T.A.C. (ed.); Series in Social Psychiatry. Vol. II. London: Collier-MacMillan.

Lavik, N.J. (1983). Utilization of mental health services over a given period. Acta Psychiatrica Scandinavica, 67, 404–413.

Lavik, N.J. (1984). The relationship between social conditions, services models, and patterns of care. World Health Organization: Conference on Mental Health Services in Pilot Study Areas, Trieste, 9–13 April 1984.

Lavori, P.W., Keller, M.B., Klerman, G.L. (1984). Relapse in affective disorders: A reanalysis of the literature using life table methods. Journal of Psychiatric Research, 18, 13–25.

Lazare, A., Klerman, G.L., Armor, D.J. (1966). Oral, obsessive, and hysterical personality patterns. Archives of General Psychiatry, 14, 624–630.

Lazarus, A.A. (1968). Learning theory and the treatment of depression. Behavior Research and Therapy, 6, 83–89.

Lazarus, R.S. (1966). Psychological stress and the coping process. New York: McGraw-Hill.

Lazarus, R.S., Averill, J.R., Opton, E.M. (1970). Towards a cognitive theory of emotion. In: Arnold, M. (ed.); Third international symposium on feelings and emotions. New York: Academic Press.

Leff, J., Vaughn, C. (1986). First episodes of schizophrenia. British Journal of Psychiatry, 148, 215.

Leff, J., Kuipers, L., Berkowitz, R., Eberlein-Vries, R., Sturgeon, D. (1982). A controlled trial of social intervention in the families of schizophrenic patients. British Journal of Psychiatry, 141, 121–134.

Lehrl, S., Daun, H., Schmidt, R. (1971). Eine Abwandlung des HAWIE-Wortschatztests als Kurztest zur Messung der Intelligenz Erwachsener. Archiv für Psychiatrie und Nervenkrankheiten, 214, 353–364.

Leighton, D.C., Harding, J.S., Macklin, D.B., MacMillan, A.M., Leighton, A.H. (1963). The character of danger. New York, London: Basic Books.

Leighton, D.C., Harding, J.S., Macklin, D.B., Hughes, C.C., Leighton, A.H. (1963). Psychiatric findings of the Stirling County Study. American Journal of Psychiatry, 119, 1021–1026.

Leonhard, K. (1968). Aufteilung der endogenen Psychosen. 4. Aufl. Berlin: Akademieverlag.

Lewinsohn, P.M. (1974). A behavioral approach to depression. In: Friedman, R.J., Katz, M.M. (eds.); The psychology of depression: Contemporary theory and research. Washington: Winston.

Lewinsohn, P.M., MacPhillamy, D.J. (1974). The relationship between age and engagement in pleasant activities. Journal of Gerontology, 29, 290–294.

Lewinsohn, P.M., Biglan, A., Zeiss, A.M. (1976). Behavioral treatment of depression. In: Davidson, P.O. (ed.); Behavioral management of anxiety, depression and pain. New York: Brunner & Mazel.

Lewis, A.J. (1934). Melancholia: A clinical survey of depressive states. Journal of Mental Science, 80, 277–378.

Lewis, A.J. (1934). Melancholia: A historical review. Journal of Mental Science, 80, 1–42.

Lewis, A.J. (1936). Melancholia: Prognostic studies and case material. Journal of Mental Science, 82, 488–558.

Liebkowitz, M.R., Quitkin, F.M., Stewart, P.J., McGrath, P.J., Harrison, W., Rabkin, J., Tricamo, E., Markowitz, J.S., Klein, D.F. (1986). Treatment of atypical depression: Phenelzine, imipramine, and placebo. Berlin, Heidelberg: Springer.

Lienert, G.A. (1969). Testaufbau und Testanalyse. Weinheim: Beltz.

Lienert, G.A. (1978). Verteilungsfreie Methoden in der Biostatistik. Meisenheim am Glan: Anton Hain.

Lin, N., Dean, A., Ensel, W.M. (1979). Development of social support scales. Paper presented to the Third Biennial Conference on Health Survey Research Methods, May 16–18, Reston, Virginia.

Lin, N., Ensel, W.M., Simeone, R. S., Kuo, W. (1979). Social support, stressful life events, and illness: A model and an empirical test. Journal of Health and Social Behavior, 20, 108–119.

Linden, K.-J. (1969). Der Suizidversuch. Versuch einer Situationsanalyse. Stuttgart: Enke.

Linden, M. (1976). Psychiatrische und psychologische Klassifikation depressiver Störungen. In: Hautzinger, M., Hoffmann, N. (Hrsg.); Depression und Umwelt. Salzburg: O. Müller.

Liptzin, B., Regier, D.A., Goldberg, I.D. (1980). Utilization of health and mental health services in a large insured population. American Journal of Psychiatry, 137, 553–558.
Lishman, W.A. (1972). Selective factors in memory. Part II. Affective disorders. Psychological Medicine, 2, 248–253.
Lloyd, C. (1980). Life events and depressive disorder reviewed. I. Events as predisposing factors. II. Events as precipitating factors. Archives of General Psychiatry, 37, 529–548.
Lloyd, G.G., Lishman, W.A. (1975). Effect of depression on the speed of recall of pleasant and unpleasant experiences. Psychological Medicine, 5, 173–180.
Lorr, M. (ed.) (1966). Explorations in typing psychotics. London, New York: Pergamon.
Lorr, M., Klett, C.J. (1967). Inpatient Multidimensional Psychiatric Scale (IMPS). Revised. Manual. Palo Alto: Consulting Psychologists Press.
Lorr, M., Klett, C.J., McNair, D.M., Lasky, J.J. (1967). Inpatient Multidimensional Psychiatric Scale (IMPS). Palo Alto: Consulting Psychologists Press.
Luborsky, L., Chandler, M., Auerbach, A., Cohen, J., Bachrach, H. (1971). Factors influencing the outcome of psychotherapy: A review of quantitative research. Psychological Bulletin, 75, 145–185.
MacDonald, J.B. (1918). Prognosis in manic depressive insanity. Journal of Nervous and Mental Disease, 47, 20–30.
Mai, J. (1986). Repeated treatment with antidepressant drugs: Responses mediated by brain dopamine receptors. Berlin, Heidelberg: Springer.
Maier-Diewald, W., Wittchen, H.-U., Hecht, H., Werner-Eilert, K. (1983). Die Münchner Ereignisliste (MEL) – Anwendungsmanual. München: Max-Planck-Institut für Psychiatrie.
Mandler, G. (1972). Helplessness: Theory and research in anxiety. In: Spielberger, C.D. (ed.); Anxiety: Current trends in theory and research. New York: Academic Press.
Manne, S., Sandler, I. (1984). Coping and adjustment to genital herpes. Journal of Behavioral Medicine, 7, 391–410.
Mapother, E. (1926). Discussion on manic-depressive psychosis. British Medical Journal, 872–876.
Margraf, J., Ehlers, A., Roth, W.T. (1986). Panic Attacks: Theoretical models and empirical evidence. In: Hand, I., Wittchen, H.-U. (eds.); Panic and phobias. Berlin, Heidelberg, New York, Tokyo: Springer.
Marks, I. (1977). Bewältigung der Angst. Berlin, Heidelberg, New York: Springer.
Marks, I.M. (1969). Fears and phobias. London: Heinemann.
Marks, I.M. (1971). Phobic disorders four years after treatment. A prospective follow-up. British Journal of Psychiatry, 118, 683–688.
Marks, I.M. (1973). Research in neurosis: A selective review. Part I. Causes and courses. Psychological Medicine, 3, 436–454.
Marks, I.M. (1987). Fears, phobias, and rituals. New York, Oxford: Oxford University Press.
Marks, I.M., Gelder, M.G. (1965). A controlled retrospective study of behavior therapy in phobic patients. British Journal of Psychiatry, 111, 561–573.
Marks, I.M., Herst, E.R. (1970). A survey of 1200 agoraphobics in Britain. Sozialpsychiatrie, 5, 16–24.
Marks, I.M., Lader, M. (1973). Anxiety states (anxiety neurosis): A review. Journal of Nervous and Mental Disease, 156, 3–18.
Marks, J.N., Goldberg, D.P., Hillier, V.F. (1979). Determinants of the ability of general practitioners to detect psychiatric illness. Psychological Medicine, 9, 337–353.
Martin, C.J. (1985). Stress in the puerperium. Ph. D. dissertation, University of Manchester.
Mathew, R.J. (1980). The biology of anxiety. New York: Brunner & Mazel.
Matussek, P., Feil, W.B. (1980). Persönlichkeitsstruktur und Psychotherapie depressiver Patienten. Nervenarzt, 51, 542–552.
Matussek, P., Neuner, R. (1981). Loss events preceding endogenous and neurotic depressions. Acta Psychiatrica Scandinavica, 64, 340–350.
Matussek, P., Halbach, A., Troeger, U. (1965). Endogene Depression. Eine statistische Untersuchung unbehandelter Fälle. München, Berlin: Urban & Schwarzenberg.

Matussek, P., Söldner, M., Nagel, D. (1981). Identification of the endogenous depressive syndrome based on the symptoms and the characteristics of the course. British Journal of Psychiatry, 138, 361–372.
Mazure, C., Nelson, J.C., Price, L.H. (1986). Reliability and validity of the symptoms of major depressive illness. Archives of General Psychiatry, 43, 451–456.
Mechanic, D. (1962). The concept of illness behavior. Journal of Chronic Diseases, 15, 189–194.
Melges, F.T., Bowlby, J. (1969). Types of hopelessness in psychopathological process. Archives of General Psychiatry, 20, 690–699.
Mendels, J., Cochrane, C. (1968). The nosology of depression: The endogenous-reactive concept. American Journal of Psychiatry, 124, 1–11.
Mendels, J., Weinstein, N., Cochrane, C. (1972). The relationship between depression and anxiety. Archives of General Psychiatry, 27, 649–653.
Mendelson, M. (1982). Psychodynamics of depression. In: Paykel, E.S. (ed.); Handbook of affective disorders. Edinburgh, London, Melbourne, New York: Churchill Livingstone.
Mendlewicz J., Linkowski, P., Wilmotte, J. (1980). Relationship between schizoaffective illness and affective disorders or schizophrenia. Morbidity risk and genetic transmission. Journal of Affective Disorders, 2, 289–302.
Merikangas, K.R., Bromet, E.J., Spiker, D.G. (1983). Assortative mating, social adjustment, and course of illness in primary affective disorder. Archives of General Psychiatry, 40, 795–800.
Miler, A. (1960). Vergleich der Vergessenskurven für Reproduzieren und Wiedererkennen von sinnlosem Material. Zeitschrift für experimentelle und angewandte Psychologie, 7, 29–38.
Miles, H.H.W., Barrabee, E.L., Finesinger, J.E. (1951). Evaluation of psychotherapy. With a follow-up study of 62 cases of anxiety neurosis. Psychosomatic Medicine, 13, 83–105.
Miles, C.P. (1977). Conditions predisposing to suicide: A review. Journal of Nervous and Mental Disease, 164, 231–246.
Miller, G.J. (1951). Objective methods of evaluating process and outcome in psychotherapy. American Journal of Psychotherapy, 108, 258–263.
Miller, P.M., Ingham, J.G. (1976). Friends, confidants, and symptoms. Social Psychiatry, 11, 51–58.
Miller, W.M. (1979). Controllability and human stress: Method, evidence, and theory. Behavior Research and Therapy, 17, 287–306.
Miller, W.R. (1975). Psychological deficit in depression. Psychological Bulletin, 82, 238–260.
Miller, W.R., Seligman, M.E.P., Kurlander, H.M. (1975). Learned helplessness, depression, and anxiety. Journal of Nervous and Mental Disease, 161, 347–357.
Möller, H.-J. (1980). 5-Jahres-Katamnese an Patienten mit Schizophrenien und verwandten Psychosen. Habilitationsschrift, Universität München.
Möller, H.-J., Benkert, O. (1980). Methoden und Probleme der Beurteilung der Effektivität psycho-pharmakologischer und psychologischer Therapieverfahren. In: Biefang, S. (Hrsg.); Evaluationsforschung in der Psychiatrie: Fragestellungen und Methoden. Stuttgart: Enke.
Möller, H.-J., Zerssen, D.v. (1979). Psychopathologische Diagnostik auf syndromaler und nosologischer Ebene – Ein Beitrag zur Reliabilität psychiatrischer Diagnostik. In: Bergener, M. (Hrsg.); Mehrdimensionale Psychiatrie. Psychiatrie-Symposium am 10. November 1978. Düsseldorf; Janssen.
Möller, H.-J., Zerssen, D.v. (1980). Probleme und Verbesserungsmöglichkeiten der psychiatrischen Diagnostik. In: Biefang, S. (Hrsg.); Evaluationsforschung in der Psychiatrie: Fragestellungen und Methoden. Stuttgart: Enke.
Möller, H.-J., Zerssen, D.v. (1986). Der Verlauf schizophrener Psychosen unter den gegenwärtigen Behandlungsbedingungen. Berlin, Heidelberg, New York, Tokyo: Springer.
Möller, H.-J., Zerssen, D.v., Werner-Eilert, K., Wüschner-Stockheim, M. (1981). Psychopathometrische Verlaufsuntersuchungen an Patienten mit Schizophrenien und verwandten Psychosen. Archiv für Psychiatrie und Nervenkrankheiten, 230, 275–292.

Möller, H.-J., Zerssen, D.v., Wüschner-Stockheim, M., Werner-Eilert, K. (1981). Die prognostische Bedeutung psychopathometrischer Aufnahme- und Entlassungsbefunddaten schizophrener Patienten. Archiv für Psychiatrie und Nervenkrankheiten, 230, 13–34.

Möller, H.-J., Wittchen, H.-U., Zerssen, D.v. in Vorber. Verlauf und Prognose endogener Psychosen. Berlin, Heidelberg, New York, Tokyo: Springer.

Mombour, W. (1972) Verfahren zur Standardisierung des psychopathologischen Befundes. Psychiatria Clinica 5, 73–120, 137–157.

Mombour, W. (1974). Symptomhäufigkeiten bei psychiatrischen Erkrankungen. Eine vergleichende Untersuchung mit zwei Schätzskalen für den psychopathologischen Befund (IMPS und AMP-Skala). Archiv für Psychiatrie und Nervenkrankheiten, 219, 133–152.

Mombour, W., Gammel, G., Zerssen, D.v. (1973). Die Objektivierung psychiatrischer Symptome durch multifaktorielle Analyse des psychopathologischen Befundes. Nervenarzt, 44, 352–358.

Monroe, S.M. (1982). Assessment of life events. Retrospective vs concurrent strategies. Archives of General Psychiatry, 39, 606–610.

Monroe, S.M., Steiner, S.C. (1986). Social support and psychopathology: Interrelations with preexisting disorder, stress, and personality. Journal of Abnormal Psychology, 95, 29–39.

Monroe, S.M., Bromet, E.J., Connel, M.M., Steiner, S.C. (1986). Social support, life events, and depressive symptoms: A 1-year prospective study. Journal of Consulting and Clinical Psychology, 54, 424–431.

Moore, H., Kleining, G. (1960). Das soziale Selbstbild der Gesellschaftsschichten in Deutschland. Kölner Zeitschrift für Soziologie und Sozialpsychologie, 12, 86–119.

Moosbrugger, H. (1978). Multivariate statistische Analyseverfahren. Stuttgart: Kohlhammer.

Mountjoy, C.Q., Roth, M. (1982). Studies in the relationship between depressive disorders and anxiety. Part 1. Rating scales. Journal of Affective Disorders, 4, 127–147.

Mountjoy, C.Q., Roth, M. (1982). Studies in the relationship between depressive disorders and anxiety states. Part 2. Clinical items. Journal of Affective Disorders, 4, 149–161.

Mowrer, O.H. (1939). A stimulus-response analysis of anxiety and its role as a reinforcing agent. Psychological Review, 46, 553–565.

Mowrer, O.H. (1960). Learning theory and behavior. New York, London: Wiley.

Munby, M. (1980). Agoraphobia: The long-term follow-up of behavioral treatment. British Journal of Psychiatry, 137, 418–427.

Munro, A. (1966). Some familiar and social factors in depressive illness. British Journal of Psychiatry, 112, 429–441.

Murphy, E. (1982). Social origins of depression in old age. British Journal of Psychiatry, 141, 135–142.

Murphy, G.E., Woodruff, R.A., Herjanic, M. (1974). Primary affective disorder: Selection efficiency of two sets of diagnostic criteria. Archives of General Psychiatry, 31, 181–184.

Murphy, J.M. (1980). Continuities in community-based psychiatric epidemiology. Archives of General Psychiatry, 37, 1215–1223.

Murphy, J.M. (1986). Prevalence and outcome of depression and anxiety disorders: Findings form the Stirling County Study. Unveröffentlichtes Manuskript.

Murphy, J.M., Olivier, D.C., Sobol, A.M., Monson, R.R., Leighton, A.H. (1986). Diagnosis and outcome: Depression and anxiety in a general population. Psychological Medicine, 16, 117–126.

Musaph, H. (1979). The right of falling ill. On pathological health behavior. Psychotherapy and Psychosomatics, 31, 18–23.

Myers, J.K., Lindenthal, J.J., Pepper, M.P., Ostrander, D.R. (1972). Life events and mental status: A longitudinal study. Journal of Health and Social Behavior, 13, 398–406.

Myers, J.K., Lindenthal, J.J., Pepper, M.P. (1975). Life events, social integration, and psychiatric symptomatology. Journal of Health and Social Behavior, 16, 421–427.

Myers, J.K., Weissman, M.M., Tischler, G.L., Holzer, C.E., Leaf, P.J., Orvaschel, H., Anthony, J.C., Boyd, J.H., Burke, J.D., Kramer, M., Stoltzman, R. (1984). Six month prevalence of psychiatric disorders in three communities: 1980–1982. Archives of General Psychiatry, 41, 959–967.

Nelson, J.C., Charney, D.S. (1980). Primary affective disorder criteria and the endogenous-reactive distinction. Archives of General Psychiatry, 37, 787–793.
Nemiah, J.C. (1975). Depressive neurosis. In: Freedman, A.M., Kaplan, H.I., Sadock, B.J. (eds.); Comprehensive textbook of psychiatry. Vol. 1, 2nd ed. Baltimore. Williams & Wilkins.
Neugebauer, R. (1981). The reliability of life-event reports. In: Dohrenwend, B.S., Dohrenwend, B.P. (eds.); Stressful life events and their contexts. New York: Prodists.
Nie, N.H., Hull, C.H., Jenkins, J.G., Steinbrenner, K., Bent, D.H. (1980). Statistical Package for the Social Sciences (SPSS). 2nd ed. New York, San Francisco: McGraw Hill.
Nielsen, J., Nielsen, K. (1979). Treatment prevalence in a community mental health service with special regard to depressive disorders. Comprehensive Psychiatry, 20, 67–77.
Noble, P.J., Lader, M.H. (1971). Salivary secretion and depressive illness. A physiological and psychometric study. Psychological Medicine, 1, 372–376.
Noreik, K. (1970). A follow-up examination of neuroses. Acta Psychiatrica Scandinavica, 46, 81–95.
Noyes, R., Clancy, J. (1976). Anxiety neurosis: A 5-year follow-up. Journal of Nervous and Mental Disease, 162, 200–205.
Noyes, R., Clancy, J., Hoenk, P.R., Slymen, D.J. (1978). Anxiety neurosis and physical illness. Comprehensive Psychiatry, 19, 407–413.
Noyes, R., Clancy, J., Hoenk, P.R., Slymen, D.J. (1980). The prognosis of anxiety neurosis. Archives of General Psychiatry, 37, 173–178.
Nurnberger, J.I., Gershon, E.S. (1982). Genetics. In: Paykel, E.S. (ed.); Handbook of affective disorders. Edinburgh, London, Melbourne, New York: Churchill Livingstone.
Nyström, S. (1979). Depressions: Factors related to 10-year prognosis. Acta Psychiatrica Scandinavica, 60, 225–238.
Nyström, S., Lindegard, B. (1975). Predisposition for mental syndroms: A study comparing predisposition for depression, neurasthenia, and anxiety state. Acta Psychiatrica Scandinavica, 51, 69–76.
Olsen, T. (1961). Follow-up study of manic depressive patients whose first attack occurred before the age of 19. Acta Psychiatrica Scandinavica 37, Supplement 162, 45–52.
Overall, J.E. (1974). The Brief Psychiatric Rating Scale in psychopharmacological research. Modern Problems of Pharmocopsychiatry, 7, 67–78.
Owen, R.T., Tyrer, P. (1983). Benzodiazepine dependence. A review of the evidence. Drugs, 25, 385–398.
Pappi, F.U. (Hrsg.) (1979). Sozialstrukturanalysen mit Umfragedaten. Königstein/Ts: Athenäum.
Pardes, H. (1979). Future needs for psychiatrists and other mental health personal. Archives of General Psychiatry, 36, 1401–1419.
Parker, G. (1981). Parental reports of depressives. An investigation of several explanations. Journal of Affective Disorders, 3, 131–140.
Parker, G. (1983). Parental "affectionless control" as an antecedent to adult depression. Archives of General Psychiatry, 40, 956–960.
Parloff, M.B., Kelmann, H.C., Frank, J.D. (1954). Comfort, effectiveness and self-awareness as criteria of improvement in psychotherapy. American Journal of Psychiatry, 111, 343–351.
Parry, G., Shapiro, D.A. (1986). Life events and social support in working-class mothers: Stress-buffering or independent affects? Archives of General Psychiatry, 43, 315–323.
Parry, G., Shapiro, D.A., Davies, L. (1981). Reliability of life-event ratings: An independent replication. British Journal of Clinical Psychology, 20, 133–134.
Parsons, O.A. (1975). Life events, stress, and depression. Biological Psychology Bulletin, 4, 143–151.
Patrick, V., Dunner, D.L., Fieve, R.R. (1978). Life events and primary affective illness. Acta Psychiatrica Scandinavica, 58, 48–55.
Paul, G.L. (1967). Strategy of outcome research in psychotherapy. Journal of Consulting Psychology, 31, 109–118.

Paykel, E.S. (1971). Classification of depressed patients: A cluster analysis. British Journal of Psychiatry, 118, 275–288.
Paykel, E.S. (1972). Depressive typologies and response to amitriptyline. British Journal of Psychiatry, 120, 147–156.
Paykel, E.S. (1973). Life events and acute depression. In: Senay, E., Scott, J.P. (eds.); Separation and depression: Clinical and research aspects. American Association for the Advancement of Science.
Paykel, E.S. (1975). Environmental variables in the aetiology of depression. In: Flach, F.L., Draghi, S. (eds.); The nature and treatment of depression. New York, London, Sydney, Toronto: Wiley.
Paykel, E.S. (1978). Contribution of life events to causation of psychiatric illness. Psychological Medicine, 8, 245–253.
Paykel, E.S. (1979). Causal relationships between clinical depression and life events. In: Barrett, J.E. (ed.); Stress and mental disorder. New York: Raven Press.
Paykel, E.S. (1979). Predictors of treatment response. In: Paykel, E.S., Coppen, A. (eds.); Psychopharmacology of affective disorders. Oxford: Oxford University Press.
Paykel, E.S. (1982). Life events and early environment. In: Paykel, E.S. (ed.); Handbook of affective disorders. Edinburgh, London, Melbourne, New York: Churchill Livingstone.
Paykel, E.S. (ed.) (1982). Handbook of affective disorders. Edinburgh, London, Melbourne, New York: Churchill Livingstone.
Paykel, E.S. (1983). Recent life events and depression. In: Angst, J. (ed.); The origins of depression: Current concepts and approaches. Berlin, Heidelberg, New York, Tokyo: Springer.
Paykel, E.S. Henderson A.J. (1977). Application of cluster analysis in the classification of depression: A replication study. Neuropsychobiology, 3, 111–119.
Paykel, E.S., Prusoff, B.A. (1977). Typologies of disturbed behaviour in human psychopharmacology: Problems and possibility. In: Neurotransmission and disturbed behaviour. Symposium organised by the Interdisciplinary Society of Biological Psychiatry. Utrecht: Bohn, Scheltema & Holkema.
Paykel, E.S., Tanner, J. (1976). Life events, depressive relapse, and maintenance treatment. Psychological Medicine, 6, 481–485.
Paykel, E.S., Klerman, G.L., Prusoff, B.A. (1970). Treatment setting and clinical depression. Archives of General Psychiatry, 22, 11–21.
Paykel, E.S., Prusoff, B.A., Uhlenhuth, E.H. (1971). Scaling of life events. Archives of General Psychiatry, 25, 340–347.
Paykel, E.S., Klerman, G.L., Prusoff, B.A. (1974). Prognosis of depression and the endogenous – neurotic distinction. Psychological Medicine, 4, 57–64.
Paykel, E.S., Prusoff, B.A., Myers, J.K. (1975). Suicide attempts and recent life events: A controlled comparison. Archives of General Psychiatry, 32, 327–333.
Paykel, E.S., Klerman, G.L., Prusoff, B.A. (1976). Personality and symptom pattern in depression. British Journal of Psychiatry, 129, 327.
Paykel, E.S., Emms, E.M., Fletcher, J., Rassaby E.S. (1980). Life events and social support in puerperal depression. Britisch Journal of Psychiatry, 136, 339–346.
Paykel, E.S., Rowan, P.R., Rao, B.M., Bhat, A. (1983). Atypical depression: Nosology and response to antidepressants. In: Clayton, P.J., Barrett, J.E. (eds.); Treatment of depression: Old controversies and new approaches. New York: Raven Press.
Pearlin, L.I., Lieberman, M.A., Menaghan, E.G., Mullan, J.T. (1981). The stress process. Journal of Health and Social Behavior, 22, 337–356.
Perris, C. (1966). A survey of bipolar and unipolar recurrent depressive psychoses. Acta Psychiatrica Scandinavica, Supplement 194.
Perris, C. (1982). The distinction between bipolar and unipolar affective disorders. In: Paykel, E.S. (ed.); Handbook of affective disorders. Edinburgh, London, Melbourne, New York: Churchill Livingstone.
Petterson, V. (1977). Manic depressive illness. Acta Psychiatrica Scandinavica, Supplement 269.

Pfohl, B., Stangl, D., Zimmerman, M. (1984). The implications of DSM-III personality disorders for patients with major depression. Journal of Affective Disorders, 7, 309–318.

Phifer, J.F., Murrell, S.A. (1986). Etiologic factors in the onset of depressive symptoms in older adults. Journal of Abnormal Psychology, 95, 282–291.

Philipp, M., Maier, W., Benkert, O. (1986). Dimensional classification of endogenous depression. In: Hippius, H., Klerman, G.L., Matussek, N. (eds.); New results in depression research. Berlin, Heidelberg, New York: Springer.

Pichot, P. (1967). Die Quantifizierung der Angst. Fragebogen und Beurteilungsskalen (Rating Scales). In: Kielholz, P. (Hrsg.); Die Angst. Psychische und somatische Aspekte. Bern: Huber.

Pichot, P. (1986). Self-report inventories in the study of depression. Berlin, Heidelberg: Springer.

Platt, S. (1981). Social adjustment as a criteria of treatment success: Just what are we measuring? Psychiatry, 44, 95–112.

Platt, S., Weyman, A., Hirsch, S., Hewett, S. (1980). The Social Behaviour Assessment Schedule (SBAS): Rationale, contents, scoring, and reliability of a new interview schedule. Social Psychiatry, 15, 43–55.

Pöldinger, W., Sonnek, G. (1974). Die Beurteilung des Suizidrisikos. In: Speyer, N., Diekstra, R.F.W., Loo, K.J.M. van de (Hrsg.); Proceedings. 7th International Conference for Suicide Prevention. Amsterdam: Swets & Zeitlinger.

Praag, H.M.van (1976). Research in neurosis. Symposium organized by the Interdisciplinary Society of Biological Psychiatry. Utrecht: Bohn, Scheltema & Holkema.

Praag, H.M.van, Rafaelsen, O.J. (1979). Symposium on biological research in depression and mania. In: Saletu, B., Berner, P., Hollister, L.E. (eds.); Neuropsychopharmacology. Oxford: Pergamon Press.

Price, J. (1968). The genetics of depressive behavior. In: Coppen, A., Walk, A. (eds.); Recent developments in affective disorders – a symposium. British Journal of Psychiatry, Special Publication, 2.

Prien, R.F., Caffey, E.M. (1977). Long-term maintenance drug therapy in recurrent affective illness: Current status and issues. Diseases of the Nervous System, 38, 981–992.

Prusoff, B., Klerman, G.L. (1974). Differentiating depressive from anxious neurotic outpatients. Use of discriminating function analysis for separation of neurotic affective states. Archives of General Psychiatry, 30, 302–309.

Prusoff, B.A., Weissman, M.M., Klerman, G.L., Rounsaville, B.J. (1980). Research Diagnostic Criteria. Subtypes of depression. Their role as predictors of differential response to psychotherapy and drug treatment. Archives of General Psychiatry, 37, 796–801.

Quitkin, F.M., Schwartz, D., Liebowitz, M.R., Stewart, J.R., McGrath, P.J., Harrison, W., Halpern, F., Puig-Antich, K., Tricamo, E., Sachar, E.J., Klein, D.F. (1983). Atypical depressives: A preliminary report of antidepressant response, sleep patterns, and cortisol secretion. In: Clayton, P.J., Barrett, J.E. (eds.); Treatment of depression: Old controversies and new approaches. New York: Raven Press.

Rabkin, J.G., Struening, E.L. (1976). Life events, stress, and illness. Science, 194, 1013–1020.

Rachman, S. (1973). The effects of psychological treatment. In: Eysenck, H. (ed.); Handbook of abnormal psychology. New York: Basic Books.

Rachman, S., Wilson, G.T. (1980). The effects of psychological therapy. Oxford: Pergamon.

Rado, S. (1928). The problem of melancholia. International Journal of Psycho-Analysis, 9, 420–438.

Rahe, R.H. (1972). Subjects' recent life changes and their near future illness reports. Annals of Clinical Research, 4, 250–265.

Raskin, A., Crook T.H. (1976). The endogenous-neurotic distinction as a predictor of response to antidepressant drugs. Psychological Medicine, 6, 59–70.

Rawnsley, K. (1968). Epidemiology of affective disorders. In: Coppen, A., Walk, A. (eds.); Recent developments in affective disorders: A Symposium. British Journal of Psychiatry, Special Publication, 2.

Redfield, J., Stone, H. (1979). Individual viewpoints of stressful life events. Journal of Consulting and Clinical Psychology, 47, 147–154.
Regier, D.A. (1982). Issues in the epidemiology of mental disorders – research progress, 1955–1980. In: Wagenfeld, M.O., Lemkau, P.V., Justice, B. (eds.); Public mental health. Los Angeles: Sage.
Regier, D.A., Goldberg, J.D., Taube, C.A. (1978). The de facto US mental health service system. A public health perspective. Archives of General Psychiatry, 35, 685–693.
Regier, D.A., Goldberg, I.D., Burns, B.J., Hankin, J., Hoeper, E.W., Nycz, G.R. (1982). Specialist/generalist division of responsibility for patients with mental disorders. Archives of General Psychiatry, 39, 219–224.
Regier, D.A., Myers, J.K., Kramer, M., Robins, L.N., Blazer, D.G., Hough, R.L., Eaton, W.W., Locke, B.Z. (1984). The NIMH Epidemiologic Catchment Area program. Historical context, major objectives, and study population characteristics. Archives of General Psychiatry, 41, 934–941.
Rennie, T.A.C. (1942). Prognosis in manic-depressive psychoses. American Journal of Psychiatry, 98, 801–814.
Rescorla, R.A., Solomon, R.L. (1967). Two-process learning theory: Relationship between Pavlovian conditioning and instrumental learning. Psychological Review, 74, 151–182.
Roberts, A.H. (1964). „Housebound" housewives – a follow-up of a phobic anxiety state. British Journal of Psychiatry, 110, 191–197.
Robins, E., Guze, S.B. (1972). Classification of affective disorders: The primary-secondary, the endogenous-reactive and the neurotic-psychotic concepts. In: Williams, T.A., Katz, M.M., Shield, J.A. Jr. (eds.); Recent advances in the psychobiology of depressive illnesses. Washington DC: National Institute of Mental Health.
Robins, E., Murphy, G.E., Wilkinson, R.G., Gassner, S., Kayes, J. (1959). Some clinical considerations in the prevention of suicide based on a study of 134 successful suicides. American Journal of Public Health, 49, 888–899.
Robins, L.N. (1978). Psychiatric epidemiology. Archives of General Psychiatry, 35, 697–702.
Robins, L.N. (1985). Epidemiology: Reflections on testing the validity of psychiatric interviews. Archives of General Psychiatry, 42, 918–924.
Robins, L.N. Guze, S.B. (1970). Establishment of diagnostic validity in psychiatric illness: Its application to schizophrenia. American Journal of Psychiatry, 126, 983–987.
Robins, L.N., Helzer, J., Croughan, J., Williams, J.B.W., Spitzer R.L. (1979). National Institute of Mental Health Diagnostic Interview Schedule. Washington D.C.: Government Printing Office.
Robins, L.N., Helzer, J.E., Croughan, J., Ratcliff, K.S. (1981). National Institute of Mental Health Diagnostic Interview Schedule. Its history, characteristics, and validity. Archives of General Psychiatry, 38, 381–389.
Robins, L.N., Helzer, J.E., Croughan, J., Williams, J.B.W., Spitzer, R.L. (1981). NIMH Diagnostic Interview Schedule: Version III (May 1981). Rockville, Md, NIMH mimeo.
Robins, L.N., Helzer, J.E., Croughan, J.L., Ratcliff, K. (1981). The NIMH Diagnostic Interview Schedule: Its history, characteristics and validity. In: Wing, J.K., Bebbington, P., Robins, L.N. (eds.); What is a case? London: Grant McIntyre.
Robins, L.N., Helzer, J.E., Ratcliff, K.S., Seyfried, W. (1982). Validity of the Diagnostic Interview Schedule, version II: DSM-III diagnoses. Psychological Medicine, 12, 855–870.
Robins, L.N., Helzer, J.E., Weissman, M.M., Orvaschel, H., Gruenberg, E., Burke, J.D., Regier, D.A. (1984). Lifetime prevalence of specific psychiatric disorders in three sites. Archives of General Psychiatry, 41, 949–958.
Robins, L.N., Helzer, J.E., Orvaschel, H., Anthony, J.C., Blazer, D.G., Burnam, A., Burke, J.D. (Jr) (1985). The Diagnostic Interview Schedule. In: Eaton, W.W., Kessler, L.G. (eds.); Epidemiologic field methods in psychiatry. The NIMH Epidemiologic Catchment Area program. Orlando, San Diego, New York, London, Toronto, Montreal, Sydney, Tokyo: Academic Press.

Robinson, D.S., Nies, A., Ravaris, C.L., Ives, J.O., Lamborn, K.R. (1974). Treatment response to MAO inhibitors: Relation to depressive typology and blood platelet MAO inhibition. In: Angst, J. (ed.); Classification and prediction of outcome of depression. Stuttgart, Schattauer.
Rogers, J., Curtis, P. (1980). The concept and measurement of continuity in primary care. American Journal of Public Health, 70, 122–127.
Rotach-Fuchs, M. (1968). Hundert zehnjährige Katamnesen von stationär behandelten Neurosekranken. In: Ernst, K., Kind, H., Rotach-Fuchs, M. (Hrsg.); Ergebnisse der Verlaufsforschung bei Neurosen. Monographien aus dem Gesamtgebiet der Neurologie und Psychiatrie, Nr. 125. Berlin: Springer.
Roth, M. (1959). The phobic anxiety-depersonalization syndrome. Proceedings of the Royal Society of Medicine, 52, 587–595.
Roth, M. (1978). The classification of affective disorders. Pharmacopsychiatry, 11, 27–42.
Roth, M. (1979). A new classification of the affective disorders. In: Saletu, B., Berner, P., Hollister, L.E. (eds.); Neuropsychopharmacology. London: Oxford University Press.
Roth, M. (1983). Depression and affective disorder in later life. In: Angst, J. (ed.); The origins of depression: Current concepts and approaches. Berlin, Heidelberg, New York, Tokyo: Springer.
Roth, M., Gurney, C., Garside, R.F., Kerr, T.A. (1972). Studies in the classification of affective disorders: The relationship between anxiety states and depressive illnesses. British Journal of Psychiatry, 121, 147–161.
Ruch, L.O. (1977). A multidimensional analysis of the concept of life change. Journal of Health and Social Behavior, 18, 71–83.
Rudolph, G. (1977). Die Bedeutung von Lebensveränderungen für den Ausbruch neurotischer Symptomatik. Psychotherapie und Medizinische Psychologie, 24, 198.
Salkind, M.R. (1973). The Morbid Anxiety Inventory. London: University of London.
Salkovskis, P.M., Clark, D.M. (1986). Cognitive and physiological processes in the maintenance and treatment of panic attacks. In: Hand, I., Wittchen, H.-U. (eds.); Panic and phobias. Berlin, Heidelberg, New York, Tokyo: Springer.
Sarason, I.G., Johnson, J.H., Siegel, J.M. (1978). Assessing the impact of life changes: Development of the life experiences survey. Journal of Consulting and Clinical Psychology, 46, 932–946.
Sartorius, N., Ban, T.A. (eds.) (1986). Assessment of depression. Berlin, Heidelberg, New York, Tokyo: Springer.
Scadding, J.G. (1980). The concepts of disease: A response. Psychological Medicine, 10, 425–428.
Schapira, K., Roth, M., Kerr, T.A., Gurney, C. (1972). The prognosis of affective disorders: The differentiation of anxiety states from depressive illnesses. British Journal of Psychiatry, 121, 175–181.
Scheff, T.J. (1973). Das Etikett „Geisteskrankheit". Soziale Interaktion und psychische Störung. Frankfurt: Fischer.
Schepank, H., Hilpert, H., Hönmann, H., Janta, B., Parekh, H., Riedel, P., Schiessl, N., Stork, H., Tress, W., Weinhold-Metzner, M. (1984). Wie häufig kommen seelisch bedingte Erkrankungen wirklich vor? Ergebnisse des Mannheimer Kohorten-Projektes. Praxis der Psychotherapie und Psychosomatik, 29, 105–114.
Schimmelpenning, G.W. (Hrsg.) (1980). Psychiatrische Verlaufsforschung. Methoden und Ergebnisse. Bern, Stuttgart, Wien: Huber.
Schmid-Bode, W., Bronisch, T., Zerssen, D.v. (1982). A comparative study of PSE/CATEGO and DiaSiKa: Two psychiatric computer diagnostic systems. British Journal of Psychiatry, 141, 292–295.
Schmid, I., Scharfetter, C., Binder, J. (1981). Lebensereignisse in Abhängigkeit von soziodemographischen Variablen. Eine Erhebung an einer Stichprobe aus der Normalpopulation mittels des Brown'schen Inventars. Social Psychiatry, 16, 63–68.

Schneider, K. (1932). Über Depressionszustände. Zentralblatt für die gesamte Neurologie und Psychiatrie, 138, 584–589.
Schurman, R.A., Kramer, P.D., Mitchell, J.B. (1985). The hidden mental health network. Treatment of mental illness by nonpsychiatrist physicians. Archives of General Psychiatry, 42, 89–94.
Schwab, J.J., Schwab, M.E. (1978). Sociocultural roots of mental illness. An epidemiologic survey. New York, London: Plenum Press.
Schwarz, F. (1979). Ergebnisse nach stationärer Gruppenpsychotherapie neurotisch depressiver und zwangsneurotischer Patienten. Nervenarzt, 50, 379–386.
Schwidder, W. (1972). Klinik der Neurosen. In: Kisker, K.P., Meyer, J.-E., Müller, M., Strömgren, E. (Hrsg.); Psychiatrie der Gegenwart, Bd II/1, 2. Aufl.. Berlin, Heidelberg, New York: Springer.
Seidenstücker, G., Baumann, U. (1978). Multimethodale Diagnostik. In: Baumann, U., Berbalk, H., Seidenstücker, G. (Hrsg.); Klinische Psychologie. Trends in Forschung und Praxis. Band 1. Bern, Stuttgart, Wien: Huber.
Seidenstücker, G., Baumann, U. (1979). Zur Situation der Indikationsforschung. Bericht über den 31. Kongreß der Deutschen Gesellschaft für Psychologie. Band 2. Göttingen: Hogrefe.
Seligman, M.E.P. (1974). Depression and learned helplessness. In: Friedman, R.M., Katz, M.M. (eds.); The psychology of depression: Contemporary theory and research. Washington DC: Winston.
Seligman, M.E.P. (1975). Helplessness: On depression, development and death. San Francisco: Freeman.
Seligman, M.E.P. (1979). Erlernte Hilflosigkeit. München, Wien, Baltimore: Urban & Schwarzenberg.
Seligman, M.E.P., Johnston, M.C. (1973). A cognitive theory of avoidance learning. In: McGuigan, F.J., Lumsden, D.B. (eds.); Contemporary approaches to conditioning. New York: Wiley.
Seligman, M.E.P., Klein, D.C., Miller, W.R. (1976). Depression. In: Leitenberg, H. (ed.); Handbook of behavior modification and behavior therapy. Englewood Cliff, New York: Prentice-Hall.
Selye, H. (1956). The stress of life. New York, Toronto, London: Mc Graw-Hill.
Semler, G., Wittchen, H.-U. (1983). Das Diagnostic Interview Schedule. Erste Ergebnisse zur Reliabilität und differentiellen Validität der deutschen Fassung. In: Kommer, D., Röhrle, B. (Hrsg.); Gemeindepsychologische Perspektiven (3). Tübingen: dgvt; Köln: GwG.
Semler, G., Wittchen, H.-U., Joschke, K., Zaudig, M., Geiso, T. v., Cranach, M. v., Pfister, H. (1987). Test-retest reliability of a standardized psychiatric interview (DIS/CIDI). European Archives of Psychiatry and Neurological Sciences, 236, 214–222.
Shapiro, R.W., Keller, M.B. (1981). Initial 6-month follow-up of patients with major depressive disorder. A preliminary report form NIMH Collaborative Study of the psychobiology of depression. Journal of Affective Disorders, 3, 205–220.
Shapiro, S., Skinner, E.A., Kessler, L.G., Von Korff, M., German, P.S., Tischler, G.L., Leaf, P.J., Benham, L., Cottler, L., Regier, D.A. (1984). Utilization of health and mental health services. Three epidemiologic catchment area sites. Archives of General Psychiatry, 41, 971–978.
Sheehan, D.V. (1982). Panic attacks and phobias. New England Journal of Medicine, 307, 156–158.
Shepherd, M., Cooper, B., Brown, A.G., Kalton, G.W. (1966). Psychiatric illness in general practice. London: Oxford University Press.
Shobe, F.O., Brione, P. (1971). Long-term prognosis in manic-depressive illness. A follow-up investigation of 111 patients. Archives of General Psychiatry, 24, 334–337.
Siegel, L.M., Attkisson, C.C., Garson, L.G. (1978). Need identification and program planning in the community context. In: Attkisson, C.C., Hargreaves, W.A., Horowitz, M.J., Sorensen, J.E. (eds.); Evaluation of human science programs. New York, San Francisco, London: Academic Press.

Siegrist, J. (1977). Lebensereignisse und Krankheitsausbruch – Ergebnisse und Probleme aus medizinsoziologischer Sicht. Sozialwissenschaftliche Annalen, 1, 57–69.

Siegrist, J. (1980). Die Bedeutung von Lebensereignissen für die Entstehung körperlicher und psychosomatischer Erkrankungen. Nervenarzt, 51, 313–320.

Siegrist, J., Dittmann, K., Rittner, K., Weber, I. (1980). Soziale Belastungen und Herzinfarkt. Stuttgart: Enke.

Sims, A. (1975). Factors predictive of outcome in neurosis. British Journal of Psychiatry, 127, 54–62.

Slater, E., Shields, J. (1969). Genetic aspects of anxiety. In: Lader, M.H. (ed.); Studies of anxiety. London: Headley Bros.

Smith, M.L., Glass, G.V. (1977). Meta-analysis of psychotherapy outcome studies. American Psychologist, 32, 752–760.

Snaith, R.P., Ahmed, S.N., Mehta, S., Hamilton, M. (1971). Assessment of the severity of primary depressive illness (Wakefield Self-Assessment Depression Inventory). Psychological Medicine, 1, 143–149.

Snaith, R.P., Bridge, G.W.K., Hamilton, M. (1976). The Leeds Scales for the self-assessment of anxiety and depression. British Journal of Psychiatry, 128, 156–165.

Sodeur, W. (1974). Empirische Verfahren zur Klassifikation. Stuttgart: Teubner.

Solomon, Z., Bromet, E. (1982). The role of social factors in affective disorder: An assessment of the vulnerability model of Brown and his colleaques. Psychological Medicine, 12, 123–130.

Spielberger, C.D. (1972). Anxiety as an emotional stage. In: Spielberger, C.D. (ed.); Anxiety. Vol. I. New York.

Spielberger, C.D. (1975). Anxiety: state-trait process. In: Spielberger, C.D., Sarason, I.G. (eds.); Stress and anxiety. Vol. 1. Washington DC: Hemisphere/Wiley.

Spielberger, C.D., Goldstein, L.D., Dahlstrom, W.G. (1958). Complex incidental learning as a function of anxiety and task difficulty. Journal of Experimental Psychology, 56, 58–61.

Spielberger, C.D., Gorsuch, R.I., Lushene, R.E. (1970). Manual for the state-trait anxiety inventory (self-evaluation questionnaire). Palo Alto: Consulting Psychologists Press.

Spitzer, R.L., Fleiss, J.L. (1974). A re-analysis of the reliability of psychiatric diagnosis. British Journal of Psychiatry, 125, 341–347.

Spitzer, R.L., Williams, J.B.W. (1980). Classification of mental disorders and DSM-III. In: Kaplan, H.J., Freedman, A.M., Sadock, B.J. (eds.); Comprehensive textbook of psychiatry. Vol. 1, 3rd ed. Baltimore, London: Williams & Wilkins.

Spitzer, R.L., Wilson, P.T. (1975). Nosology and the official psychiatric nomenclature. In: Freeman, A.M., Kaplan, H.I., Sadock, B.J. (eds.); Comprehensive textbook of psychiatry. Vol. 1, 2nd ed. Baltimore: Williams & Wilkins.

Spitzer, R.L., Cohen, J., Fleiss, J.L., Endicott, J. (1967). Quantification of agreement in psychiatric diagnosis. Archives of General Psychiatry, 17, 83–87.

Spitzer, R., Endicott, J., Robins, E. (1975). Research Diagnostic Criteria, instrument no. 58. New York: New York Psychiatric Institute.

Endicott, J., Spitzer, R.L., Fleiss, J.F., Cohen J. (1976). The Global Assessment Scale. A procedure for measuring overall severity of psychiatric disturbances. Archives of General Psychiatry, 33, 766–771.

Spitzer, R.L., Endicott, J., Robins, E. (1978). Research Diagnostic Criteria: Rationale and reliability. Archives of General Psychiatry, 35, 773–782.

Spitzer, R.L., Forman, J.B.W., Nee, J. (1979). DSM-III field trials: I. Initial interrater diagnostic reliability. American Journal of Psychiatry, 136, 815–817.

Srole, L. (1975). Measurement and classification in socio-psychiatric epidemiology: Midtown Manhattan Study (1954) and Midtown Manhattan Restudy (1974). Journal of Health and Social Behavior, 16, 347–364.

Srole, L., Fischer, A.K. (1980). Debate on psychiatric epidemiology. Archives of General Psychiatry, 37, 1421–1426.

Srole, L., Langner, T.S., Michael, S.T., Opler, M.K., Rennie, T.A.C. (1962). Mental health in the metropolis: The Midtown Manhattan Study. New York: McGraw-Hill.

Statistisches Bundesamt Wiesbaden (1983). Statistisches Jahrbuch 1983. Suttgart, Mainz: Kohlhammer.
Steinmeyer, E.-M. (1980). Depression: Ätiologie, Diagnostik und Therapie. Stuttgart, Berlin, Köln, Mainz: Kohlhammer.
Steinwachs, D.M. (1979). Measuring provider continuity in ambulatory care. An assessment of alternative approaches. Medical Care, 17, 551–565.
Stenstedt, A. (1959). Involutional melancholia: A aetiological clinical and social study of endogenous depression in later life with special reference to genetic factors. Acta Psychiatrica Scandinavica, 127.
Stenstedt, A. (1966). The genetics of neurotic depression. Acta Psychiatrica Scandinavica, 42, 392–409.
Stone, A.R., Frank, I.D., Nash, E.H., Imber, S.D. (1961). An intensive five-year follow-up study of treated psychiatric out-patients. Journal of Nervous and Mental Disease, 133, 410–422.
Stotland, E. (1969). The psychology of hope. San Francisco: Jossey-Bass.
Streiner, D.L., Norman, G.R., McFarlane, Roy, R.G. (1981). Quality of life events and their relationship to strain. Schizophrenia Bulletin, 7, 34–42.
Strian, F. (1983). Angst. Berlin, Heidelberg, New York, Tokyo: Springer.
Strian, F., Klicpera, C. (1978). Die Bedeutung psychoautonomer Reaktionen für Entstehung und Persistenz von Angstzuständen. Nervenarzt, 49, 576–583.
Sullivan, H.S. (1953). The interpersonal theory of psychiatry. New York: Norton.
Surtees, P.G. (1978). Psychological factors in depression: A follow-up study of patients after recovery. Ph.D. thesis, University of Edinburgh.
Surtees, P.G. (1980). Social support, residual adversity and depressive outcome. Social Psychiatry, 15, 71–80.
Surtees, P.G., Ingham, J.G. (1980). Life stress and depressive outcome: Application of a dissipation model to life events. Social Psychiatry, 15, 21–31.
Tanner, J., Weissman, M., Prusoff, B. (1975). Social adjustment and clinical relapse in depressed outpatients. Comprehensive Psychiatry, 16, 547–556.
Taschev, T., Roglev, M. (1973). Das Schicksal der Melancholiker im fortgeschrittenen Alter. Archiv für Psychiatrie und Nervenkrankheiten, 217, 377–386.
Taylor, S.J.L., Chave, S. (1964). Mental health and environment. London: Longmans.
Teder, W. (1984). Reliabilität von Life-Event-Daten und Gedächtnisleistung. Unveröffentlichte Diplomarbeit, Universität Mannheim.
Teder, W., Wittchen, H.-U. (1986). Zur Reliabilität einer strukturierten mehrstufigen Interviewmethode zur Erfassung von Lebensereignissen und Lebenslagen (Münchner Ereignisliste, MEL) – Test-Retest Reliabilität –. Zeitschrift für Klinische Psychologie.
Teder, W., Wittchen, H.-U., Maier-Diewald, W., Pfister, H., Hecht, H. (1986). Fall-off Effekte in Abhängigkeit von Geschlecht und Symptomatik. Zur Reliabilität einer zweistufigen Interviewmethode zur Erfassung von Lebensereignissen und Lebenslagen (Münchner Ereignisliste, MEL). Eingereicht.
Tellenbach, H. (1961). Melancholie. Berlin, Heidelberg, New York: Springer.
Tellenbach, H. (1976). Melancholie. 3. Aufl. Berlin, Heidelberg, New York: Springer.
Tellenbach, R. (1975). Typologische Untersuchungen zur prämorbiden Persönlichkeit von Psychotikern unter besonderer Berücksichtigung Manisch-Depressiver. Confinia Psychiatrica, 18.
Tennant, C. (1985). Female vulnerability to depression. Psychological Medicine, 15, 733–737.
Tennant, C., Bebbington, P. (1978). The social causation of depression: A critique of the work of Brown and his colleagues. Psychological Medicine, 8, 565–575.
Tennant, C., Smith, A., Bebbington, P., Hurry, J. (1979). The contextual threat of life events: The concept and its reliability. Psychological Medicine, 9, 525–528.
Tennant, C., Bebbington, P., Hurry, J. (1981). The role of life-events in depressive illness: Is there a substantial causal relation? Psychological Medicine, 11, 379–389.

Tennant, C., Bebbington, P., Hurry, J. (1981). The short-term outcome of neurotic disorders in the community: The relation of remission to clinical factors and to 'neutralizing' life events. British Journal of Psychiatry, 139, 213–220.
Tennant, C., Smith, A., Bebbington, P., Hurry, J. (1981). Parental loss in childhood. Archives of General Psychiatry, 38, 309–314.
Thomson, K.C., Hendrie, H.C. (1972). Environmental stress in primary depressive illness. Archives of General Psychiatry, 26, 130–132.
Tischler, G.L., Heinsz, J.E., Myers, J.K., Roswell, P.C. (1975). Utilization of mental health services. I. Patienthood and prevalence of symptomatology in the community. Archives of General Psychiatry, 32, 411–415.
Treiman, D. (1979). Begriff und Messung des Berufsprestiges in der international vergleichenden Mobilitätsforschung. In: Pappi, F.U. (Hrsg.); Sozialstrukturanalysen mit Umfragedaten. Königstein/Ts: Athenäum.
Trojan, A. (1978). Psychisch krank durch Etikettierung? Die Bedeutung des Labeling-Ansatzes für die Sozialpsychiatrie. München: Urban & Schwarzenberg.
Tsuang, M.T., Woolson, R.F., Fleming, J.A. (1979). Long-term outcome of major psychoses. I. Schizophrenia and affective disorders compared with psychiatrically symptom-free surgical patients. Archives of General Psychiatry, 36, 1295–1301.
Tsuang, M.T., Dempsey, G.M. (1979). Long-term outcome of major psychoses. II. Schizoaffective disorder compared with schizophrenia, affective disorders, and a surgical control group. Archives of General Psychiatry, 36, 1302–1304.
Tuma, A.H., Maser, J.D. (1985) Anxiety and the anxiety disorders. Hillsdale: Lawrence Erlbaum.
Tunner, W. (1978). Angst, Angstabwehr und ihre therapeutische Veränderung. In: Gottschaldt, K., Lersch, Sander, F., Thomae, H. (Hrsg.); Handbuch der Klinischen Psychologie. 2. Halbband, 8. Band. Göttingen, Toronto, Zürich: Hogrefe.
Turner, R.J. (1981). Social support as a contingency in psychological well-being. Journal of Health and Social Behavior, 22, 357–367.
Turns, D. (1978). The epidemiology of major affective disorders. American Journal of Psychotherapy, 32, 5–19.
Tyrer, P. (1979). Anxiety states. In: Granville-Grossman, K. (ed.); Recent advances in clinical psychiatry, No 3. Edinburgh, London, Melbourne, New York: Churchill Livingstone.
Tyrer, P.J. (1982). Anxiety states. In: Paykel, E.S. (ed.); Handbook of affective disorders. Edinburgh, London, Melbourne, New York: Churchill Livingstone.
Uhlenhuth, E.H., Paykel, E.S. (1973). Symptom configuration and life events. Archives of General Psychiatry, 28, 744–748.
Uhlenhuth, E.H., Habermann, S.J., Balter, M.O., Lipman, R.S. (1977). Remembering life events. In: Strauss, J.S., Babigian, H.M., Roff, M.F. (eds.); The origins and course of psychopathology. New York, London: Plenum Press.
Ullrich de Muynck, R., Ullrich, R. (1976). Das Assertiveness-Training-Programm ATP. Band I bis III. München: Pfeiffer.
Ullrich de Muynck, R., Ullrich, R. (1978). Therapeutenanleitung zum ATP. München: Pfeiffer.
Valkenburg, C. van, Lowry, M., Winokur, G., Cadoret, R. (1977). Depression spectrum disease versus pure depressive disease. Clinical, personality and course differences. Journal of Nervous and Mental Disease, 165, 341–347.
van den Hout, M.A., Griez, E. (1986). Experimental panic: Biobehavioral notes on empirical findings. In: Hand, I., Wittchen, H.-U. (eds.); Panic and phobias. Berlin, Heidelberg, New York, Tokyo: Springer.
Walker, L. (1959). The prognosis for affective illness with overt anxiety. Journal of Neurology, Neurosurgery and Psychiatry, 22, 338–341.
Ware, J.E., Johnston, S.A., Davie-Avery, A., Brook, R.H. (1979). Conceptualization on measurement of health for adults in the Health Insurance Study: Volume III, Mental Health. Santa Monica: Rand Corporation.

Wechsler, D. (1964). Die Messung der Intelligenz Erwachsener. Bern, Stuttgart, Wien: Huber.
Wegner, S. (1986). Psychologische Faktoren der Entstehung und Aufrechterhaltung von Entzündungssymptomen im weiblichen Genitalbereich. Unveröffentlichte Diplomarbeit, Universität München.
Weinstein, N.D. (1980). Unrealistic optimism about future life events. Journal of Personality and Social Psychology, 39, 806–820.
Weiss, R.S. (1974). The provisions of social relationships. In: Rubin, Z. (ed.); Doing Unto Others. Englewood Cliffs: Prentice-Hall.
Weissman, M.M. (1975). The assessment of social adjustment: A review of techniques. Archives of General Psychiatry, 32, 357–365.
Weissman, M.M. (1979). The psychological treatment of depression. Archives of General Psychiatry, 36, 1261–1269.
Weissman, M.M., Boyd, J.H. (1983) The epidemiology of bipolar and nonbipolar depression: Rates and risks. In: Angst, J. (ed.); The origins of depression: Current concepts and approaches. Berlin, Heidelberg, New York, Tokyo: Springer.
Weissman, M.M., Klerman, G.L. (1977). Sex differences and the epidemiology of depression. Archives of General Psychiatry, 34, 98–111.
Weissman, M.M., Klerman, G.L. (1977). The chronic depressive in the community: Unrecognized and poorly treated. Comprehensive Psychiatry, 18, 523–533.
Weissman, M.M., Klerman, G.L. (1978). Epidemiology of mental disorders: Emerging trends in the United States. Archives of General Psychiatry, 35, 705–712.
Weissman, M.M., Myers, J.K. (1978). Affective disorders in a US urban community. The use of Research Diagnostic Criteria in an epidemiological survey. Archives of General Psychiatry, 35, 1304–1311.
Weissman, M.M., Paykel, E.S. (1974). The depressed woman. A study of social relationship. Chicago: University of Chicago Press.
Weissman, M.M., Klerman, G.L., Paykel, E.S., Prusoff, B., Hanson, B. (1974). Treatment effects on the social adjustment of depressed patients. Archives of General Psychiatry, 30, 771–778.
Weissman, M.M., Prusoff, B.A., Klerman, G.L. (1975). Drugs and psychotherapy in depression revisited: Issues in the analysis of long-term trials. Psychopharmacological Bulletin, 11, 39–41.
Weissman, M.M., Pottenger, M., Kleber, H., Ruben, H.L., Williams, D., Thompson, W.D. (1977). Symptom patterns in primary and secondary depression. Archives of General Psychiatry, 34, 854–862.
Weissman, M.M., Prusoff, B.A., Klerman, G.L. (1978). Personality and the prediction of long term outcome of depression. American Journal of Psychiatry, 135, 797–800.
Weissman, M.M., Myers, J.K., Harding, P. (1978). Psychiatric disorders in a United States urban community: 1975–1976. American Journal of Psychiatry, 135, 459–462.
Weissman, M.M., Myers, J.K., Thompson, D.W. (1981). Depression and its treatment in a US urban community – 1975–1976. Archives of General Psychiatry, 38, 417–421.
Weissman, M.M., Sholomskas, D., John, K. (1981). The assessment of social adjustment: An update. Archives of General Psychiatry, 38, 1250–1258.
Weissman, M.M., Kidd, K.K., Prusoff, B.A. (1982). Variability in rates of affective disorders in relatives of depressed and normal probands. Archives of General Psychiatry, 39, 1397–1403.
Weissman, M.M., Myers, J.K., Ross, C.E. (1983). Community studies in psychiatric epidemiology: An introduction. Psychological Medicine, 13, 551–564.
Weissman, M.M., Gershon, E.S., Kidd, K.K., Prusoff, B.A., Leckman, J.F., Dibble, E., Hamovit, J., Thompson, D., Pauls, D.L., Guroff, J.J. (1984). Psychiatric disorders in the relatives of probands with affective disorders. The Yale University – National Institute of Mental Health collaborative study. Archives of General Psychiatry, 41, 13–21.
Weissman, M.M., Myers, J.K., Leaf, P.J., Tischler, G.L., Holzer, C.E. (1986). The affective disorders: Results from the Epidemiologic Catchment Area Study (ECA). Berlin, Heidelberg: Springer.

Welner, A., Welner, Z., Leonard, M.A. (1977). Bipolar manic – depressive disorder: A reassessment of course and outcome. Comprehensive Psychiatry, 18, 327–332.

Wener, A.E., Rehm, L.P. (1975). Depressive affect: A test of behavioral hypotheses. Journal of Abnormal Psychology, 84, 221–227.

Werner-Eilert, K., Hecht, H. (in Vorb.). Die Bedeutung positiver und negativer Lebensereignisse für den Krankheitsverlauf von Patienten mit Anorexia nervosa und Zwangsneurose.

West, E.D., Dally, P.J. (1959). Effects of iproniazid in depressive syndromes. British Medical Journal, 1, 1491–1493.

Wheeler, E.O., White, P.D., Reed, E.W., Cohen, M.E. (1950). Neurocirculatory asthenia (anxiety neurosis, effort syndrome, neuroasthenia): A 20-year follow-up study of 173 patients. Journal of American Medical Association, 142, 878–888.

Williams, A.W., Ware, J.E., Donald, C.A. (1981). A model of mental health, life events, and social supports applicable to general populations. Journal of Health and Social Behavior, 22, 324–336.

Williams, D., Thompson, W.D. (1977). Symptom patterns in primary and secondary depression. Archives of General Psychiatry, 34, 854–862.

Williams, J.B.W., Spitzer, R.L. (1980). NIMH-sponsored field trial: Interrater reliability. In: American Psychiatric Association (ed.); Diagnostic and Statistical Manual of mental disorders, 3rd ed.. Washington DC: American Psychiatric Association.

Williams, J.B.W., Spitzer, R.L. (1982). Research Diagnostic Criteria and DSM-III: An annotated comparison. Archives of General Psychiatry, 39, 1283–1289.

Wing, J.K. (1972). Principles of evaluation. In: Wing, J.K., Hailey, A.M. (eds.); Evaluating a community psychiatric service – the Camberwell Register 1964–71. London: Oxford University Press.

Wing, J.K. (1980). Methodological issues in psychiatric case identification. Psychological Medicine, 10, 5–10.

Wing, J.K. (1980). Innovations in social psychiatry. Psychological Medicine, 10, 219–230.

Wing, J.K., Fryers, T. (1976). Psychiatric services in Camberwell and Salford: Statistics from the Camberwell and Salford Psychiatric Registers 1964–1974. London: Institute of Psychiatry.

Wing, J.K., Hailey, A.M. (1972). Evaluating a community psychiatric service – the Camberwell Register 1964–71. London: Oxford University Press.

Wing, J.K., Cooper, J.E., Sartorius, N. (1974). The description and classification of psychiatric symptoms: An instruction manual for the PSE and CATEGO system. London: University Press.

Wing, J.K., Cooper, J.E., Sartorius, N. (1974). Measurement and classification of psychiatric symptoms. An instruction manual for the PSE and CATEGO program. London, New York: Cambridge University Press.

Wing, J.K., Bebbington, P., Robins, L.N. (1981). Theory-testing in psychiatric epidemiology. In: Wing, J.K., Bebbington, P., Robins, L.N. (eds.); What is a case? London: Grant McIntyre.

Wing, J.K., Bebbington, P., Robins, L.N. (1981). Testing theories of psychiatric disorders in the community: Overcoming methodological problems. In: Wing, J.K., Bebbington, P., Robins, L.N. (eds.); What is a case? London: Grant McIntyre.

Winokur, G. (1972). Types of depressive illness. British Journal of Psychiatry, 120, 265–266.

Winokur, G. (1975). The Iowa 500: Heterogenity and course in manic depressive illness (bipolar). Comprehensive Psychiatry, 16, 125–131.

Winokur, G. (1983). Controversies in depression, or do clinicans know something after all? In: Clayton, P.J., Barrett, J.E. (eds.); Treatment of depression: Old controversies and new approaches. New York: Raven Press.

Winokur, G. (1985). The validity of neurotic-reactive depression. New data and reappraisal. Archives of General Psychiatry, 42, 1116–1122.

Winokur, G., Morrison, J. (1973). The Iowa 500. Follow-up of 225 depressives. British Journal of Psychiatry, 123, 543–548.

Wittchen, H.-U. (1982). Definition und Klassifikation von Depressionen: Übereinstimmung und prognostischer Wert vier verschiedener diagnostischer Systeme. Vortrag gehalten auf dem Institutssymposium des Max-Planck-Instituts für Psychiatrie, München.

Wittchen, H.-U. (1983). Der Verlauf und Ausgang behandelter und unbehandelter affektiver Störungen unter psychopathologischen, sozialen und psychologischen Aspekten. (Habilitationsschrift) Ludwig-Maximilians-Universität München.

Wittchen, H.-U. (1984). DIS-final-report. The German version of the Diagnostic Interview Schedule (DIS, version II). Reliability and results from a general population survey. Report to the Division of Biometry and Epidemiology, Rockville, Md NIMH.

Wittchen, H.-U. (1986). Epidemiology of panic attacks and panic disorders. In: Hand, I., Wittchen, H.-U. (eds.); Panic and phobias. Berlin, Heidelberg, New York, Tokyo: Springer.

Wittchen, H.-U. (1986). Das diagnostische und statistische Manual psychischer Störungen (DSM III) in deutscher Übersetzung - Implikationen für die Klinische Psychologie -? (Buchbesprechung). Zeitschrift für Klinische Psychologie, 1, 71-76.

Wittchen, H.-U. (im Druck). Follow-up-Investigations as a Basis for Need Evaluation. An Empirical Approach to Patient-Oriented Psychiatric Need Evaluation Using Data from the Munich Follow-up Study. In: Zweifel, P. (Hrsg.): Neue Ansätze der Bedarfsforschung und neue Formen der Angebotsplanung im Gesundheitswesen – Beiträge zur Gesundheitsökonomie. Stuttgart: Bleicher Verlag, Gerlingen.

Wittchen, H.-U. (im Druck). Chronic Difficulties and Life Events in the Long-Term Course of Affective and Anxiety Disorders: Results from the Munich Follow-up Study. In: Angermeyer, C. (ed.): From Social Class to Social Stress – New Developments in Psychiatric Epidemiology. Berlin. Heidelberg, New York, Tokyo: Springer.

Wittchen, H.-U., Bronisch, T. (im Druck). Use, abuse and dependence of alcohol in West Germany – Lifetime and six-month prevalence in the Munich Follow-up Study. In: Helzer, Canino (eds.); Cross-national comparison of rates of alcoholism.

Wittchen, H.-U., Burke, J.D. (submitted). DIS/DSM-III prevalence rates of mental disorders in the US and Germany. Archives of General Psychiatry.

Wittchen, H.-U., Fichter, M.M. (1980) Psychotherapie in der BRD. Materialien und Analysen. Weinheim, Basel: Beltz.

Wittchen, H.-U., Hecht, H. (1987). Social support und Depression. Modellvorstellungen in der ätiologisch orientierten Forschung. Zeitschrift für Klinische Psychologie, 16, 321-338.

Wittchen, H.-U., Rupp, H.-U. (1981). Diagnostic Interview Schedule. Deutsche Version II. München Max-Planck-Institut für Psychiatrie.

Wittchen, H.-U., Semler, G. (1986). Diagnostic reliability of anxiety disorders. In: Hand, I., Wittchen, H.-U. (eds.); Panic and phobias. Berlin, Heidelberg, New York, Tokyo: Springer.

Wittchen, H.-U. & Schulte, D. (im Druck). Diagnostische Kriterien und operationalisierte Diagnosen – Grundlagen der Klassifikation psychischer Störungen. Diagnostica.

Wittchen, H.-U., Hecht, H., Essan, C. Teder, W. & Pfister, H. (submitted). Reliability of Life-Event Assessments – Test-Retest Reliability and Fall-off Effects of the Munich Interview for the Assessment of Life-Events and Life Conditions (MEL). Journal of Affective Disorders.

Wittchen, H.-U., Rupp, H.-U., Semler, G., Pfister, H. (1983). Das „Diagnostic Interview Schedule". Fallidentifikation und differentielle Validität (unveröffentlichtes Manuskript).

Wittchen, H.-U., Semler, G., Zerssen, D.v. (1985). A comparison of two diagnostic methods. Archives of General Psychiatry, 42, 677-684.

Wittchen, H.-U., Zerssen, D.v., Ellmann, R. & Möller, H.-J. (1983). Der Verlauf behandelter und unbehandelter psychischer Störungen: Methodik und erste Ergebnisse. In: Kommer, D. & Röhrle, B. (Hrsg.): Gemeindepsychologische Perspektiven. Köln, DGVT, GWG, 3, 118-124.

Wittchen, H.-U. & Zerssen, D.v. (1985). The Longterm Outcome of Treatment Psychiatric Disorders with Special Regard to Chronicity of Symptom and Social Functioning. In: Sluss,

T.K., Kramer, M., Gruenberg, B.M. & Cooper, B. (eds.): The Chronically Mentally Ill: An International Perspective. Baltimore: John Hopkins University, 225–244.

Wittchen, H.-U., Burke, J.D., Semler, G., Pfister, H., Cranach, M.v. & Zaudig, M. (im Druck). Recall and Deting Reliability of Psychiatric Symptoms – Test-retest Reliability of Time Related Symptom Questions in a Standardized Psychiatric Interview (CIDI/DIS). Archives of General Psychiatry.

Wittenborn, J.R., Holberg, J.D. (1951). The generality of psychiatric syndromes. Journal of Consulting Psychology, 15, 372–380.

Wittmann, B. (1978). Untersuchung über die faktorielle und klinisch-diagnostische Differenzierbarkeit der Syndrome Angst und Depression in der klinischen Selbstbeurteilung sowie über die Beziehung zwischen den Fragebogendimensionen „Paranoide Tendenzen" und „Psychotizismus". Dissertation, Universität München.

Wolpe, J., Lang, P.J. (1964). A fear survey schedule for use in behavior therapy. Behavior Research and Therapy, 2, 27–30.

Woodruff, R.A., Murphy, G.E., Herjanic, M. (1967). The natural history of affective disorders. I. Symptoms of 72 patients at the time of index hospital admission. Journal of Psychiatric Research, 5, 255–263.

Woodruff, R.A. Robins, L.N., Winokur, G., Reich, T. (1971). Manic depressive illness and social achievement. Acta Psychiatrica Scandinavica, 47, 237–249.

Woodruff, R.A. Jr., Guze, S.B., Clayton, P.J. (1972). Anxiety neurosis among psychiatric outpatients. Comprehensive Psychiatry, 13, 165–170.

Woodruff, R.A. Guze, S.B., Clayton, P.J., Carr, D. (1973). Alcoholism and depression. Archives of General Psychiatry, 28, 97–100.

World Health Organization (1979). Schizophrenia. An international follow-up study. New York, Brisbane, Toronto: Wiley.

World Health Organization (1980). The outcome of severe mental disorders. Assessment and measurement of life events. World Health Organization, Geneva (unpublished manual).

Wüschner-Stockheim, M. (1982). Katamnestische Untersuchung bei zwei Diagnosegruppen. Dissertation, Universität München.

Wyss, D. (1966). Depth psychology: A critical history. New York: Norton.

Yerkes, R.M., Dodson, J.D. (1908). The relation of strengh of stimulus to rapidity of habit formation. Journal of Comparative and Physiological Psychology, 18, 459–482.

Zerbin-Rüdin, E. (1967). Endogene Psychosen. In: Becker, P.E. (ed.); Humangenetik. Stuttgart: Thieme.

Zerbin-Rüdin, E. (1979). Genetics of affective psychoses. In: Praag, H.M. van (ed.); Handbook of biological psychiatry. New York: Dekker.

Zerssen, D.v. Die Diagnostische Sichtlochkartei (DiaSiKa) – Ein einfaches Instrument zur Standardisierung der psychiatrischen Diagnostik. Konzeption und Entwicklung (in Vorbereitung).

Zerssen, D.v. (1969). Comparative studies in the psychomorphological constitution of schizophrenics and other groups. In: Siva Sankar, D.V. (ed.); Schizophrenia: Current concepts and research. Hicksville: PJD Publications.

Zerssen, D.v. (1973). Methoden der Konstitutions- und Typenforschung. In: Thiel, M. (ed.); Enzyklopädie der geisteswissenschaftlichen Arbeitsmethoden, 9. Lieferung. München, Wien: Oldenbourg.

Zerssen, D.v. (1973). Beschwerdenskalen bei Depressionen. Therapiewoche, 23, 4426–4440.

Zerssen, D.v. (1976). Der „Typus melancholicus" in psychometrischer Sicht. Zeitschrift für klinische Psychologie und Psychotherapie, 24, 200–316.

Zerssen, D.v. (1977). Premorbid personality and affective psychoses. In: Burrows, G.D. (ed.); Handbook on depression. Amsterdam: Elsevier.

Zerssen, D.v. (1979). Psychopathometrische Verfahren und ihre Anwendung in der Psychiatrie. In: Peters, U.H. (Hrsg.); Die Psychologie des 20. Jahrhunderts. Vol. 10. Zürich: Kindler.

Zerssen, D.v. (1979). Klinisch-psychiatrische Selbstbeurteilungs-Fragebögen. In: Baumann, U., Berbalk, H., Seidenstücker, G. (Hrsg.); Klinische Psychologie. Bd. 2. Bern, Stuttgart, Wien: Huber.

Zerssen, D.v. (1980). Konstitution. In: Kisker, K.P., Meyer, J.-E., Müller, C., Strömgren, E. (Hrsg.); Psychiatrie der Gegenwart. Bd. I/2, 2. Aufl. Berlin, Heidelberg, New York: Springer.

Zerssen, D.v. (1982). Personality and affective disorders. In: Paykel, E.S. (ed.); Handbook of affective disorders. Edinburgh, London, Melbourne, New York: Churchill Livingstone.

Zerssen, D.v. (1985). Psychiatric syndromes from a clinical and a biostatistical point of view. Psychopathology, 18, 88–97.

Zerssen, D.v., unter Mitarbeit von Koeller, D.-M. (1976). Klinische Selbstbeurteilungs-Skalen (KSb-S) aus dem Münchner Psychiatrischen Informations-System (PSYCHIS München). Manuale. a) Allgemeiner Teil. b) Paranoid-Depressivitätsskala. c) Befindlichkeits-Skala. d) Beschwerden-Liste. Weinheim: Beltz Test.

Zerssen, D. v., Möller, H.-J. (1980). Psychopathometrische Verfahren in der psychiatrischen Therapieforschung. In: Biefang, S. (Hrsg.); Evaluationsforschung in der Psychiatrie: Fragestellungen und Methoden. Stuttgart: Enke.

Zerssen, D.v., unter Mitarbeit von Koeller, D.-M., Rey, E.-R. (1969). Objektivierende Untersuchungen zur prämorbiden Persönlichkeit endogen Depressiver. In: Hippius, H., Selbach, H. (Hrsg.); Das depressive Syndrom. München: Urban & Schwarzenberg.

Zerssen, D.v., Koeller, D.-M., Rey, E.-R. (1970). Die prämorbide Persönlichkeit von endogen Depressiven. Eine Kreuzvalidierung früherer Untersuchungsergebnisse. Confinia Psychiatrica, 13, 156–179.

Zimmerman, M., Coryell, W., Pfohl, B., Stangl, D. (1986). The validity of four definitions of endogeneous depression. II. Clinical, demographic, familial, and psychosocial correlates. Archives of General Psychiatry, 43, 234–244.

Zintl-Wiegand, Cooper, B. (1979). Psychiatric morbidity in general practice in a West German city. In: Häfner, H. (ed); Estimating needs for mental health care. Berlin, Heidelberg, New York: Springer.

Zintl-Wiegand, A., Schmidt-Maushart, C., Leisner, R., Cooper, B. (1978). Psychische Erkrankungen in Mannheimer Allgemeinpraxen. Eine klinische und epidemiologische Untersuchung. In: Häfner, H. (Hrsg.); Psychiatrische Epidemiologie. Berlin, Heidelberg, New York: Springer.

Zis, A.P., Goodwin, F.K. (1979). Major affective disorder as a recurrent illness. Archives of General Psychiatry, 36, 835–839.

Zis, A.P., Goodwin, F.K. (1982). The amine hypothesis. In: Paykel, E.S. (ed.); Handbook of affective disorders. Edinburgh, London, Melbourne, New York: Churchill Livingstone.

Zitrin, C.M., Klein, D.F., Woerner, M.G. (1978). Behavior therapy, supportive psychotherapy, imipramine and phobias. Archives of General Psychiatry, 35, 307–316.

Zuckerman, M., Lubin, B. (1965). Manual for the Multiple Affect Adjective Checklist. San Diego: Educational and Industrial Testing Service.

Sachverzeichnis

Abhängigkeiten 67, 150, 163, 186, 236, 246 ff, 257, 261, 283, 366
aggressive Gereiztheit 49, 136, 139, 167, 183, 209, 219, 222, 226 ff, 375
Agoraphobic Scale 70
Agoraphobie mit und ohne Panikattacken 57, 63, 101, 150, 255 ff
Akutbehandlung 74 f, 136, 164 f
Alleinsein 18 f, 38 f, 52, 119 ff, 145, 151 ff, 163, 186 ff, 225 ff, 237, 368, 375 f
Alter 38 f, 61 f, 215 f, 236 ff
AMDP-System 13 f, 90, 127, 134 f, 220 ff
Ängste 56 ff
  Angstanfälle, -attacken 57, 63, 101, 150, 255 ff, 365
  Behandlung u. Verlauf angstneurotischer und phobischer Störungen 61 ff, 357 ff
  Behandlungen von Angstneurosen/Phobie u. Depression 73 f, 164 ff, 357 ff
  Differenzierung von Angst und Depression 67, 69, 129, 135, 234 ff
  epidemiologische Aspekte 10, 59 f, 234 ff
  experimentelle Studien 69, 71 f
  generalisierte 57, 104
  Klassifikation von Ängsten 56 f
  panische 101, 150, 255 ff
  phobische 53 f, 127 f, 136 f, 186, 235 ff, 255 ff
  primäre 73, 184 f
  sekundäre 73, 184 f
  Theorien 54, 73
  Validierung der diagnostischen Kategorien Angstneurose/Phobie u. Depression 74
Angstneurosen 53, 58, 61, 62, 119, 135 ff, 235 ff, 360 ff
  Behandlung 61, 74 f, 128 f, 136, 163, 361 ff, 378
  Verlauf 62, 136 ff, 256 ff, 360 ff
Attribution 25 f, 55, 75 f, 138 f
Ausgeliefertsein 39 f, 44 f, 71 ff, 178 ff

Bedrohung 38 ff, 55 f, 67 ff, 143 ff, 180 ff, 295 ff, 371 ff
Befindlichkeit 138 f, 149, 168, 183, 217 ff, 269
Befindlichkeits-Skala Bf-S und Bf-S' 106
Befund, psychopathologischer 13 ff, 90 f

Behinderung 18 ff
Belastung 21
  äußere 19 ff, 38 ff, 81 ff, 121, 143 ff, 180 ff, 272 ff, 285 ff, 295 ff, 371 ff
  familiäre 121, 221 ff
  körperliche 257 ff, 315 ff
Belastungssummenmodell 39, 295 ff, 373 ff
Benzodiazepine 74 f, 164, 257 f, 283, 366
Beschwerdenentwicklung 135 ff, 164 ff, 252 ff
Beschwerden-Liste (B-L) 88, 106, 107, 137, 148 f, 168, 183, 217 ff, 269
Beurteilungsverfahren, standardisiertes 13 ff, 89 f
Bewältigungsverhalten 54 f, 150 ff, 187 ff, 273 ff, 284 ff
Biographie 89, 119 ff, 216 ff
Brief Psychiatric Rating Scale (BPRS) 71

Chronifizierungsrate 50 f, 140 f, 154 ff, 174, 190 ff, 257 ff, 360 ff
Clusteranalyse 154 ff, 190 ff

Datenebenen 11 ff, 77
Depression
  bipolare 29 f, 184 f
  chronifizierte 47 ff, 161 ff, 172 f, 190 f, 210 f, 362
  Depressionstyp 28, 164 ff, 358 ff
  Diagnostik 10 ff, 25, 33
  Differenzierung von Angst und Depression 67, 75, 129, 234 ff
  endogene 119, 161 ff, 190, 210 f
  epidemiologische Aspekte 37, 234 ff
  kausales Modell 38 ff, 295 ff
  Klassifikation von Depressionen 27, 34, 35
  Major 32 ff, 101 f
  melancholische 32 ff, 101 ff
  Prognose 211, 375 ff
  Risikofaktoren 17 ff, 37 ff, 120 ff, 208 f, 236 ff, 272 ff, 291 f, 295 ff
  sekundäre 27 ff
  unipolare 28 ff
  Validierung der diagnostischen Kategorien Angstneurose/Phobie u. Depression 74 f, 131 ff, 353 ff
  Verlauf und Outcome von Depressionen 47, 49, 154, 164 ff, 261 ff, 357 ff

Depressionssymptome 26 ff
depressive Neurose 190
Depressivitäts-Skala (D-S) 107, 137, 148
Diagnostic Interview Schedule (DIS) 90, 112, 124, 244 ff
Diagnostic and Statistical Manual (DSM-III) 33, 35, 91, 101, 244 ff
Diagnostic and Statistical Manual of Mental Disorders (DSM, Version 2) 12
DiaSiKa (Diagnostische Sichtlochkartei) 90, 124, 127 ff
DSM-III, Achse V 19
DSM-III-R 35, 56–58
Diskriminanzanalyse 131 ff
Dysthymie 35, 104, 185 f, 245 ff, 362

Entspannungstraining 61 ff, 136
Epidemiological Catchment Area Program (ECA) 15, 91, 245 ff
Epidemiologie 5 ff, 37, 232 ff
Erfassungsinstrumente 77, 80, 86, 89 ff
Erschöpfung 132 f, 136 f, 166 ff, 217 ff
Erschöpfungszustand 217 ff
Evaluation 4 ff, 76 ff

Fallfindung 13 f, 106 ff, 235, 253
Familienanamnese 93 ff
Fear Survey Schedule (FSS) 58, 90
Feighner Kriterien 91, 112
Feindseligkeit 226 ff
Feldstudie 106, 110, 111, 113, 118, 232 ff
Fertigkeiten, soziale 26, 81 f, 285 ff, 367 ff
Fremdanamnese 93 f, 97

Generalisierung 54 ff, 149, 257 ff
Geschlechtsunterschied 37, 59, 118 f, 216 ff, 236 ff
Gesprächstherapie 136
Global Assessment Scala (GAS) 88, 115, 116, 150, 256 ff
Goldberg Interview 91

Hamburger-Wechsler Intelligenztest für Erwachsene (HAWIE) 89, 106
Hamilton's Depression Inventory and Anxiety Inventory 58, 70, 90
Hausarzt 163, 177, 257 ff, 315 ff, 365, 377 ff
Hilfesuchverhalten 93 f, 243 f, 257 ff, 305 ff
Hilflosigkeit 54 ff, 67 ff
Hopkins-Symptom-Checklist (HCL) 70
Huber-Index 115, 116
Human Service Concept 8

Imipramin 47 ff, 67, 74 f, 164 ff
Inanspruchnahme 93, 305 ff
Indexbehandlung 96, 118 ff, 136 ff, 156, 164
  Charakteristik 118, 172
  sozialpsychol. Probleme vor 123

Inpatient Multidimensional Psychiatric Scale (IMPS) 89, 115, 137, 169, 182, 301
Intelligenz 89, 106
International Classification of Diseases (ICD), psychiatrischer Teil, 8. u. 9. Revision 11 ff, 27, 34 f, 57, 102, 148, 185, 234 ff
Interview 14 f
  vollstandardisiertes 15, 90 f, 246
Interviewer 95 f
Interview-Schedule for Social Interaction (ISSI) 43
Islington-Studie 40 ff, 295 ff

kanonische Korrelationsanalyse 226 f
Katamnese 118
Katamnesezeitraum 105, 140 ff, 154, 173 ff, 272
Klinische Selbstbeurteilungs-Skalen (KSB-S) 71, 98, 106, 137 ff, 149, 171, 269
Komorbidität 41, 51 f, 57 f, 126 f, 150, 163, 184 f, 247 ff, 366
Konfrontationsverfahren 63, 136, 162, 363 ff, 380 f
Kontrollüberzeugung 73
Kopfschmerzen 236
Krankenkassendaten 94 f
Krankheitsverhalten 93, 314 ff
Krankheitsvorgeschichte 93, 119 ff
Kriteriumsvariablen 213 ff, 300 f
Kruskal-Wallis-Test 114

Langzeitbehandlung 74 f, 128 f, 143, 163, 175 f, 210, 307 ff, 362 ff
Langzeitstudien 15 f, 24
Lebensereignisforschung 17 ff, 38 ff
Lebensereignisse 143 ff, 177 ff, 272 ff, 295 ff
Leeds Scale for Anxiety and Depression 58
Lerngeschichte 62 f, 119 f
Life-Event-Skalen 17 ff, 38 ff, 83 ff
Lithium 48 ff, 165, 306 f
Londoner Interview Schedule for Life Events and Difficulties (LEDS) 42

MAO-Hemmer 67, 74 f
Methodik 77 ff
Münchner Ereignisliste (MEL) 83 f, 85, 146, 178 ff, 274 ff, 298

Nachuntersuchung 97, 99 f, 105
Neurasthenie 101 f, 236
Neuroleptika 75, 136, 165, 322 ff, 379
Neurose
  depressive 49 ff, 164 ff, 261 ff, 307 f, 361 f
  andere 235 ff
Newcastle-Skala 31
NIMH-Diagnostic Interview Schedule (DIS) 14, 37, 50, 58, 79, 90 f
Notfallbehandlung 74 f, 136, 165, 378 ff

Panel-Studie 79
Panik 101, 150, 255 ff
Panikanfälle 57, 63, 101, 150, 255 ff, 365
Panikerkrankung 57 f, 256 f
Paranoid-Depressivitätsskala (PD-S) 71, 88, 106
Paranoid-Skala (P-S) 107
Patientenbeschreibung 113, 119 ff
Patientengruppen 98 ff, 119 f
Patientenuntersuchung 96
Persönlichkeit 20 f, 38, 41 ff
  prämorbide 86 f, 291 ff
Persönlichkeitsskalen 86 f
Persönlichkeitsstruktur 41 ff
Phobien 53 f, 127 f, 136 f, 235 f, 255 ff
Prädiktorvariablen 216 ff
Prämorbides Persönlichkeitsinventar 86 f
Present State Examination (PSE) 58
PSYCHIS München 89, 96
Psychopathologie 11 ff, 353 ff
psychosoziale Versorgungsstruktur 10, 305 ff, 377 ff
Psychotherapie 10 f, 51 f, 61 f, 128 f, 136 f, 142 f, 164 f, 175 f, 305 ff
Puffertheorie 22 ff, 295 ff
Punktprävalenz 235 ff

Rand-Health-Insurance-Studie 70, 91
Reizüberflutung 75, 136
Reliabilität
  MEL 86
  SIS 83
  DIS 92
Remission 138 ff, 168 ff, 190 ff, 255 ff, 360 ff
Research Diagnostic Criteria (RDC) 14, 51, 91
Risiko- und Vulnerabilitätsfaktoren 375 f
  genetische 121 f, 236 f
  psychologische 40 ff, 66, 120 ff, 217 ff, 291 ff
  soziale 40 ff, 66 f, 119 ff, 182, 236 f, 295 ff

Selbstbeurteilung 13 f, 75 f, 137, 148, 170 f, 182 ff, 217 ff, 269 ff
Selbstsicherheitstraining 136, 165
Selbstunsicherheit 217 ff, 291 ff
Selbstwertproblematik 40 ff, 291 ff
Skalen für Angst und Depression (SAS, SDC) 71
Social Interview Schedule 81 f, 150 ff, 186 ff, 278 f, 285 ff
social support 40, 81 f, 285 ff, 371 f
sozialpsychologische Faktoren 17, 36 ff, 66 f, 285 ff, 371 ff
Spontanverlauf 252
  Ängste 269 ff
  Depression 269 ff

Sucht 150, 163, 186, 246 ff, 257, 261, 283, 366
Suizid 200 ff
Summationsmodell 38 ff, 295 ff, 371 ff
Symptomatik 126 f, 131, 136 ff, 164 ff, 255 ff, 353 ff
Syndrom
  ängstlich-depressives 136 ff, 167 ff, 211 ff, 269 f
  apathisches 166 f, 211 ff
  Erschöpfung 136 ff, 167 ff
  paranoides 168, 211 ff
  phobisch-anankastisches 147 f, 211 ff, 269 f

Therapie 10 f
  pharmakologische 49 ff, 74 ff, 357 ff, 380 f
  psychoanalytische 50 f, 380 f
  verhaltenstherapeutische 49 ff, 63 ff, 136, 357 ff, 380 f
Thioridazin 194 ff
Tranquilizer 66 f, 74 f, 380 f
Traunstein-Studie 238 f
Trennung 20 ff, 38 ff, 216 ff
trizyklische Antidepressiva 66 f, 74 f, 380 f

Überforderung 37 f, 148 ff, 177 ff, 273 f, 371 ff
Umstrukturierung, kognitive 50, 165, 361 f
Unzufriedenheit 285 ff, 367 ff
U-Test 114, 182

Verlauf
  Behandlungsverlauf 136 ff, 165 ff
  Evaluation 4
  Verlaufsanalyse 140 ff, 156 ff, 172 ff, 192 ff
  Verlaufsdiagnostik 11, 136 f, 167 ff
  Verlaufsdynamik 140 ff, 172 ff
  Verlaufsforschung 5, 77
  Verlaufsvariablen 15, 36, 131
  Versorgungsplanung 6
  Vorbehandlungen 128 f
Verlust 20 ff, 36 ff, 216 ff, 285 ff
Vermeidung 54 ff
Versorgungsdefizite 163 f, 210, 240 ff, 305 ff, 377 ff
Versorgungsstruktur 5 ff
Verstärker 32 f, 54 ff
Verstärker-Verlust-Modell 32 ff
Vulnerabilität 21 ff

Wakefield Scale 70
Wilcoxon-Test 114, 149

Zwangsstörungen 235 ff

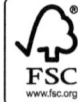

MIX
Papier aus verantwortungsvollen Quellen
Paper from responsible sources
FSC® C105338

If you have any concerns about our products,
you can contact us on
ProductSafety@springernature.com

In case Publisher is established outside the EU,
the EU authorized representative is:
**Springer Nature Customer Service Center GmbH
Europaplatz 3, 69115 Heidelberg, Germany**

Printed by Libri Plureos GmbH
in Hamburg, Germany